Die Psychologische Körperanalyse (PKA)

Wie Herkunft, Schicksal und Trauma die menschliche Struktur verändern

Dr. med. Reinhard Fabisiak

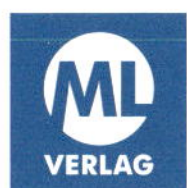

Wichtiger Hinweis: Aufgrund des Schutzes der Persönlichkeit und der ärztlichen Schweigepflicht halte ich es auch im Fall der Aufklärung und Zustimmung von Patienten nicht für ethisch vertretbar, originale Krankengeschichten zu veröffentlichen. Aus vielen Patientenkontakten in meiner langjährigen Praxis habe ich deshalb typische Sequenzen extrahiert und zu fiktiven klinischen Beispielfällen verbunden, um den Ausführungen zur psychologischen Körperanalyse in diesem Buch eine praktische und anwendungsbezogene Perspektive zu geben. Aus nachvollziehbaren Gründen ist es auch nicht möglich, den tatsächlichen Schrecken und die Gräuel dessen abzubilden, was Menschen einander „antun" können, oder wiederzugeben, wie schicksalhaft ein Betroffener bzw. nahe Familienmitglieder, Partner oder Freunde Traumatisierungen erleben. Dennoch hoffe ich, dass die gewählten Fälle und Geschichten der praktischen Anschauung ausreichend dienlich sind.

Das Geschlecht spricht mehr oder weniger in das Leben eines jeden Lebewesens hinein. Der Mensch ist männlich, weiblich oder divers, aber nicht neutral. Dennoch strebe ich im Buch die neutrale Position des Beobachters an. Meine „Filter" bleiben aber die Sicht des Mannes, Arztes, Vaters, Sohnes, Freundes, Yogalehrers, Christenmenschen und Buddhisten. Widersprüche sind unbedingt erlaubt und in der Wissenschaft sogar geboten. Und sie schließen die Geschlechterfrage ein. Die Verwendung des generischen Maskulinums (Schreibweise) in diesem Buch geschieht ausschließlich, um eine Einfachheit im Lesekomfort zu fördern.

Der Begriff „Therapeut" wird in diesem Buch als Sammelbegriff verwendet vor allem für Ärzte und Therapeuten aller Fachbereiche sowie im weiteren Sinn auch für Heilpraktiker und für Menschen in pflegenden, beratenden und betreuenden Berufen.

1. Auflage 2022

Druck: Appel & Klinger Druck und Medien GmbH, Schneckenlohe

www.ml-buchverlag.de

ISBN (Buch): 978-3-96474-601-6
ISBN (E-Book/PDF): 978-3-96474-602-3

Inhaltsverzeichnis

Ich widme dieses Buch allen Therapeuten.

Therapeuten sind Menschen – Frauen, Männer, Diverse (w/m/d) –, die sich um andere Menschen kümmern, weil sie den inneren Drang verspüren, das Wissen dazu haben und fremdes Leid vor allem auch aushalten können. Sie nehmen dabei in Kauf, dass auch ihr Dasein in das Schicksal eines anderen Menschen körperlich und psychisch einbezogen wird. Therapeuten sind in diesem Sinne alle Menschen, und jeder Mensch kann Therapeut sein. Zu den professionellen Therapeuten (m/w/d) rechne ich u. a. Krankenschwestern, Altenpfleger, Sozialpädagoginnen, Sozialarbeiter und Erzieherinnen, Pfleger von Angehörigen und behinderten Menschen, Ärzte, psychologische Psychotherapeutinnen, Physiotherapeuten und Heilpraktikerinnen.

Ich widme dieses Buch allen Patienten.

Patienten – Frauen, Männer, Diverse und vor allem Kinder – leiden, straucheln und fallen über unsichtbare Stricke, die ihre Herkunft, ihr Schicksal und ihr Lebenskampf gesponnen haben. Das Wissen der psychologischen Körperanalyse soll u. a. dabei helfen, Zeugenschaft abzulegen über sich selbst und über andere Menschen, die gewollt oder ungewollt, bewusst oder unbewusst teilhaben an der eigenen körperlichen und psychischen Struktur.

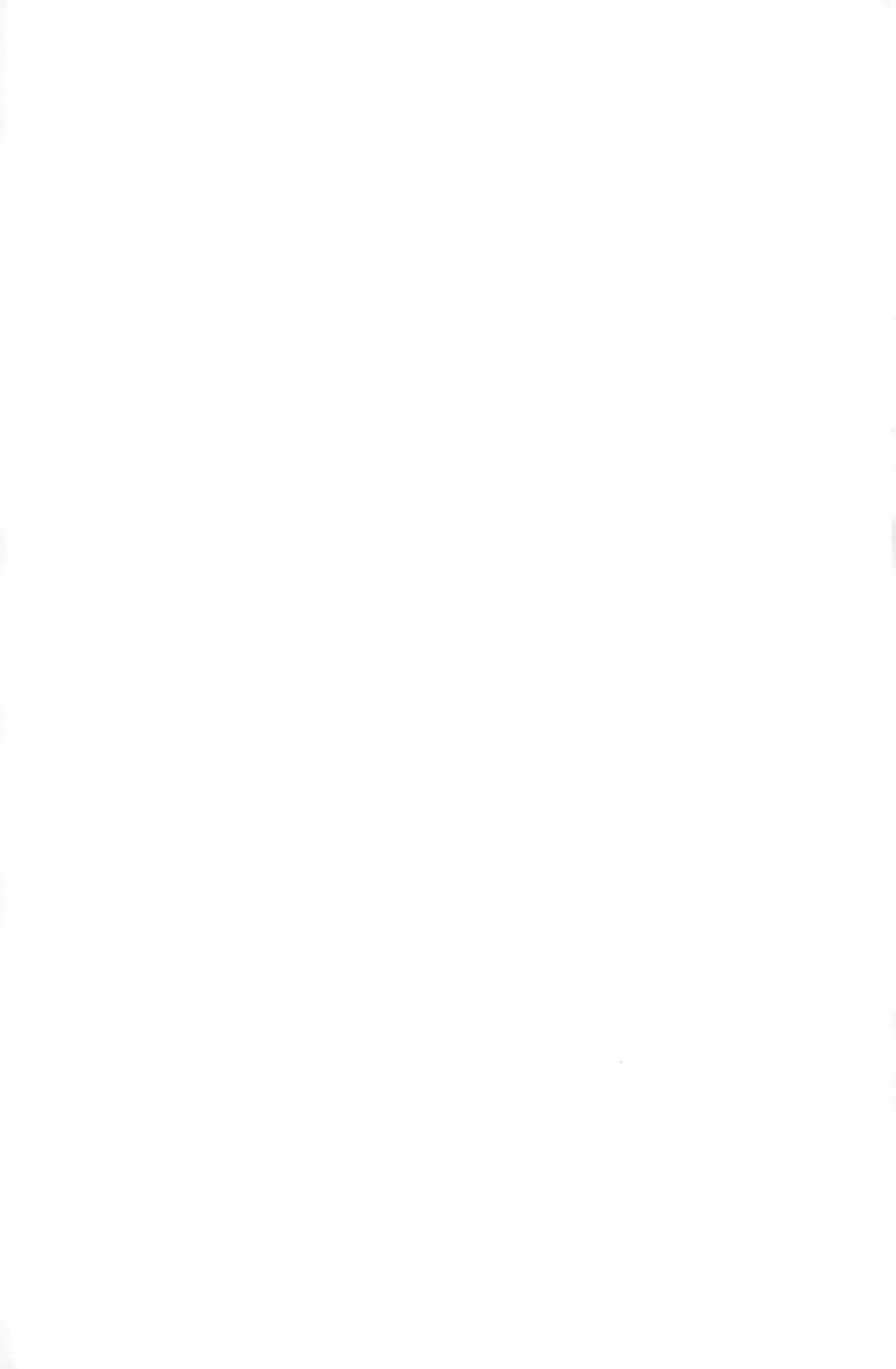

Einleitung

Das vorgetragene Leid, die Lebensgeschichte, gegenseitige, mit den Sinnen erfahrene Gefühle und ein klinischer Körperbefund reichen aus, um die wesentlichen Informationen der unbewussten Körpersprache eines Menschen zu erfassen.

Der materielle Körper als „Hardware" und seine psychische Struktur als „Software" werden mit ihren Funktionen zusammen untersucht und die Erkenntnisse dokumentiert. „Systems Engineering"[1] heißt der interdisziplinäre Ansatz in der Industrie. In der wissenschaftlichen Medizin könnte er „Systems Pathology[2] and Therapy" genannt werden und würde die gemeinsame Entwicklung von Ursache, Diagnose- und Heilbehandlung in ihrer gegenseitigen Einflussnahme von körperlichen und psychischen Strukturen von vornherein einbeziehen.

In der industriellen Gegenwart wandeln sich, durchaus vergleichbar, die klassischen Autohersteller vom Maschinenbau- zum Softwarekonzern, um den Anschluss an die Digitalisierung nicht zu verpassen und möglichst untereinander kompatible und nach innen und außen kommunizierende Komponenten in ihre Fahrzeuge einzubauen. In der wissenschaftlichen Medizin schlössen gleichermaßen jedwede Krankheitsursache und Körpertherapie die Analyse der psychischen Antwort und umgekehrt ein. Fachübergreifend würde die gemeinsame Ursachenforschung den therapeutischen Prozess begleiten, dokumentieren und aus ihm lernen. Ein erstes Tool ist die **psychologische Körperanalyse (PKA)** und ihre Anwendung zeigt mit dem Wissen der modernen Stressforschung, wie Herkunft, Schicksal und Trauma die menschliche Struktur verändern.

Alles nur ein Traum? Der folgende Text geht vom menschlichen Körper aus und macht deutlich, dass eine integrierte und individuelle Medizin weder aufwendig noch teuer ist und vor allem keine Utopie bleiben muss.

Der menschliche Körper vergisst nicht; er *erinnert* alles, was zu seinem Überleben, zur Sicherung seines Lebensraumes und zur Vermehrung seiner Art notwendig ist. In ihm *steckt* das Wissen seiner Ahnen, inklusive ihrer Erfahrungen des Lebens. Bereits im Mutterleib erfährt der noch ungeborene Körper und auch das mit ihm wachsende Bewusstsein, wie es um das konkrete Leben nach der Geburt bestellt sein könnte. Die Wissen-

1 Auch: Systems Design, Systems Design Engineering.

2 Lehre von den Erkrankungen. Griechisch: Pathos – Lehre von den Leiden.

schaft nimmt einen erheblichen Einfluss der vorgeburtlichen Periode auf das spätere Leben an (Janus, L.; Brückl, T. M.; Binder E. B. und Kolk, B. van der).

Nach der Geburt, im sich anschließenden Wachstum und später, im Erwachsenenleben, lassen die äußerlichen und innerlichen Spuren am Körper – wie in der Archäologie – feine und grobe Strukturen und damit verbundene Funktionen erkennen. Diese Spuren geben Auskunft über die Vergangenheit, die Herkunft, den gegenwärtigen Lebensraum und die Lebensweise eines Menschen. Erkennbar wird aber auch, welche körperlichen und psychischen Strategien zur Bewältigung der gegenwärtigen Lebensaufgaben genutzt werden. Äußerlich drücken Haut und Bindegewebe, Haare, Nägel, Muskulatur und Skelett sowie Sinnesorgane den eingeschlagenen Lebensweg und seine Aufgaben aus. Innerlich stellen sich Nervensystem, Lunge, Herz-Kreislauf, Verdauungsorgane, Ausscheidungs- und Fortpflanzungsorgane sowie Drüsen, wie die Schilddrüse oder die Nebenniere, auf die Lebensweise und die Umweltbedingungen ein.

Die erkennbaren „Zeichen" des Zusammenspielens äußerer und innerer Komponenten müssen zunächst weder logisch erscheinen noch einfachen Regeln folgen. Im Gegenteil, körperliche Merkmale drücken vor allem ganz individuell die hochkomplexen biologischen Netzwerke des Lebendigen aus, und ihre Sprache zu verstehen, ihre Zeichen zu erkennen und darüber die Regeln eines einzelnen Lebens zu begreifen, ist die wesentliche Aufgabe des vorzustellenden Tools der **psychologischen Körperanalyse (PKA).** Ihr Inhalt umfasst die subtile klinische Untersuchung der Körperstruktur und der Körperfunktionen sowie die Wahrnehmung interaktiven[3] psychischen Erlebens im körperlichen Ausdruck der emotionalen[4] und affektiven[5] Regulation.

In der modernen Medizin der Gegenwart wird ein anderer Weg beschritten: Die unendliche Anzahl lebendiger biologischer Bausteine und deren vielfältige Beziehungen sind spezialisierten Fachgebieten zugeordnet. Die Einteilung erfolgt nach Organsystemen, wie bspw. Herz und Niere, aber auch nach Krankheitsursachen, wie Infekten, bösartigen Geschwülsten, Unfallfolgen oder psychosozialen Lebensbedingungen usw. Den Spezialisten gelingen mitunter medizinische „Wunderheilungen" in einem hoch technisierten System, doch nur eine „Systems Medicine", vielleicht als „Allgemeinmedizin 2.0" könnte es vollbringen, den *ganzen Menschen* einzubeziehen und die verschiedenen Sekto-

3 Interaktiv: Wechselbeziehung von Therapeuten und Patient. Auch: im wechselseitigen Austausch eigenen Empfindens in einer empathisch beobachtenden Haltung des Therapeuten.

4 Französisch: emouvoir – bewegen, erregen. Emotion ist bewusst, steuert Verhalten, ist abhängig von den Sinnen und führt zur körperlichen spezifischen Erregung, Muskelspannung und Ausschüttung von Neurotransmittern wie Serotonin und Oxytocin.

5 Lateinisch: affectus – Leidenschaft, Gemütsbewegung. Spontanes Erleben, viel weniger spezifisch als eine Emotion. Intensives, vor allem am Körper erlebtes, oft unbewusstes Gefühl. Affekte gehören zu den angeborenen Überlebens-Tools des Menschen und sind nach meiner Ansicht die „Wörter der Körpersprache".

ren in einem Netzwerk zusammenzuführen, in dem alle Therapeuten auf Augenhöhe kommunizieren. Dafür würde jedoch eine gemeinsame Sprache benötigt, um integrales, fachübergreifendes Wissen zu vermitteln.

Lebensformel und Muster der psychologischen Körperanalyse

Eine Formel, die das Zusammenspiel aller Funktionen des Lebendigen beschreiben könnte, steht bislang nicht zur Verfügung. Es sind aber hilfreiche Vereinbarungen möglich: Der Psychiater Piet C. Kuiper nennt, stark vereinfachend, den Menschen gesund, der arbeiten, lieben und sich um andere kümmern kann. Aus meiner biologischen Sicht erfüllt der Mensch seine Aufgaben und ist gesund, wenn er in der Lage ist, sein Leben zu erhalten, seinen Lebensraum für sich und seine soziale Gemeinschaft zu sichern und sich zu vermehren.

Als Bindeglied zwischen dem Psychischen und dem Körperlichen kann das *„Es"* aufgefasst werden; Begriff und Anwendung gehen vor etwa hundert Jahren auf den deutschen Arzt Georg Groddeck zurück. Von ihm übernahm Sigmund Freud die Bezeichnung für das Sammelsurium von instinkt- und triebhaften Prozessen im Körper. Er ordnete sie dem unbewussten Seelenleben zu, was nach dem Lustprinzip (Libido) ablaufe. Für Carl Gustav Jung (1932), den Schweizer Psychoanalytiker, ist das Zwerchfell die Grenze zwischen instinkthaften, körperlichen Handlungen und dem mehr geistigen und lufthaltigen Raum von Lunge und Herz. Sowohl Verdauung, Ausscheidung und Fortpflanzung als auch Atmung und pulsierender Blutfluss gehören zu den unbewussten vegetativen Funktionen des „Es". Dessen feinstofflicher „Äther" kann spirituell als die Seele, der Atem Gottes, der uns atmet, verstanden werden. Auch die Herzensliebe der Romantik ist eine Vorstellung mit einem vegetativen Hintergrund.

Weitergehend entwickelte sich die Wissenschaft in die Richtung einer psychosomatischen Medizin. Viktor von Weizsäcker ist einer ihrer Begründer in Deutschland; er hatte von 1945 bis 1952 den ersten Lehrstuhl für Psychosomatik in Heidelberg inne. Sein Ziel war die Einführung des *Subjekts* in die Medizin. Er war von Haus aus Neurologe und lieferte die theoretischen Grundlagen einer tiefenpsychologisch orientierten Körperpsychotherapie und funktioneller Entspannung. Krankheit verstand er als Teil der ganzen Biografie. Der Mensch „macht" sozusagen seine Erkrankung; sie ist Ausdrucksgebärde und Sprache des Körpers, genauso wie jede andere Antwort des Körpers und das Sprechen.[6]

6 wikipedia.org: Viktor von Weizsäcker (aufgerufen am 20.09.2020). Weitere Überlegungen bei D. Broschmann; T. Fuchs.

In der Neuzeit sieht sich der Neurologe und Psychologe Mark Solms in der Tradition Sigmund Freuds. Er teilt dessen Ansicht, dass das geistige Leben unvermeidlich mit dem Körper und mit dessen Biologie verbunden ist. Seine Arbeit mit Neurologie-Patienten beruht vor allem auf der Untersuchung struktureller Hirnschäden, bspw. nach Schädelhirntraumen. Die Forschung der Neuropsychoanalyse gilt deren Wirkungen auf das *subjektive* Erleben, den Veränderungen der Wahrnehmung sowie dem Einfluss auf die Persönlichkeit.

Vor allem tragen moderne bildgebende Verfahren, wie die Magnetresonanztomografie[7] (MRT), dazu bei, biologische Funktionen und strukturelle Veränderungen des Gehirns mit der Psychologie zu verbinden. Das grundlegende Erkenntnisprinzip ist nun die Beobachtung von Gehirnveränderungen und Stoffwechselprozessen im Gehirn eines Patienten, seiner individuellen Wahrnehmung und Empfindung und dessen, was ein Therapeut in Beziehung zu ihm ebenfalls wahrnehmen und empfinden kann.

Der Biophysiker und Traumatherapeut Peter A. Levine beschreibt die „Sprache ohne Worte" des Körpers, wenn dieser eine traumatische Erfahrung macht. Sprichwörtlich „friert er ein" und „stellt sich tot", sobald sein Leben einen tiefen Einschnitt erfährt. Der biologische Prozess einer Traumafolge wird mit der konkreten Erfahrung des *ganzen Körpers* verbunden. Schreckliches und schicksalhaftes Erleben lässt sich nicht nur im Gedankenaustausch nachspüren, sondern auch tatsächlich „anfassen". Das Körpergedächtnis wird in der **PKA** vor allem von den **Mustern** der **Asymmetrie** und des **Stressstoffwechsels** erfasst.

Ähnlich wie Mark Solms nimmt der Bioverhaltenswissenschaftler Allan N. Schore den Anschluss an Sigmund Freuds biologische Annahmen auf. Er beschreibt die zentrale Rolle der rechten Hirnhälfte in der Organisation und Regulation der Affekte, Motivationen und unbewussten Wahrnehmungen. Seine Arbeit gilt vor allem der komplexen Kommunikation der Hirnzentren. Bei Menschen mit einer Störung der Persönlichkeit beobachtet er vielfältige biologische und psychologische Wechselwirkungen. Sie reichen vom Stressstoffwechsel über Affektregulation und Verfälschung der Wahrnehmung bis hin zu Störungen des Bewusstseins und des Sozialverhaltens. Auf die biochemischen Antworten des Körpers gehe ich näher im Kapitel zum **Stoffwechselmuster** nach dem aktuellen Stand der Forschung ein.

7 Bildgebendes Schnittbildverfahren (in der medizinischen Diagnostik) von Gewebestrukturen mithilfe der Resonanz technisch erzeugter magnetischer Wechselfelder zu Wasserstoffkernen im Körper.

Efrat Ginot, Psychologin und Psychoanalytikerin, untersucht wie Allan N. Schore die komplexen Beziehungen der unbewussten Gehirnfunktionen, vor allem auch in therapeutischen Beziehungen. Sie diskutiert ebenso die Kommunikation der Hirnzentren und ihre Einflussnahme auf den psychotherapeutischen Prozess; u. a. hebt sie die Neigung des Geistes hervor, ganze Muster von Emotionen, Verhaltensweisen und Erkenntnissen *automatisch* zu wiederholen, selbst wenn sie unangemessen und schädlich sind. Der Körper antwortet *unbewusst* auf einen Sinnesreiz (der sogar unterschwellig bleiben kann), indem er automatisch auf alte Ängste und Abwehrfunktionen zurückgreift. Dieser „untere und schmutzige" Weg („Low and dirty") erreicht nach einem Außenkontakt direkt die Corpora Amygdala des limbischen Systems im Scheitellappen des Gehirns, wo u. a. Angstvorstellungen und Trauma-Erfahrungen gespeichert werden. Von dort aus streut dann die Erregungswelle in den gesamten Vorderhirnbereich des Gehirns. Bspw. kann auf der Autobahn ein plötzlich auftauchender „Schnellfahrer" Angst und Panik, mit Muskelspannung, Atemnot und Kribbeln im Gesicht auslösen; zuvor trat diese Reaktion oft nur ein, wenn unvermittelt ein Kontakt zum ehemaligen Partner entstand, dessen wiederholte sexualisierte Gewalt fünf Jahre zuvor zur Trennung geführt hatte.

Ein zweiter – „oberer" – Weg („High road") führt durch das Großhirn und erreicht die Bewusstseinsebene. Mit der bewussten Wahrnehmung eines anderen Menschen kann im jetzt langsameren Ablauf innegehalten werden. Ich muss nicht mehr schnell reagieren, angreifen oder weglaufen, es wird Zeit zum Überlegen der vielleicht notwendigen folgenden Handlung gewonnen.

Sowohl der schnelle unbewusste wie auch der langsame bewusste Weg werden genutzt und arbeiten zusammen. Reagiert aber ein Patient überwiegend *reflexhaft*, auf dem „unteren Weg", wird er seine *alte* Angst immer wieder *neu* befeuern; sie wächst mit jeder Wahrnehmung, und schließlich „friert er ein". Bei Patienten mit chronischen Schmerzen dominiert diese Art der unmittelbaren Umsetzung von oft nicht bewusster und auch verzerrter Wahrnehmung in Körperspannung.

Efrat Ginot beschreibt nun darüber hinaus den unmittelbaren Einfluss, den Therapeut und Patient aufeinander nehmen, und die unbewusste Wechselwirkung zwischen beiden. Je nach deren vegetativen Ausgangslagen kommt es zu *nicht bewussten*, reflexhaften und wechselseitigen Antworten ihrer biologischen Systeme. Es kann durchaus sein, wenn ein konzentrierter und gelassener Patient auf einen Therapeuten trifft, der alles andere als ruhig und ausgeglichen ist, weil er z. B. gerade frustriert ist oder wütend auf seinen Partner, dass der Therapeut in der therapeutischen Beziehung „einfriert", während der Patient fröhlich und guter Dinge bleibt.

Menschen – ohnehin in therapeutischen Beziehungen – verbinden sich stets unbewusst miteinander wie in einem WLAN-Netzwerk ohne Firewall. Sie erlauben einen wechselseitigen Zugriff auf ihre innere Regulation. Dem Thema „achtsame Untersuchung" habe ich deshalb ein eigenes Kapitel gewidmet.

Mit den Annahmen Allan N. Schores, Peter Levines und Bessel van der Kolks kann das affektiv[8] verknüpfte **Asymmetriemuster** der **PKA** gut nachvollzogen werden. Eine frühkindliche Dominanz der rechten Hirnhälfte zeigt sich auch noch später im Leben bei einer stressbedingten Störung der Affektregulation in einer seitenunterschiedlichen Körperspannung. In den klinischen Beispielen in diesem Buch beschreibe ich den späteren Rückgriff auf die frühkindlich erlebte Asymmetrie, die u. a. durch eine Fehlbildung des Kindes im Mutterleib, in der Übertragung des Stresses der Mutter in der Schwangerschaft oder ein Geburtstrauma hervorgerufen wurden.

Am meisten haben mich aber die Ausführungen von Peter A. Levine berührt. Bei ihm konnte ich meine eigenen Beobachtungen traumatisierter Patienten erstmals wortwörtlich in psychologischer Beschreibung entdecken. Obwohl er keine körperlichen Befunde erhebt, wie bspw. ich als Facharzt für Orthopädie, liefert er sehr treffende Beschreibungen traumatischer Körpererfahrungen: „Einfrieren" der Wirbelsäule, Wegducken, Starr-Werden und Sich-tot-Stellen. Im klinischen Befund erinnern sie mich immer wieder an die rheumatische Erkrankung Morbus Bechterew[9].

Wir wissen sehr viel über komplexe Zusammenhänge im Gehirn – Aufbau und Stoffwechsel – und können diese in Beziehung zu psychischen Funktionen setzen. In der gegenwärtig praktizierten psychosomatischen Medizin wird aber von vornherein von einer psychischen oder seelischen Ursache bei körperlich ausgedrücktem Leiden ausgegangen, und eine *körperliche Untersuchung*, mit „richtigem Anfassen" des Patienten durch einen Therapeuten, scheint bislang nicht mehr bedeutsam in der Wissenschaftsgeschichte der Psychologie, Psychiatrie und Psychosomatik.

8 Affekt: Gefühlswallung wie Hass, Zorn und Freude. Unmittelbares kurzes und intensives, mehr körperliches Erleben, das mit eingeengtem Bewusstsein, verminderter Impulskontrolle und sprunghaften Handlungen einhergeht. Es gibt sieben primäre Affekte, die bereits in der Säuglingsforschung bei Babys entdeckt wurden: Freude, Verzweiflung, Wut, Furcht, Ekel, Überraschung und Interesse.

9 Chronische entzündliche Erkrankung vor allem der Wirbelsäule mit einem knöchernen Verwachsen der Wirbelkörper und der Kreuzdarmbeingelenke (auch „Axiale Spondylarthritis" genannt) und Wirbelkörperentzündung im Achsenskelett – ein noch in vieler Hinsicht unbekanntes Terrain mit „weißen" Stellen auch noch für die gegenwärtige wissenschaftliche Rheumatologie.

Der Sinn der **psychologischen Körperanalyse** liegt meines Erachtens gerade im unmittelbaren „Lesen" körperlicher Zeichen – spiegeln diese doch Herkunft, Lebenserfahrungen und Lebensweise – und so naheliegend in der Suche nach *energetischen Spuren*, die ein Lebensaufwand hinterlassen muss. Die **Analyse** folgt dem „Es" – dem, was zwischen Körper und Psyche passiert und entdeckt in den Mustern unbewusst körperlich ausgedrückte Repräsentanzen[10] von Lebenserfahrungen in typischen, die Kulturen übergreifenden klinischen Zeichen.

10 Affektbesetzte innere Vorstellung über erinnerte Wahrnehmungen von einem Objekt und der eigenen damaligen Reaktion.

1. Dem „Es" auf der Spur – Grundlagen

„Es" ist das biologische Leben im Menschen, sein „Betriebssystem[11]". „Es" umfasst nach innen die Steuerung biologischen Lebens u. a. durch das vegetative Nervensystem. Dazu gehören der Stoffwechsel mit regulierenden Drüsen und nach außen die Sinne mit ihren Wahrnehmungen und hervorgerufenen reflexhaften Handlungen. Sie werden vom Muskel-Skelettsystem als unwillkürlicher Output der motorischen Hirnrinde ausgeführt.

Die Handlungen des „Es" – nach Freud synonym verwandt dem „primären Prozess" – sind vollständig *unbewusst*. Nur ihre Wirkungen, z. B. im Kontakt mit anderen Menschen, werden *bewusst*. Schweißausbruch, Aufstellen der Nackenhaare und schneller Herzschlag sind vegetative Zeichen in einer Beziehung; Angreifen, Weglaufen, Belohnt- oder Bestraftwerden sind bewusst wahrzunehmen und werden zu Erfahrungen.

In diesem Buch möchte ich typische körperliche Reaktionen beschreiben, die meist nicht bewusst sind. Diese Körpermuster repräsentierten Aspekte des „Es" – der eigentlichen Macht des Lebendigen im Körper. Für Therapeuten bieten diese typischen Einstellungen einzigartige Einblicke in das momentane biologische Erleben der betroffenen Menschen und zeichnen sogar ihre Geschichte nach.

Der Körper erinnert sich

Gegenwärtige Lebensaufgaben werden mit den Erfahrungen der Vergangenheit gelöst. Nur bereits durchlebte Erfahrungen enthalten die notwendigen strategischen Vorlagen und Anweisungen zur Ausführung von lösenden Handlungen. Die Gegenwart selbst besitzt noch kein ausreichendes Wissen, das die notwendige körperliche Aktivität anregen und begleiten könnte. Der Körper simuliert im Modus „als ob" aus einer vergleichbaren Erfahrung heraus. Interessanterweise bedeutet das: Der Körper kann sich unbewusst viel flexibler verhalten als bspw. eine digitale Diagnose oder eine Geheimzahl, mit der man einem Automaten Geld entlockt. Die biologische Bandbreite verzeiht deshalb auch Fehler und geht sozusagen an der „langen Leine". Eine spontane Kreativität verknüpft mitunter die verrücktesten Erlebnisse der Vergangenheit und lässt die Gegenwart in ei-

11 Wie ursprünglich: DOS – Disk Operating System. Ein bewusstes Programm läuft nicht oder stürzt unvermittelt ab, wenn die Eigenheiten des Betriebssystems nicht berücksichtigt werden.

nem neuen Licht erscheinen. Nur wirklich Neues geschieht selten und wird alsbald dem Schatz persönlicher Erfahrungen zugefügt.

Einer körperlich ausgedrückten Handlung werden in der **psychologischen Körperanalyse** typische **Muster** zugeordnet, die keine Erkrankungen sind; andernfalls würde die Medizin von Syndromen sprechen. Als Syndrom werden Häufungen bestimmter Krankheitszeichen, die man auch Symptome nennt, bezeichnet. Ob ein Mensch erkrankt ist, erkrankt war, oder ob seine Lebensweise zu einer Erkrankung führen wird, kann aber mit den **Körpermustern** beschrieben werden. Krank und gesund unterscheiden sich dabei nicht nach Intensität oder Qualität der Muster; halten sie mehr als 14 Tage an und/oder treten sie zusammen mit einem oder weiteren Körperschäden oder Krankheitszeichen auf, charakterisieren sie vor allem den *Krankheitsprozess*. Ihre Kombination lässt zwischen mehr psychologischen oder körperlichen Bedingungen unterscheiden. Im Verlauf der Erkrankung zeigt ihr Verschwinden an, dass der richtige Weg eingeschlagen wurde. Man könnte dann auch etwas blumig von einer Balance der Asymmetrie, einer „Ruhe nach dem Sturm“ oder einfach von normalen Funktionen im vegetativen Nervensystem sprechen. Ein Wiederauftreten erforderte auch eine erneute Beweisaufnahme: Entweder sind wichtige Fakten übersehen worden, oder der therapeutische Ansatz stimmt noch nicht. Diese Bewertung gilt gleichermaßen für eine Körper- wie auch Psychotherapie.

Äußerliche Medizin und Körperspuren

Das Terrain des Facharztes für Orthopädie ist die Außenwelt des Körpers – das Materielle –, die mit der Hand anzufassen ist. Orthopädie ist üblicherweise Hardware, nicht Software. Vor allem die Behandlung von verletzten Säuglingen nach traumatisierenden[12] Geburten mit Kaiserschnitt, Saugglocke oder „Kristeller“-Handgriff[13], mit nachfolgend schiefem Kopf und Hals führten mich zur genauen Beobachtung der inneren Regulation des menschlichen Körpers von Anfang an. „Es“ – die Software und ihre körperliche Matrix zugleich – ist das eigentlich Lebendige im Menschen, das, was *unbedingt leben will*! Triebe, Instinkte und das Schicksal der Herkunftsfamilie gehören dazu. Auch die Entwicklung im Mutterleib, das Erleben der Geburt, in unzählbaren Beziehungen ausgetauschte Informationen mit anderen Menschen und der Umwelt werden Teil der Existenz. Sogar der Kontakt zu anderen fühlenden Wesen, Pferd und Hund z. B., prägen sich ein und bilden für das „Es“ relevante Erfahrungen. „Es“ ist überwiegend unbewusst und

12 Die Annahme eines Traumas gründet sich auf die nachfolgenden körperlichen Analogien der Stressreaktionen, wie sie im Trauma- und Stoffwechselmuster beschrieben werden. Keinesfalls ist damit eine Schuldzuweisung an die Therapeuten der Geburtshilfe gemeint.

13 Nach Samuel Kristeller: Mechanische Unterstützung in der Austreibungsphase der Geburt durch den Geburtshelfer mit Händedruck auf dem Bauch.

wird im unbewussten (impliziten) Gedächtnisspeicher und in Körperspuren verwurzelt. Gerät „Es" in Gefahr, zeigt sich der existenzielle Konflikt in der Außen- und Innenwelt des Körpers gleichermaßen.

Da der äußere Körper ein sicheres Revier meines orthopädischen Fachgebietes ist, lag es nahe, über die Beobachtung und die Wahrnehmung der Gewebespannungen die Beziehung zur Innenwelt auch schon beim Baby zu erkunden. Später habe ich die Idee, bei Patienten unabhängig von ihren Symptomen immer auch das „Es" zu beachten, auf sämtliche Kontakte in der Praxis übertragen. Neu ist diese Sicht der Heilkunde keinesfalls. Die traditionelle chinesische Medizin (TCM[14]) und indische Medizin (Ayurveda[15]) haben dafür „road maps " gezeichnet.

Die Entdeckung *typischer* **Körpermuster** erlaubt den Blick in die biologischen Funktionen des Menschen. Lebenskampf, Sicherung des Lebensraumes und Beziehungen in sozialen Gruppen müssen sich immer auch im Energiehaushalt, im Immunsystem und den psychologischen Funktionen unzählbarer Beziehungserfahrungen niederschlagen.

Erinnerungen des unbewussten Körpergedächtnisses sind wie die Jahresringe der Bäume und die Verwerfungen der Boden- und Gesteinsschichten. Sie bezeugen wie in der Erdgeschichte ein persönliches Schicksal mit Siegen und Niederlagen, lustvollen und leidvollen Erfahrungen, Erfolgen, aber auch Brüchen und Verlusten auf dem Weg zur eigenen Bestimmung. Die **psychologische Körperanalyse** folgt diesen *komplexen Spuren* der Vergangenheit und stellt ihre besondere Beziehung zur Gegenwart fest. Vor allem wird vermerkt, *wie* und *wo* eine Erfahrung Einfluss genommen hat, davon ausgehend, dass das dazugehörige, wenn auch nicht immer erinnerbare, Ereignis, die Körperspur und das individuelle Erleben im Gedächtnis gespeichert sind.

Jedes Erleben, vor allem jedes traumatische Erleben, ist eine *Körpererfahrung*. Der Mensch hat einen Körper und es gibt für ihn keine „körperlose" Erfahrung (Grimm, B.), auch wenn es sich „nur" um Kränkungen oder Verluste ohne Anwendung physischer Gewalt handelt. Das Erbe der Herkunftsfamilie, die Lebensweise und jedes intensive frühe Erleben – vor der Geburt, bei der Geburt, als Kleinkind – und spätere schicksalhafte Erfahrungen als Erwachsener, sind miteinander verbunden und werden mit den zugehörenden Gefühlen und Affekten im Körper gespeichert. Überlebt ein Mensch bspw. ein furchtbares Ereignis, wird sich sein Körper jederzeit dieses „Erfolges" erinnern. Überlebt

14 TCM trennt nicht zwischen psychischen und körperlichen Prozessen. Fünf Wandlungsphasen sind die Basis der Erscheinungen, sie umfassen Energie, Materie und Geist. Prinzip: Alles ist im ewigen Fluss verbunden.

15 Ayurveda: hauptsächlich in Indien, Nepal und Sri Lanka. Wie in der TCM wird ein komplexes Wechselspiel körperlicher, geistiger und kultureller Zusammenhänge angenommen.

zu haben, speichert die Biologie eines Menschen als Erfolg und nicht als Niederlage ab; davon bin ich nach vielen tausend Patientenverläufen fest überzeugt. Deshalb kennt eine Trauma-Erfahrung auch keine Zeit und keine Bewährung; sie ist niemals zu löschen. Stärker als durch traumatisches Erfahren kann ein Mensch nicht seine ungeschützte, einzigartige Existenz erleben, (es sei denn, er verstirbt durch das erlittene Trauma). Er wird „rausgeworfen", hat den Spielzug verloren und wird auf null zurückgesetzt! Wenn es nicht so ernst wäre, könnte der Vergleich mit dem Spiel „Mensch, ärgere Dich nicht" herangezogen werden. Bleibt die schreckliche Erfahrung einmalig, kann der Bruch im Lebensverlauf überwunden und die Distanz zum vorherigen Lebensmodus wiederhergestellt werden. Bleibt sie hingegen länger wirksam, das heißt, sie geschieht immer wieder, kann sich der Mensch nicht ohne Hilfe von außen aus dieser Verstrickung befreien. Er ringt fortan, wie vielleicht schon im Mutterleib oder als Kleinkind, tagtäglich um seine *Existenz*. Viele chronische Schmerzpatienten beschreiben ihre Leidensempfindung als unendlichen und zermürbenden Existenzkampf ihres Körpers.

Zum Fachgebiet der Orthopädie gehört das äußerliche muskuloskelettale System. Es erkrankt u. a. auch durch das Arbeitsleben, durch Verschleiß und Dauerbelastungen, bei Unfällen oder aufgrund von Misshandlungen. Innere Erkrankungen wie bspw. eine Darmentzündung bei starkem Übergewicht und Herzschwäche lasten auf Knochen und Gelenken und führen zu Stauungen der Arme und Beine; auch sie haben Einfluss auf Muskeln, Sehnen, Gelenke und Bandscheiben. Eine große Zahl von muskuloskelettalen Erkrankungen wird tagtäglich in ärztlichen Praxen und Kliniken konservativ und operativ behandelt. So liegt es nahe, typische und häufige „Körpererkrankungen" der orthopädischen Praxis einmal unter dem Licht der **psychologischen Körperanalyse** anzusehen.

Trauma-Erfahrung als „zerreißendes" Erleben

Jedem Menschen wohnt unbewusst das Bedürfnis nach umfassender Einheit inne, die insgesamt lebensförderliche Bedingungen beschreiben soll: einerseits Sicherheit, Kontinuität, *unverletzt* eingebunden sein in Leben an sich und andererseits unverbrüchliche Selbst-Einheit. Jede leidvolle, traumatische Erfahrung „zerreißt" folglich den Menschen, reißt ihn aus jeder Form von empfundener Einheit heraus. Damit geht auch das Gefühl einher, *getrennt* zu sein, einerseits gespalten in sich selbst und andererseits abgeschnitten von anderen. Er fühlt sich alleingelassen und ohnmächtig hin und her geworfen, ohne Ruhe und Trost finden zu können. Dieses Zerrissen-Werden ist mehr als nur eine sensorische, emotionale oder mentale Verwirrung, aus der man wieder herausfinden könnte. Der traumatisierte Mensch findet weder in sich selbst noch im Außen Halt, denn das traumatische Erleben reicht in den Schutzraum hinein und löst dessen Funktion auf.

Gedanken, Gefühle und Körper erscheinen gespalten – Einzelteile, die nicht wieder zusammenfinden können.

So kommt es, dass Menschen ihre Lebens-Gegenwart entsprechend ihren körperlich-seelischen Verletzungen beschreiben. Gleichzeitig versuchen sie, den Teil der „gebrochenen Existenz" vor anderen zu verbergen. Um wie vieles einfacher und leichter wäre es aber, das aktuelle Dasein *ganz* zu begreifen, sodass ein wertschätzender und mitfühlender Blick zum Tragen kommt, der nicht nur auf die Erfolge, sondern auch auf die „Scherben" fällt[16], die eine eigene Schönheit, einen besonderen Glanz besitzen.

Das Trauma verleugnen, anders deuten – geht das? Oft nicht! Klaus Buch[17] schreibt in einem Gebet passenderweise:

„Oh Göttin, Großer Geist,
befreie mich durch Dein großes Mitgefühl
aus den Fesseln meiner Herkunftsfamilie.
Lass mich ganz in Deiner Liebe und in Deinem Licht aufgehen,
damit meine tiefen Wunden heilen können
und ich so mein Leben und meine Liebe leben kann,
in Frieden mit allen Wesen und mit meiner Geschichte.
Nimm mich auf in Dein weites Herz, sodass Dein Herz
auch die Wunden meiner Herkunftsfamilie heilen kann."

Die Scham, sich mit der eigenen Verletzung zu zeigen, kann unendlich groß werden; der Mensch errichtet hohe Mauern, sodass er selbst im eigenen Gefängnis sitzt. Das trennt ihn noch viel mehr und spaltet sowohl Teile des eigenen Körpers als auch die Gemeinschaft mit Menschen ab.

Wie fühlt es sich an, auf solch fatale Art in sich selbst eingeschlossen und von anderen isoliert zu sein? Was geht in jemandem vor, der sich nahezu handlungsunfähig sieht, dazu fremdbestimmt im Irgendwie- „eingefroren"-Weiterleben? Gibt es da überhaupt noch ein *Fühlen*? Offenbarte sich die Innenwelt des Traumatisierten, ließe er auch zu, dass sich andere ebenfalls zeigen. Er wäre wie sie, ganz und gar nicht mehr allein mit

16 Nach Fernand Braun (spiritueller Lehrer): In der 500 Jahre alten asiatischen Restaurationstechnik „Kintsugi" werden die Scherben einer Schale in einer besonderen, aufwendigen Methode behutsam, glatt und geschmeidig zusammengefügt. Ein Harzkleber wird mehrschichtig aufgetragen und in jeder Schicht der Kleber mit Gold oder Silber bestäubt. Dadurch werden die Risse für alle sichtbar hervorgehoben. Durch diese aufwendige Wiederherstellung bekommt die Schale eine besondere Bedeutung und einen unschätzbaren Wert.

17 Mit freundlicher Genehmigung von Klaus Buch aus dem Seminar „Familienaufstellung" 2019. Heiligenfeld-Kliniken, Bad Kissingen.

dem Leid und den Verlusten. Daher sind bereits jede äußere Anleitung oder Begleitung zu einer Öffnung des Betroffenen Therapie.

Trauma-Erfahrungen, die auch noch nach langer Zeit über körperliche Funktionen bestimmen, zeigen sich vor allem in der Asymmetrie des Körpers. Die neuere Forschung ordnet auch Stoffwechselstörungen und chronische Entzündungen im Körper traumatischen Erfahrungen zu. Wenn nun körperliche Symptome wie Rückenschmerzen zum Arzt führen, wird – ohne den Einsatz der **psychologischen Körperanalyse** – der eigentliche Prozess der Erkrankung oft nicht berücksichtigt. Leidvolle Erfahrungen müssen nämlich durchaus nicht spektakulär sein und werden vor allem von anderen auch nicht wahrgenommen. Allein die Erfahrung zu machen, sich weitgehend handlungsunfähig zu fühlen und trotzdem der Bewältigung von Lebensaufgaben stellen zu müssen, reicht mitunter aus: Zunächst scheint alles ganz harmlos; nur langsam erhöht sich der Druck und das Wasser steigt unmerklich von den Füßen zu den Knien auf. Würden auch die Hüften eingeschlossen, stände schon eine deutlichere Drohung im Raum; noch reicht die Luft zum Atmen, aber der Druck auf die Brust nimmt zu, das Atmen wird flacher, der Herzschlag schneller. Der Kopf ragt noch aus dem Wasser – aber wie lange noch?

Traumafolgen mit der Körperanalyse erkennen

Die Anwendung der **psychologischen Körperanalyse** zeigt meiner jahrelangen Erfahrung nach: Durch eine psychotherapeutische Traumatherapie kann die unmittelbare körperliche und psychische Wirkung des Erinnerns und das sich zwanghaft wiederholende Erleben abgemildert werden. Das ist sehr wertvoll für Betroffene. Sie können in sich Abgespaltenes oder Unbewusstes wieder ohne übersteigerte Angst und Panik bewusst erleben. Das schreckliche Geschehen ist in den eigenen Lebensprozess integriert und der hervorgerufene Bruch „gekittet". Die eigene Geschichte, die eine dramatische Unterbrechung erfahren hat, kann nunmehr *vollständiger* erzahlt und gelebt werden; sogar ein persönliches Wachstum wird wieder möglich. Die seelischen – und immer auch körperlichen – Narben sind jetzt eingebunden; sie erscheinen nach einem günstigen Therapie-Verlauf wie ein schicksalhaftes Denkmal, bestimmen aber nicht mehr so dominierend das Erleben und die Handlungen der Gegenwart. Allerdings „löscht" die Biologie nicht, was *erfolgreich* zum Weiterleben oder zum Überleben beigetragen hat; dieses wertvolle Wissen wird als Erfahrung noch über Generationen hinweg weitergetragen.

Da aber der Mensch generell in einem aktuellen Lebensmoment über keine unmittelbare Erfahrung verfügt, greifen alle Menschen und deshalb auch Traumatisierte, unabhängig von einer Lebensverbesserung durch Psychotherapie, in ihrem Alltag ständig auf Erfahrungen der Vergangenheit zurück, bspw. bei einem körperlichen Empfinden wie Nackenverspannung. Im rückwärtsgewandten, wiedererinnerten Erleben und Handeln trifft die Gegenwart automatisch immer wieder auf die vergangene schreckliche Erfahrung, z. B. Misshandlung, Missbrauch oder Vernachlässigung. So erkranken Körper und Geist irgendwann, weil die Lebenskraft im *andauernden Stress* erschöpfen muss.

Vor allem besteht aber auch nach erfolgreicher Psychotherapie eine latente Gefahr, dass Eingefroren-Sein und Sich-tot-Stellen jederzeit „wiedererwachen" können durch ein aktuelles schicksalhaftes Ereignis wie bspw. den Verlust eines wichtigen Menschen. Die enge Verknüpfung der asymmetrischen Körperspannung mit der traumatischen Erfahrung wird niemals vollständig aufgelöst.

Ohnehin gilt es, die endokrinen Stresssysteme im Auge zu behalten. Der Grad der Asymmetrie und die Störung der Stoffwechselregulation sind die hinweisenden Körperzeichen jeglicher Erfahrung eines Traumas. Ihr subtiles Wirken, mit einer langsamen chronischen Entzündung des Körpers, entgeht oft dem üblichen Check-up in der ärztlichen Praxis. In der Blutuntersuchung kann alles „normal" sein, und der Ultraschall des Bauches zeigt nur etwas mehr Luft.

Warum tut aber dennoch alles weh?

Psychosomatik und Körperzeichen

Wie geht die Wissenschaft mit den Erfahrungen eines Menschen um, der einerseits Leiden oder Konfrontation mit seiner Endlichkeit erlebt hat und sich andererseits gerade dadurch der begrenzten Existenz bewusst ist? Kann Leid-Erfahrung überhaupt messbar gemacht werden? Wie werden Menschen von ungünstigen Erfahrungen und Lebensweisen geprägt?

In der psychosomatischen Lehre wird angenommen, dass sich psychologische Funktionen wie Ärger, Trauer, Aggressionen sowie Folgen von Missbrauch u. a. am Körper ausdrücken können. Umgekehrt kann ein körperliches Leiden, bspw. durch Unfall oder eine Krebserkrankung, psychische Folgen, bspw. eine Depression, nach sich ziehen. Bei einer körperlichen Erkrankung werden Gefühle und Einschränkungen des Patienten in der Regel auf seine reduzierten Organfunktionen bezogen. Vieles am ganzen Körper fühlt sich eben nicht mehr wie vor der Erkrankung an. Ist die Atmung mühsam, führt die Herzschwäche zu gestauten Armen und Beinen; ist eine Körperseite nach einem Schlaganfall gelähmt, werden auch die Gefühle und die Leistungen der Sinnesorgane, der Aufmerksamkeit und der Gedächtnisfunktionen betroffen sein. Im Vordergrund steht für die gegenwärtige Medizin aber meist das Organleiden, während die Psychosomatik überwiegend nach psychischen Ursachen sucht, deren Folgen überhaupt zu Krankheitszeichen am Körper führen. Als solche möglichen Ursachen werden auch Erfahrungen des Leidens angenommen: Wenn ein Mensch vieles ertragen musste oder muss, kann diese Last irgendwann für ihn zu schwer werden; er kann sogar unter der Last zusammenbrechen.

Arzt, psychologischer Psychotherapeut oder der Heilpraktiker (Psychotherapie) *sprechen* mit dem Kranken. Die Körpertherapie wird aber von der „Sprechkur“ getrennt: Ärzte verschiedener Fachgebiete und naturheilkundliche Heilpraktiker setzen chemische, pflanzliche oder feinstoffliche Substanzen (bspw. Homöopathie) ein. Ergo-, Physio- oder Sporttherapeuten manipulieren den physikalischen Körper und leiten zu Körperübungen an.

Ein Beispiel: „Herzneurosen“ führen zu häufigen Notfalleinweisungen ins Krankenhaus mit dem Verdacht auf Herzinfarkt. Dem seelischen Zustand des Patienten wird hier „die dunkle Macht“ zuerkannt, sehr heftige Krankheitszeichen zu erzeugen. Der „Organmediziner“, meist ein Internist oder Kardiologe, schließt zunächst aus, was alles *nicht* sein sollte, wenn eine hohe Körperspannung, Unruhe, schneller Herzschlag, Schmerzen und Atemnot den Brustkorb vor allem betreffen. Sofern Blutuntersuchung, Elektrokardiogramm (EKG), Röntgendiagnostik oder Magnetresonanztomografie (MRT) und Ultraschalldiagnostik „Normwerte“ zeigen, bleibt ja nur „etwas Psychisches“ anzunehmen.

Der *Ausschluss* ist zunächst das Prinzip der Suche, bzw. auch „Treffer“: Es ist das Herz! Es ist ein Infarkt! Dann weiß jeder Therapeut, was er zu tun hat. Weder die Psychosomatik noch die Organmedizin beziehen in ihre Handlungskonzepte ein, dass *sowohl* der körperliche *als auch* der psychische Zustand in jedem Moment „just in time“ informieren, regulieren und aufeinander in variabler Kopplung bezogen sind. Das Symptom könnte demnach nicht entweder psychisch oder körperlich sein, sondern von vornherein „sowohl als auch“.

Nicht selten geht es noch komplexer zu: Nachdem das „eindeutige“ Körperleiden, der Herzinfarkt, medizinisch versorgt ist, führt eine Depression in die psychiatrische Behandlung. Später halten Schmerzen des Brustkorbes einfach an oder treten immer wieder auf. Wenn sie endlich verschwunden sind, kommt es zu Herzrhythmusstörungen. Nach der folgenden Schrittmacherimplantation treten Angstsymptome mit Luftnot auf, die der Kardiologe mit technischen Untersuchungen aber nicht erklären kann …

Der körperliche Zugang der psychologischen Körperanalyse

Die **Körpermuster**, um die es in diesem Buch gehen soll, berücksichtigen beide Seiten der Medaille, die geistig-psychische und die materiell-körperliche. Ohne Zweifel kann eine Herzschwäche, bei gleichzeitigem Körperübergewicht, körperliche oder psychische Symptome einer Erkrankung prägen. Oft ist erst im Verlauf – und eben nicht schon mit den ersten Symptomen – der eigentliche Prozess für Patient und Therapeut zu erkennen. Gehen wir noch einen Schritt weiter: Wie wäre es darüber hinaus, wenn der Körper – „Soma" – vor allem den Geist – „Psyche" – dominierte? Die frühe körperliche Matrix, an der sich die Entwicklung der Persönlichkeit orientiert, bleibt nach meiner klinischen Erfahrung *wirkmächtig*, obwohl sie sich mit ihrer biologischen Grundlage an die Umwelt anpassen kann. Dann säße aber das „Ich", das so viel weiß und autonom handeln möchte, in der Falle – als Spielball körperlicher Funktionen vom Lebensanfang bis zum Schluss der Existenz.

Dieser und anderen Fragen über die Schnittstellen und wechselseitigen Wirkungen gehe ich in diesem Buch anhand der entdeckten **Körpermuster** mit praktischen Beispielen nach. Ich trage Beobachtungen über Menschen vor, die als Patienten meine orthopädische Praxis mit körperlichen Krankheitszeichen aufgesucht haben. Patienten kommen ja nicht wegen psychischer Probleme, Ängsten, Sorgen oder Einsamkeit zum Facharzt des Bewegungsapparates. In ihren Augen gilt es, „handfeste" körperliche Ursachen zu entlarven, die sich mit Schmerzen und Störungen der Körperfunktionen, meistens schon über einen längeren Zeitraum, unangenehm bemerkbar machen. Vor allem aber stelle ich fest, welches Wissen notwendig ist, um ein Zeuge[18] der körperlichen und seelischen Folgen von Lebensschicksalen und traumatischen Erfahrungen, des Leidens und Strauchelns im (Über-)Lebenskampf zu werden. Zu bezeugen sind Siege und Niederlagen sowie ein persönliches Wachstum trotz unerbittlicher biologischer Strenge.

Lebenserfahrung beginnt im Mutterleib

Die jüngsten Patienten in meiner orthopädischen Praxis sind Babys nach schwierigen Geburten und problematischen Schwangerschaften. Ihre Eltern stellen sie wegen eines schiefen Kopfes und seitlich im „C" gebogener Wirbelsäule, zumeist verbunden mit einer Verzögerung ihrer motorischen und auch allgemeinen Entwicklung, vor. Die langjährige Erfahrung mit Säuglingen führte mich zum **Asymmetriemuster**; es bildet gleichzeitig ein grundsätzliches biologisches Prinzip ab.

18 Aufgefasst als neutraler Beobachter und aktiv als Handelnder (Therapeut), der im therapeutischen Prozess seine Empathie und körperliche Nähe zum Patienten ebenso bewusst wahrnimmt und kontrolliert wie seine damit verbundenen notwendigen Handlungen.

Die frühe Lebensperiode – eine Frage der Existenz

Orthopädische Medizin in der Fachpraxis wie eine „Autoreparatur“ aufzufassen, modulhaft das Bein als Vorderachse und die Wirbelsäule als Teil des Chassis anzusehen, ist eine Tragik meines eigenen medizinischen Fachgebietes. Diese begrenzte Sichtweise hinderte mich über Jahre, bspw. eine „frühe Störung“, nach einer Geburtsverletzung oder Schädigung im Mutterleib, als Natur des Überlebens aufzufassen. Sie führt immer zu Reaktionen des Lebendigen und erschafft Überlebensstrategien im Bemühen um die Existenz, deren Erfolge zum Lernmodell für das ganze weitere Leben werden.

Ein „verletztes“ Kind sucht stets eine *enge Bindung* zum versorgenden Erwachsenen und kämpft mit allen seinen körperlichen Mitteln um diese Beziehung. Es geht ja um seine Existenz: Sein oder Nichtsein, leben oder vernichtet werden. Die englisch-österreichische Psychoanalytikerin Melanie Klein hat diese frühe Lebensperiode aus ihrer Empfindung heraus charakterisiert. „Leben“ heißt dann, dass die gute Mutter mit der „guten Brust“ Milch gibt und versorgt. Vernichtung hingegen droht beim Entzug der Brust, die damit zur „bösen Brust“ und die Mutter zur bösen Mutter wird. Das Baby kann beide Mütter nicht als eine Person (sowohl als auch) erleben. Es trennt unbewusst zwischen „gut“ und „böse“. Diese (Ab-)Spaltung der einen Mutterperson in „gut“ und „böse“ beschreibt Melanie Klein im psychischen Erleben des Säuglings als *„schizoid-paranoid“* – „schizoid“ meint abgespalten zu sein von der eigenen scheinbaren oder tatsächlichen zerstörenden Erfahrung, die sonst zur Vernichtung führen müsste, und „paranoid“ als wahnhaftes Erleben charakterisiert die Verzweiflung und Unruhe, die mit dem drohenden oder tatsächlichen Entzug der mütterlichen Versorgung einhergeht. Der Erwachsene mag sich das vergleichbare eigene Empfinden vorstellen, wenn ihm oder ihr die Partnerin oder der Partner die Trennungsabsicht unerwartet offenbart.

Ist das Kind nach dem 6. Lebensmonat in der Lage, Gewohnheiten und Eigenheiten der Mutter als Ganzes wahrzunehmen, kann es traurig und in einem Trennungsmoment besorgt sein, jedoch die Gewissheit, dass die Mutter wiederkommt, überwiegt. Wut und Ärger kombinieren nicht mehr willkürlich mit der Vernichtungsangst, weil diese wegen der erfahrenen Zuversicht in der Beziehung weniger körperlich wirksam wird. Diese *depressive* Position steht für die reifere Form der Beziehung zur Mutter, sowohl für die Trauer und Wut bei der Trennung als auch für die Freude, wenn sich die Mutter dem Kind zuwendet. Die Wahrnehmung der Mutter fühlt sich vollständiger an mit der Erfahrung, gut versorgt und angebunden zu sein, allerdings auch abhängig von der „guten, nährenden Brust“. Die Frustration des Kindes bei der Trennung von der Mutter kann sich in der Beziehung auch auf die Mutter übertragen. „Es“, das vegetative Nervensystem, organisiert diese frühe unbewusste und körperliche *Abwehrleistung* gegen den Sturm der endokrinen Stresssysteme.

Die Begriffe „schizoid" und „paranoid" umschreiben nach Melanie Klein vor allem ihre persönliche Empfindung gegenüber dem beobachteten Kleinkind: So könnte das Lebendige mit einer existenziellen Bedrohung umgehen! Beide Begriffe stehen für die tiefe innere Empfindung und *Resonanz* eines Erwachsenen gegenüber dem verzweifelten und ängstlichen Neugeborenen oder Kleinkind. Später finden sich diese Urformen der menschlichen Interaktion in vielen Beziehungen des Erwachsenenlebens wieder; die zerstörenden, wahnhaften ebenso wie die frustrierenden, trauernden und damit auch verbindenden Reaktionsweisen. Was „Es" früh gelernt hat, was zum Überleben wichtig gewesen ist, vergisst „Es" niemals mehr!

Aus der Sicht der modernen Psychoanalyse und Säuglingsforschung sind die theoretischen Ansichten Melanie Kleins über das frühkindliche Erleben nicht haltbar: Psychische Konflikte könnten erst mit der Fähigkeit zum symbolischen Denken, mit einer Vorstellung von sich selbst entstehen (Dix, M.). Ich will dieser psychotherapeutischen Ansicht nicht grundsätzlich widersprechen. Sie wird aber ohne Kenntnis der körperlichen Funktionen formuliert! Die Annahmen Melanie Kleins passen nämlich sehr gut zum körperlichen Ausdruck, vor allem von traumatisierten Neugeborenen und Kleinkindern. Insoweit halte ich es für wahrscheinlich, dass sich die *spätere* Entwicklung der Persönlichkeit im regen Austausch der Beziehungen zu Menschen, auf der Grundlage der Matrix körperlicher Regulationen entwickelt und nicht umgekehrt. Der Einfluss von Erbe und Umwelt ist zumindest aus dieser körperlichen und existenziellen Sicht frühen menschlichen Daseins ein Sowohl-als-auch. Die Annahme einer solchen, vor allem materiellen Matrix, erklärten viele Verhaltensweisen und Beobachtungen körperlich ausgedrückter Gefühle und Affekte, und zwar auch, wenn die grundsätzliche Entwicklung des Kindes zu einem leistungsfähigen Erwachsenen geführt hat. Deshalb nutze ich – aus Sicht des Körpers und seines angeborenen und erworbenen Wissens – weiterhin die treffenden Beschreibungen von Melanie Klein.

Ein Säugling kann durch einen Kaiserschnitt schwer verletzt sein, ohne dass es von Eltern oder Ärzten bemerkt wird. Die Kristeller-Anwendung und der Einsatz einer Saugglocke bei der Geburt können ebenso einen traumatischen Stress auslösen, ähnlich wie ein Verkehrsunfall. Bereits in der Schwangerschaft werden traumatisierende Erfahrungen von Misshandlung, Missbrauch und Vernachlässigung von der Mutter auf ihr Kind übertragen. Das gilt auch für Stoffwechselerkrankungen der Mutter und Alkohol- oder Nikotinmissbrauch. Abgespalten (schizoid) und wahnhaft (paranoid) bedeutet körperlich: Asymmetrie, schlaff bzw. hoch angespannt oder beides im Wechsel, Schreikind,

Stillschwäche, allgemeine Mangelentwicklung, Nahrungsverweigerung, oft fehlende soziale Kontaktaufnahme zu allen Menschen (vor allem über die Augen) und mangelnde Fixierung der Augen. Hingegen ist das „depressive“ Neugeborene oder Kleinkind zugewandt, es hat Augenkontakt, ist vielleicht nur leicht asymmetrisch, aber der Bauch ist oft nicht in Ordnung. Die sogenannte „Kibler-Falte“[19] der Rückenhaut ist, hinweisend auf das **Lebermuster** der **PKA**, nicht ausreichend zu bewegen. Eine Beruhigung gelingt u. a. mit einer Oberbauch-, Rücken- und Fußmassage[20].

Dem Säugling steht zum Kontakt mit der „rettenden“ erwachsenen Bezugsperson nur seine *affektive* Körpersprache zur Verfügung. „Es“ ist mehr als Schreien und Lautieren; „Es“ bewirkt vor allem die direkte Übertragung der frühen Affekte[21] auf die Mutter und führt zu Handlungen der Mutter gegenüber ihrem Kind. Die Körpersprache dient zum Überleben, und wenn sie in diesem Sinn erfolgreich ist, wird sie von der Biologie des Lebendigen – dem „Es“ – nicht mehr vergessen.

Bereits in dieser frühen Phase des Lebens entwickeln sich wahrscheinlich die klassischen Abwehrmechanismen und Modi der Verarbeitung von Konflikten und Traumen. Das Baby muss die Mutter zur Handlung (ver-)führen, um bspw. seinen Hunger zu stillen. Der frühe *aggressive* Impuls, angetrieben von der Angst, „vernichtet“ zu werden, wird auf die Mutter (für sie unbewusst) übertragen und löst bei ihr ebenfalls einen Affekt aus, der zur Versorgungsleistung, wie der Hingabe der Brust, führt.

Zur damaligen Lebenszeit Melanie Kleins (1882–1960) war die Säuglings- und Kindersterblichkeit noch sehr hoch; die häufigste Todesursache in Deutschland vor dem zweiten Weltkrieg war der Durchfall. Ein Kind, das schließlich überlebte, hatte schon viele Existenzkämpfe für sich entscheiden können. Die Analytikerin ahnte allerdings nicht, dass später, im 21. Jahrhundert, etwa ein Drittel der Kinder mit einem Kaiserschnitt geboren werden sollten, nicht zuletzt aus Zeit- und Personalgründen. Überdies überlebten Missbrauch, Misshandlung und Vernachlässigung auch bis in unsere reiche, weit entwickelte westliche Gesellschaft hinein. Es besteht genügend Anlass, sich an Melanie Kleins Beobachtungen zu erinnern.

19 Prüfung der Reflexzonen innerer Organe. Mit Daumen und Zeigefinger wird die leicht abgehobene Unterhautfalte parallel zur Wirbelsäule verschoben. Siehe auch: Lebermuster.

20 In der TCM: Akupunktur-Leberpunkte 2 und 3 (zwischen dem ersten und zweiten Mittelfußknochen), am besten verbunden mit einer vorsichtigen Streichmassage der Fußinnenseite.

21 Freude, Verzweiflung, Wut, Furcht, Ekel, Überraschung, Interesse.

Das **Asymmetriemuster** bleibt nach meiner jahrzehntelangen Erfahrung mit verletzten Neugeborenen und Kleinkindern der Gradmesser traumatischer und existenzieller Erfahrung. „Es", das innere Erleben zusammen mit der gespeicherten Körperantwort, wird zeitlebens mit der frühen existenziellen Angst verbunden bleiben. Das **Lebermuster**, über dessen klinische Zeichen und Einfluss zu diskutieren bleibt, bildet die Mitte des Körpers im Oberbauch ab (TCM: „energetische Mitte") und ist über die Kibler-Falte der Rückenhaut, den lokalen Tastbefund im Oberbauch und die Stauung der Zunge ziemlich leicht zu entdecken. Beim Säugling kann man es mit der Kibler-Falte schon wenige Tage nach der Geburt nachweisen. Es ist nicht einfach nur das Zeichen für die Organfunktion der Leber, wenn der Säugling ein paar Tage oder wenige Wochen etwas „gelber" gewesen ist. In vielen Verläufen habe ich beobachtet, dass das Lebermuster vor allem bei einem stärker asymmetrisch verformten Schädel des Kindes und neurologischer Halbseitenschwäche auf die weitere Entwicklung Einfluss nimmt. Es steht dann auch für die Energie des (Über-)Lebenskampfes und wie beim späteren Erwachsenen für seinen depressiven Modus: „Ich kann es fühlen, es ärgert mich und ich bin wütend, aber ich darf es auch nicht immer sagen, denn ich würde es mir ja mit meinem Versorger, (der ‚guten Mutterbrust'[22]), verderben."

Früh gelernt und niemals vergessen

Nach und nach führte mich die systematische, achtsame Körperuntersuchung aller Patienten, nahezu unabhängig von ihren aktuellen subjektiven Beschwerden, zu der Einsicht, dass *grundlegende* **Muster** körperlicher Reaktionsweisen *nicht* „erwachsen" werden. Früh im Leben erlernt, erprobt, als geeignet erwiesen und zum Überleben tauglich befunden, begleiten sie den Menschen sein ganzes Leben lang. Zu diesem alten „Schatz" – ob als gut oder böse abgespeichert – nimmt er in der Regel unbewusst Zuflucht, wenn seine Lebensaufgaben danach verlangen. Diese Erinnerungen verkörpern das Gute und das Schlechte, das Aushaltbare und das Nicht-Aushaltbare, das Kranke und das Gesunde, das Integrierte und Nicht-Integrierte, das Fremde und Vertraute, das Schmerzhafte und Lustvolle, das Leid und das Glück, das Leben und Nicht-Gelebtes, den Schrecken und die Überraschung und vieles mehr.

„Körperlich" meint immer das stets *gemeinsame* Handeln von körperlich-biologischen und geistigen Funktionen. Letztere sind solche, die üblicherweise, nach allgemeiner Auffassung, der „Software" des Menschen, seinem Verstand, Wissen und Gedächtnis, dem Geist und seinen Gefühlen sowie deren Derivaten wie Motivation und Handeln zuge-

22 Metapher nach Melanie Klein: Bedürftigkeit in Beziehung zu anderen Menschen und Ausdrucksweise.

schrieben werden. Getrennt[23] werden Körper und Geist im Leben *nie*; sie entfernen sich höchstens voneinander, bspw. im Tiefschlaf, im Rausch, im durch Medikamente herbeigeführten Zustand, in der Demenz.

Die **Asymmetrie-**, **Stoffwechsel-** und das **Lebermuster** sind früh, vielleicht schon im Mutterleib, entstanden. Noch vor dem Spracherwerb und der geschlechtlichen Entwicklung generiert, erlauben sie einen Einblick in die biologische Regulation zum Existenzerhalt des Menschen. Allerdings „spricht“ das Geschlecht des Menschen stets mit hinein und ist später Teil seiner Identität. Die allermeisten Menschen werden jedoch in einem weiblichen Mutterleib gezeugt und entwickelt. Biologisch dominiert demnach zunächst das Weibliche im Leben, und es beschützt sogar die väterliche Einflussnahme. Z. B. ist das Spektrum mütterlicher Immunglobuline für den Fetus günstig, während die Gebärmutter Überreaktionen des mütterlichen Immunsystems gegen väterliche Antigene reduziert. Schwangerschaft ist ein immunologischer Drahtseilakt und kann deshalb vor allem durch Infektionen, Stoffwechselstörungen und Stress empfindlich, auch bis zum Abort, gestört werden (Bröker, B. et al.).

Die spätere kulturelle Überformung bestimmt hingegen die Gender-Debatte, nicht die Biologie, um die es mir hier vornehmlich geht.[24] Nach der Geburt sind wir männlich, weiblich oder divers, aber nicht neutral. Die Qualität der Muster der **psychologischen Körperanalyse** hingegen ist nach meiner Erfahrung weitgehend dem Geschlecht gegenüber neutral. Ihre persönliche Ausprägung kann aber nach Entwicklung, Charakter, Temperament und damit auch nach männlich, weiblich und divers unterschiedlich angetroffen werden.

Die Zerstörungskraft anhaltender Stoffwechselstörungen mit **Herz-** und **Lebermuster** z. B. bei Männern kann äußerlich viel dramatischer sein als bei Frauen. Meist liegt allerdings nicht nur ein „Männerschnupfen“ vor. Auf der anderen Seite weist das anhaltende **Herzmuster** gerade bei Frauen auf die Entwicklung einer koronaren Herzerkrankung, auch wenn eine Herzerkrankung schon wiederholt ausgeschlossen wurde oder eben keine Beachtung findet.

Ob jemand, der untersucht wird, aus Bayern, Niedersachsen oder Sachsen-Anhalt kommt: In der Existenzfrage macht das keinen Unterschied. Das gilt auch für alle Menschen, die ich untersuchen durfte, die nicht in Deutschland geboren wurden oder de-

23 Viele Religionen gehen davon aus, dass sich im Sterben ein Teil des Geistes vom Körper ablösen kann und überdauert. Für Christen ist dieser Teil die Seele.

24 Meine männliche Sichtweise entspringt vor allem meinem kulturellen Lebensraum und birgt grundsätzlich die Gefahr eines systematischen Fehlers, dessen ich mir folglich nicht bewusst sein kann und der u. a. durch die Diskussion der kritischen Leserschaft aufzudecken wäre.

ren Eltern aus der Türkei, aus Italien, Spanien, Rumänien, Afrika, Syrien, aus dem Irak, Iran, aus Sibirien, China oder z. B. aus dem Kaukasus stammen. *Alle* Menschen gleichen sich in den Mustern, die zum Einsatz kommen, wenn es ihre Biologie erfordert! Die einzige Einschränkung gilt dem Ort der Untersuchung. Ich berichte ausschließlich über Menschen, die ich in meiner Praxis in Deutschland/Salzgitter untersucht habe. Ich kann nichts über Menschen auf Bali oder in der Schweiz aussagen. Die Zeitdauer, in der ein Mensch in Deutschland lebt, spielt nach meiner Erfahrung ebenfalls keine Rolle; es gibt keine spezielle „deutsche" Sozialisierung der Muster in existenzieller Bedrohung.

Die im Mutterleib und in den ersten beiden Lebensjahren erworbenen *Informationen* zum Überleben, zur Sicherung des Lebensraumes und später zur Vermehrung der Art bleiben als Informationen im Körper erhalten. Bis auf das **Herzmuster** (infolge einer organischen Erkrankung) sind alle **Körpermuster** schon nach wenigen Lebenstagen oder beim Greis anzutreffen. Die Untersuchungstechnik muss nur angemessen sein, was ich hier voraussetze.

Zusammenfassend nehmen weder Geschlecht noch Lebensalter oder Herkunft einen erheblichen Einfluss auf die **Muster** der **psychologischen Körperanalyse**. Sie erlauben damit einen Einblick in *universelle* Überlebensstrategien des Menschen.

Arbeitsteilige Medizin der Neuzeit

In der Gegenwart ist die strikte Trennung von körperlichen und geistigen Funktionen weiterhin Programm der arbeitsteiligen medizinischen Disziplinen. Forschung und Therapie unter wirtschaftlichen Vorgaben erfordern überdies die Begrenzung der Fachgebiete. Dabei hat aber in der Medizingeschichte das *Einzelschicksal* immer einer Rolle gespielt: „Schläge" wie der frühe und unerwartete Tod eines Lebenspartners, Missbrauch jeglicher Art, körperliche und seelische Verletzungen, Ausgrenzung, mangelnde finanzielle Ausstattung, körperlich und seelisch über Jahre subjektiv und auch objektiv überfordernde Lohnarbeit im Missverhältnis zur angeborenen Konstitution, Kriegshandlungen und ihre Folgen ohnehin usw. hinterlassen tiefen Spuren im Menschen; sie prägen ihn nahezu und pressen ihn in eine gesellschaftlich „normierte Form". Sein seelisches Empfinden, sein „freier Wille" und sein verantwortliches Handeln werden so von einem erschöpfenden Körper geprägt, dessen biologische Anpassung als Erkrankung zutage tritt.

Das „Es“ verkörpert das ursprüngliche „Säugetier“ im Menschen. „Es“ steuert und kontrolliert biologische Funktionen zum Überleben, sichert den Lebensraum und die Vermehrung. Dazu bedient sich das „Es“ mächtiger instinkthafter Funktionen und Triebe. Essen und Trinken (verstärkt als Gier danach), sogar Töten des Essens und Habens wegen, gehören dazu wie das Mein und Dein, allerdings auch das Wir. Fremdes abzuwehren oder zu tolerieren, wird an inneren Grenzen wie dem Darm, an äußeren wie der des Staates oder Staatenbundes, und oft noch nach archaischen Regeln praktiziert. Mikrokosmos und Makrokosmos bilden einander ab.

Zum „Es“ gehören dann auch die körperliche Substanz und der sie ernährende Stoffwechsel.

Die Körperenergie und das psychische Empfinden

Der Körperarzt kann dem „Es“ mithilfe der **psychologischen Körperanalyse** unmittelbar zuschauen. „Es“ verkörpert nach meiner Auffassung im Kern das eigentlich Lebendige des Körpers: die Summe aller notwendigen biochemischen, energetischen Prozesse, seine materielle Substanz (was man anfassen kann) und auch die Aufsicht über die Funktionen aller Organsysteme. „Es“ verkörpert den energetischen Fußabdruck des Lebendigen im jeweils gegenwärtigen Moment. (Um genau diese biologische Energie und Intelligenz deutlich zu markieren, setze ich „Es“ in diesem Buch in Anführungszeichen.)

Die psychologischen Funktionen umfassen sämtliche Informationen, die für den Menschen zur Kommunikation mit der ihn umgebenden Lebenswelt notwendig sind. Zwar gibt es auch Inhalte von seinen Vorfahren, die als „morphogenetisches Feld“[25] oder Archetyp[26] nach C. G. Jung aufgefasst werden können. Die *individuelle* Entwicklung seiner Persönlichkeit geschieht aber überwiegend in der Beziehung und Bindung zu seinen Eltern oder sie vertretenden Menschen. Die bewussten und überwiegend unbewussten Anteile der Persönlichkeit bilden das „Selbst“ des Menschen. Störungen der Selbstfunktionen durch mangelnde Bindungserfahrungen in der Herkunftsfamilie, angeborene und erworbene Hirnschäden und spätere Traumen führen oft zu erheblichen Einschränkungen der sozialen Entwicklung des Menschen und seiner Beziehungsfähigkeit.

25 Der Einfluss des Lebensraumes und seiner Kultur.
26 Übertragener Einfluss des Lebensraumes, seiner Symbole und Rituale in der Kultur der Ahnen.

Erkrankt der Mensch in seinen psychischen Funktionen, wird seine komplexe Persönlichkeit mit den Mitteln psychotherapeutischer Verfahren diagnostiziert und therapiert; sie sind nicht das Thema dieses Buches. „Es“ und „Selbst“ bleiben allerdings nach meiner klinischen Erfahrung bei Patienten mit Erkrankungen des Bewegungsapparates zeitlebens aufeinander bezogen. Erkranken sie, rückt beides wieder sehr eng zusammen. Im Vorgriff auf die folgenden Abschnitte bedeutet das: Der erwachsene Mensch „schreit mit jeder Zelle“, wie er es als Baby tat. Bleibt der Mensch gesund, können Gefühle und körperliche Funktionen ziemlich getrennt voneinander und arbeitsteilig ihre Aufgaben wahrnehmen. Über den Grad der Verzahnung von psychischen und körperlichen Funktionen entscheidet die jeweilige Lebensaufgabe.

Affekte hingegen werden angeboren und nicht erlernt; diese *Basisgefühle*[27] – Freude, Wut, Furcht, Ekel, Verzweiflung, Überraschung und Interesse – gehören zeitlebens grundsätzlich zur Körpersprache. Sie drücken immer Körperlichkeit aus und nutzen Körperenergie. Affektsprache ist demnach Körpersprache und umgekehrt.

Der Umgang mit diesen inneren und meist unvermittelt einstürmenden Kräften, die den Menschen zur Handlung zwingen wollen, wird mit den kulturellen Regeln erlernt. Wer aber meint, dass der Mensch, als höheres Wesen und ausgerüstet mit Familie, Bildung, beruflichem und wirtschaftlichem Erfolg, seine Affekte gut kontrollieren könne, irrt sich: Die Decke ist und bleibt dünn; sie wird noch dünner, wenn eine Krankheit eintritt. Krankheit muss aber nicht gleich bemerkt werden; bspw. wird im **Stoffwechselmuster** auf die Dosis-Wirkungskurve von Stress und seinen Körperfolgen hingewiesen.

Angemerkt, mir scheint, dass die Attribute von Macht und Reichtum in den westlichen Gesellschaften vom Menschen mit sehr viel persönlichem Stress bezahlt werden. Hinter den antreibenden Motiven nach Höherem, Schnellerem und Weiterem können sich primäre Affekte gut verbergen! Mit gleicher Münze wird es denen von der Biologie heimgezahlt, die von vornherein weder einflussreich noch reich sind. Auch bei ihnen können die zum Überleben körperlich ausgedrückten primären Affekte dominieren. Die gemeinsamen Folgen von *chronischem Stress* und *Trauma-Erfahrungen* werden im **Stoffwechsel-** und **Traumamuster** diskutiert.

Körperliche Diagnosen erhalten in der **PKA** demnach neben ihrer ursprünglichen Krankheitsbedeutung auch die übertragene Funktion zugehörender Affekte und umgekehrt. Am Beispiel Morbus Bechterew wird es besonders deutlich: Traumatisierte Menschen kön-

27 Die sieben Primäraffekte oder Basisemotionen sind nach den Erkenntnissen der Säuglingsforschung schon vor der sprachlichen und kognitiven Entwicklung des Kindes vorhanden.

nen vergleichbare körperliche Zeichen aufweisen; körperlich „eingefroren" und steif, Symptome chronischer Entzündung und oft auch Stoffwechselstörungen. Der Rheumatologe findet keine für ihn typische rheumatische Erkrankung. Die Patienten werden dennoch, oft über Jahre, von verschiedenen Ärzten an allen möglichen Symptomen behandelt. Der Facharzt für Orthopädie löst, oft immer wieder, unzählige „Blockierungen" ihrer Wirbelsäule. Die allgemeine Leistungsfähigkeit ist begrenzt, und sie fühlen sich immer müde. Da aber die bildgebenden Verfahren und Blutuntersuchungen stets Normalwerte oder nur geringe Abweichungen zeigen, steht für die wissenschaftliche Medizin fest: Es kann nur „psychisch" sein! Aber der Psychiater findet auch nichts! Kann die **psychologische Körperanalyse** mit der Übersicht der **Körpermuster** eine bessere Orientierung liefern?

Dynamische, körperliche und seelische Struktur des Menschen

Die *Programmierung* des Menschen, als Ausstattung zur Bewältigung und Erfüllung seiner Lebensaufgaben, beginnt im Mutterleib, und die „Ausbildung" geht nach der Geburt weiter; sie fängt nicht erst dort an. Das Streben nach Glück, Liebe und Zufriedenheit bleibt dabei die romantische Vorstellung aller Menschen. Das „Ich" will die Lust (Libido) gern behalten, fortwährend und immer wieder erleben. Dabei ist „Ich" das fragilste Gebilde des Strukturmodells, angelehnt an Sigmund Freud.[28] Im Übrigen: Die Geschichte der Psychoanalyse begann einst am Körper und löste sich dann – in Theorie und Praxis – immer weiter von ihm ab, analog wie sich die Entwicklung eines Kindes abspielt. Das Neugeborene schreit noch mit jeder Zelle des Körpers, wenn es hungrig ist. Das zweijährige Kind hingegen fordert, lacht oder weint. Bei ihm sind körperliche und emotionale Funktionen unabhängiger und vom körperlichen Ausdruck weiter entfernt als bei einem Säugling.

Die Fähigkeit, „mit allen Zellen" zu reagieren, bleibt aber bestehen, und zwar der Lebensgefahr vorbehalten. In der Panik vor dem Feuer oder einem gewalttätigen Angriff können sich Affekte und Körperfunktionen unmittelbar fast vollständig verzahnen. In der Psychose, einem seelischen Ausnahmezustand mit existenzieller Angst vor einem Verlust der Persönlichkeit, ist die willentliche Körperkontrolle nahezu aufgehoben. Die Handlungen geschehen impulsiv, mit größter Kraft und maximaler Ausnutzung aller Energiereserven. Ein Mensch in diesem Zustand ist äußerst gefährlich für seine Umgebung, ob Mensch oder Gegenstand; er kann alles zerstören. Danach fällt er in eine tiefe Erschöpfung.

28 Sigmund Freud unterscheidet zwischen „Es" (vegetative Funktionen, Körper und Triebe), „Ich" (der ich mir bewusst bin und handele) und „Über-Ich" (Instanz des Gewissens aus Erziehung und den Regeln der Kultur; der „innere Richter").

Etwas weniger schwarz-weiß und auf die biologische Funktion bezogen: Es ist weniger schlecht als zuerst einmal sinnvoll, wenn uns als Menschen eine solche Alarmfunktion willkürlich zur Verfügung steht. Die Einengung des Bewusstseins nehmen wir dabei ebenso in Kauf wie eine Überlastung des eigenen Körpers oder die Erschöpfung danach. In diesem äußerst aktivierten Zustand kann ein Mensch nicht nur das eigene Leben retten, sondern auch das von anderen; er ist zu sportlichen Höchstleistungen fähig und kann in einem Fight siegreich sein. In der Selbstverteidigung gegen einen Angriff auf der Straße wird sogar empfohlen, sich in einen „psychotischen" Zustand zu versetzen, um entweder wegzulaufen oder mit allen „un"-erlaubten Mitteln die eigene Haut zu retten.

Trotz der normalen Trennung von „Es" und „Selbst"[29] im Laufe der Kleinkindphase bleibt demnach die Fähigkeit erhalten, in Not- und Gefahrensituationen beides zu „koppeln". Zur Aktivierung sind ein Affekt wie bspw. Furcht, meist ein äußeres Objekt bzw. ein Angreifer und ein Subjekt, der Angegriffene, notwendig. Interessanterweise ist in unserer westlichen Industriegesellschaft der biologisch vorgesehene Überlebenstrieb (nach meiner Patientenbeobachtung) immer noch notwendig. Wir leben zwar nicht in der Kalahari, im kargen Hochgebirge oder in andauernder unmittelbarer existenzieller Bedrohung. Dennoch treffe ich immer wieder auf Patienten, die trotz scheinbar ausreichender Versorgung schon lange Zeit „mit jeder Zelle schreien", das heißt deren Überlebensmodus latent aktiviert ist. Es sind nicht selten Menschen mit einer vorgeburtlichen oder geburtlichen Trauma-Erfahrung oder einer angeborenen Behinderung. Aber auch jedwede spätere Gewalterfahrung oder der Verlust einer wichtigen Bezugsperson kann die Kopplung von „Es" und Selbstfunktionen wieder *erzwingen*. Körperreaktion und primäre Affekte bleiben dann enger zusammen als bei Menschen ohne eine Behinderung oder Trauma-Erfahrung. Die mit dem primären Affekt verknüpfte „Spur" am Körper bleibt *zeitlebens* eine Körpererfahrung; sie wächst sich nicht aus, muss aber zunächst auch keine besonderen Krankheitssymptome oder Empfindungen hervorrufen.

Zu diskutieren ist auch, ob eine frühe Störung die Entwicklung der Ich-Funktion beeinträchtigt. Jeder hat schon beobachtet, dass für ein Baby die eigenen Hände und Füße interessante Objekte sind. Was wir später Identität nennen, lernt der Mensch zunächst beginnend mit der sinnlichen Erfahrung seines Körpers. Menschen mit bestimmten Behinderungen machen diese Erfahrung anders oder sogar gar nicht. Mark Solms stellt bspw. bei Unfallopfern mit Gehirnschäden ein „Ausblenden" nicht ausreichend steuerbarer Extremitäten fest. Nach meiner Erfahrung kann z. B. durch ein längeres Stresser-

29 Die der Situation angepasste enge Verbindung von körperlichen und psychischen Funktionen kann mit dem Begriff Verkörperung („Somatisierung"), ihr Gegenteil einer größeren Unabhängigkeit oder Distanz mit dem Begriff Entkörperlichung („Desomatisierung") beschrieben werden. Beide Szenarien finden im Leben in verschiedensten Varianten in komplexer aufeinander bezogener Regulation lernender Systeme statt. Die Begriffe dienen mehr dem Verständnis, als dass sie tatsächlich in der Lage sind, die biologische Steuerung vollumfänglich zu beschreiben.

leben im Beruf, einen schweren Unfall oder den Verlust eines wichtigen Menschen die körperliche Antwort immer wieder das *existenzielle Niveau* des frühkindlichen Überlebenskampfes erreichen. Es kommt mithin zu einer Wiederholung der engen Beziehung von Körper und affektiver Steuerung – einer Resomatisierung. Sie kann aufgrund des Rückbezugs zur Kindheit auch als „regressive Resomatisierung“ (Mentzos, S.) bezeichnet werden. Bei einem Behinderten mit angeborenem Gehirnschaden und/oder Körper-Fehlwachstum wird sie besonders typisch und heftig ausfallen. Im Kapitel „Das **Traumamuster**“ werden deshalb auch die angeborenen Behinderungen hervorgehoben.

Der Überlebenskampf in der Gesellschaft

Die bestimmenden Kräfte der westlichen Gesellschaften aus Politik, Wirtschaft, Wissenschaft, Kirchen und Kulturschaffenden verankern ihre Regeln in den *Normen* und *Werten* der jeweiligen Epoche. Sie kalkulieren das Leiden des Individuums als notwendiges Übel menschlicher Existenz; mit ihrer Deutungshoheit weisen sie es dabei mehr dem „wirtschaftlich Schwachen“ zu: Hast du was, bist du was – hast du nichts, bist du nichts.

In der gegenwärtigen säkularen westlichen Welt ist das Ventil „Religion“ – eine Transzendenz[30] in die Existenz einer höheren Macht, die ernährt, beschützt und fördert – vielen Menschen nicht mehr zugänglich. Allerdings scheint das Magische, ein mediales Überbleibsel göttlicher Vorstellungen, den Alltag zu durchfluten. Beispiele sind Esoterik mit „Heilern“ in allen Schattierungen, ritualisierte Formen der Ernährung und sogar von „Influencern“ gesellschaftlich geschaffene Feindbilder mit Ausgrenzung von Menschen, Menschengruppen und Staaten. Nahezu unabhängig von einer rückbezüglichen, religiösen Sicht passt immer noch das biblische Beispiel von Petrus, der es wagt, auf dem See Genezareth aus dem Boot zu steigen. Er muss in das Wasser absinken, (obwohl ihm Jesus „auf“ dem Wasser entgegenkommt), weil er nicht mit allen Zellen seines Körpers überzeugt ist, sondern zweifelt.

Es gibt sehr viele Menschen – zumal Patienten –, die heute ihre existenzielle Auseinandersetzung zeitlebens führen und deshalb auch *verzweifelt* sind. Sie müssen nicht typisch für alle anderen oder für sich selbst mit erfahrenem Unheil traumatisiert, missbraucht oder sonst irgendwie gequält worden sein. Es reicht oft, wenn im Umfeld der Tod ins Leben tritt, ein Unfall geschieht, eine Trennung von einem anderen Menschen vollzogen wird oder wirtschaftlicher Notstand droht, ja schon der Verlust der Gesund-

30 Als Sicht „durch die Dinge hindurch, die Klarheit hinter den Dingen schauen“ gemeint: bspw. wie durch eine mächtige Eiche hindurch sich als Teil der Schöpfung annehmen und nicht getrennt von ihr sein.

heit oder des Arbeitsplatzes eingetreten ist. Die als **Trauma-** und **Stoffwechselmuster** beschriebenen Körperzeichen sind deshalb *universelle* Reaktionen des menschlichen Organismus, der in seiner Existenz tatsächlich bedroht ist oder sich andauernder Bedrohung ausgesetzt fühlt.

Vor allem geht es auch um die medizinischen Folgen des individuellen „Lebenskampfes": Sie überhaupt wahrzunehmen, für die wissenschaftliche Medizin sichtbar zu machen, für den Patienten zu bezeugen und eben nicht abzuwiegeln, zu negieren, schönzureden oder gar „magisch" zu deuten, ist ein wichtiges Anliegen dieses Buches. Eine körperlich *zerstörende* Wirkung traumatischer Erfahrungen ist nahezu unabhängig von der Dramatik des jeweiligen Einzelschicksals möglich. Wenn es ein Trauma ist, wird es immer auch am Körper erfahren, selbst wenn es den Menschen nur „verbal getroffen" hat.

Nach meiner festen Überzeugung hat niemand die „Lufthoheit", Traumen in seinem Interesse für andere Menschen zu deuten oder sogar Opfer anteilig zum Täter zu machen. Es gibt im Übrigen auch keine „besonders schlimmen" oder „besonders harmlosen" Traumen; auch diese Einschätzung gehörte schon zur Deutung. Der *Grad der Betroffenheit* ergibt sich erst mit der **PKA** und bleibt eine Arbeitsüberlegung in der Begleitung des Betroffenen. Hat ein Therapeut den Patientenkörper nicht verstanden, wird er auch seine Seele nicht vollständig erfassen. Und meint er, er habe die Seele verstanden, dann kann der Körper immer noch eine ganz andere Sprache sprechen! Seine Einsichten blieben folglich unvollständig; irgendwann merken Patient und Therapeut, dass es sich für beide nicht vollständig anfühlt.

Ein langer schwelender Konflikt und seine Wirkung auf die aktuelle Partnerbeziehung ist gut in einer Psychotherapie zu bearbeiten. Allerdings kann die Migräne dann wieder zunehmen und der Patient versäumt bewusst oder unbewusst die Therapiestunden. Es ist offenbar noch nicht gelungen, die Körpersprache in Worte zu fassen und besser spürbar zu machen. Der Therapeut deutet das Symptom psychodynamisch als Widerstand und der Hausarzt verordnet ein Schmerzmedikament. Aber: Was erinnert der Körper tatsächlich und wie macht er (oder „Es") das überhaupt?

Werden körperliche und psychische Funktionen konsequent und gleichwertig untersucht, sind oft Traumafolgen oder ihnen vergleichbare körperliche und seelische Reaktionen nachzuweisen, und zwar sogar über Generationen hinweg, wie das Thema „Kriegsenkel" zeigt. Die körperlichen Folgen unterscheiden sich nicht wesentlich, ob sexualisierte Gewalt, traumatische Geburt oder plötzliche Entlassung aus dem Arbeitsverhältnis usw. erfahren wurden. Sie sind bei einem geflüchteten Syrer ebenso anzutreffen wie bei einer chronisch überlasteten Mutter oder einem dauergestressten Manager, und zwar unabhängig davon, wie gut oder schlecht die körperliche Konstitution ist.

Die psychischen Folgen können dagegen *erheblich unterschiedlich* ausfallen und müssen deshalb angemessen differenziert aufgeklärt und ggf. in einer Psychotherapie bearbeitet werden. Aus meiner täglichen ärztlichen Praxis ist allerdings anzumerken, dass vielen Menschen – vor allem den Ärmeren in unserer Gesellschaft – überhaupt nicht bewusst ist, dass sie ihren (Über-)Lebenskampf auch körperlich nahezu auf traumatischem Niveau führen! Viele von ihnen kommen, trotz vielerlei Erfahrung von Gewalt und Übergriffen in der Kindheit und auch später in der Partnerschaft, nie von selbst auf die Idee, überhaupt nach einer Psychotherapie zu fragen!

Ich möchte betonen: Der in diesem Buch angesprochene körperliche Zugang kennt keine Moral, keine Religion und keine Partei, ist niemandem verpflichtet und sieht sich in keine bezahlte Verantwortung gestellt. Im Einzelfall ist (unabhängig vom Ansehen der Person) die Biografie und die Beziehung zu anderen Menschen, die Fähigkeit zum verantwortlichen Handeln und der Grad notwendiger äußerer Unterstützung zu überprüfen.

Die aktuelle Körperlichkeit und psychische Regulation gründen in der Vergangenheit. Die aktuelle Gegenwart ist noch ohne Wissen. Verknüpft sich z. B. die eigene Sicht auf ein Geschehen (Subjekt) mit Angst und Schmerzreiz (Affekt) sowie einem Täter (Objekt), werden diese Komponenten zusammen zu einer ineinander verwobenen erinnerbaren traumatisierenden Erfahrung. Auch das Sich-Verlieben und ebenso das Autofahren-Lernen wird grundsätzlich nach dieser Annahme der Objekt-Beziehungs-Theorie im Gedächtnis gespeichert. Der aktuelle Moment des Lebens ist *direktes* Erleben (aber noch nicht Erfahrung); erst der Rückgriff auf die Daten *vergangenen* körperlichen und psychischen Erlebens kann zu einer (reaktiven) Handlung führen. Die strategischen Mittel zur Handlung, bspw. die Entscheidung zum Angreifen, Weglaufen oder die Erwartung von Belohnung oder Bestrafung, werden von der Fokussierung auf ein Ziel begleitet. Steht bereits ein „ausgetretener Pfad“ der Erfahrung (gespeichert) zur Verfügung, ist die folgende Handlung oft begrenzt und damit auch ökonomisch. Wird aber wie nach einer Traumatisierung gehandelt, hält der Alarmzustand oft länger an und der ihn begrenzende Fokus kann nicht gefunden werden. Die Ökonomie des Handelns gerät in eine Schieflage; es droht der „Absturz“. Dagegen: Die Erkenntnis, nicht unbedingt handeln zu müssen, Gelassenheit und innere Ruhe zu bewahren, trotz eines „schweren Sturms“, ist *Achtsamkeit* im gegenwärtigen Lebensmoment.[31]

In der **PKA** von körperlichen und psychischen Funktionen geht es um die Zuordnung der aktuellen Körpersprache zu einer bereits gespeicherten Erfahrung der Vergangenheit. Mit typischen **Mustern** ist der körperliche Ausdruck der Gegenwart ziemlich gut zu cha-

31 Adäquat: die wache Haltung in der Meditation.

rakterisieren. Auch eine emotionale Antwort stellt sich auf vergangene Erfahrungen ein. Ihre besondere Beziehung zur Körperreaktion ist Teil der **Analyse** und wird über den Körper und dessen typische Ausdrucksweisen erkundet. Sind die führenden körperlich ausgedrückten Affekte erkannt, kann das Ergebnis psychotherapeutisch weiter verfeinert werden, oder die Psychotherapie begleitet fortan die Körpertherapie und umgekehrt. Wer jeweils führt, entscheidet die körperliche und psychische Reaktion des Patienten.

Grundsätzlich: Die **psychologische Körperanalyse** ist selbst weder Körper- noch Psychotherapie. Sie lässt aber das *aktuelle Regelwerk* eines betroffenen Menschen mit einfachen Mitteln nachvollziehen. Mit ihrer Erkenntnis werden therapeutische Verfahren möglich, die sich eng an die *subjektive* Ausgestaltung von körperlichen Zeichen und seelischer Betroffenheit halten – im Rahmen einer *individualisierten Medizin*.

Ohne Ansehen der Person zu handeln, ist einfach, solange es sich um einen Menschen der gleichen „Kaste" handelt. Gestrauchelte, Arme[32] und im Prekariat (Promberger, M. et al.) lebende Menschen haben mir jedoch bei der Entwicklung dieses Buch mehr geholfen als solche mit viel äußerem Sein oder Besitz. Ihr existenzieller (Über-)Lebenskampf ist im körperlichen Ausdruck nicht selten wie bei einer Traumafolgestörung anzutreffen. Aber auch „reich sein" allein schützt natürlich nicht.

Die Deutungshoheit über „Trauma" ist in der gegenwärtigen psychologischen Wissenschaft und Psychiatrie weitgehend ohne körperliches Wissen entstanden. Sie führt nicht nur zum Versuch chemischer Modifikation destruktiver Körperveränderungen und seelischen Folgen als psychische Erkrankung, sondern auch im Sozialwesen zu einer Abwehr des Anspruchs finanzieller Unterstützung für ein menschenwürdiges Dasein.

Die Bedeutung der körperlichen Untersuchung

Die Darstellung der **psychologischen Körperanalyse** als Tool (Werkzeug) ist ein Plädoyer für die genaue körperliche und achtsame Untersuchung. Sie scheint nicht mehr wichtig in der neuzeitlichen, naturwissenschaftlich orientierten Medizin. Die Gründe lauten vielleicht „zu subjektiv" und „zufällig im Ergebnis". Der *eigenhändige* klinische Unter-

32 Formal „unterhalb 60 % oder weniger des mittleren Einkommens" in Deutschland. In der Praxis – grob eingeschätzt nach Erwerbstätigkeit, -fähigkeit, Pflegezustand, Zahnstatus, Abhängigkeiten, sprachlicher Ausdrucksfähigkeit vor allem der eigenen Bedürfnisse – Stoffwechsel-, Asymmetrie- und Traumamuster.

suchungsbefund des Arztes hat den Rückzug in allen Fachgebieten angetreten. Ohnehin wird er in wissenschaftlichen Veröffentlichungen kaum mehr dargestellt.

Untersuchen, das bedeutet anzufassen, mit allen Sinnen zu erkunden: Riechen, Horchen, Klopfen, Gewebe-Spüren, Bauch-Tasten, Fühlen der Beine, Wahrnehmen der Stauungen, auch der Zunge und ihrer Oberfläche, der Haut, Nägel, Muskelspannungen, Reflexe. Die Reaktion des Patienten bei der Untersuchung *verrät* den nicht bewussten Gedächtnisspeicher der Gewebe mit ihrer Verbindung zum Nervensystem und zu den Gefühlen. Das Verhalten des Patienten in der Berührung und seine Wahrnehmung im engen Kontakt zu einem anderen Lebewesen *spiegelt* unbewusst Bindung, Abwehr, Kontrolle, Fähigkeit zur Ruhe, Angriff, Flucht, Sich-tot-Stellen, Abhängigkeit, Autonomie und vieles mehr. Überleben, den Lebensraum sichern und Vermehren sind die biologischen Basics, zu denen bewusstes und unbewusstes, familiäres, kulturelles Wissen und auch das Wissen des Lebensraumes gehören.

Zum Erkunden nehmen sich Patient und Therapeut genügend Zeit und hören einander zu. Mit der körperlichen Untersuchung zusammen entsteht so ein Gesamtabbild der Gegenwart. Die innere Landkarte liegt praktisch vor beiden aus und es kann ein Arbeitsbündnis entstehen. Die Verantwortung des Patienten (auf Augenhöhe) vermeidet einseitiges therapeutisches Agieren und gibt dem Patienten wie dem Therapeuten notwendig Zeit und Raum – beides fehlt gegenwärtig in nahezu jeder Praxis am meisten(!) –, sodass der Prozess gelassen erforscht werden kann. Dagegen: technische Untersuchungen mit Labor und bildgebenden Verfahren sind in den reichen westlichen Ländern überall verfügbar; diese „Kür“ begeistert durchaus, doch erst in der „Pflicht“ erweisen sich Therapeuten als gute Handwerker.

Ein alternatives medizinisches Konzept

Weitergedacht: Das Tool der **psychologischen Körperanalyse** könnte als „App“ in ein Aufnahmesystem integriert und genutzt werden. Denkbar ist sogar der Einsatz beim Patienten selbst, der damit lernt, erste Weichen in der Wahl der Ansprechpartner im Gesundheitswesen zu stellen. Mit eigener Verantwortung und zunehmender Erfahrung würde er es immer besser machen, denn es werden ja stets *seine* körperlichen und seelischen Ausdrucksweisen „ganz“ wahrgenommen und dokumentiert. Das zielt auf das „reife“ Modell der Erwachsenen-Medizin, bei der sowohl Patient als auch Therapeut den Prozess dynamisch entwickeln und charakterisieren. Der Prozess selbst beinhaltet auch viele Sowohl-als-Auchs, denn es gibt nicht länger nur Psyche oder nur Körper, nur Bandscheibe oder nur Knie …

2. Körper und Geist

Solange wir einen Körper haben, ist alle Erfahrung immer auch *Körpererfahrung*. Alle Erlebnisse des Lebendigen, auch schon im Mutterleib, hinterlassen Erinnerungsspuren am Körper, auch ohne für sich selbst oder andere erkennbare Zeichen abzubilden. Ein schwingendes Bein wird dann unvermittelt zum Symbol der Flucht oder der erhobene Arm zum Signal des Angriffs. Erlittene Verletzungen, aber auch notwendige medizinische Handlungen mit guter Ausheilung behalten mitunter ihren *zeitlichen* und örtlichen Bezug zum ursprünglichen Ereignis. Dann wird aktuell wieder empfunden, was das damalige Erleben innerlich auslöste. Gegenwärtige Lebensaufgaben und schicksalhafte Fügungen greifen scheinbar ungefragt auf diesen Erfahrungsschatz zurück. Angst und Ärger, Liebe und Hass werden unmittelbar am Körper gelebt; dessen Organsprache kann „symbolisch" bleiben und steht bspw. für einen unbewussten Lebens- und/oder Beziehungskonflikt.

Im ärztlichen Berufsleben begegnet man vielen Formen körperlicher Gewalt. Es geht in diesem Buch aber nicht um offensichtliche Verbrechen, die sich Menschen, Menschengruppen und Staaten erstaunlich häufig einander antun. Vielmehr wird das Schicksal derer in den Vordergrund gestellt, die ihr Leid entweder nicht aussprechen durften oder nicht auszusprechen vermochten, oder deren Mund aus anderen, oft unbewussten Gründen „verschlossen" bleiben musste. Irgendwann im Leben werden sich auch diese Menschen an Szenen, Bilder und Gefühle erinnern, die mit einer aktuellen Erfahrung – wie aus dem Nichts – urplötzlich auftauchen. Oft fehlen ihnen dann allerdings immer noch, oder sogar erst recht, die Worte für ihr „dunkles Geheimnis".

Zuhören, teilnehmen und beraten

Um generell innere Botschaften zu entschlüsseln, bieten sich – um das einmal vorwegzunehmen – die Übertragung der Körpersprache in einer Psychotherapie und eigene Erkenntniswege an. Körpersprache ist Affektsprache und kann in einem intensiven Austausch im Gegenüber spürbar gemacht und in Worte zu fassen erlernt werden. Ohne solche äußere Hilfe ist eine Selbsterfahrung auch in der meditativen Konzentration möglich. In der Meditation erfährt der Übende, als wachsamer Beobachter, *konzentriert* auf die „innere Stimme" zu hören und sein „Selbst" zu erspüren. Ein Lehrer hilft, die Konzentration zu verbessern und mit „dunklen" Bildern der Erinnerung umzugehen (Fabisiak, R.).

Sofern eine psychische oder psychosomatische Erkrankung eingetreten ist, werden in Deutschland die Psychoanalyse, die tiefenpsychologisch fundierte Psychotherapie, die Verhaltenstherapie und Systemische Therapie[33] von der gesetzlichen Krankenversicherung bezahlt. Liegt der Fokus mehr auf einer Gewalterfahrung, kann eine spezielle Traumatherapie bei einem ärztlichen oder psychologischen Psychotherapeuten mit Spezialausbildung medizinisch notwendig sein. Von Ärzten und Heilpraktikern werden für den Selbstzahler u. a. Hypnose und Körperpsychotherapie angeboten. Alle diese Verfahren zielen auf den Informationsspeicher des Menschen, der im Gehirn verortet wird. In einer Therapie sollte seine Einflussnahme mehr als vorher in Geistes- und Sinnesqualitäten erfahrbar, verständlich, nachvollziehbar, nachhaltig und sicher werden. Die in einer erfolgreichen therapeutischen Beziehung gewonnene Erkenntnis führt zur Nachreifung, zu mehr Selbstverständnis und zu stabileren menschlichen Beziehungen.

Ein Hinweis für die Anpassungsfähigkeit psychischer Funktionen ist die häufig anzutreffende Behauptung, es sei „nie zu spät für eine gute Kindheit". Sie stellt sowohl die Fähigkeit einer auf die Biografie rückwirkenden Einflussnahme als auch die Ungenauigkeit (Manipulierbarkeit!) menschlicher Gedächtnisfunktionen fest.

Der Zugangsweg der wissenschaftlichen Psychotherapie ist das *Zwiegespräch*. Ist das Trauma allerdings vor einem ausreichenden Spracherwerb eingetreten, sind ursächliche Bezüge traumatischer Erfahrung nicht mit Worten allein aufzuklären. „Sprachlosigkeit" kann auch Folge einer mangelnden Gehirnreifung sein. Infekt oder Stoffwechselerkrankung, Vergiftungen schon im Mutterleib, nach einer Geburtsverletzung, zu der auch ein „Kaiserschnitt" zählen kann, oder sogar eine Mischung derartiger Einflüsse sind immer wieder von mir beobachtete Ursachen oder auslösende Faktoren. Dann stellt sich zwangsläufig die Frage nach weiteren Möglichkeiten, die psychologische Struktur eines Menschen zu erkunden.

In den Anfängen der Psychotherapieforschung nutzte C. G. Jung z. B. die Messung des Hautwiderstandes, wie beim Lügendetektor. Der Grad der körperlichen Antwort gab im Zusammenhang mit einem vom Untersucher genannten Begriff oder sprachlichen Bild einen Hinweis auf die unwillkürliche vegetative Antwort unbewusster innerer Prägungen und Erfahrungen. Später traten in der Forschung klinische Therapiestudien in den Vordergrund: Vom Gruppenverhalten wird die getestete Anwendung auf den Einzelnen mit einer Wahrscheinlichkeit übertragen. Symptome wie bspw. Angst und Vermeidung können in einer Verhaltenstherapie standardisiert „abtrainiert" oder „dunkle" durch

33 Der soziale Kontext psychischer Störungen insbesondere aus den Beziehungen in der Familie stehen im Vordergrund und es können weitere Mitglieder des sozialen Umfeldes in eine Therapie einbezogen werden.

„helle" Bilder ersetzt werden. In der Psychoanalyse und der tiefenpsychologisch fundierten Psychotherapie steht das Individuum mit seiner ureigenen Biografie und seinen unbewussten Konflikten im Vordergrund.

Allen Psychotherapien gemeinsam ist der Fokus auf die *zwischenmenschliche Beziehung* von Patient und Therapeut; ihre Qualität ist der wesentliche Faktor therapeutischen Erfolges. Die ärztliche Erfahrung materieller Funktionen des gesunden wie auch des kranken Organismus führt zur „Körpersprache" des Menschen. Die Neurowissenschaft nimmt an, dass sich diese Funktionen beim Menschen in nicht bewusst zugänglichen Gehirnarealen befinden (Schwarz, L. A.).

In der modernen neurophysiologischen Forschung werden mithilfe der funktionellen MRT Bezüge von Gehirnfunktionen, bspw. zwischen Wahrnehmungen, Emotionen und Stoffwechsel, bildhaft dargestellt. Es entsteht eine „Landkarte" des Gehirns, die nicht nur den einfachen Energieumsatz abbildet, sondern vor allem auch die Zusammenarbeit, die Verbindungswege und damit Unterfunktionen der organischen und psychischen Struktur, auch deren „Schnittstellen", erfasst. Verbindungen der einzelnen Hirnregionen, wie der Locus caeruleus (siehe auch Stressachse 2), werden im Tiermodell z. B. mit dem immunologischen Nachweis von Tollwutviren und ihrer Migration erforscht (Schwarz, L. A.).

Die körperorientierte achtsame Untersuchung der **psychologischen Körperanalyse** verfolgt ein ähnliches Prinzip: Affekte und ihre körperlichen Zeichen werden in **Mustern** von neurologischer Steuerung und Stoffwechsel erfasst.

Gedanken, Gefühle und Affekte kosten Energie

Jedwede Aktion des Körpers wird von einem energieumwandelnden Prozess begleitet. Gedanken sind nicht „umsonst"; sie kosten „inneren Strom". Ohne Energie sind keine Gedanken, Gefühle oder Handlungen möglich! Wir haben alle schon die Erfahrung gemacht, uns kaum etwas merken zu können, wenn wir müde sind. Im Zustand der Erschöpfung lösen wir keine Rechenaufgabe; die Zahlen drehen sich nur so im Kopf herum. Auch ein Gedanke hinterlässt einen energetischen Fingerabdruck. Eine sehr intensive Erfahrung löst viele Gedankenwellen aus, die schließlich den ganzen materiellen Körper informieren. Einen einfachen „Gashebel" oder eine „Bremse" im Stoffwechsel gibt es nicht; stets sind es Kaskaden von kybernetischen Funktionen, die miteinander den Lebenskampf führen lassen. Besonders eingebunden ist das System der Schilddrüse und die hormonelle Stressachse (Cortisolantwort u. a.), die ich im Weiteren als „Stressachse 1“[34] bezeichne. Ihre im Blut messbaren Störungen weisen auf ein Leck im Energiesystem, oft mit notwendigem Mehrbedarf oder abnormer Eigenaktivität. Der Nuklearmediziner findet u. a. krankhafte Veränderungen des Organs Schilddrüse und der Endokrinologe Störungen im Stressstoffwechsel.

Schilddrüsenfunktion und Stresshormone des Menschen *erzählen* über besondere Belastungen, Gewalt, Folter, Habsucht, Verluste und nur selten vom übermäßigen Glück.

Alle äußerlichen Organsysteme, wie die Haut und inneren Organsysteme – nicht nur die Sinnesorgane – speichern ihre Erfahrungen im Gedächtnis des Körpers. Für diese Annahme wird die Objektbeziehungstheorie der Tiefenpsychologie zur Hilfe genommen. Gespeichert wird das äußere Objekt (bspw. ein anderer Mensch) zusammen mit dem Gefühl (Affekt) „Furcht“ oder „Interesse“ und der Veränderung des eigenen Körpers in der Beziehung (Subjekt). Körpererfahrung ist ein Teil unbewussten Wissens des Körpers, das zusammenhängend im impliziten (nicht bewussten) Gedächtnis angesammelt wird. Diese Körpererfahrung wird z. B. als Schmerz einer Narbe spürbar; aktueller Auslöser kann eine Lebenssituation sein, ähnlich der, in der die Narbe einst entstand. Die Narbe selbst ist äußerlich unauffällig und dennoch spricht der Körper erinnernd „aus dieser Narbe“.

Ein Beispiel: Die Unterschenkelnarbe rührt von einem Knochenbruch her, aufgrund eines Unfalls beim Schlittenfahren im siebten Lebensjahr. Die Eltern hatten aufgrund weiterer Kinder damals kaum Zeit, den kleinen Sohn im Krankenhaus zu besuchen. Angst, Schmerz und Einsamkeit verbanden sich affektiv mit dem Erlebnis des Im-Krankenhaus-Seins. Im späteren beruflichen Stress, mit 35 Jahren, werden Knie- und Narbenschmerzen des damals verletzten Beines zum ständigen Begleiter, obwohl im Röntgenbild und MRT kein Schaden zu erkennen ist.

Auch Handikaps wie angeborene oder erworbene Strukturveränderungen, bspw. eine spastische[35] Lähmung oder eine Arthrose im Knie, drängen sich mitunter ohne erneute Verletzung schmerzhaft in den Vordergrund. Empfindung und Störung der Funktionen behindern jetzt unvermittelt mehr als gewohnt die Lebensaufgaben. Auch hier spricht der Körper und nutzt die „alten Bahnen“ der einstigen Körpererfahrung.

34 Ausführlich im Stoffwechselmuster besprochen.

35 Spastik (griech. abgeleitet) bedeutet Krampf; mit ihr wird eine erhöhte Spannung der Muskulatur durch einen Nervenschaden des ersten Neurons im zentralen Nervensystem bezeichnet. Durch den Schaden vermindern sich hemmende Impulse des Großhirns auf die Nervenzellen, die segmental mit der Muskulatur verbunden sind.

Das Kraftwerk im Oberbauch

Das Kraftwerk des Körpers sitzt im Oberbauch. „Die Leber bewegt das Blut", sagt die TCM. In der Körpermitte, der „Wetterecke" im Oberbauch, verbinden sich viele Informationswege des Nervensystems mit den Bauchorganen. Dort wird Energie für den Körper aus der Nahrung gewonnen und zum Abtransport im Blut bereitgestellt. Das Gehirn und die Muskeln sind am „hungrigsten". Der Bedeutung der Leber wird daher in der **psychologischen Körperanalyse** ein eigenes **Muster** zugeordnet.

Alle wichtigen Affekte der frühen Kindheit haben wegen ihrer *vitalen Kompetenz* zum Überleben eine enge Verbindung zu dieser energetischen Mitte des Körpers. Die Körpersprache dieser Affekte muss Spuren im Oberbauch hinterlassen, auch Spuren der Erinnerung an besondere Kämpfe und Verletzungen. „Not, Hunger und Elend" bilden sich immer auch im Bauch ab! Überdies: Die Energie der „sexuellen Potenz" zur Vermehrung hat ebenfalls einen Repräsentanten im Oberbauch. Ist der Oberbauch gestört, drückt die Stauung im Unterleib Hämorrhoiden heraus, oder Beine, Gebärmutter und Vorsteherdrüse schwellen an, die sehr feine und komplizierte Regulation der Schwellkörper im Penis ist betroffen oder die Muskulatur des Beckenbodens oder auch die Blasen- und Mastdarmentleerung – und das alles noch ohne Scham, Gier, Moral und Instinkt mit ihren Einflussnahmen.

Wer hat die Macht im Menschen?

Man wundert sich fast, warum der Mensch trotz seiner bewussten Großhirn-Fantasien überleben und sich vermehren kann – wer da wohl die Macht hat: Weisheit und Erkenntnis auf der einen oder das Animalische auf der anderen Seite? Wahrscheinlich beide; und die Kunst besteht darin, eine Balance herzustellen. Die *Energetik* der menschlichen Erfahrung nicht(!) als wirksam anzuerkennen, ist ähnlich naiv, wie die Annahme, dass der Strom in der Steckdose entsteht und sich deshalb andere um dessen Erzeugung kümmern müssen, nicht „Ich".

Der Darm besitzt die größte innere Oberfläche des Menschen, neben der Lunge. „Innen" heißt hier auch außen: Grenzgebiet, Grenzschutz, Asyl, Toleranz und Abwehr in Einem, Freund und Feind zu unterscheiden, anzugreifen oder wegzulaufen. Billionen Darmbakterien („Darmflora" oder „Biom" genannt), deren Informationen über die Qualität des Lebensraums mit der jeweiligen „Toilettengemeinschaft" geteilt wird, können wenigstens auf unser Essverhalten Einfluss nehmen.

Kein Wunder, dass Haut, Lunge und Dickdarm eine besonders enge Beziehung pflegen. Der Dickdarm spricht zu uns auch über die Haut, der Reizdarm kann sich in der ganzen Familie ausbreiten, in den Emotionen ebenso wie in den Funktionen der Verdauungsleistung. Eine **PKA** des Menschen, der in einer Gemeinschaft lebt, schließt immer auch seinen Lebensraum und seine „Toilettengemeinschaft"[36] ein. Die Sprache des Bauches verdeutlicht den Lebensraum ebenso wie die Versorgungslage des Menschen.

Von der Gehirnentwicklung wird angenommen, dass sich in den ersten beiden Lebensjahren die rechte Hirnhälfte stärker entwickelt als die linke (Schore, A. N.). In dieser vorsprachlichen Periode, die auch das Bewusstsein im Mutterleib umfassen könnte, regieren die primären Affekte oder der Primärprozess[37] nach Sigmund Freud. Es ist auch die Phase des Lebens, in dem Geist und Körper lernen, sich fein aufeinander abzustimmen. Gelingt dies gut, wird nicht jeder Sinnesreiz in der Erfahrung mit einer ausreichend versorgenden Mutter in seiner Antwort den ganzen Körper erregen müssen. Manchmal reichen eine Kopfwendung oder ein Lächeln, wenn der Glanz im Auge der Mutter erkannt wird. Das Baby schreit noch „mit jeder Zelle". Das Kleinkind hingegen lacht, weint, läuft weg oder sucht den Schutz bei der Mutter. In jedem Fall können psychische und physische Funktionen *unabhängiger* voneinander werden. Die Medizin spricht von einer Desomatisierung (Entkörperlichung), wenn Affekt und Körperreaktion jeweils feiner aufeinander abgestimmt werden. Symbole und Zeichen der Lebensumgebung, vor allem der versorgenden Eltern, werden gelernt und wiedererkannt.

Die Sprache in dieser frühen Lebenszeit ist „Affektsprache", und die Körperreaktion ist nach der führenden Gehirnfunktion asymmetrisch. Der Grad asymmetrischer Körpersteuerung gehört auch zur Sprache des Körpers (vor allem bei sehr frühen Erfahrungen) und drückt den Primärprozess und die primären Affekte aus. Die Erfahrung von Not und Entbehrung ist wie eine Unfallfolge oder körperlicher und/oder psychischer Missbrauch in der Lage, die Körpersteuerung *nachhaltig* zu verändern. Sogar ein schwelender Beziehungskonflikt ohne Ausweg ist fähig, klinische Zeichen asymmetrischer Körperspannung und hohen Energiebedarfs hervorzurufen. Nicht selten greift der Körper dann sogar auf seine Notreserven zurück, mit der er eine frühe Störung[38] überlebt hat. Er schreit wieder „mit jeder Zelle"!

36 Begriff nach Professor Adolf Windorfer (ehem. Präsident des Landesgesundheitsamtes in Niedersachsen).

37 Nach Sigmund Freud alle unbewusst ablaufenden seelischen Prozesse, die dem Lustprinzip folgen. Neuzeitlich erscheint es besser, alle angeborenen primären Affekte (Wut, Furcht usw.) mit ihrem unmittelbaren, nicht getrennten Körperbezug dem primären Prozess zuzuordnen. Er folgt nicht nur dem Lustprinzip, sondern viel allgemeiner dem „Überlebensprinzip".

38 Mit frühen Störungen bezeichne ich Erkrankungen, angeborene Behinderungen und zu schweren Funktionsstörungen des Körpers führende Umwelteinflüsse im Mutterleib und in den ersten beiden Lebensjahren; auch bspw. eine mangelnde Qualität der Beziehungserfahrungen.

Die **psychologische Körperanalyse** erlaubt den Einblick in diese Reaktionen *ohne* Medizintechnik, weil sie die energetischen Spuren des menschlichen Verhaltens in der Vernetzung der Körperorgane und ihrer klinischen Zeichen nutzt. Immer wiederkehrende **Muster** können als Körper- „Sprache" und ihre Regeln als Körper- „Grammatik" aufgefasst werden. Eine wichtige Annahme dabei ist, dass der materielle Körper in *jedem Moment* unmittelbar komplex mit dem „Geist" vernetzt ist. Gedanken und Handlungen aus dem Sinneseindruck im „Jetzt" unterliegen sowohl dem Wissen der Generationen als auch schicksalhaften Erfahrungen und der Körperkonstitution. Als *Einheit* charakterisieren sie das geistige und körperliche Individuum – dessen materielle Substanz, geistige Struktur und seine Funktionen.

Die Struktur des Menschen

Eine wichtige Arbeitsüberlegung der Praxis gilt dem Zusammenhang der Funktionen des Körpers.

Ein Beispiel: Die zurückliegende eigene bewusste Körperwahrnehmung als „Ich"-Subjekt (Ameise krabbelte auf meiner Hand), der ausgelöste Affekt (Furcht vor dem Krabbeltier) und die zugehörige Erfahrung (Ameise biss mich) wurden in Beziehung verbunden abgespeichert. In der sich wiederholenden Körperwahrnehmung kann der damalige Affekt (Furcht vor Krabbeltieren) auch in einer aktuellen und andersgearteten Beziehung wiedererkannt und vom Körper als Fluchtreflex ausgedrückt werden.

Die **psychologische Körperanalyse** nutzt diese komplexe Vernetzung körperlicher und psychischer Funktionen und bedient sich charakteristischer Reaktionsweisen, die mit erstaunlich geringem Unterschied für das Neugeborene ebenso wie für den Senior gelten. Der Grad der Ausprägung und das Verhältnis von körperlicher und psychischer Regulation lassen ziemlich gut auf die Schwere einer Erkrankung schließen. Sie ist so auch ein universell einsetzbares Tool: Mit dem schnellen Überblick kann der Anwender Diagnostik, Therapie und Kommunikation über die Grenzen seines Fachgebietes hinaus mit allen medizinischen Disziplinen führen. Insbesondere erhält die **PKA** Bedeutung durch die Schnittstellen zwischen körperlichem und psychischem Ausdruck. Damit eröffnet sich die Möglichkeit zur Kommunikation des psychologischen Psychotherapeuten zum körperorientierten Arzt ebenso wie zur Pflegekraft, zu den Physiotherapeuten, dem Heilpraktiker, den Sport- und Trainingstherapeuten und Übungsleitern, zu den übenden Verfahren wie Yoga, Autogenes Training, dem interessierten Laien und nicht zuletzt auch der Selbsterfahrung in der Meditation.

Die Erfassung körperlicher und psychischer Funktionen

Mithilfe der klinischen Untersuchung werden psychische und körperliche Funktionen des Menschen erfasst. Die sprachliche Verständigung dient vor allem den Hinweisen zum Ablauf. Die Haltung des Untersuchers sollte ruhig und empathisch sein. Zum Befund des Therapeuten gehören u. a. die Beobachtung der Körperhaltung, die Intensität der Muskelspannung, die Funktionen der Wirbelsäule und Gelenke, die äußerlichen Merkmale innerer Organfunktionen sowie Reflexantworten in neurologischen Tests. Die Zuordnung typischer Muster erfolgt erst *danach* und zur offenen Haltung des Therapeuten gehört auch, dass er weder nach Diagnosen noch nach Mustern *sucht*. Der angetroffene Zustand charakterisiert die aktuellen Funktionen des Körpers in seinen Lebensaufgaben, die mit den erworbenen Erfahrungen bewältigt werden.

Ich nehme an, dass ein systematischer und nicht zufälliger Einklang körperlicher und psychischer Funktionen vorliegt. Diese Beziehung erlaubt es einerseits, im Körper psychische Funktionen zu entdecken und andererseits, körperliche Funktionen nach deren psychischem Hintergrund zu erkennen. Ich nehme weiterhin an, dass die psychischen Funktionen mit der körperlichen Matrix z. B. bei Behinderungen, Stoffwechselstörungen oder Verletzungsfolgen zusammenhängen. Die körperlichen Funktionen haben ihren psychischen Hintergrund oft in erworbenen Lebenserfahrungen. Sie drücken sich u. a. in der Körperspannung, Haltung und vegetativen Stressreaktionen aus. Die **psychologische Körperanalyse** vereint in ihrer Untersuchung sowohl die psychologischen wie auch körperlichen Funktionen und *trennt sie nicht*.

Im Ergebnis der **Analyse** offenbart sich der gegenwärtige Lebenskampf, der die Anpassung an den Lebensraum in sozialen Gruppen und Beziehungen zu ihren Mitgliedern einschließt. Der körperliche Befund bildet im Grad typischer Symptome deren Intensität und eine Zeitachse ab, was als subjektiv notwendiges, gegenwärtiges Strukturniveau im Hinblick auf die aktuellen Lebensanforderungen angesehen werden kann. Die Psychotherapie nutzt bislang zwar die sprachlichen, emotionalen und affektiven Reaktionen in der therapeutischen Interaktion. Der materielle Körper eines Patienten bleibt aber *ausdrücklich* von einem direkten Kontakt ausgenommen. Die körperliche Trennung von Patient und Therapeut ist ein Grundgesetz der gegenwärtigen psychotherapeutischen Arbeit der nach den Psychotherapierichtlinien in Deutschland zur kassenärztlichen Therapie zugelassenen Schulen. Die Ausbildung zum Psychotherapeuten vollzieht sich deshalb bislang nahezu „körperlos", auch wenn die wissenschaftlichen Erkenntnisse der Gehirnforschung komplexe Verbindungen von Geist und Körper nachweisen, und Psychotherapie und Organtherapie werden in der aktuellen Forschung meist sorgsam getrennt. Es werde an unterschiedlichen „Werkstücken" gearbeitet, so das explizite Dogma, und darüber hinaus werde bei Bedarf zum jeweiligen Spezialisten überwiesen. Diese arbeiteten wirtschaftlicher, und hohe Fallzahlen in *einer* Disziplin förderten per se deren Qualität.

Die aktuelle wissenschaftliche Medizin im Spiegel

Die kulturelle Entwicklung zur industriellen Arbeitsteilung musste sich wohl auch in der Medizin abbilden: Die moderne Medizin des 21. Jahrhunderts separiert sich in ihren Fachgebieten; deren Grenzen werden durch Ausbildung und Facharzt-Bezeichnung konstituiert und mit der Abrechnung spezifischer Gebührenordnungspositionen sanktioniert. Die moderne Medizin trennt mit ihrer Auffassung des Menschlichen, was Jahrtausende lang zuvor als Ganzheit in den medizinischen und religiösen Traditionen über Krankheit, Gesundheit, Alter und Tod erkannt, aufgeschrieben und gelebt wurde. Dem psychologischen Psychotherapeuten fehlt im praktizierten Medizinsystem nicht nur das handwerkliche Rüstzeug zur körperlichen Untersuchung; dieses Wissen wird in seiner Wissenschaft sogar bewusst vermieden. Ein Psychotherapeut fasst nicht an! Dieses Dogma dient schon lange nicht mehr nur dem nachvollziehbaren Schutz des Patienten, es bildet auch den weißen Fleck, die Terra incognita, dessen historische Grenze von den Erkenntnissen der modernen Neurowissenschaften schon längst eingerissen ist. Vielleicht ist es ja auch die Abwehr von Unwissenheit und die Scham darüber, es nicht anders gelernt und gewollt zu haben.

Ein Hindernis ist auch, dass die psychologische Wissenschaft ohne Zweifel erfolgreich ist und der Therapeut auch ohne die Körperlichkeit gut leben und heilsam therapieren kann. Und es ist dem auch entgegenzuhalten, dass Körperärzte in der Regel nicht psychotherapeutisch behandeln können. Sie würden es lediglich vielleicht gern tun, zumal es die Neurowissenschaft immer mehr nahelegt. Im gegenwärtigen Abrechnungssystem ist es aber nicht *wirtschaftlich*, den biologischen Leib und seine psychische Regulation mit einem nahezu „verdoppelten" persönlichen Zeitaufwand sowohl körperlich wie auch psychodynamisch anzusehen.

An die Stelle der menschlichen Sinne ist in der modernen Medizin außerdem das „technische Abbild" des Menschen getreten, was es dem scheinbaren Auftrag nach zu „reparieren" gilt. Allein dem Psychiater stände beides, Leib und Seele, zur Verfügung, wenn er es nutzen wollte, was aber nicht als Kernbereich seines Fachgebietes angesehen wird. Der sichere Boden des Körperarztes hingegen bleiben Diagnostik und Therapie der Organerkrankung; sein ganzes Streben gilt dieser Suche. Er schließt aus vielen Möglichkeiten, die er Differentialdiagnose nennt, aus und ein. Für die Absicherung seiner Annahme kommt er auch aus Gründen der Arzthaftung oft nicht ohne eine bildgebende und blutchemische Diagnostik aus. Zusammen mit dem Beschwerdevortrag des Patienten führt das Ergebnis objektiver technischer Untersuchung zur Therapieentscheidung. Knieschmerz und Meniskusriss in der MRT geben dann, wie ein Bandscheibenvorfall und Rückenschmerzen, einen Anlass zur operativen oder konservativen Schmerztherapie.

Der Verweis auf „seelische Ursachen" erfolgt in der Regel *erst dann*, wenn der Patient bis auf seine Empfindungen sonst „nichts hat" oder sich der erwartete positive Heilverlauf nicht einstellen will. Im ersten Fall werden Normalwerte technischer, blutchemischer und körperlicher Befunde ohne wahrscheinliche Organschäden angetroffen. Mit einer ausbleibenden Spontanheilung im verzögerten Heilverlauf, der nicht mehr nur lokal erklärt werden kann, wird der Ruf nach einer umfassenderen Sichtweise lauter. Zweit- und Drittmeinungen werden veranlasst. Manchmal beginnt dann eine Odyssee durch die medizinischen Institutionen. Mit kurzer Kontaktzeit werden in Facharztpraxis und Klinik Entscheidungen über Menschen gefordert, deren Krankheitsgeschichte und körperliche Krankheitszeichen nicht mehr einfach nur im Lehrbuch stehen. Manche von ihnen irren schon sehr lange im medizinischen System herum, werden mit mehreren digitalen Diagnosen als „Chroniker" geführt, nehmen oft mehr als vier Medikamente am Tag ein und sind dennoch nicht schmerzarm, vital, glücklich oder gar zufrieden.

Aussteiger aus dem gesetzlichen System – die es sich leisten können – gehen ohne „Umweg" über den Arzt gleich zum Heilpraktiker, direkt auch zum Physiotherapeuten, Osteopathen, Chiropraktiker und sind zufrieden! Wie kommt das? Es möge sich darüber jeder sein eigenes Bild machen.

Kliniken verfügen meist über spezialisierte Fachabteilungen, die definierte Leistungen auf hohem Niveau erbringen, wie in der orthopädischen Medizin ein Hüftgelenkersatz aufgrund eines Hüftverschleißes. Selten treten bei unklaren Diagnosen und wechselnden Beschwerden verschiedene Fachgebiete *in die Diskussion* ein. Noch seltener wird diese schriftlich kommuniziert; in Arzt- und Klinikbriefen zur Entlassung finden sich kaum fachübergreifende Denkweisen.[39]

Eine kritische Diskussion, die den gesamten Krankheitsprozesses nachvollziehen ließe, ist in der wissenschaftlichen Organmedizin nicht üblich. Medizinische Publikationen verfahren ebenso: In der Regel liegt der Fokus auf der Wirkung eines Therapieprinzips. Auf der Basis eines ICD[40]-Krankheitsbildes entscheiden Laborparameter, bildgebende Verfahren,

39 Eigene Erfahrung aus jahrzehntelanger Gutachtertätigkeit mit der Einsicht in viele Klinikberichte und Arztbriefe.

40 ICD, gegenwärtig ICD 10: Internationales digitales Diagnoseschema; (Internationale statistische Klassifikation der Krankheiten).

Fähigkeitsscore und mit „Likes" erfasste Patientenbefindlichkeit über die Wahrscheinlichkeit der therapeutischen Einflussnahme. Es finden sich demnach keine allgemeinen körperlichen Untersuchungsbefunde in einer wissenschaftlichen Arbeit über die minimal invasive Therapie des Bandscheibenvorfalls der Lendenwirbelsäule oder den Einsatz moderner Immunpräparate gegen rheumatische Erkrankungen. Das regelhaft angewandte, medizinische und technische Verfahren führt mit einer *theoretisch signifikanten* Wahrscheinlichkeit zum Therapieerfolg.

Unsicherheiten bleiben seit jeher die persönlichen Arztfaktoren, die Wissen und Erfahrung, Stress, Müdigkeit, seine Werkstatt (Krankenhauskeime z. B.), die Patientenquantität und Qualität (Trainings- und Ernährungszustand, Vorerkrankungen usw.) u. a. umfassen. Aber nach den geldwerten Umsatzzahlen und dem absoluten Versorgungsniveau ist die Medizin in Deutschland im internationalen Vergleich sehr erfolgreich, sogar an der Weltspitze im therapeutischen Angebot, dem schnellen Zugang zum Facharzt und dem hohen Niveau der Kliniken. Dessen ungeachtet entsteht im Patienten dennoch der Eindruck, seine Ärzte und Psychotherapeuten arbeiteten nicht(!) in einer „Firma".

Für viele Krankheiten ist eine engere „Vernetzung" – wie an einem gemeinsamen Werkstück – erforderlich. Dieser Grundsatz gilt für die meisten komplexen und deshalb auch oft chronischen Erkrankungen. Bei sehr früh im Leben erfahrenen Traumen, wie schon während der Schwangerschaft, bei der Geburt oder folgenden Versorgungsmängeln der frühen Kinderzeit, kommt hinzu, dass der Patient in der Regel nicht einfach aus seiner Erinnerung berichten kann. Aufgrund der vielfältigen Symptome ist er oft wie ein „chronisch Kranker" schon in vielen Fachgebieten der Medizin unterwegs gewesen. Alle Fachrichtungen stellen Diagnosen: Der Hautarzt spricht von Neurodermitis, der Hals-Nasen-Ohren-Arzt von Allergie, der Internist von Stoffwechselstörung, Reizdarm und Rheuma, der Orthopäde findet ein Bandscheibenleiden, ein Psychotherapeut behandelt vielleicht Angst und depressive Störungen und ein Psychiater vermindert die innere Unruhe (Agieren) mit Psychopharmaka. Der Hausarzt hat nun alle Hände voll zu tun, die Übersicht zu behalten und seiner Lotsenfunktion gerecht zu werden. In einem besser vernetzten System wäre die wechselseitige (auch schrift-)sprachliche Kommunikation der beteiligten Partner für diesen Patienten notwendiger als die Sammlung digitaler Diagnosen.

Information im medizinischen Netzwerk

Notwendige medizinische Entscheidungen sollten für alle im Zeitintervall konsultierten Mitglieder des medizinischen Netzwerks transparent, nachvollziehbar und diskutabel sein, um an einem Strang zu ziehen. Die *gemeinsame Sprache* muss allerdings oft erst geübt werden. Die digitale Diagnose suggeriert „verhängnisvoll" eine Genauigkeit, die nicht mit der Patientenrealität übereinstimmen muss. War es gestern noch Bandscheibenvorfall, so kann es heute Herzinfarkt oder morgen Warnzeichen eines bösartigen Tumors sein. Mit der Anzahl von Dauerdiagnosen sinkt nach meiner ärztlichen Erfahrung die statistische Wahrscheinlichkeit erheblich, dass sie tatsächlich umfassend den Patienten abbilden.

In diesem Buch stelle ich eine Methode und Denkweise vor, mit der ein Therapeut unabhängig von seinem Spezialwissen Grundeigenschaften eines Patienten untersuchen kann.

Im standardisierten Vorgehen offenbaren sich energetische, psychosomatische, sich im Stoffwechsel ausdrückende und psychologische Bedingungen des Kranken. Ist der körperliche Kontakt zwischen Therapeuten und Patient von einem oder beiden Beziehungspartnern nicht gewünscht, in der Therapie nicht erlaubt, oder darf er aus sonstigen Gründen nicht sein, entsteht dennoch in der Regel *eine Verbindung* zwischen Therapeut und Patient mit ihrer Körpersprache. Automatisch wird der ganze Mensch „mit allen seinen Zellen" in die Kommunikation einbezogen. In der Psychoanalyse z. B. werden unbewusste innere Bilder, Affekte und Emotionen von sich selbst und dem Mitmenschen erfahrbar. Die älteren Hirnareale wie das limbische System, Hippocampus und auch die Areale der Insula verständigen sich ohnehin nicht mit Worten; ihr Beitrag sind bspw. Mimik, Haltung, Körperspannung, Schweiß, Atemfunktion, Bauchfunktionen und Körperbewegung. Ihre Spontanität lässt einen Blick in die vegetativen, automatisch regulierenden und auch autonomen, sich selbst regulierenden Funktionen zu. Ihre Informationen fließen neben den ausgetauschten Erregungen, die der Therapeut im Patientenkontakt in sich als seine Körperantwort spüren lernt, in die therapeutische Beziehung ein.

Der gegenseitige Austausch von Affekten und Emotionen mit ihren vegetativen Folgen in der Therapeut-Patient-Beziehung werden in der Tiefenpsychologie als Übertragung-Gegenübertragung bezeichnet und sind einer achtsamen Erfahrung des *Wachbewusstseins* zugänglich. So werden sie zu Werkzeugen in einer Psychotherapie, die Phänomene werden nicht nur zufällig erlebt, sondern bewusst eingesetzt. Die achtsame Untersuchung des begleitenden körperlichen Ausdrucks scheitert aber oft an der bereits genannten „Abstinenz" – dem Nicht-Körperkontakt. Abstinenz schützt den Patienten aber auch vor dem Missbrauch körperlich ausgedrückter Dominanz oder Begierde. Psychologische Psychotherapeuten „wissen“ nicht, körperlich zu untersuchen und psychotherapeutisch und psychiatrisch tätige Ärzte beherrschten zwar die Technik theoretisch durch ihr Studium, folgen aber dann in der Regel den sektoralen Grenzen ihres Fachgebietes. Auch der Kardiologe untersucht ja nicht die Schulter und Hüftbewegung; warum sollte es dann ein Psychiater tun? Nun, ganz einfach, weil er, wie der Psychiater, einen *kompletten* Menschen vor sich hat.

In meinem eigenen Fachgebiet, der Orthopädie, wird z. B. das rechte Bein, vergleichbar zum Auto, oft als „rechte Vorderachse“ angesehen und bei einer Schmerzlage „repariert“. Die Grundidee westlicher klinischer Psychosomatik bezieht zwar den Körper ein, gibt aber die Richtung vor: Der Weg führt vor allem zum Gehirn und seinen komplexen Funktionen, wie Gefühlen, Affekten, Beziehungsmustern und Handlungsimpulsen, und erst später auch mal zum Körper hin. Der Körper wird insoweit in der psychosomatischen Therapie zu einer Funktion des bewussten und unbewussten Geistes und seines Ausdruckes, der wohl mitbehandelt, aber als nachrangig angesehen wird.

Erst in der **psychologischen Körperanalyse** werden Körper und Geist als gleichwertig in einer *stetigen Wechselbeziehung* angenommen. In einer weiteren Anpassung des vorherrschenden Paradigmas könnte dem evolutionären Sinn des „Säugetiers Mensch“ nachgegangen werden. Der Geist könnte sogar als Funktion des Körpers betrachtet werden, dessen Großhirnentwicklung zum Überleben des relativ schwachen „Säugetiers“ notwendig war. (Die Evolution hatte in der Dominanz des später auch selbstständig intelligenten Großhirns wahrscheinlich das Smartphone und die E-Mobilität nicht im Visier!) Der vielfältigen Sprache, den Bildern und Gedanken des Geistes, seiner Emotionen und Affekte in einer Psychodynamik und ggf. Psychoanalyse würde demnach wenigstens eine ebenso komplexe Körperdynamik gegenüberzustellen sein.

Was macht die „psychologische“ Körperanalyse anders?

Die psychologische Körperanalyse charakterisiert über die physische Struktur und Funktion die aktuell wirksamen Affekte und Emotionen und erhält deshalb das Adjektiv „psychologisch“. Vor allem werden der unbewusste Einsatz der noch vor dem Spracherwerb erlernten und in der Bindung erfahrenen Affekte und Emotionen erkannt. Deren körperlichen Ausdruck zeigt sie als Bindeglied zwischen den Zentren des Gehirns. „Wörter“ und „Grammatik“ dieser „Sprache“ sind Szenen, Bilder, Symbole und ihre jeweiligen komplexen Bezüge zu den Körpererfahrungen, die u. a. schon vor der Geburt geprägt werden können. Nach meiner klinischen Erfahrung bspw. mit Achtzigjährigen drücken diese ihre Affekte und Emotionen körperlich nicht anders aus als ein Kleinkind. Ihr sprachliches Vermögen allein, innerliche Impulse, z. B. als Fluch, Beschimpfung oder als Dank zu äußern, verändert *nicht* ihre unbewussten **Körpermuster**.

Die **PKA** ist weitgehend *unabhängig vom Geschlecht*, da sie sich vor allem auf die affektiven Bezüge der Körper-Geist-Kopplung bezieht. Affekte sind angeboren oder entstehen in den ersten beiden Lebensjahren, noch vor der bindungs- und genetisch bedingten Geschlechtsorientierung. Natürlich müssen aber der entwickelte Charakter und die einzigartige Biografie in jeder individuellen Therapie berücksichtigt werden. Sie unterliegt weiter auch *keiner Altersbegrenzung*, weil sie die relativ zeitlosen Basisfunktionen menschlich- „säugetierhaften" Verhaltens abfragt. Sie verrät die Ergebnisse komplexer Kommunikation der vegetativen nervösen Zentren des Bauchraumes, des Hirnstamms und des limbischen Systems und schlägt die anatomische und funktionelle Brücke zum Neokortex, dem Erfahrungsbereich der Selbst- und Ich-Funktionen. Die in nicht bewussten Gehirnbereichen[41] verarbeiteten und gespeicherten Affekte und Emotionen sind das Gedächtnis – „Botschafter" und „Vermittler" zwischen dem materiellen Körper und seinem Bewusstsein.

Eine Einsicht in diese unbewussten und lebenswichtigen Mechanismen ist für das Verständnis des Menschseins und die Erkenntnis scheinbar fehlerhafter Funktionen, ihrer Eigenheiten und Prinzipien von immenser Bedeutung. Der Psychotherapeut, gleich welcher Schule, kann ebenso wie der Psychoanalytiker „bei seinen Leisten" bleiben. Er wird sich aber auf dem eingeschlagenen Weg leichter überprüfen, falls der Körper des Patienten eine ganz andere Geschichte erzählt, als seine Exploration, seine Intuition, die erreichte Beziehungsqualität und der Verlauf einer Therapie offenbart.

Ein Arzt, gleich welchen Fachgebietes, könnte seine medizinischen Maßnahmen mit mehr als nur seinem spezifisch-fachlichen Wissen *kontrollieren*. Fachübergreifend und fortlaufend, vor und nach einer Operation oder im Verlauf einer medikamentösen Therapie, zeigte sich der biologische Einklang als „ökologische Wirkung" auf den „Gesamtstaat Mensch". Im körperlichen Befund würde schon *vor* einem Eingriff erkannt, dass traumatische Erfahrungen oder ein anderes Konfliktgeschehen vorliegen. Die postoperativen Ergebnisse und Wirkungen einer medikamentösen Therapie verlören einen Teil ihres „Zufallscharakters"; eine medikamentöse Therapie müsste vor allem nicht mehr einfach ausgehalten werden, weil sie statistisch bewiesen und wahrscheinlich bei vielen anderen Menschen „Scores" und biochemische Messungen verändert.

41 Vor allem limbisches System, frontobasaler Kortex und Hippocampus. (Siehe Schore, A. N. und Ginot, E.)

Der Patient würde mehr zu einem individuellen „Baum", den der Therapeut nicht mehr als notwendig nach den Regeln des „Waldes" behandelte. Der Patient fühlte sich *vollständiger* verstanden, und der Therapeut erfüllte die wichtige Rolle des glaubwürdigen Zeugen des Krankheits- und Heilungsprozesses. Patient und Therapeut nutzten die gleiche Sprache, nämlich die ihrer Empfindungen und ihrer eigenen Körper. Die *wechselseitigen* Deutungen von Therapeut und Patient blieben im idealen Fall *auf Augenhöhe*, und der angeleitete therapeutische Prozess könnte sich vor allem im Patienten *synchron* bewusst, unbewusst und materiell-körperlich realisieren.

Wie Traumen das Lebendige verändern

Ein Mensch wird einmalig in einen schweren Unfall verwickelt, dabei verletzt, aber schon nach einiger Zeit wieder aus der medizinischen Behandlung entlassen. Die Versicherung leistet finanzielle Erstattung oder der Richter fällt ein Urteil über Schuld, aber das Schicksal selbst ist *gut hinzunehmen* und das „vorherige" Leben wird wieder möglich. Ein Kind wird sexuell missbraucht, (einmalig oder wiederholt), und in der Körpererinnerung und im Stresserleben zieht sich die traumatische Erfahrung wie ein roter Faden durch das Leben. Das Gleiche gilt für eine Gewalterfahrung, z. B. durch den Vater oder bei einem Raubüberfall.

In einer psychotherapeutischen Traumatherapie werden abgespaltene nicht bewusste Erfahrungen wieder hervorgeholt. In der Konfrontation wird das tatsächliche Geschehen *niederschwellig* „wiederholt". Der körperliche und psychische Ausnahmezustand wird, vorsichtig angeleitet, wiedererkannt, wiedererlebt, wieder in Gänze gefühlt und schließlich mehr als vor der Therapie als zugehörig empfunden – letztlich integriert.

In der orthopädischen Praxis werden allerdings häufig Patienten mit körperlichen Symptomen behandelt, die nach dem analytischem Befund fortlaufende Traumatisierungen erlitten haben müssten. Anders kann ich mir in vielen Fällen den erheblichen Grad struktureller Zerstörung der Wirbelsäule, die Spannung im Nervensystem und die Stoffwechselstörungen nicht erklären: Bei diesen Menschen kam oder kommt es immer wieder zu *Re-Inszenierungen* ihrer oft traumatischen und existenziellen Erfahrungen.

Eine existenzielle Erfahrung entsteht durch das Erleben von Lebensgefahr – alles oder nichts, Leben oder Tod. Manchmal besteht sie seit der Geburt, ist schon immer Teil des Lebens gewesen. Hin und wieder stimmt die subjektive Realität auch nicht:

Ich kann mich erinnern, dass einer meiner Chefärzte oft bei älteren Privatpatienten einen höheren Multiplikator seiner Operationsleistung mit der Begründung von „Lebensgefahr" einsetzte. Da musste ich als junger Assistenzarzt schon ziemlich viel „Psychologie" anwenden, um die Patienten nach Erhalt der Rechnung zu beruhigen. Auch Fake News, und nicht nur tatsächliches Erleben, kann eine Stresskaskade lostreten.

Jede traumatische Erfahrung kann auch später noch, sehr lange nach dem Ereignis, zerstörenden Einfluss auf das Leben nehmen. Mann oder Frau kann sie zwar überlebt haben, muss aber nicht zwangsläufig mit ihnen *gewachsen* sein, was bspw. für erfolgreich bewältigte Lebensaufgaben gelten würde. Nach der biografischen Exploration eines Patienten sucht der Therapeut gezielt am Körper nach den weiteren Schäden; wenn ein frühes Trauma vorliegt, dann findet sich immer eine *Veränderung* am Körper. Die Abweichung wird nicht einer normalen Altersveränderung oder der Konstitution entsprechen, sondern geht mitunter weit darüber hinaus. Heißt das: ohne körperliche Veränderung kein Trauma, auch wenn es behauptet wird? Eine interessante Diskussion, und die Antwort bleibt zunächst offen. Ein fortgeschrittener Abbau der Bandscheibengewebe der Wirbelsäule, chronische Entzündungszeichen und Stoffwechselstörungen begründen jedenfalls den Verdacht. Aus meiner langjährigen Erfahrung in der orthopädischen Praxis sollten dann die persönliche und familiäre Biografie, die genauen Lebensumstände und die soziale Gruppe des Patienten unter die Lupe genommen werden.

Symptome lassen sich gerade bei jüngeren Menschen, die es noch vertragen können, mit Medikamenten ziemlich gut begrenzen. Will ein Therapeut aber wirklich bei einem Patienten auf Dauer medikamentös, z. B., um Entzündungen zu hemmen, mit erheblichen Nebenwirkungen kalkulieren, wenn der Prozess möglicherweise weit komplexer ist als das Symptom selbst? Im Übrigen: Als Patient könnte ich danach fragen, ob es eine Studienlage für mich gibt, (nur für mich!), oder ob *mit mir* eine neue Studie entsteht?

3. Die achtsame Untersuchung der PKA

Jeder therapeutische Anlass erfordert im Kontakt mit dem Patienten Empathie, Interesse, Konzentration und Sorgfalt vom Arzt oder Therapeuten. Wie sieht es umgekehrt aus? Sollte nicht auch der Patient diese Bedingungen mitbringen? Vielleicht ja, denn die Hierarchie entsteht erst im *unbewussten* Austausch. Die Vorteile liegen auf der Hand: Beide begegnen sich auf Augenhöhe, niemand ist von vornherein in eine Rolle gedrängt. Auch wenn es so wäre, würde die jeweilige Rolle bewusst und könnte so erst im Zweiergespräch thematisiert werden. Die aufgeführten Voraussetzungen sind auch mit dem Begriff der Achtsamkeit gut zu verbinden, der sowohl für den Therapeuten wie auch den Patienten gelten könnte, oder sogar sollte?

Wie im Buch gezeigt wird, wächst die bestimmende Macht des Körperlichen mit zunehmendem Stress. Der unbewusste „Autopilot" übernimmt dann das Steuer und gibt (Überlebens-)Gedanken und Gefühle vor, die einfach übernommen werden, während der freie Wille und die Eigenständigkeit im Denken und Fühlen wie „eingesperrt" bleiben. Achtsamkeit ist die Fähigkeit, dem inneren körperlichen Zustand nicht nur zu widerstehen, sondern sogar unabhängig von ihm zu handeln. Nach meiner Erfahrung gelingt dies am besten, wenn meine Annäherung an den Patienten neutral, konzentriert und ohne Erwartungen an mich selbst geschieht. Ich untersuche in einem aktuellen Moment „diagnosefrei" und bewerte nicht (vor); ich bin vollständig auf meine Wahrnehmungen konzentriert. Vor allem in der körperlichen Nähe zu dem meist fremden Menschen bleibe ich in einer *wachen Haltung* des Mitgefühls.

Wie geht das?

Zuhören, als Kunst, verlangt Immer-wieder-Üben; nicht anders verhält es sich mit einer körperlichen Untersuchung, die nach völlig anderen Regeln abläuft als eine Blutanalyse im Labor oder eine bildhafte technische Darstellung des Körpers. Achtsam zu sein heißt hier, dass mein Wissen keinen Einfluss nehmen darf. Wissen allein ist zwar niemals schlecht, eher gut, aber es kommt immer aus der Vergangenheit und ist gespeicherte Erfahrung und damit affektiv verknüpft. Bspw. wenn ich das geschwollene linke Kniegelenk eines Patienten mit vielen anderen vergleiche, die ich schon vorher angefasst habe; deren und meine eigene Reaktion auf das Knie ist zu *meiner Erfahrung* geworden. Setzte ich diese Erfahrung aber im aktuellen Fall ein, veränderte sie sofort meine Haltung. Ich würde nach meiner verinnerlichten Erfahrung (Vergangenheit) handeln, weil die aktuelle Patientensituation (Gegenwart) noch über keine Erfahrung verfügt. Meine vergleichende Sicht auf das Gelenk veränderte sich und ebenfalls meine Haltung gegenüber dem Patienten, das heißt auch die Interaktion zwischen uns beiden. Unbewusst stimmten wir uns durch die Dynamik unserer Vergangenheiten in unserer Gedankenwelt aufeinander ein.[42]

Genau das soll aber nicht geschehen!

Ein wesentlicher Aspekt ist die *Unvoreingenommenheit* im Wortsinn; den meisten Therapeuten dürfte klar sein, dass es in jedem zwischenmenschlichen Kontakt zu Verschiebungen und Verzerrungen der gegenseitigen Wahrnehmungen kommt, sobald vorgefasste Meinungen, (Vor-)Erwartungen, (Vor-)Bewertungen und eigene vorher gemachte Erfahrungen „hineinspielen". Achtsames Untersuchen, ohne diesen systematischen Fehler unbewusster Einflussnahme, verlangt allerdings ein ständiges Üben, niemand kann es auf Anhieb. Ich selbst brauchte viele Jahre klinischer Erfahrung, um Achtsamkeit auch als Selbsterfahrung in mein therapeutisches Handeln zu integrieren. Vor diesem Hintergrund sehe ich dieses Buch auch als einen Beitrag, indem das vorgetragene Wissen den persönlichen Lernprozess sehr viel schneller ermöglicht. Um es an dieser Stelle einmal auszusprechen: Zu den persönlichen Umständen eines Therapeuten gehört selbstverständlich immer auch seine *Persönlichkeit*, und diese ist eben nicht aus seiner gesellschaftlichen Stellung, seinem Amt, Titel, seinen Zertifikaten, Fortbildungsnachweisen oder seiner Teilnahme an Supervisionen abzuleiten. Ich kann mich z. B. nicht in der Praxis oder im Krankenhaus als hoch angesehener und erfolgreicher Therapeut darstellen und gleichzeitig „privat" unaushaltbar zeigen, vielleicht sogar Gewalt in meiner Beziehung ausüben. Erstens hätte ich dann „zwei Gesichter" und würde sowohl mich selbst als auch Partner, Kinder, Freunde, Vorgesetzte, Patienten betrügen. Zweitens wäre meine jeweils aktuelle Präsenz zu Teilen an die gerade abgewandte Seite in mir gebunden und meine Wahrnehmung und Konzentration somit eingeschränkt.

„Wenn ich in mir selbst keinen Frieden finde,
wie kann ich dann anderen den Weg weisen?"
(Tsongkhapa, J.)

42 Der Gedankengang ließe sich dahingehend fortsetzen, wie sich dieser Ansatz aus Sicht des achtsamen Patienten anfühlen würde.

Der therapeutische Raum

In jeder Beziehung zu einem anderen Menschen entsteht ein Raum, in dem fortwährend Informationen ausgetauscht werden, ähnlich wie in einem Funknetz. Die Offenbarung der Passwörter erfordert Vertrauen, aber nur so lässt sich die intime wechselseitige Informierung herstellen. Wir, als Menschen, *senden* und *empfangen* in Beziehungen alles, was notwendig ist, um über Angriff oder Flucht zu entscheiden, unser Leben zu erhalten und unseren Lebensraum abzusichern. Es geht zunächst um ganz ureigene biologische existenzielle Fragen. Das „Feld" bzw. die „Aura", die Ausstrahlung der Persönlichkeit, setzt sich aus körperlichen und psychischen Reaktionen zusammen. Die materielle Körperstruktur einschließlich des aktuellen Energiestoffwechsels gewinnt ebenso Einfluss wie die psychologische Konstitution u. a. als Erinnerung vergleichbarer Kontakterfahrungen.

Ein Beispiel: Treffe ich einen Patienten, der in der aktuellen Begegnung – wie ich selbst auch – bspw. Unruhe, Angst, Wut, Ärger, Kummer oder Trauer (unbewusst) ausdrückt, wird die *subtile* Verbindung zwischen uns behindert; wir beide blockieren mit unseren unbewussten „Firewalls" den notwendigen emotionalen und affektiven Austausch. Unser Gespräch folgt dann – schon nicht mehr als freie, sondern als *ausweichende* Variante – der materiellen Sicht des berührten Körpers. Knieschmerz wird schnell zur Erfahrungsdiagnose Meniskusschaden oder Arthrose, und als medizinische Handlung folgt eine die Materie des Körpers verändernde Operation.

Solange diese Dynamik unbewusst bleibt, wird sich der Patientenverlauf so oder so ähnlich abspielen. Bin ich als Therapeut hingegen zu dieser Dynamik *bewusst informiert*, das heißt achtsam genug, um sie bewusst wahrzunehmen, behalte ich das ganze Spektrum meiner Möglichkeiten. Ich bin äußerlich still, innerlich ruhig und gelassen, „mental klar"[43] und ungestört im körperlichen Kontakt mit dem Patienten. Auf diese Art geschieht etwas ganz Erstaunliches: Mit meinem offenen, empathischen, nicht urteilenden und „nicht wissenden Feld" (als Ausstrahlung) wird das bis dahin notwendige unbewusst abwehrende „Feld" des Patienten überflüssig. Diese Reaktion kann ich im klinischen Befund untersuchen. Je mehr ein Patient in seiner aktuellen Lebensaufgabe unbewusst abwehren oder je stärker er nicht Ausgehaltenes abspalten (dissoziieren) muss, desto angespannter fühlt sich sein Körper für den achtsamen Untersucher an. Er repräsentiert in diesem Moment den Druck, unter dem der Patient die ganze Zeit gestanden hat. Ist der Therapeut geübt, wird er die Beziehung zum Patienten willkürlich lösen. Er muss einfach nur die achtsame Haltung zum Patienten verlassen und seine Gedanken auf irgendein inneres Objekt, wie z. B. Partner/Partnerin, richten. Sich dabei auf die Liebe zu

43 Im meditativen Zustand: hellwach.

konzentrieren, ist vielleicht zu komplex, aber ein Streit am letzten Abend bspw. ist schnell erinnert. Augenblicklich „verlässt“ er den Patienten und dessen Feld.

Der Patient wird sich sofort wieder im Rahmen seiner Symptome, die ihn ja erst zum Therapeuten geführt haben, wieder normal bewegen. Er ist quasi wieder aufgetaut. Patient und Therapeut können aber aus dem Vergleich der körperlichen Zustände einen Eindruck in die manchmal ungeheuerliche Körperdynamik konflikthaften Geschehens gewinnen. Das eigentliche Symptom hat immer einen Zusammenhang zum körperlichen Ausdruck der Stress- und Affektregulation. In der Regel ist das Symptom nicht die Erkrankung, auch wenn es sich scheinbar zufällig in den Vordergrund geschummelt hat. Es bleibt aber wichtig, weil das subjektive Krankheitszeichen, als Seismograf der Beziehungen des Patienten und der Wirksamkeit einer Therapie, die „Spitze des Eisbergs“ innerer Erkrankung oder eben tatsächlich lokal begrenzte Fehlfunktionen abbilden kann.

Asymmetrie- und **Herzmuster** drücken sich vor allem in einer unbewussten Körperspannung aus und erfordern unbedingt den achtsamen Zugang des Therapeuten. Sonst werden sie nicht gespürt! Das **Stoffwechselmuster** ist auch mit einer subtilen Beobachtung, klinischen und technischen Untersuchung und das **Lebermuster** über die Kibler-Falte der Rückenhaut (siehe dort), die Zungendiagnostik und Stauungen am Körper zu entdecken.

In einem psychotherapeutischen Setting hingegen würde ich den emotionalen Zustand meines Patienten achtsam in jedem Moment mit allen Sinnen auffassen und gleichzeitig auf ihn wie auf das Geschehen in mir achten. Das manifestierte Gefühl in mir und in der Beziehung ist meine Gegenübertragung als Reaktion auf den unbewussten Empfang der ebenfalls von ihm unbewussten „Patientenbotschaft“. Der Patient überträgt bspw. *unbewusst* einen Ärger auf mich, weil er mich *unbewusst* mit seiner verhassten Vatervorstellung verbindet. Plötzlich spüre ich auch Ärger über ihn. Mein Bauch kann sich dabei sogar verkrampfen oder ein Kopfschmerz eintreten, oder ich kann spontan müde werden.

Da Affekte immer einer Körperkopplung haben, sind sie überaus mächtig – als die Sprache des Körpers. Im alltäglichen Leben erscheint uns das banal: Wir kommen als Menschen zusammen, tauschen uns in Beziehung *unbewusst* aus und reden dabei über Äußerlichkeiten, materielle Struktur, während die Beziehung zwischen uns – das innere Erleben – in der Regel verborgen bleibt. Das heißt, wir reden über das Innere hinweg, bezogen auf das Außen. In diesem Sinne dient Small Talk dem „Abtasten“ des anderen; deshalb ist er auch wichtig für das persönliche Erleben.

Ein Beispiel: Ich will (äußerlich) eigentlich nur Gemüse kaufen, aber in meinem sprachlich ausgedrückten Wunsch gegenüber dem Händler *schwingt* auch die in diesem Fall durchaus bewusste Absicht (innerlich), einer Freundin mit dem Essen zu gefallen, mit. Mein inneres Anliegen „gehört" aber nicht in den Gemüseladen und wird von mir somit auch nicht transparent gemacht, doch aufgrund meiner Schwingung, meiner „subtilen Stimmung", zeigt sich auch im Händler, als Gegenübertragung, mein innerer positiver Antrieb: So machen wir Witze miteinander und verhandeln nicht nur. Wir sind mit einem guten Gefühl in Beziehung.

Die Beziehung in der Psychotherapie

In einer Psychotherapie würde ich in mir (wieder-)erkannte Empfindungen des Patienten bewusst angemessen spiegeln, sprachlich ausdrücken, in Fragen einkleiden und damit zu einer emotionalen Lernerfahrung des Patienten in der Interaktion beitragen. Psychotherapie bleibt scheinbar körperlos. In der **psychologischen Körperanalyse** geht es aber zunächst nicht um meine oder seine Affekte und Gefühle.

Für die körperliche Untersuchung ist die achtsame, mehr nach innen gerichtete und neutrale Haltung des Therapeuten unerlässlich; sie lässt alles zu, „weiß nichts" und bleibt ohne Konzepte! Im Alltag erfährt der Patient normalerweise kaum eine derartige Haltung von Menschen in seiner Umgebung, und wenn doch, nimmt er es in der Regel nicht bewusst wahr. Seine Beziehungen – beruflich wie privat – sind oft vom (Über-)Lebenstrieb geprägt, der seine Lebenskraft erschöpft und so in aller Regel Körpersymptome hervorruft, weshalb er ja als Patient in meine Praxis kommt. Meine innere Achtsamkeit führt nun automatisch für ihn zu einer *Neutralität*, sozusagen zu einem unerwarteten Wegfallen jeder „Begründung" für eine Alarmhaltung, weil sich einerseits im „Jetzt" noch keine Erfahrung befindet und andererseits meine bewusst konzentrierte neutrale Haltung (Ausstrahlung) keine vergangene Erfahrungsinformation „einspielt". Das heißt nicht, dass mein Geist nicht auch liebend gern zurückgreifen würde; er täte es in dem kleinen Augenblick, in dem ich unkonzentriert wäre. Aus diesem Grund ist Achtsamkeit[44] ein meist langer Übungsweg und kein spontan einschaltbares mentales „Programm".

44 Die Achtsamkeitsbasierte Stressreduktion (Mindfulness Based Stress Reduction – MBSR) ist ein Programm zur Stressbewältigung durch gezielte Lenkung von Aufmerksamkeit und durch Entwicklung, Einübung und Stabilisierung erweiterter Achtsamkeit. Teile des Programms werden u. a. im Rahmen verschiedener verhaltenstherapeutischer und psychodynamischer Psychotherapiemethoden eingesetzt. Es wurde von dem Molekularbiologen Jon Kabat-Zinn in den späten 1970er Jahren in den USA entwickelt. (Siehe: Kabat-Zinn, J. 2011)

Bleibt der Therapeut neutral und ist dem Patienten körperlich nah (weniger als zwei Meter Abstand, auch mit Körperkontakt), entsteht im Patienten unvermittelt ein von mir als sympathische[45] Erregung vermuteter asymmetrischer Spannungszustand. Im vorausgehenden Kapitel ist diese besondere Beziehung im „therapeutischen Raum" bereits skizziert worden und wird wegen ihrer Bedeutung wiederholt.

Vielleicht notiert der Patient unbewusst die Freiheit, selbst ungefährdet und sicher zu sein oder eben genau das Gegenteil. Auf die Frage nach dem akuten Empfinden hat bislang kein Patient eine Antwort geben können. Es ist so, als sei das Fühlen in diesem Moment ausgeschaltet wie bei einer Abspaltung, einer Dissoziation[46] mit Trennung von Gefühl und Körper. Diese körperliche Anspannung ist demnach völlig unbewusst und kann auch nicht willkürlich nachgestellt werden. Der vermutete sympathische Erregungszustand verstärkt sich unmittelbar und scheint sich in der Struktur des Körpers, die wie zu einer „Salzsäule" erstarrt[47], abzubilden.[48]

Der Körper drückt es spontan wie Tot-Stellen oder Einfrieren aus. Seine unvermittelte Starre repräsentiert in der gegenwärtigen Beziehung nach meiner Erfahrung wahrscheinlich den analogen körperlichen Ausdruck vorherrschender Affekte im gegenwärtigen Lebenskampf. Diese Erstarrung, das Einfrieren oder sogar Kollabieren, wird auch beim Trauma durch das sympathische Nervensystem bewirkt. Offen bleibt, inwieweit wahrnehmende oder sensorische Funktionen des Vagusnervs Bedeutung erreichen. Er wirkt ja bis unterhalb des Zwerchfells in Magen, Nieren und Darm hinein und seine vom Sympathikus unterdrückte Funktion reguliert nicht nur im Stress die Stoffwechselaktivität im ganzen Körper. Stellt sich das „Säugetier" tot, sinkt die Herzfrequenz, die Atmung fällt schwer und der Verdauungstrakt stellt seine Arbeit ein (Kolk, B. van der; Probst, G. P).

In vielen Bereichen des Körpers sind Sympathikus und Parasympathikus Gegenspieler, sie können aber auch gut gemeinsam arbeiten. Im **Stoffwechselmuster** werden die Funktionen des vegetativen Nervensystems in ihrer Bedeutung für die **Analyse** besprochen.

Der körperliche Grad unbewusster Betroffenheit ist nahezu ein *quantitatives Maß* für dessen aufzubringende Stärke zum (Über-)Leben und drückt neben einer Qualität, bspw. asymmetrischer Anspannung, auch die „Menge" des notwendigen energetischen Aufwandes aus. Sich anzuspannen, zu versteifen, totzustellen kostet mehr Energie, als

45 Vom Sympathikus (Teil des vegetativen Systems) bewirkte Körperreaktion (siehe auch Stoffwechselmuster)

46 Abspaltung unbewusster, nicht auszuhaltender Affekte oft traumatischer Erfahrung in eine asymmetrische Körperanspannung, (siehe auch Traumamuster).

47 Biblische Allegorie (1. Mose 19:26) für die sympathische Stress-Erstarrung in der Interaktion mit dem eigenen Gewissen oder einem anderen Menschen, der mit Angst oder Lust oder auch nach traumatischer Erfahrung begegnet wird.

48 Terminologisch nach einer Idee von Dispenza, J., der das Erstarren in der Interaktion beschreibt.

entspannt und gelassen mit dem Leben umzugehen. Die sich zwangsläufig einstellenden *energetischen Defizite* müssen schließlich zu Symptomen des Körpers führen. In der Folge gilt es, die *biografischen*, *affektiven* und *körperlichen Bedingungen* für die offensichtlich notwendige Handlungsbereitschaft[49] zu untersuchen, wobei dann ihre Erörterung in der Wahrnehmung aller Qualitäten in der Beziehung zum Patienten nicht in die **psychologische Körperanalyse** gehört, sondern einer Psychotherapie vorbehalten bleibt.

Reagieren Patienten im engen Kontakt mit einer *Erstarrung*, werden in der Regel in ihrer biografischen Anamnese schicksalhafte eigene oder transgenerationale traumatische Erfahrungen von sich selbst oder den Angehörigen berichtet. Nach langjähriger Erfahrung kann ich sogar sagen, dass ohne diesen körperlichen Ausdruck das traumatische Geschehen entweder integriert ist oder niemals stattgefunden hat. (Weitere körperliche Charakteristika von Trauma-Erfahrung werden im Kapitel **„Traumamuster"** besprochen.) Sofern die Reaktionsweise in einem längeren Verlauf über Monate oder gar Jahre immer wiederkehrt, repräsentiert sie vor allem die automatisch genutzte, schnelle, unbewusste Verbindung von psychischer und körperlicher Reaktion (Ginot, E.). Das psychische Feld, auch die Ausstrahlung oder Aura, repräsentiert durch nicht bewusstes (implizites) Wissen und Erfahrung der Vergangenheit, kollabiert und manifestiert sich im körperlichen Ausdruck von *Angst* und *Anspannung*. Die Reaktion bleibt unbewusst – der Patient bemerkt seine Steuerung nicht – und drückt sich oft als *Verspannung* aus, die er aber nicht in Beziehung setzen kann.

Für eine Therapie wird angenommen, dass der angetroffene körperliche Ausdruck das Ringen um die gegenwärtige Existenz des Patienten am besten charakterisiert. Mit seiner unbewussten Anforderung stehen psychologische und materielle Körperreaktion, ohne die Bremswirkung bewusster, verlangsamender Einflussnahme, in unmittelbarem Zusammenhang. Dieser Modus – alles oder nichts! Gewinnen oder verlieren! Leben oder Tod! – ist aber eine *Notreserve* der Natur! Ein Dauermodus dieses Stresslevels muss irgendwann zu psychischen und körperlichen Schäden führen! Es ist wie beim Gas geben im Leerlauf: Welcher Motor hält das lange aus?

Trifft allerdings der Patient auf einen Therapeuten, dem es in diesem Moment nicht anders geht als ihm selbst, stehen Anspannung gegen Anspannung und Materie gegen Materie. Beide spüren weder sich selbst noch den anderen *ausreichend* gut. Natürlich kann auch ein Therapeut nicht immer gut gelaunt, hundertprozentig gelassen, entspannt, offen und empathisch sein. Gerade hier zeigt sich die *geübte* Fähigkeit zur Achtsamkeit als sicherer Weg bzw. als geeignete Kompetenz, über eine Selbstwahrnehmung

49 Vgl. auch Mentzos, S., über die Funktion der Dysfunktionalität psychischer Störungen.

darüber in Kenntnis zu kommen, sodass eine bewusste Fehlerkorrektur möglich wird: Betrunken setze ich mich nicht ans Steuer. Ärgerlich, wütend, ängstlich, traurig, kummervoll oder freudig übererregt trete ich nicht in eine Patientenbeziehung, in der es um existenzielle Fragen oder wichtige Therapieentscheidungen geht. Die **Muster** können darüber hinaus einen „Just in time"-Blick in die körperlichen wie psychischen Zustände auf beiden Seiten liefern.

Der empathische Kontakt

Nur wenige Patienten weinen in einem ersten empathischen Kontakt, der fast nie mit Worten geschieht! Sie sind traurig und wissen zunächst nicht warum; aber eine Deutung, als Zuordnung zu einem faktischen Geschehen der Vergangenheit, ist im aktuellen Augenblick auch überhaupt nicht wichtig. Bedeutsam ist der plötzlich auftretende Affekt oder ein unvermitteltes Gefühl! Der Patient hat *spontan* einen *Zugang* dazu gefunden und wird sich dessen bewusst. (Für jedwede Therapie wird diese Fähigkeit Gold wert sein!) Mit diesem körperlichen Ausdruck „Tränen in Beziehung" ist vor allem eine Entspannung im Oberbauch[50] verbunden und eine bis dahin angestaute Körperspannung kann sich befreiend lösen.

Reagiert der Patient in der Beziehung nicht steif und asymmetrisch in seiner Verkörperung, und bleibt der Therapeut achtsam und empathisch, kann er, wie auch der Therapeut, freischwebend in seiner Aufmerksamkeit zum Beobachter seiner Gefühle werden. Dominieren allerdings weiterhin negative Gefühle oder sogar existenzielle Angst und überschwemmen diese den Körper mit ihrem Anspruch auf Muskelspannung, flacher Atmung und schnellen Herzschlag, wird der Patient viel oder nur einfach nichts Besonderes reden. Es wäre vertane Zeit, wenn dieser Vorgang nicht bewusst zu machen ist.

Ist der Therapeut selbst hingegen ärgerlich oder steht z. B. unter Zeitdruck, wird er in die unbewusste Gegenübertragung auch seine Wut z. B. einbringen, weil er sich selbst nicht ausreichend spüren kann. Bewertung und Therapie eines Patienten können immer noch gelingen, oder auch gerade nicht an diesem Tag.

50 Ich spreche hier nicht von „Tränen der Wut" oder sogar einem tränenlosen Schreien des Säuglings; diese weisen auf eine andere Beziehungsqualität.

Wie geht es dann weiter?

Die körperliche Untersuchung erlaubt in der *bewussteren* Fortsetzung eine Korrektur. Von der richtigen Autobahn falsch abzufahren, kann passieren und ist schnell zu berichtigen, indem man wieder auffährt. Man wird ab jetzt einfach besser achtgeben. (Eine völlig falsche Autobahn wäre dagegen fatal.) Fehler eröffnen immer auch interessante Sichtweisen, gehören zu jedem Übungsweg und machen es notwendig, das innere Navigationssystem zu befragen.

Konkret: der erste Kontakt

Der folgende Untersuchungsgang einer achtsamen Körperuntersuchung erlaubt natürlich Varianten je nach Fachgebiet und Fähigkeiten. Die eigene Erfahrung entscheidet, ob er sich als Instrumentarium eignet und als weiteres Tool zu integrieren ist.

Ich nehme vor dem Patienten Platz, stelle mich vor, gebe ihm das Wort, lehne mich entspannt zurück und höre zu. Ich erfahre sehr viel; manchmal ist es noch wichtiger, auf das zu achten, was der Patient *nicht* vorträgt, aber in Wortwahl, Intonation, Lautstärke, Körperhaltung, Kleiderwahl, Geruch, Pflegezustand und innerer Bewegtheit (ruhig und gelassen oder genau gegenteilig) mitzuteilen hat.

Ich frage nach dem Schicksal des Partners, der Kinder und Eltern, Geschwister, nach dem Beruf und erkundige mich, wie der Alltag abläuft. (Biografie ist nicht allumfassend, wenn man an sich selbst denkt.) Anfangs gehe ich nicht in die Tiefe, sondern halte den Fokus auf die aktuelle Lebenslage und allgemein die Gegenwart mit vielfältigen Beziehungen.

Weit weniger wichtig, wenn auch natürlich nicht unwichtig, ist der Blick in den Sammelordner mit technischen Dokumentationen. Der Bandscheibenvorfall vor fünf Jahren war vielleicht mit dramatischen Umständen verbunden. Im Falle eines Mannes kann seit dieser Zeit eine Potenzstörung bestehen. Genauso können Medikamente gegen Bluthochdruck bei einer koronaren Herzerkrankung Unlust und sogar ein ängstlich vermeidendes Verhalten gegenüber Sexualität in der Beziehung bewirken. Die Partnerschaft ist jedenfalls durch offensichtliche körperliche Schwächen immer mit betroffen, nicht nur die Sexualität. Eine kleine CD mit der MRT-Aufzeichnung von vor fünf Jahren kann dann mitunter den Sprengstoff der Vergangenheit in die Gegenwart tragen. Es sammelt sich so viel an in einem Patientenleben, zumal das medizinische System die Bildersammlung unterstützt.

Zur „Schatzsuche“ bleibt aber anfangs keine Zeit; sie offenbart sich im Verlauf. Der Erstkontakt soll vor allem Vertrauen schaffen, Ruhe herstellen, Stress reduzieren und die Möglichkeit körperlicher Kontaktaufnahme erlauben. Das „Kassendreieck“ ist den Altvorderen noch bekannt als Minimalausschnitt des Dekolletés, in dem schamhaft abgehorcht werden konnte, ohne zu kompromittieren. Die Reaktion auf Scham als unbewusste *Abwehrleistung* verspannt den Körper und verzerrt einen Befund. Sie sollte möglichst vermieden werden. Alte Männer sind mir, als Mann, gegenüber die einzige Personengruppe, die auch mal unvermittelt die Hose einschließlich Unterhose fallen lässt. Bei allen anderen genügt es, wenn die Schuhe ausgezogen werden und über der Unterwäsche noch ein Hemd oder die Hose getragen wird. Geht es speziell um die Hüfte oder das Knie, kann man immer noch nachfordern.

Der Ablauf der Untersuchung

Zur Untersuchung stelle ich mich hinter den Patienten, der auf einem Hocker sitzt. Die Anspannung durch den mangelnden Blickkontakt hält oft nur kurz an. Sie kann unter Umständen das **Herzmuster** (Angst) verstärken, löst es aber in der Regel nicht aus, wenn die *eingängige Kontaktaufnahme* einen ruhigen Raum hergestellt hat; und vorausgesetzt, ich selbst stehe nicht „unter Strom“. (Nicht nur dem Patienten ist Zeit zu geben, auch für den Therapeuten ist genügend Einstimmung notwendig.) Als Rechtshänder unterstütze ich vorsichtig mit der flachen linken Hand den Übergang der Brust- zur Lendenwirbelsäule, während die rechte Hand gegenläufig vorn am Jugulum – tastbarer Übergang vom Brustbein zum Schlüsselbein (SC-Gelenk[51]) – den Patienten in die Aufrichtung seiner Wirbelsäule führt.

Zwei Informationen mindestens sind zu erhalten: Die Steife der Brustwirbelsäule und Symmetrie bzw. Asymmetrie der SC-Gelenkverbindung. Asymmetrische SC-Gelenke bilden ein längere Zeit bestehendes Drehmoment der Wirbelsäule ab. Die Steifigkeit der Brustwirbelsäule in der aktiven Aufrichtung kann ein Maß für die Konstitution des Rundrückens, den Abbau von Bandscheiben in der Brustwirbelsäule, für Angst und Anspannung, die Herzfunktion und eine rheumatische Reaktion sein.

Für die Ausbildung des eigenen Gespürs sind alle Patienten geeignet. Ich untersuche in der Regel nach dem vorgestellten Schema; ob die Empfindungen dabei das Knie, die Schulter, den Bauch, das Herz, den Kopf oder die Wirbelsäule betreffen, ist dabei neben-

51 Sternoclavicular – gelenkige Verbindung zwischen dem Brustbein (Sternum) und dem Schlüsselbein (Clavicula).

sächlich. Der Abgleich mit der schlussendlichen Diagnose und die Kontrollen im Verlauf sollen mit der Zeit „Adjektive" der eigenen *Tastwahrnehmung* werden.

Als neurale Spannung oder Neurodynamik wird eine klinisch messbare Spannung im Nervensystem bezeichnet (Shacklock, M.). In der Regel schwingt sie nach meiner klinischen Erfahrung mit der Stressachse 2 (siehe Stoffwechselmuster) und der Aktivität im sympathischen Nervensystem. Das Dehnungsempfinden eines verkürzten Muskels oder einer verklebten Körperfaszie können parallel vorliegen, erreichen aber nicht den brennenden, scharfen, manchmal auch dumpfen und „schweren[52]" Charakter langsam gequetschten Rückenmarks oder größerer Nervenstränge, wie des Ischiasnervs.

Das Nervensystem verhält sich am Körper wie nach dem physikalischen Gesetz der verbundenen Röhren. Ist an einer Stelle der Druck z. B. durch eine Erkrankung, wie einem Bandscheibenvorfall, oder chronischen Stress angestiegen, wird die Spannung überall im Nervensystem erhöht angetroffen und kann mit Nervendehnungstechniken (Shacklock, M.) durch den Untersucher unangenehm zur Empfindung gebracht werden. Oft erkennt ein Patient dann „seinen" Schmerz mit der „Provokation" des Therapeuten, der äußerlich nachstellt, was ihn bislang innerlich quält.

In der weiteren Körperuntersuchung spüre ich die Festigkeit der Gewebe, die Verschiebbarkeit der Unterhaut, Kälte und Hitze, Trockenheit der Hautoberfläche und ihren Ernährungszustand. Ich sehe ihre Farben, auch den Wechsel durch meinen Druck, der die Durchblutung verändert. Narben, Verletzungen und eingezogenes Gewebe nach einem Unfall fühlen sich kälter, lebloser an als das weiche Rücken- oder Bauchgewebe.

Der in mir entstehende Eindruck fasst zusammen, wie sich der untersuchte Körper für mich anfühlt. Die Eigenschaftswörter „andächtig", „ehrfurchtsvoll" und „behutsam" passen zur Haptik[53] des berührten Gewebes. In diesem berührenden Kontakt entsteht ein inneres Gefühl (z. B. „Bauchgefühl") in Bruchteilen von Sekunden und signalisiert Gefahr oder Entwarnung. Nach einiger Übung denke ich nicht mehr an die aufwändig klingenden Einzelschritte, sondern spüre mit etwas mehr aktiver Handführung nach und lasse mich im Wechsel dann wieder auf das völlig passive Fühlen ein.

In der Regel wird ein Patient von mit aufgefordert, gleichmäßig und ruhig in den Bauch zu atmen („Yoga-Atmung"): 3 Sekunden einatmen, 3 Sekunden ausatmen, und zwar

52 Schweres Bein, eigentümlich pelzig, oft mit einem leicht gestauten „schweren" Fuß und Vorfuß, mal mit Brennen, dann auch dumpfer Spannung und plötzlich schneidendem Schmerz und Krämpfen der Muskulatur einhergehend (auch deshalb Teil des Stoffwechselmusters).

53 Abgeleitet vom Tastsinn, meint hier aber mehr, wie der mit der Hand berührte Mensch im Gesamten empfunden wird vom Therapeuten.

auf- bzw. abwärts in der Reihenfolge Bauch, Brust und Schlüsselbein. Mitunter muss der Patient es kurz üben; ich bemühe mich, diese gleichförmige Atmung synchron mitzumachen.

Bei aufrechter Körperhaltung[54] des vor mir sitzenden Patienten führe ich zunächst das rechte Schultergelenk (anschließend das linke), mit einem lockeren Griff am Unterarm, passiv in die kombinierte Abspreizung und Außendrehung der Schulter. Dabei taste ich mit flacher Handauflage im oberen Abschnitt vom Schulterblatt die Bewegung im Gelenk und die Muskelspannungen der Umgebung. Normal sind weiche und freie Bewegungen der Schultergelenke auf beiden Seiten im Zusammenhang der Funktionen mit einer flexiblen oberen Brust- und unteren Halswirbelsäule. Es ist auch so, als ob ein kleines Kind zeigen soll, wie groß es ist. Sind die Bewegungen der Schultern durch Anspannung oder Störung im Gewebe begrenzt und schmerzhaft? Dann wird es notiert.

Für den nachfolgend im **Traumamuster** zu besprechenden körperlichen Ausdruck der Dissoziation ist der Befund einer seitendifferenten Anspannung von Schultergelenken und Armen charakteristisch. In der Kombination Abspreizung-Außendrehung der Arme im Schultergelenk hängen normalerweise Handgelenke und Finger schlaff nach unten. Nicht selten besteht ein Seitenunterschied, aber ein geringer zentral-neurologischer Einfluss auf die Nervenspannung im Arm, um die es hier geht, ist nicht krankhaft. Werden hingegen Handgelenk und die Langfinger spontan gestreckt und die drei mittleren Finger etwas gespreizt, liegt oft eine zentral-neurologische Einflussnahme vor. Sie kann nach meiner Erfahrung auch klinischer Ausdruck einer stressbedingten Halbseitenschwäche des Körpers sein. Im Stress wird die bewusste Wahrnehmung von Gefühlen und Affekten verwehrt und ihre unbewusste Abspaltung (Dissoziation, siehe **Traumamuster**) führt zur reflexhaften einseitigen Körperspannung. Sie ist deshalb auch variabel, nutzt allerdings für das Empfinden die Vermittlung bspw. von einem Verschleiß der Halswirbelsäule. Steht dieser allerdings, oder andere mechanische Quetschungen des Rücken-, Halsmarks oder Hirnstamms, im Vordergrund, wird nach mechanischen Ursachen gesucht. Es liegt in der Natur eines Krankheitsprozesses, dass sowohl Affekte und Emotionen als auch mechanische Ursachen gemeinsam, nacheinander oder wechselnd Einfluss nehmen.

Schon bei Kleinkindern, etwa ab dem zweiten Lebensjahr, ist die asymmetrische Spannungsverteilung ein ziemlich verlässlicher Hinweis auf eine verstärkte innere Erregung, die ich als körperlichen Ausdruck von Angst oder vergleichbarer innerer Erregung annehme. Ab dem Schulalter bis zum Lebensende kombiniert dann regelhaft das klinische

54 Haltung auch innerlich aufgerichtet und selbstbewusst (wie bei einem Model).

Zeichen der asymmetrischen Körperspannung mit Störungen der Funktionen im Oberbauch (Stressachse 2), wenn es die Konstitution und Umweltbedingungen verlangen.

Der rechte Schultergürtel unterhält Beziehungen zur Hals- und Brustwirbelsäule sowie vor allem deren Übergang zur Lendenwirbelsäule und den Stoffwechselfunktionen im rechten Oberbauch (**Lebermuster**/Sonnengeflecht[55]).

Links werden vergleichbar die Wirbelsäule, das **Herzmuster**[56] und der linke Oberbauch mit der leicht drückenden und wippenden Handauflage untersucht. Danach ist die jeweilige lokale Gelenkstruktur auf Verschleiß, Gelenkfunktionen wie Kapselmuster[57] und grobe Kraft in der kombinierten Abspreizung und Vorwärtsbewegung des Armes zu prüfen.

Die Ellenbogengelenke sind mitunter seit der Kindheit verletzt und weisen dann vor allem ein Streckdefizit auf. Je früher im Leben (unter zwei Lebensjahren) und je behindernder, auch z. B. als Fehlbildung des ganzen Arms, kann eine Störung der Desomatisierung eintreten. Damit wird ein Handicap-Arm (verletzt oder angeboren bindegewebig verformt) zum Seismografen für die mit Gefühlen verbundene Körperspannung in der gegenwärtigen Lebenssituation.

Den „Tennisellenbogen" kennt jeder, auch wenn er mit Tennis nichts zu tun hat. Ein interessanter Zusammenhang wird aus dem alten China berichtet. Der Schmerzverlauf am Arm hat Bezüge zum „Dickdarm-Meridian[58]", mithin u. a. zu den Verdauungsfunktionen.

Bei allen chronischen Schmerzen ist es wichtig, sich den Bauch mit seinen vielfältigen Funktionen anzusehen, nicht nur beim scheinbar lapidaren Muskel-Sehnenschmerz an exponierter Stelle.

Einen weiteren Hinweis zum Armschmerz liefert der untere Rücken. In einer akuten Rückenschmerzbehandlung, wenn „gar nichts mehr geht", kommen zwei Akupunktur-Handpunkte und ein Akupunkturpunkt nahe dem Tennisellenbogen-Schmerzpunkt in

55 Solarplexus („Nabel-Chakra"); drittes Chakra im Chakren-System; Chakra der Lebenskraft; energetisches Zentrum im Oberbauch.

56 Diagonale Anspannung, von der linken Schulter zur rechten Hüfte hinweisend.

57 Kapselmuster sind typische Einschränkungen der Gelenkfunktionen: am Schultergelenk die begrenzte Außendrehung-Abspreizung, am Ellenbogen das Streckdefizit, am Hüftgelenk die eingeschränkte Drehbewegung nach innen

58 Dickdarm 11 in der Nähe vom Tennisellenbogenschmerzpunkt und Dickdarm 10 darunter in Richtung der Streckmuskulatur – siehe auch Lehrbücher der TCM.

der Streckmuskulatur zum Einsatz[59]. Schlussendlich kann ein Tennisellenbogen als chronische Überlastung der Unterarmstreckmuskulatur aufgrund einer mangelnden Unterstützung des Armes durch die Muskelkraft des Rumpfes aufgefasst werden. Der chronische Schmerz des Ellenbogens weist demnach vor allem auf Störungen, Verschleiß oder einen schlechten Trainingszustand der Lendenwirbelsäule hin.[60]

Der „Werfer-Ellenbogen", ein „Verwandter" des Tennisellenbogens, betrifft den inneren Oberarmknorren (Musikantenknochen) und hat einen besonderen Bezug der Funktionen zur Schwäche am Brust-Lenden-Übergang und findet sich in **Leber-** und **Stoffwechselmuster**.

Handgelenke, Handwurzel und Finger sind unsere Greiforgane; sie altern wie alles am Körper. Aber auch im Alter sollte noch ein Liegestütz möglich sein! Ein (Fett-)Gewebezuwachs im Rumpf und die Minderung der Muskulatur lässt diese Belastung aber oft nicht mehr zu. Verspannungen am Brust-Hals-Übergang klemmen Gefäße und Nerven ein, und dann schwellen die Gewebe der Hand. Es ist noch kein Rheuma, sondern zunächst Stau von Blut und Lymphe. Oft finden sich **Stoffwechsel-**, **Leber-** und sogar auch das **Herzmuster** wieder.

Symmetrische Schwellungen, vor allem der Grund- und Mittelgelenke (länger als drei Monate) und morgendliche Steifigkeit (länger als eine Stunde) waren vor 30 Jahren das klassische Zeichen für Rheuma, einer chronischen entzündlichen Gelenkerkrankung (Polyarthritis). Heute wartet man nicht mehr so lange – der Patient nicht, weil er Schmerzen hat, und der Arzt auch nicht, weil er medikamentös eingreift, um Schaden zu verhüten. Es treten aber auch Fingerschmerzen und Schwellungen auf, die kein Rheuma sind und auch ohne Entzündung im Blut zu erheblichen Schmerzen führen können. Sie sind viel subtiler, vielleicht nur an den Mittelgelenken der Finger II und III und nicht an den Grundgelenken vorhanden. Speziell diese Mittelgelenke sind ein empfindlicher Seismograf für eine Anspannung und Stauung im Körper und gehen einer strukturellen Veränderung lange voraus. *Subtil zu untersuchen*, bedeutet dann, im Seitenvergleich vorsichtig den Grad der Streckung oder Überstreckung im Mittelgelenk der Finger II und III zu tasten. Ein Defizit der Streckung ist ein wichtiger Hinweis für die Spannungsverteilung der rechten und linken Körperseite und den Charakter einer möglichen entzündlichen Reaktion im Körper.

59 Für Experten: Handpunkte im körperfernen Zwischenraum des II/III. und IV-V. Mittelhandknochens und etwa Dickdarm 10 oder in der alten Nomenklatur auch sog. Neupunkt 67.

60 Es sind oft schmerzgeplagte Patienten, und es wäre unangemessen, auf Liegestützen hinzuweisen; im Eigenversuch dauert es ein paar Wochen täglicher Übung und verbessert die Funktionen sogar bei einer Schultersteife im gleichen Zusammenhang.

Mitunter springen auch, wie bei der leiblichen Mutter, im Endgelenk oder dessen Nähe kleine feste Knoten hervor. Heberden Arthrose nennt es der Arzt, und an den Mittelgelenken Bouchard Arthrose. Eine Verschwielung der Hohlhand zeigt, wie schwer das Arbeitsleben bis dahin war.

In der Sitzhaltung ist mir schon aufgefallen, dass der Patient die Brustwirbelsäule weich und flexibel aufrichten kann, oder dass er sie im Rundrücken steifhält bzw. dass sie verwachsen ist. Jetzt geht es weiter zur oberen Halswirbelsäule.

Zunächst fühle ich parallel auf beiden Seiten zwischen dem aufsteigenden Unterkieferast und dem Warzenfortsatz des Scheitelbeins die Gewebe über dem Querfortsatz des ersten Halswirbels. Ist das Gewebe einseitig verhärtet und schmerzhaft, liegt eine Störung der Funktion der oberen Halswirbelsäule vor. Es ist allgemein ein Zeichen für Anspannung im Körper und speziell mit Bezug zu allen Reizungen und Entzündungen im Gesicht, den Nasennebenhöhlen und den Zähnen.

Knapp vor dem Punkt, wo der erste Halswirbel getastet wird, und außerhalb des Ohres unterhalb des äußeren Gehörganges, ist auf beiden Seiten die Funktion der Kiefergelenke mit einer beidseitigen Fingerauflage – ich nutze die Mittelfingerbeere – zu prüfen. Man kann es gut an sich selbst spüren lernen, wenn man mit beiden Zeigefingern in den äußeren Gehörgang fährt und den Mund öffnet und schließt. Eine symmetrische weite Mundöffnung ist normal. Eine asymmetrische und reibende, knackende Kieferbewegung geht oft mit inneren (konflikthaften) Anspannungen einher. Vielleicht ist die Asymmetrie auch schon im Gesicht aufgefallen und die ungleiche Bewegung der Kiefergelenke weist weiterhin auf eine frühkindliche Störung und bildet mehr die körperliche Matrix ab. Die Fehlfunktion der Kiefergelenke geht in der Regel mit einer Gelenkfehlstellung einher. Sie kann sowohl zur zahnärztlichen und kieferorthopädischen Behandlung führen, ist aber mitunter gerade auch infolge einer derartigen Therapie eingetreten. Zusammen mit einer, wegen der Haare nicht einfach zu erkennenden, deshalb besser mit der flachen Hand zu tastenden, Schädelasymmetrie kann eine frühkindliche Traumafolge (auch vorgeburtlich/geburtlich) oder mangelnde Versorgung nach der Geburt vorliegen.

Traumatische Ereignisse dieser Art kann der Patient nicht einfach erinnern, weil sie vor seiner Sprachentwicklung geschehen sind. Es fehlen ihm die Worte. Bilder, Szenen und Affekte können aber durchaus in der Gegenwart wieder hervorgerufen werden. Sie bleiben spätestens jetzt nach Möglichkeit in Erfahrung zu bringen. Umstände der Schwangerschaft und Geburt werden manchmal von den Eltern, der Mutter insbesondere, erzählt, oft aber auch aus „gutem", meist unbewusstem Grund verschwiegen oder für „nicht so wichtig" gehalten. Nicht selten sind Schuldgefühle im Spiel. Wenn ein Gespräch mit den Eltern noch möglich ist, sollte es auch gesucht werden. Die Mutter kann vielleicht noch erinnern, dass es ihrer Herkunftsfamilie während ihrer Schwangerschaft schlecht gegangen ist. Vielleicht ist sogar ein Elternteil verstorben oder die Eltern haben sich getrennt. „Kriegskind"-Erfahrungen mit Mangelversorgung und Schreckenserleben hinterlassen Spuren über Generationen hinweg. Brisant wird das Thema auch aktuell, wenn Menschen aus den Krisengebieten der Welt in Deutschland aufgenommen werden. Sie selbst und vor allem ihre Kinder tragen – oft trotz ausreichender allgemeiner Versorgung – das nicht einmal selbst erfahrene Leid „in sich" mit.

Auch die mangelnde Öffnung des Mundes ist ein Befund; normalerweise passen die drei Mittelgelenke der Finger II-IV der nicht dominanten Hand quer zwischen die Zahnreihen. Es kann im Leben „Unaussprechliches" geschehen sein, was den Mund unbewusst verschließen ließ. Oft weisen Patienten auch auf eine Beißschiene hin, die ihnen der Zahnarzt angepasst habe. Sie beziehen ihre unbewusste Anspannung nicht auf sich, sondern auf die äußerlichen Kiefergelenke, die scheinbar selbstständig „irgendetwas machen". Die Erfahrung zeigt überdies, dass Menschen, die nachts mit den Zähnen knirschen, oft nicht viel zu lachen haben. Aggressive Impulse müssen ebenso wie die eigenen Bedürfnisse hinter scheinbaren „Sachzwängen" des Lebens, in der Partnerschaft, mit Kindern und beruflichen Anforderungen zurückstehen.

Die Zunge liefert ein zeitnahes funktionelles Abbild des nach ihr liegenden Verdauungstraktes. Viel Schleim und Kälte lassen einen weißen Belag entstehen, regelmäßiger Nikotinkonsum mit chronischer Reizung der Magenschleimhaut führt zu Entzündungszeichen mit Hitze, Trockenheit und Schleim. Am häufigsten wird allerdings eine Stauung der Zunge mit Zahneindrücken angetroffen, die im Zusammenhang mit den Funktionen der Organe im Oberbauch vor allem als „Stresszeichen" gilt.

In der „entspannten" Rückenlage auf der Untersuchungsliege drückt sich ein grundlegendes Spannungsverhalten im Rumpf auch in der unbewussten Ruhelage der Beine aus. Häufig besteht eine einseitige Außendrehung eines Beines, sodass eine Fußspitze näher zur Unterlage liegt als die andere. Sie zeigt eine einseitige Spannung zumindest in der Lendenwirbelsäule und weist auf ein anhaltendes Drehmoment in diesem Abschnitt der Wirbelsäule. Steht der Mensch, wandert diese Rotation nicht mehr ins ganze Bein, weil die Füße unter Gewicht weniger unterschiedlich drehen, allerdings durchaus mit verschiedenem Gewicht belastet aufsetzen. Die Messung mit der Doppelwaage kann Unterschiede von bis zu zehn Kilogramm zwischen dem rechten und linken Bein nachweisen. Dann wirkt ein Drehmoment vor allem in der Lendenwirbelsäule und der Hexenschuss ist nicht mehr weit.

Vergleichbar zu den Schultergelenken ist die Drehbewegung der Hüftgelenke zu prüfen. Mit einer etwa 90-Grad-Beugung im Hüft- und Kniegelenk wird der Unterschenkel zum Zeiger für den Umfang der Drehbewegung. Zeigt der Unterschenkel nach außen, dann dreht das Hüftgelenk selbst nach innen und umgekehrt. Beim gesunden Hüftgelenk ist der Unterschied der Drehungen beider Seiten auch ein Maß für die Verteilung der Körperspannungen. Sie drücken sich auch beim Anheben der Beine in der Prüfung der Muskel- und Nervendehnung aus, die am gestreckten Bein bis zur deutlichen Spannung der Muskulatur der Oberschenkelrückseite langsam und nicht über die Schmerzäußerung des Patienten hinausgeführt werden sollte.

Die Verschiebung der Rückenhaut ist in der Bauchlage zu untersuchen. Die Untersuchungstechnik nimmt dort, wo die Bewegung der Unterhaut gehemmt wird, Spannungen und Verklebungen, eine Störung der Organfunktionen im Nahbereich der Wirbelsäule oder in der Tiefe im Bauchraum und im Brustkorb an. Für die Zuordnung der Organe braucht es nur wenige anatomische Kenntnisse: Am Brustkorb oben links und in der Mitte bildet sich das Herz ab, die Lungen dominieren sonst den Brustkorb, am Brust-Lenden-Übergang und noch im Bereich der unteren Rippen sind rechts Leber/Galle und Mitte-links Magen und links unter dem Rippenbogen Übergang horizontaler zu absteigendem Dickdarm („Wetterecke") anzutreffen. Weiter unten in der Lendenwirbelsäule wird rechts der Dünndarm und links der Dickdarm projiziert. Diese „westlichen" Projektionszonen entsprechen erstaunlich genau den Zustimmungspunkten des Blasen-Meridians in der TCM, genauer in der Körper-Akupunktur. Die Hautfalten-Technik liefert eine einfache Übersicht der wichtigsten inneren Organfunktionen und ist auch als Therapie einsetzbar, schon beim Säugling mit vegetativen Störungen und bis ins hohe Greisenalter. Als eine Form der „Tuina"-Massage ist sie außerdem Baustein der fernöstlichen Medizin.

Die Hautrolle wird mit beiden Händen jeweils zwischen Daumen und Zeige- und Mittelfinger durch vorsichtiges Anheben der Unterhaut gebildet. Die oberen Finger greifen nach vorn, der Daumen gibt hinter der Falte wieder Haut nach. Im wechselnden Zugriff rollt der Therapeut vorsichtig von unten nach oben. Er sollte nur nicht immer wieder eine „neue Rolle" fassen; besser ist es, die Unterhautwelle gleichmäßig über den Rücken zu bewegen. Ist man oben angelangt, wird mit der flachen Hand die Haut nach unten ausgestrichen. Für die Diagnostik reicht meistens ein Prüfungsdurchgang auf jeder Seite der Dornfortsätze aus.

Ein Patient begleitet in der Regel die Untersuchung des Arztes mit seinen *Kommentaren*, *Bewertungen* und *Empfindungen*, die er nicht selten sogar in Begriffen des medizinischen Systems ausdrückt. Sie nicht wahrzunehmen oder sogar nicht zu beachten, ist ebenso falsch wie sie für objektiv wahr zu halten. Sie geben die Sicht des Patienten an einer empfindlichen Stelle wieder und das ist ihr eigentlicher Wert. Der Vergleich mit dem Befund des Untersuchers, eine mitunter erhebliche Differenz in der Wahrnehmung, wird damit auch zu einem *eigenständigen Befund*, den es zu notieren gilt.

Äußerliche klinische Zeichen in der Inneren Medizin und Neurologie

Eine Vermehrung von Flüssigkeit im Unterhautgewebe zeigt sich, der Schwerkraft folgend, zuerst an den Unterschenkeln. Strümpfe mit Gummirandzug führen schon beim Gesunden zu Ödemen, die sich mit der Fingerkuppe eindrücken lassen. „Ein Bein dick = Chirurgie, beide Beine dick = Innere Medizin" ist die alte Regel, die einen Venenverschluss (Thrombose) zu den Chirurgen und die Herzschwäche zu den Internisten führte – heute ist beides Innere Medizin. Die Prüfung der Aktivität der Eigenreflexe und deren Bewertung obliegen dem Arzt. Die plötzliche Anspannung der Wadenmuskulatur beim schnellen Anziehen des Vorfußes kann auch der Physiotherapeut prüfen. Ein mehrfaches und innerhalb von 20 Sekunden nachlassendes (erschöpfbares) Nachzucken der Wadenmuskulatur weist auf eine erhöhte Spannung im zentralen Nervensystem. Am häufigsten findet sich ein solcher Befund bei einer Quetschung des Rückenmarks am Übergangsbereich der Lendenwirbelsäule zur Brustwirbelsäule. Das Phänomen verschwindet im günstigsten Fall durch eine manuelle Bewegung der Wirbelsäule in diesem Abschnitt und eine Entspannungsübung im Oberbauch mit einer Atemtechnik (siehe auch Kapitel 8). Im ungünstigen Fall bestehen eine Stoffwechselstörung oder strukturelle Veränderungen im Gehirn oder der Wirbelsäule (Hals- bis obere Lendenwirbelsäule).

Keine der aufgeführten Untersuchungstechniken liefert für sich allein ein krankhaftes Ergebnis oder hat einen direkten Bezug zu einer medizinischen Diagnose! In der Summe öffnet sich aber die Tür zu grundlegenden Mustern. Der Experte verfeinert in der Regel seine Untersuchung, je nach Fachgebiet. Der Facharzt für Orthopädie/Unfallchirurgie folgt anderen Traditionen und nutzt andere Techniken als der Internist, Zahnarzt, Psychotherapeut oder Physiotherapeut. Für alle gilt aber gemeinsam, dass nach dem Abschluss therapeutischer Handlungen und der jeweilig angeforderten Mitwirkung des Patienten ein Gleichgewicht erreicht sein sollte. Die nachfolgend beschriebenen **Körpermuster** sollten dann entweder nicht mehr oder deutlich reduziert nachzuweisen sein.

4. Die Muster der psychologischen Körperanalyse

4.1 Das Asymmetriemuster

Die Asymmetrie ist das grundlegende und überall anzutreffende dynamische Prinzip der Natur. Als erstes **Muster** der **psychologischen Körperanalyse** ist es aus der klinischen Erfahrung mit traumatisierten Neugeborenen entstanden. Der sich in den Wochen nach der Geburt entwickelnde asymmetrische Schädel, der in der wissenschaftlichen Medizin „Lagedeformität" genannt wird, führte mich zur Erkenntnis einer *grundlegenden biologischen Antwort* auf die frühen Lebensbedingungen: Die Erfahrung von sich selbst und in der Bindung zu den versorgenden Menschen in dieser Zeit wird nach meinen Beobachtungen vieler Verläufe bis zum Erwachsenenalter *niemals wieder gelöscht*. Die asymmetrische Körperspannung repräsentiert zeitlebens die Funktionen und Eigenart der körperlichen Matrix frühkindlichen Hirnwachstums[61]. Sie verdeutlicht nach dieser Interpretation unmittelbar die mit einer Lebensaufgabe verbundene innere Anspannung.

Die seitendifferente Körperspannung wird von einem zentral-nervösen Output willkürlicher[62] Motorik der Großhirnrinde ausgelöst. Deren Nervenleitbahn (Pyramidenbahn) kreuzt, sodass die rechte Hirnhälfte die linke und die linke Hirnhälfte mehr die rechte Körpermuskulatur an- und entspannt. Die Feinsteuerung des Muskel-Skelettsystems unterliegt vielen nachgeordneten Instanzen. Neben den Sinnen, die, mit dem Gefühl verbunden, anregen oder dämpfen, und im Gedächtnis verankerten Bewegungserfahrungen sind vor allem die motorischen Nervenkerngebiete im Hirnstamm und Kleinhirn für die Ausführung der Körperbewegung und ihre fortwährende Kontrolle zuständig.

Die hemmenden Impulse dieser Befehlsketten führen mit ihrem Einfluss auf die motorischen Vorderhornzellen im Rückenmark zur Verstärkung oder Abschwächung der Anspannung zugehöriger Muskelketten. Ohne die zentral-nervöse Kontrolle der Aktion würde sich der Rückenmark-Muskel-Kreislauf autonom von der Erregung zur Muskelanspannung bis hin zur krankhaften Spastik, einer Dauererregtheit, mit nur primitiver Ausführung von Beugung oder Streckung aufschaukeln.

61 Die rechte Hirnhälfte wächst vor der Sprachentwicklung schneller als die linke. (Vgl. auch Schore, A. N. und Ginot, E.)
62 Mit dem bewussten Willen beeinflussbar.

Nach einem Schlaganfall z. B. fehlt die zentral-nervöse Feineinstellung durch einen Gehirnschaden, und das Bein erreicht vielleicht gerade noch die Funktion einer Stelze. Schon Kinder entwickeln mit einem Hirnschaden, den sie im Mutterleib aus vielen Gründen erleiden können, in einer zunehmenden Stresskaskade in den Wochen nach der Geburt eine spastische Lähmung.

Das vegetative Nervensystem zur Vernetzung u. a. der inneren Organe ist sehr viel unabhängiger von der Einflussnahme des Willens oder einer Schädigung im Gehirn. Es kann auch ohne Bewusstsein seine Aufgaben erfüllen.

Mit der einseitigen Körperspannung früher Asymmetrie führt das mechanische Drehmoment zu Funktionsstörungen der Wirbelsäule und oft auch der oberen Halswirbelsäule am Übergang zum Schädel. Die Nackenmuskulatur verspannt, der erste Halswirbel (Atlas) blockiert. Fürderhin schreit das Kind scheinbar ohne Grund („Schreikind"), dreht den Kopf nur in eine Richtung, der Schädel wird am Hinterhaupt abgeflacht[63], es will nicht trinken, und der Bauch ist oft gebläht. Ärzte, Osteopathen und manualtherapeutisch ausgebildete Physiotherapeuten bewegen gegenläufig Hinterhaupt, Gaumen[64] und obere Halswirbelsäule[65]. Nach der Behandlung hört das Baby oft auf zu schreien, hält den Kopf nicht mehr schräg, kann ihn nun zu beiden Seiten drehen, besser aus der mütterlichen Brust auf beiden Seiten trinken und wird ruhiger in der Wahrnehmung der Eltern.

Zeitlebens bleibt aber die affektiv verknüpfte asymmetrische Anspannung aus dieser frühen Störung eine Reaktionsweise des betroffenen Menschen. Dieses „Trauma aller Traumen" kann in der Schwangerschaft und mit der Geburt erfahren werden. Spätere traumatische Erfahrungen greifen auf dieses oder ein vergleichbares frühes Erleben im körperlichen Ausdruck zurück, auch wenn Schwangerschaft, Geburt und Kleinkinderzeit aus Sicht der Eltern „völlig normal" abgelaufen sind.

4.1.1 Überlegungen zur Symmetrie

Die Formen der Natur erscheinen den Sinnen des Menschen ästhetisch, mitunter bizarr und unendlich facettenreich. Leonardo da Vinci zeichnet die menschliche Gestalt im goldenen Schnitt unbeweglich, zeitlos und schön. Verknüpft mit dem Lebendigen, dem zyklischen „Atem" des Lebens, zeigt sich die Natur bewegt und asymmetrisch. Im wech-

63 Bis zur Scherung des Schädels, bei der an einer Schädelseite die Stirn vorwölbt und das Hinterhaupt schräg und abgeflacht erscheint.

64 Osteopathische Technik.

65 Nur für Experten und nach Aufklärung der Eltern über die Komplikationen einer manuellen Therapie.

selwirkenden Prozess des Austauschs unbewegter, zeitlos-unendlicher Materie mit einer dynamischen, verändernden, aber endlichen, entstehenden und vergehenden Substanz fließt das Leben. Asymmetrie ist Leben, dynamisch und kraftvoll, birgt aber auch die Erstarrung im Tod oder wenn es gilt, sich tot zu stellen. Biologische Gleichgewichte nutzen den lebendigen Raum zwischen der Auflösung ins Chaos und dem symmetrischen Erstarren in hoher Ordnung[66].

Am Anfang steht das *Wort* und das *Wort* ist bei Gott – so der sinngemäße Beginn der biblischen Schöpfungsgeschichte. Mit „feinstofflichen" Gedanken können nicht nur Christen „sündigen". Ihnen folgen nicht selten Worte und Werke, an denen der Mensch sich selbst misst und gemessen wird. Mit dem Gedanken beginnt eine Handlung („Karma"[67]), wenn absichtlich oder „fahrlässig unachtsam" eine Verbindung des Wachbewusstseins zu den Informationen aus dem Gedächtnisspeicher herbeigeführt wird. Ihre Manifestation, zum Beispiel im gesprochenen Wort, in der *Mimik*, Gestik und Körperhaltung, hat unbewusste Vorläufer in der *Sinneswahrnehmung* und deren Bewertung aus Erfahrungen verbunden mit *Affekten* und *Gefühlen*. Einsicht und verantwortliches Handeln entstehen, wenn mit der Konzentration auf den Moment der freie Wille zum Ausdruck gebracht werden kann.

Mit der Verbindung zur Erfahrung wird auf der körperlichen Ebene die *Bereitschaft* zum Handeln eingestellt. Angreifen, Weglaufen, Belohnt- oder Bestraft-Werden sind grundlegende Optionen. Kampfseite und Gefühlsseite des Körpers sind aufeinander bezogen und in „asymmetrischer" Anspannung verbunden; diese folgt oft der Händigkeit: Beim Rechtshänder ist der aktive Muskeltonus mit angespannter Muskelverkürzung rechts höher, auf der linken Seite kann die Empfindlichkeit und Wahrnehmung stärker betont sein. Beim Linkshänder ist die Zuordnung weniger konstant. Insbesondere männliche Linkshänder sind auch oft Beidhänder.

Der körperliche Tast- und Funktionsbefund der Gewebe und die neurologische Untersuchung weisen diese dynamischen Spannungszustände der Muskulatur und des Nervensystems nach. Die körperliche Dynamik beginnt mit der Vorbereitung zur Bewegung und erfordert zunächst die Schärfung der Sinne und Aufmerksamkeit. Schon dieser Zustand, in dem noch keine Handlung äußerlich erkannt wird, kostet Energie. Er ist kein Bereitschaftsdienst im Schlafzustand, eher schon der fantasierte Kampf, das „Gas geben[68]" noch vor dem Startsignal. Trotzdem bemerkt ihn der Patient in der Regel nicht bewusst

66 Interpretiert für die PKA nach Cramer, F.

67 Spirituelles Konzept, nach dem u. a. jedwede Lebenssituation in eine Ursache-Wirkung-Beziehung mit direktem Rückschluss auf die Verantwortlichkeit für die Folgen von Gedanken, Worten und Taten gestellt wird.

68 Ausführlicher im Stoffwechselmuster – Locus caeruleus und das sympathische Nervensystem.

oder bezieht Anspannungen auf einen Körperabschnitt oder ein Gelenk aufgrund eines Schmerzsignals. Die *unbewusste Steuerung* offenbart sich erst dem unabhängigen Untersucher. Treten häufiger einseitige Körperspannungen auf und halten sogar an, verändern sie auch die Bewertung; sie werden zur Erfahrung. Patienten berichten dann, es sei „alles immer links" oder es schmerze „die ganze rechte Körperseite".

Im Kapitel zum **Traumamuster** wird auf die besondere körperliche Wirkung traumatischer Erfahrungen eingegangen. Die körperliche Antwort der *chronischen Angst* und *Anspannung*, das Sich-tot-Stellen, wird vollständig unbewusst ausgedrückt. Der Mensch in existenzieller Angst sucht unbewusst den Schutz im Mutterleib (zurück). Sich-tot-Stellen ist die instinktivste aller passiven Schutzreaktionen: asymmetrisch eindrehend, mit gekreuzten Armen vor der Brust, gebeugten Handgelenken und Fingern nicht ganz bis zur Faust, im Uhrzeiger eingedrehter Brust- und Halswirbelsäule und in der gleichzeitigen Beugung mit einer Annäherung der linken Schulter in der Diagonale zur rechten Hüfte. In der Miniatur kann man sich den Embryo im Uterus vorstellen, ähnlich auch den Homunkulus[69] in der Projektion der Ohrakupunktur auf die Ohrmuschel: eingedreht, gebeugt und beschützt.

Hält die existenzielle Angst an, kommt es durch Druck zu Nervenreizungen der Arme, Stauung der Hände mit entzündlichen Reizungen zunächst der Fingermittelgelenke II und III, rechts oft mehr als links. Wadenschmerzen und Fußschmerzen auf beiden Seiten oder einseitig betont weisen auf die Kompression der unteren Brust- und oberen Lendenwirbelsäule auf der dem Oberbauch gegenüberliegenden Seite.

Die Erregung der vegetativen Nerven und ihr Einfluss auf die Oberbauchorgane sind mächtig genug, mechanisch den Brust-Lenden-Übergang in die gebeugte Haltung zu zwingen. Bis dahin reicht noch das Rückenmark im Wirbelkanal. Infolge der Anspannung kann es „gequetscht" werden, was den Druck im Nervensystem (Neurodynamik[70]) in alle Richtungen hin erhöht. Wird das Rückenmark wirksam mechanisch eingeengt, treten als eigentümlich empfundene Bein- und Armspannungen, Kribbeln, Überempfindlichkeit und Taubheit wie auch Muskelspannung und Muskelkrämpfe ein. Dabei ist es doch *nur* das „Es", das den beruhigenden Vagusnerv gegenüber dem erregenden Sympathikus unterdrückt!

69 Lat.: Menschlein, als künstlich geschaffener Mensch.
70 Ausführlich im Stoffwechselmuster – vegetatives Nervensystem.

Wenn die Ruhe nach dem Sturm, auch der Gedanken und Gefühle einkehrt, kann alles wieder „ins Lot" kommen. Das Lot zu finden, ist auch die Kunst der Asymmetrie, der „Kalte Krieg" mit dem Gleichgewicht des Schreckens ebenso wie die beschützende Zuflucht, in jedem Fall ohne den Lärm der Umwelt: „Ich bin mit mir eins, die Schlacht ist geschlagen und die Erfahrungen sind Teil meines Selbst geworden. Ich bin *gewachsen*." Wenn es nicht gelingt, bleibt die Asymmetrie als dynamisches Element wirksam und verbraucht permanent zusätzlich Energie.

„Gas geben" im Leerlauf, latenter Alarmzustand, anhaltende Signale der Gefahr, die sich auch plötzlich ganz real zeigen können. Allein zu sein auf einem großen Platz oder eingeschlossen im Fahrstuhl oder der Tiefgarage, ohne Blickkontakt zu helfenden Menschen, kann zum Auslöser einer *Panikattacke* werden. Eine scheinbare und nicht selten als existenziell angenommene Gefährdung drückt sich beim Schreikind als „KiSS-Syndrom"[71] nach traumatischer Geburt aus. Eine vergleichbare asymmetrische Körperspannung entsteht auch nach einem Missbrauch, einem Unfall oder unter chronischer Stressbelastung.

Achtsam zu sein heißt nicht nur, konzentriert zu sein, sondern auch eins nach dem anderen zu tun, einschließlich Denken. *Wenn ich gehe, dann gehe ich. Wenn ich sitze, dann sitze ich. Und ich bleibe dran!* Nach Jon Kabat-Zinn ist Achtsamkeit das von Augenblick zu Augenblick gegenwärtige, nicht urteilende Gewahrsein (Kabat-Zinn, J. 2009). In unserer äußeren Welt herrscht aber „Multitasking", alles am besten parallel, jetzt und gleich, Erledigung bis gestern und dazu noch höher, schneller und weiter. Der „Autopilot" in uns hat dann alle Hände voll zu tun, um die „Maschine auf Kurs" zu halten. Wenn er das nicht mehr kann, erschöpfen der Körper und der bewusste Geist. Fortan bestimmen mehr instinkt- und triebhafte Impulse die Handlungen, deren Bilder aus dem existenziellen Kampf der Vergangenheit sprießen. Der freie Wille muss gegenüber diesem Ungetüm vegetativer Erregung die Macht verlieren, wenn er sie überhaupt jemals hatte. Der von emotionalen Impulsen überschwemmte Körper „verspannt" in diesem Stress, während der verzweifelnde Geist nach immer neuen Reizen sucht, weil er die Spannungsmeldungen seines Nackens, Rückens und Bauches nicht mehr aushält. Dem Ruhelosen und innerlich Aufgewühlten „helfen" dann die Medien, der Konsum, Events, nicht zuletzt die ganz private Wachstumsillusion. Das führt letztlich, wie in der Walpurgisnacht Goethes Faust', zur weiteren Entfremdung von Geist und Körper, häufig durch Alkohol, Drogen, Gewalt und Missbrauch. Gier, Hass und Unwissenheit bestimmen das Handeln.

71 Nach Biedermann, H.: Kopfgelenk-induzierte-Symmetrie-Störung; Kopfgelenke sind die gelenkigen Verbindungen zwischen Hinterhaupt und Atlas, Atlas und Axis, dem 1. und 2. Halswirbel und 2. und 3. Halswirbel.

Der Segen der uralten, biologischen asymmetrischen Körperdynamik wird so gleichsam zum Fluch der Neuzeit. Der materielle Körper kann den Empfindungen von Wut, Ärger, Ohnmacht, Antriebslosigkeit und Selbstwertmangel nicht mehr entfliehen. Sie führen ihn auf den Leidensweg eines Schmerzpatienten. Die Asymmetrie für sich ist aber *nicht krankhaft*, vielmehr ein charakteristisches Wesensmerkmal des Lebendigen. Die Lebenskunst ist in diesem Sinne einmal mehr ihre Balance. Verfeinerte Therapiesysteme, der Doppelhelix des Genoms nachempfunden, basieren sogar auf dem *Balance-Prinzip*.

4.1.2 Körperliche Folgen der Asymmetrie

Das **Asymmetriemuster** repräsentiert die *Grundeinstellung des Nervensystems* zur Bewältigung der Lebensaufgaben. Sie werden vielleicht schon im Mutterleib gelernt und zeigen sich in krankhafter Ausprägung einige Wochen nach der Geburt mit einer Schädelasymmetrie und einseitigen Körperspannung. Im Gesicht kann die Nase aus der Mittellinie abweichen. Die Augen stehen unterschiedlich hoch oder sind verschieden im Abstand zur Nase. Die Mimik drückt das innere Empfinden mit einem leicht verzogenen Gesicht aus. Die Kiefergelenke öffnen und schließen asymmetrisch mit einem Reiben der Gelenke trotz schon längst verordneter „Knirscherschiene". Asymmetrische Formen und Funktionen des Schädels weisen in der Regel auf sehr frühe (vorgeburtliche) Ursachen.

Je früher überhaupt eine Störung im Leben erfahren wird, desto heftiger kann ein Konflikt der Gegenwart die Asymmetrie des Körpers *verstärken*. Der Grad der Asymmetrie ist das Stress-Messinstrument per se; ob nun frühkindlich betroffen oder nicht, prägt nur noch den Grad der asymmetrischen Auslenkung. Ist mit einer Seitausbiegung der Wirbelsäule schon eine eingedrehte „Helixstruktur"[72] vorhanden, muss die im **Asymmetriemuster** prüfbare stressbedingte Auslenkung nicht sehr groß sein. War bislang aber kaum eine äußerliche Asymmetrie des Körpers vorhanden, kann die vom zentralen Nervensystem organisierte Stressreaktion viel deutlicher eine seitenunterschiedliche Spannung des Körpers zum Ausdruck bringen.

72 Schraubenförmige Struktur der Anordnung der strukturbildenden Zucker, Basen und Phosphate der Gene („Doppelhelix").

4.1.3 Folgen asymmetrischer Körperspannung

Rechte und linke Körperseite können sich in vielen äußerlichen Merkmalen unterscheiden. Einfach zu beobachten sind Beinlängendifferenz, Becken- und Schulterschiefstand, einseitiges Ablaufen der Schuhe, ungleichgewichtige Beinbetonung in der Doppelwaagenmessung, einseitig betonte Verschwielungen der Füße und Hände, unterschiedliche Muskelmassenverteilung, Schwellungen und Stauungen, z. B. mehr der rechten als linken Hand, mehr des linken als rechten Beines, einseitige Spannungsverteilung des Körpers im neurologischen und funktionellen Untersuchungsbefund.

Arme und Beine können auch unterschiedlich lang sein und im Umfang, häufig von der Muskulatur geprägt, im Seitenvergleich deutlich voneinander abweichen. Manchmal sind die Füße unterschiedlich groß, (innerhalb einer Schuhgröße allerdings normal).

Innerlich führt die paarige (Nieren, Lunge) und unpaarige (Herz, Leber, Darm) Organanordnung zu einer Balance der Asymmetrie. Auch die Nervenversorgung der inneren Organe ist sowohl symmetrisch als auch asymmetrisch. Der Vagusnerv verläuft asymmetrisch. Die Sympathikusnerven folgen dagegen der symmetrischen Gliederung der Wirbelsäule. Die inneren Organfunktionen sind mit der äußeren symmetrischen Struktur der Wirbelsäule verbunden. Vor dort erhalten sie auch Impulse über die segmental verknüpften Muskel- und Hautareale. Eine nicht ausreichend zu bewegende Kibler-Falte weist auf die „Verspannung" des jeweilig nach der Lage zuzuordnenden inneren Organs. Eine asymmetrische zentral-neurologische Anspannung aufgrund einer Stressreaktion kann sich zusätzlich zur „Verspannung" der Muskulatur am Rumpf auch auf die Regulation der inneren Organe auswirken.

4.1.4 Das asymmetrische Gesicht

Der Gesamteindruck der Physiognomie von sich selbst unterliegt nicht selten einer strengen Kontrolle. In der eigenen (Selbst-)Sicht fällt die Aufmerksamkeit beim Blick in den Spiegel unwillkürlich auf einen Pickel, die Form der Nase oder die Lidfalten. Erst nach dem Gesicht wird der ganze Körper ins Visier genommen, in die Bewertung einbezogen. Vom Besonderen zum Ganzen ist der *subjektive Weg*; umgekehrt verläuft es mit einem nicht vertrauten Menschen: Unvermittelt stellt sich ein Gesamteindruck ein, der mit Bewertungen unterlegt in der Bandbreite den eigenen Fluchtreflex ebenso aktivieren kann wie auch in die Lage versetzt, die Schamgrenzen der Intimität zu überschreiten.

Frühe Störungen der menschlichen Entwicklung zeigen sich oft in einer affektiven, unbewusst ausgedrückten, seitenunterschiedlichen Mimik *der Gesichtshälften*. Tic-artig kann das linke Auge beim Sprechen „verspannen" und dazu ebenso die Gesichtsmuskulatur mit einer seitenunterschiedlichen Mund- und Lippenbewegung. Das Gesicht wird asymmetrisch verzogen. Die linke oder rechte Gesichtshälfte souffliert scheinbar mit den eigenen Motiven und begleitet die affektive, oft unbewusste Bedeutung der gewählten Worte. Dem Sender ist das in der Regel vertraut; ohnehin kann er ja oft schon seit früher Kindheit nicht anders. Die Lebensgemeinschaft hat sich daran gewöhnt; die Körpersprache ist in den Beziehungen den Betroffenen normal geworden. Dem fremden Beobachter offenbart sie allerdings einen Blick in die Persönlichkeit.

Der körperliche Ausdruck der Asymmetrie erreicht scheinbar jede Zelle des lebendigen Körpers. Im (Über-)Lebenskampf kann plötzlich alles bizarr verschoben sein und in der sich wiedereinstellenden Ruhe als „Balance der Asymmetrie" geordnet bleiben. Es ist, als ob ein Bogen gespannt wird und mit dem Abschuss des Pfeiles alles in seinen Ausgangszustand zurückkehrt. Dieser ist umso labiler, je früher im Leben Krisen und Traumen erfahren wurden. Davon hängt auch die Bereitschaft ab, den nächsten Pfeil zu schießen oder Pfeil und Bogen abzulegen.

Der Körper betreibt in seinem Erleben von Stress in der Antwort auf Umweltreize einen erheblichen Aufwand, der nicht „klimaneutral" zu haben ist! Doch wo kommt überhaupt die Energie zum Lebenskampf her, wie auch immer er geführt werden muss, um zu überleben? Die notwendige Energie wird vom Stoffwechsel aufgebracht. Über den Energieverbrauch kann demnach auch auf die Lebensweise des Individuums geschlossen werden. Die Einsicht liegt im **Stoffwechselmuster**.

4.2 Das Stoffwechselmuster

Schon im Medizinstudium war für mich der Energiestoffwechsel des Menschen wie ein Blick in das eigentliche Wunder des Lebens. Viele Menschen setzen allerdings den abstrakten Begriff Stoffwechsel mit der persönlichen Erfahrung „Stuhlgang" gleich. „Ich habe einen guten Stoffwechsel", bedeutet dann, dass die Entleerung des Darmes erfolgreich ist. So gesehen verstellt der Gang mit dem Mülleimer zur Tonne die Sicht auf den Einkauf, die Zubereitung des Essens, das Wohlgefühl bei der Nahrungsaufnahme und schließlich die Verwertung der Nährstoffe. Diese werden in Portionen aufgeteilt, chemisch umgewandelt und für das Zielorgan markiert, über das Blut transportiert und zu Energieträgern gemacht, die eine Körperzelle zum Leben braucht. Die naive Betrachtung der „Müllabfuhr" enthält aber auch eine wichtige Information: Normalerweise bemerkt der Mensch seinen Stoffwechsel nicht – „Es" arbeitet zurückgezogen und unauffällig im Hintergrund, wo doch der eigentliche Lebenskampf ganz im Vordergrund alle Aufmerksamkeit auf sich zieht.

Das **Stoffwechselmuster** kommt dann ins Spiel, wenn es im Leben nicht rund läuft, und das ist erstaunlich oft der Fall. Deshalb kennen wiederum viele Menschen körperliche Zeichen der Stoffwechselstörung schon lange bevor ein Therapeut aufgrund einer Blutuntersuchung seine Meinung dazu sagt und die Symptome mit einer Diagnose belegt. Ein Energiemangel, zugehörig zur Kernkompetenz der Stoffwechselfunktionen, zeigt sich über kurz oder lang am ganzen Körper. Drei klinische Zeichen sind vor allem zu merken:

1. Entzündung

Entzündliche Prozesse finden im ganzen Körper statt und dienen vielen Zwecken, wie u. a. der Abwehr von Schadstoffen und Fremdeiweißen, zu denen auch Bakterien und Viren rechnen. Ohne das Werkzeug „entzündlicher Prozess" könnte der Mensch sich nicht von alternden Geweben trennen. Der Mensch erneuert alle Zellen im Jahrestakt und manche Zellen noch öfter. Beim Erkrankten ist das Gleichgewicht zum Strukturverlust hin verschoben; der Prozess bleibt nicht mehr unbemerkt. Akute Entzündungen zeigen oft eine Rötung und Hitze (Mehrdurchblutung und Gewebereaktion), Schwellung (Stau und Mehrdurchblutung), Schmerz (Nervenreiz und chemischer Prozess) sowie eingeschränkte Funktionen der Organe, Muskeln und Gelenke bspw. Ein dickes Knie lässt sich nicht gern bewegen! Auf der zellulären Ebene heißt das Ungleichgewicht von Abbau und Aufbau „oxidativer Stress" und meint prinzipiell vergleichbare Reaktionen. Chronische und langsame Entzündungen fliegen häufig unter dem Radarschirm der üblichen Labordiagnostik, und ihre „Nachhaltigkeit" macht sie unangenehm für den Patienten.

2. Stauung

Jeder Transport kostet Energie und setzt eine gute Logistik voraus, die bei einer Störung im Körper nicht mehr ausreichend funktioniert. Arme und Beine schwellen an, der Bauch bläht und die Gelenke treiben auf. Mit Stauungen – mitunter am ganzen Körper – gehen viele Organerkrankungen einher, bspw. des Herzens, des Magens und Darms, der Nieren und der Lunge. Jeder kennt von sich oder anderen die selbst verursachten Folgen einer durchzechten Nacht mit einer „Sauf- und Fressorgie": Gewebeschwellung im Gesicht und im Bauch. Erkrankungen nutzen oft die gleichen Wege wie derartig willkürlich und lustvoll herbeigeführte Vergiftungen des Körpers. Die Biologie des Menschen kennt eben keine moralischen Gesetze.

3. Zerstörung

Eine chronische Entzündung mit einem verminderten Nährstofftransport zum Gewebe und deren Müllentsorgung stören empfindlich die Organfunktionen. Das Gewebe wird „sauer", was aber nur im seltenen Fall, wie bei der Magenschleimhaut, seiner Ausbildung entspricht. Das Gleichgewicht im Stoffwechsel, die Homöostase, wird empfindlich gestört. Statt Regeneration, Zellerneuerung, kommt es zur Degeneration, einem Zellabbau und ein Gewebeverlust tritt ein. Die Ordnung (Struktur) und die Substanz lösen sich langsam auf. Haut und Schleimhäute werden dünn, schrumpelig, trocken, gereizt. Bandscheiben fallen vor, Knochen werden brüchig (Osteoporose) und der krumme Rücken plagt. Gelenke heißen ab jetzt mit Nachnamen Arthrose oder Arthritis, und zu schmerzhaften Fingergelenken, geschwollenen Beinen mit tauben Füßen (Neuropathie[73]) treten Störungen von Hören (Ohrgeräusch, Schwerhörigkeit) und Sehen („Makula", Grüner und Grauer Star) sowie des Denkens und Fühlens. Das eigentliche Leben, die vitalen Funktionen und mit ihnen der Spaß, verabschieden sich langsam, aber stetig.

Das Stoffwechselmuster ist immer anzutreffen, wenn Entzündung, Stauung und Abbau der Substanz des Körpers, wie bei einer Zerstörung, eine Rolle spielen; das ist bei **allen** Erkrankungen der Fall. Findet der Therapeut demnach eine Stauung, wird er immer nach Entzündung und Strukturveränderungen usw. suchen. „Es" verlangt vom Therapeuten oftmals, weit „über den eigenen Zaun zu fressen".

Die Geschichte des Stoffwechsels fängt in der Zelle und ihrer Erbinformation, den Genen, an. Sie galten zu meiner Studienzeit in den 80er Jahren des letzten Jahrhunderts noch als unantastbare, unwiderrufliche Quelle der Lebensinformationen. In der modernen Wissenschaft erforschen Biologie und Biochemie die wechselseitige Dynamik der Gene. Einerseits gibt die innere Datenbank grundlegende Bedingungen der Einzelexistenz aus dem Erbgut der Familie vor, anderseits eröffnen sich Spielräume zur Anpassung an Umweltbedingungen. Speziell die Epigenetik[74] befasst sich mit den Faktoren, die die Aktivität eines Gens regulieren. Dazu werden die dynamischen Beziehungen zum Stoffwechsel, zur Lebensweise, zur Umwelt und weiteren Bedingungen von Krankheit untersucht. Man kann sagen, dass mit den Regeln der Epigenetik entschieden wird, welche „Buchinhalte" aus der „Bibliothek" des Lebens, dem Genom, tatsächlich zur praktischen Anwendung kommen. Mit dem Wissen über die Epigenetik ist der früher oft vorgebrachte Einwand, etwas sei ja ohnehin „genetisch" und nicht zu verändern, hinfällig geworden. Diese Feststellung gilt auch für Erberkrankungen und ihren durchaus

73 Nervenerkrankung

74 Wissenschaftlich: Die Epigenetik beschreibt Mechanismen und Konsequenzen vererbbarer Chromosomen-Veränderungen, die nicht auf einem Wechsel der DNA-Sequenzen beruhen und z. B. angestoßen von Umweltfaktoren in das Stresshormonsystem eingreift.

unterschiedlichen biologischen Raum, ihre Expressivität, im Rahmen der „Gegenmaßnahmen" des Körpers. Sie können sogar einen eigenständigen Krankheitswert erreichen und Muster der **PKA** beeinflussen.

Meine Promotionsarbeit galt dem Energiestoffwechsel und der künstlichen Ernährung von Patienten nach Magenkrebsoperationen. Die Thematik der Ernährung hat mich dann trotz der Fachausbildungen zunächst in der Chirurgie und in der Orthopädie nicht mehr losgelassen. Für mich sind die Erkrankungen des Bewegungsapparates bis auf den heutigen Tag immer mit dem Stoffwechsel, der Ernährungs- und Lebensweise verknüpft geblieben. Hinzugekommen sind allerdings die Berücksichtigung der Herkunftsfamilie, der angeborenen Konstitution, der Wirkungen von Lebensschicksalen und vor allem auch der traumatischen Erfahrungen.

Der Stoffwechsel des Menschen ist so vielfältig und umfangreich, dass er eigentlich mit einem „Muster" nicht zu fassen ist. Deshalb habe ich am Beginn dieses Kapitels auf einfache klinische Zeichen der Entzündung, der Stauung und des Abbaus oder sogar der Zerstörung der menschlichen Gewebe hingewiesen. Was geschieht aber tatsächlich im Mikrokosmos?

Jede einzelne Zelle lebt, ist in Zellverbänden organisiert oder mit Einzelaufgaben betraut, immer aber mit Informationssystemen verbunden. Über die Nerven sehr schnell und durch Hormone und andere Botenstoffe etwas langsamer vermittelt, tauschen sich viele Ebenen der Körpersteuerung aus. Alle Zellen wollen zum Leben essen, trinken, Energie, Schutz und vieles andere mehr. Der Körper verhält sich dabei wie ein komplexes Staatswesen. Keines der übrigen **Muster** der **PKA** kommt dem „Es", dem eigentlich Lebendigen in uns, so nah wie diese innere Organisationsstruktur des Menschen. In den Regeln und Abläufen des Stoffwechsels ähnelt der Mensch mehr oder weniger den Säugetieren und deren Vorläufern. Insoweit sind viele Erkenntnisse nicht nur durch die direkte Beobachtung des Menschen, sondern auch anderer Lebewesen dieser Erde, z. B. in der Entwicklung der Hormonsysteme, entstanden (Kleine, B.; Rossmanith, W. G.).

Für das weitere Verständnis der vielfältigen unbewussten Kommunikationen und Funktionen ist die Beschäftigung mit der inneren Organisationsstruktur des Menschen, und hier vor allem der Anatomie und den Funktionen des vegetativen oder autonomen Nervensystems, unerlässlich.

4.2.1 Das autonome (vegetative) Nervensystem

Das autonome oder auch vegetative Nervensystem (Gibbons, C. et al.; Bear, M.F. et al.) bildet ein hoch komplexes Netzwerk des Lebendigen im Menschen. Es schließt den ganzen Körper mit ein, und seine feinen Nerven und/oder Botenstoffe erreichen nahezu jede Zelle. Die Nerven-Rechenzentren im Gehirn und weitere Nervengeflechte, z.B. im Bauchraum und an den inneren Organen, organisieren das innere Milieu des Menschen, sein inneres Gleichgewicht, die Homöostase. Den organischen Netzverbund steuert eine „Software", die man auch als „Betriebssystem" des Säugetiers Mensch beschreiben könnte. Mit ihr werden aus einzelnen inneren Organen und Organsystemen, wie dem Herz-Kreislaufsystem oder dem Muskel-Skelettsystem, „Global Player[75]", die über strategische und logistische Mittel für den bewussten und auch willkürlichen äußerlichen Lebenskampf verfügen. Ausgestattet mit dem „geheimen" Wissen des biologischen Lebens ist auf vielfältige Weise die Außenwelt des Makrokosmos bis zum Stoffwechsel der Einzelzelle im inneren Mikrokosmos vernetzt. Die Informationen erreichen mit Lichtgeschwindigkeit ihr Ziel und dort werden für Bruchteile von Sekunden Überträgersubstanzen (u.a. Noradrenalin, Acetylcholin) wirksam, um am Zielorgan Anpassungen an die innere oder äußere Umwelt auszulösen.

Nachhaltiger und deshalb auch etwas langsamer und nicht ganz so zielgenau wie eine „Standleitung" verknüpfter Nervenfasern geschieht die Informierung über Botenstoffe (u.a. Hormone), die sich über die Blutbahn im ganzen Körper verteilen und so auch zu ihren Schlüsselorganen gelangen (z.B. Sexualhormone und ihre auslösenden Substanzen).

Am vielleicht bekanntesten und für die **PKA** bedeutsam ist die hormonelle Achse von Hypothalamus-Hypophyse-Nebenniere (HHNA), die u.a. die Cortisol-Ausschüttung reguliert. Das Grundprinzip des kybernetischen Aufbaus mit einer Vielzahl von steuernden und lernenden Elementen gilt dabei für alle Systeme. Sensoren (Messfühler) im Gewebe und am Organ überwachen den Erfolg oder Misserfolg der Maßnahme und melden dies zeitgleich in die übergeordneten Zentren im Gehirn unterhalb der bewussten Wahrnehmung des Menschen. „Kampf oder Flucht" und „Ruhe und Verdauung" als extreme Positionen haben viele Grautöne, in denen die Feinsteuerung unbemerkt vom „User", dem Säugetier Mensch, 24 Stunden am Tag vorgenommen wird.

Der bewusste Mensch („Ich") darf sich dabei überwiegend wie ein Passagier im Flugzeug fühlen. Das „Ich" genießt, isst, trinkt, schläft und blickt staunend aus dem Fenster

75 Hier metaphorisch: Unternehmen, die führend am internationalen Wettbewerb teilnehmen.

in den Sonnenaufgang über den Wolken. Was interessiert dieses „Ich" schon die komplexe Mechanik, die das Ganze auf Kurs und vor allem auch in der Luft hält?

In der modernen Medizin gelingt noch keine direkte Messung dieser komplizierten Einflussnahmen und deshalb wird die medizinische Untersuchung der autonomen Funktionen pragmatisch mit einem interessierenden Endorgan verbunden. Magen, Leber, Galle, Herz, Lunge und Darm werden deshalb mitunter fälschlich eine Schuld als Organversagen zugewiesen, die in der Betrachtung des ganzen Verbundes nicht so drastisch ausgefallen wäre. Das gilt natürlich auch für den Versuch, mit Medikamenten nur das eine vordergründige Organ oder das Symptom „Bluthochdruck" zu behandeln. Wenn ich mich in einer Warteschlange vordrängele, müssen alle anderen hinter mir deshalb etwas länger warten. Diese systemische Sicht fehlt oft noch in der modernen Medizin.

Dem stets bewertenden „Ich" können z. B. ein unvermittelter Schweißausbruch, Atemnot und Zittern ein Graus sein. Der „geheimen Regierung" im Kopf wurde aber zuvor über die Wahrnehmungen der fünf Sinne und im Vergleich mit Erinnerungen im impliziten (nicht bewussten) Gedächtnisspeicher ein Angriffsversuch gemeldet. Gestützt auf eine urplötzlich geschärfte Sinneswahrnehmung und das Gewahren der Gegenwart ohne tatsächliche Gefahr beruhigt sich „Es" in der Gegenschaltung wieder, oder der Alarmzustand wird beibehalten, weil die Bedrohung der Existenz „gefühlt" sogar noch zunimmt. Der Therapeut wird die erste Episode vielleicht Panikattacke nennen, mit der zweiten tritt möglicherweise sogar ein Trauma ins Spiel des Lebens ein.

4.2.2 Bau- und Funktionsprinzipien des autonomen Nervensystems

Die hier dargestellte klassische Sicht der Anatomie und Physiologie entspricht nicht mehr vollständig der aktuellen anatomischen Forschung (Ernsberger, U.; Rohrer, H.), die viele funktionelle Untereinheiten von Zellverbänden und ihrem Zellstoffwechsel annimmt. Betont wird vor allem, dass ältere Lehrmodelle, die eine strikte Trennung von Sympathikus und Parasympathikus annehmen, auf zellulärer Ebene nicht mehr im ganzen Körper gelten. Vielmehr wird eine hoch komplexe Zusammenarbeit nachgewiesen, die auch weiterhin bis zum Genstoffwechsel der Zelle Forschungsgegenstand bleibt.

Dieser Einwand liefert eine gute Gelegenheit, eine wichtige Aufgabe der PKA herauszustellen: Therapeuten sehen sich einem schier unendlichen medizinischen Wissen gegenüber. In ihrem beruflichen Alltag müssen sie aber aus ihrem begrenzten Repertoire in der Regel schnell Entscheidungen mit und über ihre Patienten treffen. Die umfassende wissenschaftliche Verfeinerung des Baus und der Funktionen des autonomen Nervensystems sind für das PKA-Tool nach meiner klinischen Erfahrung gegenwärtig nicht notwendig. Die psychologische Körperanalyse liefert daher eine Übersetzung der hoch komplexen unbewussten Steuerungsfunktionen des menschlichen Körpers in eine Körpersprache, die Therapeuten verstehen und in ihrem Praxisalltag unmittelbar anwenden können.

Auf einen kurzen Ausflug in das Gehirn und Nervensystem des Menschen soll der Leser dennoch mitgenommen werden. Staunend ist die hoch komplexe Vernetzung des Lebendigen wahrzunehmen, die sich unbewusst und ohne Pause um die Lebensfähigkeit des Organismus kümmert.

Die anatomische Einteilung des Gehirns folgt der embryonalen Entwicklung aus „Bläschen" bis zum fertigen autonomen Nervensystem, was die vorderen Bereiche des Großhirns mit Zwischenhirn, Netzhaut des Auges, den Hirnstamm und das Rückenmark einschließt. Das Rückenmark koordiniert z. B. das Aufstellen der Nackenhaare ebenso wie die Schweißabsonderung und den Blutdruck in enger Abstimmung mit den Zentren im Hirnstamm. Der untere Hirnstamm nimmt Einfluss auf den Darm, die Atmung, den Kreislauf und die Urinausscheidung. Auch Schmerzen und Verhaltensreaktionen auf physiologischen Stress finden dort ihre Schaltzentralen. Dazu gehören auch Körperempfindungen, sowohl mit emotionaler als auch mit zielgerichteter autonomer Leistung, wie Temperatur und Wahrnehmungen u. a. über den Tastsinn.

Alle somatischen und autonomen Reaktionen auf Stress und Schmerz verlangen z. B. nach einer Herz-Kreislauf-Reaktion, weil Angreifen oder Weglaufen nur mit einer Steigerung der „Kampfbereitschaft" der Sinnesorgane, Skelettmuskulatur und Herz-Kreislauf-Organe unter Abschaltung der Verdauungsorgane ökonomisch gelingt. Häufige „Arbeitsessen" führen demnach zwangsläufig zu Blähungen, Stuhlgangsproblemen, „dickem Bauch" und Bluthochdruck. Der kleine Nervenhaufen Amygdala ist ein Schlüsselelement der emotionalen autonomen Reaktion, gehört zum limbischen System[76] und

76 Im Zentrum des Gehirns zwischen Großhirn und Hirnstamm gelegene vielfältige Nervenstrukturen umfassende Nervenorganisation. Unmittelbare Verbindung zum Riechhirn, grundlegende Organisation der Affektregulation, der Emotionen, der Sexualität, der Belohnungs- und Bestrafungsstrategien, allgemein des Überlebens.

übt eine nachgeschaltete Kontrolle sowohl der neuroendokrinen als auch der autonomen Ergebnisse auf Stress und Angst aus.

Das **Rückenmark** in den Segmenten der unteren Brust- und oberen Lendenwirbelsäule beherbergt sympathische Nerven, die den Blutdruck aufrechterhalten, die Thermoregulation und die Umverteilung des Gefäßflusses während Aktivität oder Stress steuern. Die Kreuzbeinsegmente des Rückenmarks der Segmente der Wirbelsäule S2 bis S4 regulieren das Wasserlassen, den Stuhlgang und die sexuelle Funktion und koordinieren gleichzeitig, zusammen mit dem Brust-Lenden-Sympathikus, die Aktivität für den inneren und äußeren Darmschließmuskel und den Beckenboden.

Die klinische Bedeutung ist immens: Wenn das Rückenmark durch Fehlhaltung auf dem Bürostuhl – dazu kommen noch Stress und Fastfood – „eingequetscht" wird, entstehen nicht nur Rücken- und Kopfschmerzen. Beckenbodenschwäche, Hämorriden, Blasenschwäche und sexuelle Dysfunktionen können ebenfalls eintreten, scheinbar ohne Grund für die moderne Medizin.

Die Namen Sympathikus und Parasympathikus als steuernde Systeme des vegetativen Nervensystems sind den meisten bekannt. In den Grundfunktionen wird dem Sympathikus eine mehr nach außen gerichtete Lenkung des aktiven Überlebenskampfes und notwendiger Stressantworten des Stoffwechsels zugerechnet. Der Parasympathikus steuert mehr den Aufbaustoffwechsel, die Verdauungsleistung und integriert die inneren Organfunktionen zu einem Ganzen. Die Zusammenarbeit ist in der Regel multilateral, auch durchaus gegeneinander, wie im Oberbauch, aber auch fein abgestimmt in harmonischer Partnerschaft mit verteilten Aufgaben, wenn es z. B. um hoch komplexe Regulationen, wie der Ejakulation, des männlichen und weiblichen Orgasmus, Stuhl- und Urinkontrolle und deren Entleerungsfunktionen, geht.

Die moderne Wissenschaft nimmt darüber hinaus für die vielfältigen Aufgaben der Verdauung im Darm ein eigenständiges, autonomes Nervensystem an und nennt es das enterische Nervensystem, unser „Bauchhirn". Verteilt in den inneren Wänden der Bauchorgane und des Darmes und zusammengeführt in großen Netzwerken (Plexus) reguliert es alles, was zwischen Mund und Darmausgang geschieht. Es empfängt allerdings sowohl parasympathische als auch sympathische Eingaben, wird im zentralen Nervensystem im Gehirn und damit auch über Emotionen und Affekte moduliert. Dieser Zusammenhang ist ein wichtiger Hintergrund der **PKA**.

Im Gehirn ist der lebenswichtige Zwischenhirnteil Hypothalamus das bedeutsamste Steuerzentrum für die vegetativen Funktionen, wie Körpertemperatur, Nahrungszufuhr und das Gleichgewicht (Homöostase) des inneren Milieus des Körpers. Er kontrolliert vor allem auch die Hormon-Ausschüttung der Hirnanhangdrüse (Hypophyse). Drüsen handeln nicht eigenständig; vielmehr sind sie in ein kybernetisches System von Reiz, Hormonausschüttung, Erfolg und Rückmeldung eingebunden. Großen Einfluss auf den Hypothalamus erreichen die übergeordneten emotionalen und affektiven Impulse des limbischen Systems[77], um die Motive, Handlungen und Umweltbedingungen des Körpers einzubeziehen.

Der Sympathikus

Das sympathische Nervensystem entspringt vor allem aus Nervenzellhaufen des Rückenmarks **im Übergangsbereich der Brust- zur Lendenwirbelsäule**. Von dort aus bildet es Verbindungen zum Nervengeflecht (Grenzstrang) neben der Wirbelsäule. Die Anordnung folgt grob den Segmenten der Wirbelsäule, zu deren Rückenmark segmentale Verbindungen bestehen, die im Hals 3, der Brustwirbelsäule 11, in der Lendenwirbelsäule 4 und im Kreuzdarmbereich 4–5 Nervenknoten (Ganglien) bilden. Von weiter oben gelegenen Brustwirbelsegmenten besteht eine Verbindung zu den Organen im Brustkorb (Herz, Lunge, Thymus, Speiseröhre) und zum Kopf (Anpassung an Umweltbedingungen wie Kälte und Wind, aber auch Nacken-Hinterhaupt-Kopf- und Armschmerzen beim Erkrankten). Segmente der Lendenwirbelsäule und des Kreuzbeins versorgen Bauch- und Unterleibsorgane. Rückenschmerzen und Darmträgheit treten häufig gemeinsam ein und „viel Luft im Bauch" geht oft mit Rücken- und Spannungskopfschmerzen einher. Das vegetative Netzwerk hat seine eigenen Regeln und drückt sich über Körpersprache aus. Ist es gestört, fällt auch die Konzentration auf einen Text, eine Handarbeit, das Autofahren oder der Smalltalk mit redseligen Nachbarn ziemlich schwer.

Klinische Bemerkung: Für die Therapeuten ist es interessant, dass eine wichtige Quelle sympathischer Schmerz- und Stressantworten im Bereich des Brust-Lenden-Übergangs der Wirbelsäule behandelt werden könnte und nicht allein nur dort, wo ein Patient seinen Schmerz z. B. in der Schulter oder am Knie wahrnimmt. Die segmentalen Verbindungen innerer Organe und der jeweiligen Hautareale über den Organen werden mit der Untersuchung der Kibler-Falte genutzt. Ist die zu bewegende Hautrolle mit Schmerzen und Spannungen für den Patienten verbunden, spiegelt sie den Stresszustand naher innerer Organfunktionen.

77 Nervenkerne, -bahnen und Areale von Groß- und Zwischenhirn, definiert über eng verknüpfte Funktionen und Verbindungen zur Affektregulation, zu Emotionen, Gedächtnis und Lernfunktionen. In der Neurowissenschaft rechnen der Hippocampus, Gyrus cinguli, Gyrus parahippocampalis, die Amygdala und das Corpus mammillare zum limbischen System. Nach neuerer Auffassung wird mehr eine dezentrale emotionale Verarbeitung angenommen, die auf- und abschwingende elektromagnetische Felder als Erregungen (Arousal) mit einer organischen Matrix verbindet. (Nach: Bear, M. F. et al.)

Die Segmentgliederung der Wirbelsäule folgt auch der Versorgung der Blutgefäße, der Haarfollikel und Schweißdrüsen. Bekannt ist vielleicht der „Totenfinger" (Digitus mortuus) bzw. die Weißfingerkrankheit, bei der ein oder mehrere Finger unter plötzlichem Kälteeinfluss weiß und gefühllos werden. Die Normalität stellt sich oft erst viele Minuten später wieder ein. Der Arzt sucht dann nach Hinweisen für Vergiftungen, Medikamentennebenwirkungen, autoimmune Erkrankungen, Durchblutungs- und Stoffwechselstörungen, prüft die Blutzusammensetzung und findet mitunter „Kälteantikörper". Die Fehlfunktion wird hier auch als Stresszustand im sympathischen Nervensystem mit einem Gefäßkrampf ausgedrückt.

Der Parasympathikus

Das parasympathische Nervensystem verlässt das Zentralnervensystem mit den Hirnnerven für einen Anteil der Augenbewegungen (Nervus oculomotorius), den Gesichtsnerv für Muskulatur/Mimik (Nervus facialis), den Zungen-Rachennerv (Nervus glossopharyngeus) und den Vagusnerv (Nervus vagus). Der Vagusnerv ist wohl der bekannteste Vertreter des Parasympathikus, mit einem langen und asymmetrischen Verlauf durch Hals- und Brustkorb zum Bauch und den inneren Organen der großen Körperhöhlen. Der Parasympathikus entspringt nicht überwiegend, wie der Sympathikus, aus dem Rückenmark und versorgt demnach auch nicht symmetrisch geordnet nach den Segmenten der Wirbelsäule, sondern hat seine Nervenknoten in enger Nachbarschaft zu den überwiegend asymmetrisch angeordneten Endorganen, z. B. im Bauch.

Über den Parasympathikus erfolgt die Kontrolle des Magen-Darm-Systems und tief im Becken sind Nerven beteiligt, die die Wirbelsäule aus den Kreuzbeinsegmenten S2–S4 verlassen. Die moderne Wissenschaft ordnet sie allerdings mehr den Sympathikus-Funktionen zu (Ernsberger, U.; Rohrer, H.). Den Weg vom Rückenmark in Höhe des 12. Brust- oder 1. Lendenwirbelkörpers legen sie durch den Wirbelkanal zurück. „Stromschnellen" mit Störungspotenzial sind z. B. Bandscheibenvorfälle und/oder eine Einengung des Nervenkanals der Lendenwirbelsäule (Spinalkanalstenose). Wird das Rückenmark der unteren Brustwirbelsäule verletzt oder wird der Weg bis ins kleine Becken verlegt, kommt es mitunter zu empfindlichen Störungen der Blasen- und Mastdarmfunktionen, wie der Transport- und Entleerungsfunktion, zu Problemen der Verschlusskontrolle (Stuhl- und Urininkontinenz) und immer Störungen der Sexualfunktionen. Auch wenn es nur ganz kleine dünne Nerven sind – ohne ihre normale Funktion wird das Lebensgefühl erheblich beeinträchtigt!

Das enterische Nervensystem

Das enterische Nervensystem besteht aus einem in Speiseröhre, Magen und Darm integrierten Nervenzellnetzwerk. Wie das Gehirn enthält es feine Messfühlerzellen (Sensorik), Netzwerkspezialisten (Interneurone) und Bewegungskoordinatoren (Motoneurone) für die Darmbewegung (Peristaltik). Mit mehreren hundert Millionen Nervenzellen, etwa so viele wie im gesamten Rückenmark, ist es nicht klein zu nennen. Während die reibungslose Muskelkoordination während des Essens und der Magen-Darm-Funktion durch das sympathische und das parasympathische System moduliert wird, obliegt die lokale Kontrolle der Darmfunktionen dem enterischen Nervensystem.

Für die **PKA** ist noch kein **Darmmuster** formuliert. Die weitere Forschung wird in den nächsten Jahren immer mehr die Bedeutung der Darm-Hirn-Achse in der Behandlung neurologischer Erkrankungen, bspw. Autistismus-Spektrum-Störungen[78], Aufmerksamkeitsdefizit-Syndrome, Morbus Parkinson, autoimmune Erkrankungen wie Multiple Sklerose und Multiinfarktdemenz einbeziehen.

Die Darm-Hirn-Achse liefert vielfältige Informationen über das Rückenmark und den Vagusnerv zum Gehirn, steuert aber auch die Blutgefäße im Bauchraum. Chronischer Stress beim Menschen führt mit der Störung der hormonellen Stressantwort[79] zu einer verstärkten entzündlichen Reaktion im Darm. Die Entzündung vermittelnden Mastzellen in der Nähe der Darmschleimhaut reichern sich an und verstärken über eine Histamin-Ausschüttung Reizdarmsymptome (Annahazi, A.; Schemann, M.). In gleicher Weise führt chronischer Stress zu Blutgefäßschäden, ebenfalls mit Histamin als Mediator der Entzündung (Shah, S. M. et al.). Bleibt der Körper im andauernden „Kampfmodus", unterdrückt das sympathische Nervensystem die darmfördernde Unterstützung des Parasympathikus. Beim Morbus Parkinson kommt es darüber hinaus nicht nur zu einer Schädigung der vegetativen Nerven am Herz, sondern auch zu Nervenschäden der parasympathischen Darmversorgung (Knudsen, K.; Borghammer, P.). Der aufgeblähte Bauch kann vor allem beim älteren Menschen allerdings auf eine Vielzahl von Störungen hinweisen. Eine Herzschwäche, wie beim Morbus Parkinson u. a. durch die Störung vegetativer Nerveninformation[80] oder andere Stoffwechselstörung, staut aufgrund der Minderung des Rückflusses zum Herz die Gefäße – auch entzündlich vermittelt – im Bauchraum und damit auch der Beine.

78 Z. B. Asperger-Syndrom, frühkindlicher Autismus, atypischer Autismus.
79 Siehe: Stressachse 1 (Kapitel 4.2.4)
80 Wahrscheinlich kombinierte Nerv-, Muskel- und Gefäßwirkung mit Substanzabbau im Herz.

Ein chronischer Stress lässt die vegetativen Nerven vor allem des Parasympathikus im Darm degenerieren, begleitet von wechselnden Entzündungen im Darm und damit auch immer an der Wirbelsäule („Karies") und oft den Gelenken, wie beim Rheuma, kombiniert mit Stauungen und Schwellungen in Armen und Beinen. Allein schon diese Vorstellung ist sehr unangenehm und doch Alltag in der ärztlichen Praxis, wenn auch nicht immer in der geschilderten Dramatik, mit vielen unterschiedlichen klinischen Ausprägungen.

Stellen wir uns vor, dass nicht nur die Nahrungsaufnahme und Sortierung der Verdauungsleistung, sondern auch der Transport, das Blutgefäßsystem im Bauchraum, empfindlich gestört werden können. **Chaos im Bauch macht mehr Chaos im Gehirn als umgekehrt.** Es ist überhaupt nicht einfach, in diese komplexen Systeme therapeutisch einzugreifen. Zudem: Unsere Darmbewohner – 100 Billionen Einzeller mit einer eigenständigen Intelligenz auf dem Niveau eines Haushundes – lasse ich hier nicht zu Worte kommen. Sie werden, um beim Thema der **PKA** zu bleiben, mit den Funktionen des Bauchraumes in ihrem Zusammenhang zum Energiestoffwechsel, dem Immunsystem insbesondere, und zur Affektregulation und den Emotionen gegenwärtig von mir zum **Stoffwechsel-** und **Lebermuster** gerechnet. Für das **Traumamuster** entsteht ohnehin eine erhebliche Bedeutung: Jeder andauernde Stress- oder Kampfzustand erschöpft, und dann schreit der Mensch wieder „mit jeder Zelle" und vor allem in seinem Bauch!

4.2.3 Nichts ist umsonst!

Jedwedes Handeln des Menschen kostet Energie, selbst schon Gedanken, ob sie nun gut oder schlecht sind. Ein Gedanke ist allerdings „feinstofflich", nicht leicht zu fassen, und kann auch plötzlich wieder verschwinden. Er hinterlässt dennoch eine Spur, kriminalistisch gesprochen. „Nun aber sind auch eure Haare auf dem Kopf alle gezählt", sagt der Evangelist und deutet damit dem Christen die stetige Fürsorge und „Supervision" eines Gottes an, der jedes Menschen Namen kennt und viel mehr noch jeden Gedanken jedes Menschen. Jede Ursache hat eine Wirkung, ist die pragmatische Version des Buddhisten; somit „wirkt" jeder Gedanke auch. Allen gemeinsam ist die Idee vielfältiger Verknüpfung von Informationen, Beziehungen und Wirkungen im komplexen Gefüge des Lebendigen. Dieses „Mysterium" wird in allen Traditionen mit unterschiedlichem Namen bezeichnet, und „Gott" ist nur einer davon.

Wird bei einem Menschen ein übermäßiger Zugriff auf seinen Energiehaushalt beobachtet, könnte eine Krankheit oder ein besonderer Stress bzw. sogar (Über-)Lebenskampf die Ursache dafür sein. Ich warne aber ausdrücklich davor, die mit der **PKA** diskutierten

Emotionen und Affekte stets in den Vordergrund einer Therapie zu stellen. Aus der Sicht des biologischen Körpers gibt es keine Trennung von psychischen und körperlichen Prozessen! Bösartige Erkrankungen z. B. können sich mit vielen Symptomen einschleichen. Angst und Depression stehen dann z. B. bis zur Krebsdiagnose neben Schmerzen der Wirbelsäule und Gelenke im Vordergrund. Die körperlichen Stressreaktionen und Muster der **Analyse** sind demnach klinische Zeichen und keine eigenständigen oder sogar unabhängigen Ursachen!

Die persönlichen Reserven vieler Menschen in reichen Ländern wie Deutschland fallen aber nach der Praxiserfahrung erstaunlich „mager" aus. Oft fehlt es dem neuzeitlichen, säkularen Menschen vor allem an Vertrauen, Gelassenheit und Zuversicht. In der Menschheitsgeschichte gab es allerdings zu allen Zeiten Perioden unsicheren Lebens. In der biblischen Überlieferung sagt Jesus: „Darum sage ich euch: Sorgt euch nicht um euer Leben, was ihr essen und trinken werdet; auch nicht um euren Leib, was ihr anziehen werdet. Ist nicht das Leben mehr als die Nahrung und der Leib mehr als die Kleidung?" (Matthäusevangelium 6:24–34). Jesus kannte vor 2000 Jahren noch keinen Internethandel, Klimawandel oder Massentierhaltung. Allerdings waren ihm biblische Plagen, z. B. Seuchen wie aktuell ausgelöst durch SARS-CoV-2, Völkermord, Habgier und Laster wohl bekannt. Wie würde er sich wohl heute äußern? Nicht viel anders, nehme ich an; seine Ansicht bleibt aktuell, weil sie die *Basis* menschlicher Existenz zu allen Zeiten charakterisiert.

Heutzutage braucht man eigentlich nur dem „Stressstoffwechsel" zu folgen, um den „User" anhand seiner „IP-Adresse" ausfindig zu machen. Und noch weitergedacht: Mit ein bisschen mehr vernetztem Denken in den medizinischen Fachdisziplinen käme das menschliche Puzzle seiner Gesamtheit wieder ein Stück näher …

Auf der Basis dieser Überlegungen habe ich die **psychologische Körperanalyse** entwickelt: In seiner Körperstruktur bildet der Mensch ab, aus welcher Familie er stammt, wie seine frühe Versorgung im Leben war und wie er mit dieser Ausrüstung sein bisheriges Leben bestritten hat. Wenn der Patient über seine erinnerte Herkunft erzählt und seine Körperstruktur und deren energetischer Aufwand nach dem klinischen Befund nicht zu seiner aktuellen Lebensaufgabe passen, drückt er unbewusst vor allem aus, welches frühere emotionale und Affekt-Erleben seine körperliche Gegenwart dominiert.

Affekte und Emotionen werden am *Körper* in der Beziehung zu anderen Menschen gelernt, sie zeigen sich deshalb auch immer am *Körper* und kosten somit Energie, die vom Stoffwechsel bereitgestellt werden muss. Schon Charles Darwin (Zitiert nach Kolk, B. van der.), der englische Naturforscher, hielt Emotionen für unentbehrlich, weil sie die

Motivation zu Handlungen beinhalten und Objekten einen Wert zuordnen. Das Bewusstsein erstellt auf physisch-emotionalem Weg Bewertungen des inneren (erinnerten) und äußeren (mit den Sinnen aufgefassten) Erlebens. Emotionen und Affekte lösen die Motivation zu Handlungen aus. Der typische Ausdruck des Körpers in Haltung, Mimik und Spannung erlaubt es anderen Menschen, unsere mentale Verfassung und Absichten wahrzunehmen. Die **PKA** charakterisiert über die physische Struktur und deren Funktion die aktuell wirksamen Affekte und Emotionen.

4.2.4 Der Stress und sein Stoffwechsel

Es folgt ein kurzer Ausflug in die aktuelle Innere Medizin, Psychosomatik und in die Neurowissenschaften (Krähenmann, R.; Seifritz, E.): Stress oder die notwendige Anpassung des Körpers an Umwelt- und Lebensbedingungen wirkt auf vielen Ebenen. Der Alarmreaktion oder Schockphase folgt die *Anpassung des Körpers*. Herz und Gefäße, Energie- und Salzhaushalt werden belastet, und die Nebennierenrinde und ihr Mark schütten entzündungshemmende, gefäß- und kreislaufaktive Substanzen zur Gegenregulation in die Blutbahn aus. Danach kehrt wieder Ruhe mit normalen Zyklen der Hormonabgabe ein. Gelingen Abwehr und Anpassung aber über längere Zeit nicht, greift ein „Stressor" unverändert an, ohne dass eine Fluchtmöglichkeit besteht, *erschöpft* der Körper in seiner Abwehr und stirbt schließlich, soweit das Tiermodell oder auch das Menschenschicksal, final auf der Intensivstation.

Chronischer Stress macht definitiv krank, auch wenn er sich meist nur langsam und kaum merklich einschleicht. Der Mensch fühlt sich zunehmend angespannt, weiß ab einem bestimmten Punkt nicht mehr, „wo ihm der Kopf steht", verliert schließlich „den Boden unter den Füßen" und hat Schmerzen und Symptome: Herzbeschwerden, Ohrgeräusche, Bauchschmerzen, Reizdarm, Luftnot, Schwindel und einen „zugeschnürten Hals". Der Schlaf bringt keine Erholung mehr, der Körper regeneriert nicht mehr, stattdessen dreht man sich nachts von einer Seite zu anderen und steht am nächsten Morgen müde und „gerädert" auf, „läuft wie auf Eiern" und ist missgelaunt.

In der Sprache der Wissenschaft aktiviert jeglicher Stress erstens die **H**ypothalamus-**H**ypophysen-**N**ebennieren-**A**chse (HHNA) und zweitens die **L**ocus-**C**aeruleus-**N**oradrenalin/**S**ympathisches-**N**erven**s**ystem-Achse (LCNA/SNS). Ich bezeichne sie folgend einfach als Stressachsen 1 und 2.

In einer Steuerungskaskade stimulieren Botenstoffe in der Stressachse 1 die jeweils nächste Ebene bis zur Nebenniere und Cortisol wird freigesetzt. Die Stressachse 2 steigert u. a. über die Stimulation des sympathischen Nervensystems die Puls- und Atemfrequenz und ebenso den Blutdruck. Die zum (Über-)Lebenskampf notwendigen Organe, wie das Herz sowie die Muskulatur und das Gehirn werden stärker durchblutet und mit mehr Nährstoffen versorgt. Der Mensch wird wachsamer, aufmerksamer, aber auch ängstlicher – ist „auf alles gefasst". Nach meiner klinischen Erfahrung reagiert die Stressachse 2 *unmittelbar*, etwa wie das Anschalten einer Deckenbeleuchtung.

Das Stammhirn (auch: „Reptilienhirn" genannt; Großhirnverletzungen überlebt der Mensch oft, Stammhirnverletzungen hingegen nur selten) enthält alle lebensnotwendigen Steuerungszentren, z. B. für den Blutdruck. Es arbeitet wie das Zwischenhirn und Teile des Endhirns (auch: „Säugetiergehirn", vor allem auch limbisches System[81]) völlig unbewusst. Nur die Wirkungen, wie die Kälte- und Hitzeantwort des Körpers, als Aufstellen der Haare oder Schwitzen, werden vom Bewusstsein vielleicht bemerkt und bewertet. „Mir ist ganz schön heiß und ich schwitze" kann ganz schön unangenehm sein. Ein gedanklicher Befehl dagegen erreichte aber nicht die Schweißdrüsenfunktion, auch wenn er noch so eindringlich formuliert würde! Eine bewusste Aufgabe hingegen, wie z. B. Holzhacken im spätsommerlichen Garten, ist strategisch im körperlichen Aufwand und Ablauf durch die Erfahrung mit der Arbeit bereits vorprogrammiert. Der Körper greift in seiner Steuerung für die notwendigen strategischen Mittel, wie Aufmerksamkeit, Herzschlag für den ausreichenden Blutstrom, Körperhaltung, Muskelspannung, verminderte Verdauung sowie Festhalten und Schwingen der Axt, auf eine ihm bekannte Satzung zurück.

Mit der bewussten Körperwahrnehmung, die ich für die Arbeit im Garten u. a. brauche, gehen weitere Impulse der Sinnesorgane einher. Ein außerplanmäßiger Schweißausbruch wird plötzlich bewusst und stört. Die Empfindung erhält aus der Erfahrung blitzschnell eine Bewertung, bspw. „unangenehm" anstelle von „Likes". „Ich" kann jetzt bewusst strategisch handeln: aus der Sonne gehen und unter die kalte Dusche springen, mich in den Schatten zurückziehen und das kalte Bier oder die eisgekühlte Limonade in den Mund stürzen.

Das Bewusstsein ist wahrscheinlich an keinen festen Ort im Großhirn gebunden. Man könnte auch von einer dezentralen Organisationsstruktur sprechen. Die Fähigkeit, sich seiner selbst bewusst zu sein, entsteht mit dieser Annahme aus vielen unbewusst verbundenen und urplötzlich sichtbar werdenden Gehirnfunktionen. Dann erscheint für einen kurzen Moment alles klar, strahlend, „Ich bin, der ich bin"[82] und mir dessen be-

81 Mehr historische Funktionseinheit im Gehirn, der u. a. die Beteiligung an der Verarbeitung von Emotionen, Triebverhalten, Traumaerinnerung (Amygdala) zugesprochen werden.

82 Allegorie: 2. Mose 3:14 – Jahwes Selbstreflexion im „brennenden Dornbusch". Ähnlich auch im Sanskrit: „So'ham" – „Ich bin er. Er ist ich." (Hinduistisches Mantra.)

wusst. Kurz danach tauche ich wieder in den Strom meiner Gedanken ein (Fabisiak, R.). In der Dynamik bildet Heraklits „panta rhei" – alles ist stets im Werden und Vergehen und immer in Bewegung – das komplexe Zusammenspiel der Gehirnfunktionen gut ab. Der gegenwärtig in der Wissenschaft und auch von mir genutzte anatomische Strukturbezug ist dem besseren Verständnis geschuldet. Dem Bauprinzip nach enthält das Gehirn Nervenzellen, die Sinneswahrnehmungen verarbeiten (Sensorik), Bewegung auslösen (Motorik) und komplexe Netzwerke bilden (Interneurone).

Die Anwendung der **psychologischen Körperanalyse** zeigt mir, dass auch beim bewussten Menschen immer die vegetativen und emotionalen bzw. affektiven Zentren unterhalb des Großhirns jederzeit Einfluss nehmen können und es in der Regel auch tun. Nach viel Übung – wie in der Meditation – kann es gerade so eben und zeitlich begrenzt gelingen, zum Beobachter eigener Motive und Antriebe zu werden. Ein tauglicher Selbstversuch ist die Atemanleitung „4/7-11" zur Beruhigung der Sympathikuserregung mit der bewussten Ein- und Ausatmung[83] im Rhythmus 4 Sekunden ein und 7 Sekunden aus. Ein paar Minuten geht es ganz gut, aber 11 Minuten, wie es die vollständige Übung mit der Belohnung einer vegetativen Beruhigung vorsieht, ziehen sich ganz schön lange hin. Plötzlich fällt man zwischendurch aus dem Rhythmus – üben, üben, üben!

Über die Existenz oder Nichtexistenz eines „freien" oder unabhängigen Willens darf nach dieser kurzen Selbsterfahrung weiterhin gestritten werden. Aus Motiven entstehen oft Handlungen, deren Ausführung nur mit den strategischen Mitteln des Körpers, wie Stoffwechsel, Muskelkraft, Sinnesfunktionen und Gedächtnis, gelingen. Ihr komplexes Zusammenspiel wird völlig unbewusst geregelt! Das „Ich" ist und bleibt zerbrechlich, ein flackerndes Licht in einem großen dunklen Gebäude mit vielen verborgenen Räumen.

Unterhalb der Großhirnebene werden die übergeordneten Zentralen für die komplexen Regulationen aller lebenswichtigen und sozialen Funktionen des Körpers verortet. Zu dieser Aufgabe rechnet auch als wesentliche Erweiterung gegenüber dem Reptiliengehirn die emotionale und Affekt-Regulation. Ein plötzliches Erröten im Moment der Scham, der Handschweiß in einer Prüfungssituation oder das Aufstellen der Nackenhaare in der Panik werden vom vegetativen Nervensystem ohne willkürlichen Zugriff organisiert. Diese Funktionen sind den meisten Menschen aus dem eigenen Leben wohl bekannt und auch populärwissenschaftlich immer wieder ein Thema in den Medien.

83 Wie die Yoga-Atmung (3 Sekunden ein, 3 Sekunden aus) üben: Bauch-Brust-Schlüsselbein einatmen und Bauch-Brust-Schlüsselbein ausatmen. Der Anfänger fühlt mit der flachen Hand zwischen Bauchnabel und Brustbein, ob der Bauch mit der Atmung erreicht wird.

Neu ist meine Annahme, dass sich die Stressachse 2 unmittelbar im Asymmetriemuster zeigt, damit äußerlich einfach messbar wird und auch Einfluss auf alle weiteren Muster nimmt.

Zur Stressachse 2 gehört vor allem die Freisetzung des Neurotransmitters Noradrenalin im Gehirn. Sie ist im Gehirn von Säugetieren für die jeweilige Anpassung der Wachheit, Aufmerksamkeit, Reaktionsbereitschaft und Wahrnehmung an das Verhalten wichtig. Den größten Teil der Noradrenalinausschüttung veranlassen die paarigen und sehr kleinen Nervenzellhaufen des Locus caeruleus im Hirnstamm. Sie sind mit vielen Hirnregionen und dem Rückenmark vernetzt.[84] Ohne ihre Anregung der Wachsamkeit und des Scharfsinns würde ein Mensch dumpf dahindösen und wäre nicht handlungsfähig. Mit der Alarmierung wird z. B. ein plötzliches Erschrecken oder eine stressige Lebenssituation körperlich ausgedrückt. Aber auch angstähnliche und abweisende Verhaltensweisen können mit der Aktivität der Nervenkerne im Hirnstamm (Reptiliengehirn) verbunden werden. Die Hemmung ihrer „Überaktivität" hingegen verhindert angstähnliches Verhalten und stressbedingte Störungen.

Dem Patienten gegenüber verdeutliche ich die Stressachse 2 mit der Vorstellung einer Eidechse, die sich auf einem Mauerstein in der Sonne wärmt und mit der Annäherung eines Menschen blitzschnell in einer Lücke verschwindet. In der evolutionären Entwicklung hat sich diese Fähigkeit offensichtlich bewährt und ist auch Bauteil hochentwickelter Säugetiere geblieben.

Stressachse 2 und 1 arbeiten eng zusammen. Das Corticotropin-Releasing-Hormon[85] aus der Hypophyse (Stressachse 1) gilt als der primäre hormonelle Regulator der Stressantwort des Menschen und verstärkt ebenfalls das System des Nervus sympathicus, erhöht die Aufmerksamkeit und unterdrückt Nahrungsaufnahme und Sexualverhalten u. a. (Kleine, B.; Rossmanith, W. G.).

Patienten mit einer Depression oder Angststörung erhalten Medikamente, die u. a. die Wiederaufnahme[86] von Noradrenalin blockieren und dessen Wirkungsdauer damit verlängern. Vielleicht ist deshalb auch in der Stressachse 2, wie beim Cortisol, von einer relativen Noradrenalinresistenz im chronischen Stress mit andauernder Alarmschaltung zu sprechen. Die Aktivität der Nervenkerne des Locus caeruleus hängt jedenfalls mit viel komplexeren und auch emotional und affektiv verknüpften körperlichen und psy-

84 Wechselseitige Kommunikation der Stressachsen 1 und 2 und u. a. Hypothalamus, Thalamus, Amygdala.
85 CRH – Starterhormon der Kaskade der Stressachse 1 (HHNA). (Siehe auch Lehrbücher Endokrinologie.)
86 Mit der Wiederaufnahme aus dem Übertragungsbereich (Synapse) entfällt die Wirkung der Überträgersubstanz.

chischen Zuständen zusammen.[87] Auch für Alzheimer, Parkinson und Multiple Sklerose werden Zusammenhänge vermutet, weil Nervenbahnen des Locus-Caeruleus-Noradrenalin-Systems (LCNA) selektiv und früh strukturell abbauen (degenerieren) (Schwarz, L. A.).

Zur Stressachse 2 rechne ich darüber hinaus die mit dem Locus caeruleus vernetzten übergeordneten Zentren des vegetativen Nervensystems, der Wahrnehmung (Sinnesorgane) und der unbewusst gespeicherten und zum Moment passenden Lebenserfahrungen, Gefühle und Affekte (implizites Gedächtnis). Wahrscheinlich nehmen auch aus dem Bauch aufsteigende Meldungen über die Funktionen der inneren Organe (chemisch, z. B. Serotonin) und über Impulse des Vagusnervs Einfluss. Die momentane Körperlichkeit besteht demnach aus einer ungeheuren Fülle von Informationen und Regulationen. Die **Muster** der **PKA** bilden einen Ausschnitt ab, der bei einer Erkrankung den Therapeuten zu weiteren medizinischen Untersuchungen führen kann.

Der wissenschaftliche Beweis für den Zusammenhang der Stressachse 2 und dem **Asymmetriemuster** ist schwierig, aber nicht unmöglich. Er erforderte „Just in Time"-Messungen der Wirkungen von Noradrenalin unter definierten Belastungen des Menschen. Die funktionelle MRT erlaubt schon heute die Beobachtung der (Stoffwechsel-)Aktivität und Zuordnung u. a. zu den Hirnarealen für die emotionale und Affekt-Regulation. Messverfahren für das Zusammenspiel von Wahrnehmungsfunktionen und Bewegung (Sensomotorik) beider Hirnhälften und die vegetativen Funktionen im Oberbauch (Vagus/Sympathikus) sowie der Nerven/Muskelspannungsverteilung des Körpers sind notwendig. Nach meiner klinischen Beobachtung geben die affektiv verknüpften und seitenunterschiedlichen Spannungen der Gesichtsmuskulatur (Asymmetrie) vor allem in der Augenregion einen Hinweis auf den Grad dissoziativer Anspannung (siehe Traumamuster).

Die Wissenschaft müsste sehr aufwändig nachstellen, was wir Menschen als „Bordausrüstung" bereits zur Verfügung haben. Gegenwärtig können wir es nur für uns selbst und nicht für andere messbar machen, außer wir einigten uns auf ein vergleichbares Prüfverfahren, wie z. B. die **psychologische Körperanalyse**.

Zur menschlichen Ausrüstung gehören u. a. die 5 Sinne, aber auch Empathie – als Fähigkeit, in sich selbst hineinzuspüren und „dort" zu fühlen, was andere Menschen fühlen sowie über sogenannte „Spiegelneuronen" deren geplante Körperbewegungen in der Beziehung zu ihnen wahrzunehmen. Schließlich können wir uns Übertragung und *Gegenübertragung* im Kontakt mit anderen Menschen bewusst machen, wenn wir acht-

87 U. a. Amygdala, frontobasaler Cortex, Cingula, Hippocampus (limbisches System).

sam untersuchen und vollständig präsent bleiben. Mit diesem Rüstzeug bin ich in viele tausend Untersuchungen mit den verschiedensten Krankheitsbildern der ärztlichen orthopädischen Praxis gegangen. Das Ergebnis sind die Annahmen über die körperlichen Wirkungen der Stressachse 2 mit den **Körpermustern** der **PKA**:

Eine asymmetrische Anspannung des Körpers geschieht unmittelbar mit der Sinneswahrnehmung. „Es" entscheidet in Millisekunden, ob wir angreifen oder weglaufen müssen. Etwas später, aber auch in Sekundenschnelle und unbewusst, greift „Es" auf eine passende Körpererfahrung zurück. Aus diesem Gedächtnisinhalt wird, ebenso noch unbewusst, die Wahrnehmung einem erinnerten Ereignis und dessen Affekt zugeordnet. Bewusst werden nur bewertende Gedanken – als „Spitze des Eisbergs" –, aufgrund derer überhaupt erst eine Entscheidung zur Handlung erfolgen kann. Die Wahrnehmung wird reflektiert und auf ihren Wahrheitsgehalt hin überprüft und die Handlung entweder ausgeführt oder unterbunden.

Mit diesen Annahmen konnte ich lernen zu untersuchen, wie die Körperantwort *unmittelbar* in den äußerlichen vegetativen Funktionen, der emotionalen und affektiven Reaktion (Übertragung/Gegenübertragung) und im Spannungsausdruck des Körpers stattfindet. Vegetative Funktionen und mit ihnen verbundene Gefühle, Affekte, schließlich Gedanken, unbewusste und schließlich auch bewusste Handlungen hinterlassen immer *energetische Spuren*. Bei einem Kranken bilden diese Spuren für den Therapeuten im längeren Patientenverlauf die Fährte, der er zunächst als „Spurensucher" folgt, ehe er Handlungen vornimmt. Auf diesem Weg ist das Prinzip der **psychologischen Körperanalyse** entstanden.

Die Betrachtung der beiden Stressachsen 1 und 2 reicht zunächst als grundlegende theoretische Basis. Im klinischen Alltag stößt der Therapeut im chronischen Verlauf von Erkrankungen auf weitere Mängel, die sich in der reduzierten Lebenskraft des Körpers bemerkbar machen. Dann fehlen auch die Stimulatoren der Geweberegeneration, der Anregung des Stoffwechsels und der Funktionen der Geschlechtsorgane. Haut und Haar werden trocken wie die Schleimhäute, die Haut wird faltig, Wirbelsäule und Gelenke werden steif, die Muskulatur verkümmert, das Gesicht fällt ein, die Beine schwellen an usw. Die körperlichen Erscheinungen vollziehen sich oft ganz langsam und grundsätzlich beobachtbar. Nur für einen Menschen, der sich stets abhetzt, nicht schont oder der nicht gelernt hat, für sich selbst zu sorgen, kommt dann „alles" plötzlich, wie aus heiterem Himmel, über Nacht! Schon lange vorher hat das „Es" aber in seiner Sprache signalisiert, dass einer oder mehrere von den vielen heilsamen, lebenserhaltenden und versorgenden Lebenswegen verlassen worden ist.

Im chronischen Stress treten in der Stressachse 1 nach einer Überstimulation oft Zeichen der Erschöpfung ein. Die Überschwemmung des Körpers mit Cortisol (Stressachse 1) und Katecholaminen, wie Adrenalin und Noradrenalin, (u. a. Stressachse 2) folgt nicht mehr dem Bedarf und gerät außer Kontrolle mit vielfältigen Störungen und Erkrankungen der Organfunktionen. Die vormals vorhandene Anpassungsfähigkeit an Stress auslösende Erfahrungen bleibt oft dauerhaft beeinträchtigt.

Im Gehirn ist dann sogar ein Abbau der Gewebestruktur möglich. Wenn Symptome eintreten, spricht man von neurodegenerativer[88] Erkrankung. Müdigkeit, Konzentrationsmangel, Schwindel, Störungen der Wahrnehmung und der Gedächtnisfunktionen sind ziemlich häufige und unspezifische Zeichen, dass „im Kopf" etwas nicht stimmen kann. In der MRT ist alles noch nicht so schlimm: nur ein paar „weiße Stellen", wahrscheinlich nur Durchblutungsstörung, klären der Neurologe oder der Hausarzt auf. Ohnehin sind ja die deutlicheren Krankheitszeichen am Rücken und im Nacken. Dass sie mit einseitiger Körperschwäche, Muskelverkrampfungen der Beine, Störungen des Gleichgewichtssinnes beim Schließen der Augen und einem unsicheren Gang einhergehen, wird oft nicht erkannt. Es ist ja „die Bandscheibe" oder „die Verspannung". Patient und Therapeut einigen sich gern auf einfache Diagnosen und Erklärungen; sie werden von allen verstanden und machen keine Angst. Doch weit gefehlt: Die Angst lauert sehr wohl weiter im Hintergrund und breitet sich langsam aus! Sie kriecht sprichwörtlich kalt den Rücken hoch und lässt den Menschen einfrieren.

Die Speicher traumatischer Erfahrungen, vor allem die Amygdala-Nervenkerne im Gehirn, nehmen unter einer chronischen Stressbelastung im Volumen nämlich sogar zu! (*Unwiderrufliche* Veränderungen des Gehirns entstehen, wenn ein chronischer Stress vor der Geburt, in den ersten zwei Lebensjahren nach der Geburt, in der Jugend und im Alter Einfluss nimmt.)

Noch vor der Geburt können traumatische Erfahrungen der Mutter, wie bspw. eine Beziehungstrennung oder sogar der Tod des Lebenspartners, zu einer anhaltenden vermehrten Aktivität der Stressachse 1 führen. Früh veränderte Anpassungen im Stressstoffwechsel leiten zu vielerlei körperlichen und psychischen Symptomen, die in den folgenden Kapiteln weiter diskutiert werden. Ebenso wie eine stärkere Antwort der Stressachse 1 unter chronischem Stress beschrieben wird, kann beim Burn-out-Syndrom eine starke Erschöpfung auch mit einer Schwäche der Nebennierenfunktion (Sexualhormone, Wasserhaushalt, Cortisol, Adrenalin) eintreten.

88 Degeneration, Rückbildung oder sogar Zerfall und Zerstörung. Erkrankungen, wie Alzheimer, Parkinson, Demenz und Multiple Sklerose, gehen mit einem strukturellen Abbau im Nervensystem einher.

Nach meiner klinischen Erfahrung in der Begleitung von Patienten, auch zum Teil über Jahre, wechseln Überstimulation und Schwäche der Stressachsen. Für die Erschöpfung oder Cortisolresistenz[89] sprechen klinische Zeichen entzündlicher Reaktionen vor allem der Wirbelsäule und Gelenke. Die Mittelgelenke der Finger sind ein guter Seismograf. Ihr Streckdefizit geht oft mit Störungen und Stauungen im Oberbauch und rheumatischen Reizerscheinungen vor allem am Brust- Lenden-Übergang der Wirbelsäule einher. In einer mehr depressiven Phase mit Wut und Ärger kann die Cortisol-Ausschüttung Handlungen sogar noch weitgehend unterstützen. Es wird ja vieles wie mit einer Gießkanne energetisch für den vermeintlichen „Kampf" stimuliert – auch der Sexualtrieb. Gerade Sexualität erfordert viel Energieaufwand. Die körperliche Fähigkeit kombiniert bewusste und vor allem auch unbewusste zentral-nervöse Regulationen der Stressachsen 1 und 2 mit dem Stressstoffwechsel und allgemeinen körperlichen Fähigkeiten wie Beweglichkeit, Kraft, Ausdauer und Koordination.

Für die **psychologische Körperanalyse** sind zwei grundlegende klinische Ausdrucksweisen von *chronischem Stress* wichtig:

1. Eine Verbindung vom Stammhirn führt über das Rückenmark (Sympathikus) und den Nervus vagus zu den Oberbauchorganen und lässt sich dort „ertasten". Das druckschmerzhafte Gewebe zwischen Bauchnabel und Brustbein ist eine sehr intime Zone des Menschen. Die Stressantwort des großen Nervengeflechts (Sonnengeflecht) und des Magens/Dickdarms zeigt u. a. unbewusst, ob die Nähe eines Menschen oder besser die Flucht vor ihm angezeigt ist. Die Botenstoffe der Stressachse 2, wie Adrenalin und Noradrenalin, sind obendrein schnell wirksam. Der Patient bemerkt die Sympathikus-Aktivität u. a. als Unruhe, Herzrasen, Druck im Kopf und auf der Brust. Im akuten Anfall kann sie mitunter als Angst und Panik gedeutet werden.

2. Ich nehme an, dass die unbewusst affektiv verknüpfte Halbseitenschwäche des **Asymmetriemusters** aufgrund der regelhaften Kombination dieser Spannung im Oberbauch mit einer einseitigen Körperspannung zur Stressachse 2 gehört. Wie immer gibt es Ausnahmen, aber auch sie sind zu verfolgen. Eine Erkrankung des Magens, des Zwölffingerdarms, der Bauchspeicheldrüse oder des Dickdarms muss nicht mit einer asymmetrischen Spannung des Körpers einhergehen, kann es aber natürlich. Die Freiheitsgrade des Therapeuten gilt es immer zunächst zu erweitern, und dann erst wird in der Tiefe gesucht.

89 Gestörte Regulation mit Überstimulation von Cortisol und dennoch zunehmender Entzündung im Körper, wie bei der Zuckererkrankung und „Insulinresistenz".

Angenommen es wäre tatsächlich wie bei „Angst und Panik"; ein Konflikt, der Angst macht, sich so oder so zu entscheiden, könnte nur über das „Es" die strategischen Mittel erhalten, sich über den Körper auszudrücken. Das „Es" besetzt auch die Schnittstellen zwischen Wahrnehmung, Konflikt, „Ich"-Funktion, Erfahrungen in ähnlicher Situation und deren Handlungen. „Es" führt auch zum „multidisziplinären" Austausch vieler kleiner Nervenzentren unterhalb der Bewusstseinsschwelle des Großhirns; anderenfalls wäre es wie im „Albtraum" mit einem überwiegend seelischen Erleben und weniger körperlicher Reaktion.

Im chronischen Verlauf sind die körperlichen Symptome von Stress oft subtil. Die Anspannung findet sich in der Regel im Oberbauch zwischen Bauchnabel und Brustbein, im „Epigastrium" oberhalb des Magens. Der Schmerz unter einer Fehlfunktion des vegetativen Nervensystems kann dort durchaus einen vernichtenden Charakter erreichen, als wollte der „Magen platzen". Dieser Schmerz ist nicht zu überhören, allerdings gibt oft nur die Zungenoberfläche den Hinweis auf ein chronisches, langsames Geschehen mit einer Reizung der Magenschleimhaut. Die Magenspiegelung (Gastroskopie) liefert keinen krankhaften Befund, vielleicht etwas Rötung der Schleimhaut am Ausgang oder Eingang des Magens, sonst nichts! Die Macht des „Es", als Alarmschaltung in der Stressachse, zeigt sich manchmal nur in kurzen Episoden.

Die gegenübertragungsfokussierte Körpertherapie[90] (GüfK) ist eine Untersuchungs- und Behandlungstechnik, mit der die Aktivität der Stressreaktion im Oberbauch beruhigt und vielleicht sogar auf den aktuell auslösenden Affekt und seine inneren Bilder bezogen werden kann. Untersucht wird eine Körperwirkung der Stressachse 2. Vorsichtig tastet der Therapeut in Richtung des Sonnengeflechts (Solarplexus), was nur mit einer engen und empathischen Verbindung zum Patienten untersucht werden sollte. Die wechselseitigen Empfindungen können Affekte spiegeln, die mit einem entspannten oder im Stress angespannten vegetativen Nervensystem einhergehen; das „Es" lässt sich wiederum bei seiner Arbeit „anfassen". Der Merksatz zu dieser Technik ist einfach: Der Mensch „schreit" immer auch mit seinem Bauch (viszeral), nicht nur über die Atemwege.

Zum anderen: Die Stressachse 1 ist langsamer und wirkt auch nachhaltiger. Sie drückt sich über die Wirkungen vor allem des Cortisols und weiterer Botenstoffe zur Regulation der inneren Organfunktionen aus. Die Nachhaltigkeit gilt aber nicht nur dem zunächst verwandten Stressbegriff. Der Körper greift auf die geschilderten grundlegenden biochemischen Reaktionen zurück, die ihm beim „Überleben" geholfen haben. Der Körper vergisst eben nicht!

90 Siehe: Kapitel 8 „Körperpsychologische Therapie".

4.2.5 Chronisches Stress-Erleben

Je länger und schwerer eine Stressbelastung wirkt, desto wahrscheinlicher entwickelt sich neben der körperlichen Erschöpfung eine *psychische Störung*. Kindheitstraumen bewirken weitreichende und lebenslange Veränderungen in den neurobiologischen Systemen und erhöhen so die Empfindlichkeit gegenüber Erkrankungen. Es entsteht eine Körper-Trauma-Dosis-Wirkungskurve. Je früher ein Körper betroffen ist, desto mehr wird die Erregung zur Grundlage aller körperlichen Reaktionen (Brückl, T. M.; Binder, E. B.).[91] Kindheitstraumen („Early Life Stress") gelten wissenschaftlich als die gesichertsten Risikofaktoren für die Entwicklung psychischer Erkrankungen. Auch nach meiner langjährigen klinischen Beobachtung gehen Kindheitstraumen mit Auffälligkeiten in der hormonellen Stressantwort, Immunreaktion und strukturellen Mängeln der Körpersteuerung und der Affektregulation einher, wie sie in der Literatur ausführlich beschrieben werden. Immer sind die Stressachsen 1 und 2 und Störungen der Funktionen des vegetativen Nervensystems anzutreffen. Unterschiedliche Verletzungen und Kombinationen von sexuellem Missbrauch, Vernachlässigung, körperlicher Gewalt und Armut scheinen ebenfalls unterschiedliche Gehirn- und Funktionsstörungen zu bewirken (Smith, K. E.; Pollak, S. D.).[92]

Klinisch hinweisend bleiben **Asymmetrie**- und **Stoffwechselmuster** zeitlebens. Darüber hinaus erfolgen traumatisch bedingte epigenetische Veränderungen systemweit und sind nicht allein auf das zentrale Nervensystem beschränkt. Traumafolgestörungen und affektive Störungen gehen mit einer veränderten Stressregulation, Entzündungsprozessen und einer schädlichen Überproduktion freier Radikale[93] einher. Bei Kindern und Erwachsenen, die von einer MMV[94]-Kombination in der Kindheit berichten, entsteht in der Regel zeitlebens eine Fehlregulation der Stressachse 1. Aber auch beim späteren chronischen Stress muss stets mit körperlichen Folgen gerechnet werden, auch wenn es scheinbar nur „psychischer Stress" ist. Nach Winfried Häuser geben in einer deutschlandweiten Umfrage 27,7 Prozent der Erwachsenen an, mindestens eine Erfahrung von Misshandlung, Missbrauch oder Vernachlässigung in ihrer Kindheit erlebt zu haben.

91 Vorgeburtliche Traumen der Eltern können beim Nachwuchs epigenetische Modifikationen hinterlassen, ohne dass der Nachwuchs selbst traumatisiert wurde. Der neurotoxische Effekt von pränatalem Stress führt zu einem gehäuften Auftreten von Angst und Depression. Diese Langzeiteffekte konnten auch bei Kindern im Alter von 6 Monaten, 5 Jahren und 10 Jahren festgestellt werden, deren Mütter zum Zeitpunkt der Schwangerschaft entweder an Stress, Angst oder Depression gelitten hatten oder mit Glucocorticoiden behandelt wurden.

92 Die Schaltkreise Präfrontaler Cortex – Hippocampus, Amygdala und Schaltkreise der Stammganglien werden gestört. Dann können Kinder nach eigener klinischer Beobachtung nicht gut sprechen, spielen, hüpfen, zielgenau springen, Mitspieler einschätzen und integrieren, Lachen und Weinen, sich Regeln, Zeichen, Zahlen und Buchstaben merken, verstehen und anwenden, Spontanität ausdrücken, Einbeinstand und Gleichgewicht halten, Ball fangen und werfen und viele andere „Kinder"- und später „Jugendaufgaben" nicht gut bewältigen.

93 Instabile Zwischenprodukte des Sauerstoffs; zusammen mit Entzündung körperliche Alterungsprozesse, wie Herz-Kreislauferkrankungen, Durchblutungsstörungen des Gehirns, Diabetes, Adipositas, Krebs- und Tumorerkrankungen.

94 Abk. für: Missbrauch, Misshandlung, Vernachlässigung.

Ein hoher Cortisolspiegel führt zu Fehlfunktionen in Arealen des Gehirns, die für die Integration von Wahrnehmungen, Gedächtnisfunktionen und emotionaler und Affektregulation zuständig sind. Depression und Störung der Gedächtnisfunktionen sind demnach häufige Folgen von chronischem Stress. Störungen der Darmfunktionen und des Immunsystems nehmen Einfluss auf die Hirnfunktionen im Sinne einer Darm-Hirn-Achse. (Wippert, P.-M. et al. 2017/2019; Baghai, T.C. et al.; Hasler, G.).

Als weitere Folgen der Überstimulation der hormonellen Achse werden Bluthochdruck, Zuckerstoffwechselstörung (Diabetes mellitus), Übergewicht und Fettstoffwechselstörungen angetroffen. Sie kombinieren oft und führen zu Gefäßleiden, wie z. B. koronarer Herzkrankheit, Hirnschlag[95] und Durchblutungsstörungen der Beine (Schaufensterkrankheit). Auch die nicht-alkoholische Fettleber und ihre Entzündungen gehören zur Überstimulation der hormonellen Achse im chronischen Stress (Krähenmann, R.; Seifritz, E.; Yanduan, L. et al.).

Eine Cortisolfehlregulation[96] kann neben dem Auftreten weiterer entzündungsfördernder Substanzen[97] entzündliche Symptome der inneren Organe, des Nervensystems, der Sinnesorgane und des Muskel-Sehnen-Skelett-Systems erklären. Innere Erkrankungen und Krebs sind demnach oft nicht einfach eigenständige *schicksalhafte* Entwicklungen, sondern in ein Regelwerk grundsätzlich gesellschaftlich beeinflussbarer ungünstiger Umwelt- und Lebensweisen eingebunden.

Allgemein gehen Kindheitstraumen bei Erwachsenen und Jugendlichen mit erhöhter Entzündung im Körper einher (Brückl, T. M.; Binder, E. B.). Bedeutsam in Pandemiezeiten könnte es sein, dass chronischer Stress zu einer erhöhten Anfälligkeit gegenüber Erkrankungen wie z. B. viralen Infektionserkrankungen (!) und Allergien führt.

---

95 Apoplexie

96 Cortisolresistenz (vergleichbar der Zuckerkrankheit durch die Überschwemmung des Körpers mit Cortisol und fehlerhafte Regulation, sodass die physiologische Cortisolwirkung abnimmt; ein relativer Mangel). Der zelluläre Stoffwechsel und Überträgerproteine sind grundsätzlich bekannt, aber noch keine Therapie verfügbar.

97 Zytokine, wie Interleukin-6, Neurokine, wie Substanz P, Tumornekrosefaktor als Signalstoff des Immunsystems.

Um es noch einmal deutlich zu sagen: Trauma-Erfahrung und chronischer Stress machen oft körperlich ernsthaft und im langen Verlauf auch lebensgefährdend krank! Es gibt keine „harmlose" Trauma-Erfahrung oder „guten" Stress! Erst der Verlauf und die körperliche Reaktion zeigen die Dosis-Wirkungskurve. Die Biologie des Menschen ist weder romantisch noch moralisch angelegt. Wofür sich der Mensch anstrengt, ist dem inneren System ziemlich egal, auch wenn die sozialen Belohnungssysteme (u. a. Bindungsfähigkeit) des zentralen Nervensystems den Wohltäter grundsätzlich schützen. Ein Lottogewinn kann aber einen Gewinner durch einen „Herzschlag" genauso umbringen, wie den Verlierer beim plötzlichen Verlust des Arbeitsplatzes.

Scheinbar schützt bspw. die sichere Anbindung an ein Elternteil. In den ersten Lebensjahren reguliert eine sichere äußere *Bindung* die Stressachse 1 des Kindes. Geht bspw. MMV aber von beiden Eltern aus, entfällt dieser Schutz und die endokrine Stressantwort wird massiv stärker. Niedrige Cortisol-Werte im Blut können mit einem hohen Oxytocin-Spiegel (Bindungshormon) bei misshandelten Mädchen einhergehen. Sicher gebundene (mehr Oxytocin) und dennoch traumatisierte Kinder münden langfristig in eine hyperaktive Stressachse 1. Traumatisierte Kinder ohne sichere Bindung (weniger Oxytocin) haben eher eine niedrige Achse 1-Aktivität (Erschöpfung) (Brückl, T. M.; Binder, E. B.).

Die Stressachse 1 steht im regulativen Austausch zum zentralen und autonomen Nervensystem und deshalb auch zu psychobiologischen Stressfaktoren. Ihre Wirkungen im körperlichen Ausdruck sind zwar typisch, verlangen aber subtile Untersuchungen und eine Zusammenarbeit der medizinischen Fachgebiete, wie sie bislang *nicht praktiziert* wird.

Chronischer Stress, belastende Kindheitserfahrungen sowie MMV führen zu mehr oxidativem Stress[98] und Entzündungsprozessen, später auch zu einem Abbau der Gehirnleistung mit strukturellen und funktionellen Veränderungen (Brückl, T. M.; Binder, E. B.). Mobbing durch Gleichaltrige führt bspw. zu einem Anstieg von Entzündungsmediatoren im Blut. Pflegende Angehörige von Demenzpatienten, zumal wenn sie selbst MMV erlebt haben, leiden im Stoffwechsel unter oxidativem Stress (Hitzler, M.; Karabatsiakis, A.; Kolassa, I.-T.).

98 Oxidativer Stress ist ein Oberbegriff für eine Vielzahl von Schädigungen im Zellstoffwechsel einschließlich der Gene. Zellalterung und Lebensverkürzung sind die Folgen.

Nach meiner Erfahrung in der orthopädischen Praxis sind auch Angehörige von behinderten Menschen, nicht nur die unmittelbar Pflegenden, einzuschließen. Dispositionen und Zusammenhänge sollten erkannt und benannt werden, damit der unterschwelligen Wieder-und-weiter-Zerstörung entgegengewirkt werden kann. Dafür sind alle handlungsfähigen Mitglieder menschlicher Gesellschaften verantwortlich! Auch schon wenig Stress sammelt sich über die Lebensjahre an. Zwar führt das stärkere Ansprechen der Stresssysteme auf Gefahren und Bedrohung zum schnelleren Reagieren und kann eine sinnvolle Reaktion in einer gefährlichen Umgebung sein, doch eine inadäquate Alarmbereitschaft erschöpft schließlich die Stresssysteme und ihre Regulation und fördert damit auch die Entwicklung von *Depression* und Ängstlichkeit.

Im Übrigen: Klinisches Kennzeichen von körperlich ausgedrücktem Stress auch am Arbeitsplatz ist das Auftauchen und vor allem das Anhalten des **Asymmetriemusters** und von Stoffwechselstörungen. Mit der Dosis-Wirkung-Beziehung wird schließlich ein traumatisierendes Niveau erreicht. Es ist körperlich nichts anderes als beim **Traumamuster**!

4.2.6 Wichtige Schutz- und Stressfaktoren – Resilienz als Schutzmacht

Eine traumatische Erfahrung, als Unheil, Schicksalsschlag, körperliche oder seelische Verletzung, muss nicht zwingend Folgen hinterlassen, sofern ausreichend Resilienz vorhanden ist, die Fähigkeit, unheilvolle körperliche und seelische Erfahrungen *zu ertragen* und schließlich mit ihnen auch *leben* zu können. Mit einer 82-jährigen Patientin witzelte ich einmal darüber, dass mit der Erderwärmung der Winter auch nicht mehr so viele Sturzgefahren bei Eis und Schnee bergen würde. Da erzählte sie mir, sie könnte sich deshalb so gut an den strengen Frost des „Hungerwinters" 1946/47 erinnern, weil es ihr unmöglich gewesen wäre, ihr Haus zu verlassen. Sie besaß nämlich keine geeigneten Schuhe. Es wären aber herrliche Eisblumen am Fenster gewesen. Ihr Spaß bestand jeden Tag darin, mit dem warmen Atem ein kleines Loch ins Eis zu schmelzen, sodass sie die äußere Welt bestaunen konnte. Dabei fiel kein einziges Wort der Trauer über die Armut und Bedrängnis, den Hunger und das Leid dieser Nachkriegszeit – die „herrlichen Eisblumen" und die Sicht in die Welt blieben als Erfahrung gespeichert. Gelingt eine solche *Verarbeitung* aber nicht, entstehen chronische körperliche und seelische Erkrankungen. Im **Stoffwechselmuster** werden sie nach dem aktuellen Stand der wissenschaftlichen Medizin dargestellt.

Nach meiner langjährigen Beobachtung in der orthopädischen Praxis zählen die persönlichen Lebensbedingungen zu den wesentlichsten Schutz- und Stressfaktoren. Auf die Arbeitswelt bezogen ist Stress vor allem eine subjektive Belastung durch eine Vielzahl komplexer Aufgaben, für die nur eine begrenzte Zeit zur Verfügung steht (Krähenmann, R.; Seifritz, E.). Der Anpassungsversuch des Organismus an äußerliche Stimuli scheitert sowohl privat wie im Beruf, wenn durch Krisen und körperlich schwere Arbeit durch den Stressstoffwechsel eine nachhaltige Störung des inneren Gleichgewichts (Homöostase) eintritt. Dann „wächst" der Mensch nicht mehr „mit seinen Aufgaben", in einer positiven Anpassung (funktionale Adaptation), sondern schädigt sich körperlich und verbraucht Lebenskraft (dysfunktionale Adaptation).

Beschützende Fähigkeiten und Lebensumstände

- Die Fähigkeit, sich selbst zu beruhigen und für sich selbst zu sorgen (Selbstempathie), ist immens wichtig. Sie kann von den meisten Menschen erlernt und sollte immer wieder geübt werden (z. B. übende Verfahren, wie autogenes Training, Yoga, Metta-Meditation).
- Das Gefühl der Verbundenheit zu anderen Menschen, sich einer sozialen Gruppe aktiv und passiv zugehörig zu fühlen, ist gut entwickelt (vom Kleingartenverein über die Fußballmannschaft, den Behindertensport, die Herzgruppe, Fitnessstudio oder Bastelkreis, Kirchengemeinde, Yoga- und Meditationsgruppe, politische Partei).
- Gemeinsam nach Glück zu streben schließt ein, dem Nächsten ohne Lohn Beistand zu leisten. Darüber hinaus erfüllen Mitgefühl und Wohltätigkeit für andere das eigene Leben mit Sinn, und die eigene (körperliche) Sinnlichkeit (lieben, essen, trinken, u. a. auch Schokolade ...) erhält ihren notwendigen Raum.
- Eine ausreichend stabile Herkunftsfamilie, die vor Misshandlung, Missbrauch und Vernachlässigung genügend Schutz gewährt.
- Gute Beziehungen, insbesondere zu den eigenen Kindern und Eltern, die ohne ständige persönliche oder finanzielle Anforderungen, Sorgen oder Ängste erlebt werden können.
- Die Lebenspartnerin/der Lebenspartner ist ausreichend gesund und leidet nicht unter einer chronischen Persönlichkeitsstörung, sodass die Lebensgemeinschaft sich immer wieder als ein genügend robuster Rückzugsort erweist.
- Ausreichende finanzielle Einnahmen, mit denen persönliche Bedürfnisse grundsätzlich befriedigt werden können. Dazu gehören auch Stabilität, Verlässlichkeit, Sicherheit und eine sichere Wohnumgebung.
- Es gelingt, die eigenen Fähigkeiten und Ideen für sich selbst und andere in das Leben einzubringen.

Belastende Anforderungen

- Einsamkeit, d. h. fehlende sichere Einbindung in eine soziale Gruppe, am Arbeitsplatz, in der Familie (bspw. aufgrund schicksalhafter Lebensumstände, wie Trennung oder Tod naher Menschen, Verlust des Arbeitsplatzes). Adoption als Kind, Aufwachsen in einer Pflegefamilie mit und ohne Kontakt zu den biologischen Eltern oder einem von ihnen.
- Die Lebenspartnerin/der Lebenspartner ist chronisch körperlich (ohne Aussicht auf Verbesserung) krank und/oder weist eine chronische Persönlichkeitsstörung auf, sodass die Lebensgemeinschaft nicht als ein genügend robuster Rückzugsort zur Verfügung steht.[99]
- Strukturelle Belastungen am Arbeitsplatz, wie Stress mit Digitalisierung, Informationsüberflutung, Personalmanagement bei Vertretungen (z. B. Krankheit), mangelnde Zusammenarbeit im Team, eingeschränkte oder sogar willkürliche Eingriffe von außen in den eigenen Arbeitsbereich.
- Aus dem Coaching: Unrealistische Zielsetzungen, unklare Prioritäten, zu hohe Erwartungen an sich selbst und Mitarbeiter, häufige Unterbrechungen des eigenen Arbeitsflusses, fehlende Distanzierung von fremder Einflussnahme (auch im Sinne eines Nähe-Distanz- oder Autonomie-Abhängigkeits-Konflikts), mangelnde Information und Kommunikation (u. a. Feedback), soziale Beziehungen am Arbeitsplatz, in denen es mehr zu Kränkungen und Ablehnung kommt als zur Anerkennung und Bestätigung (im Extrem: Mobbing). Besonders unangenehm ist der Neid auf den scheinbar Überlegenen, der nicht sachlich begründete und andauernde Wettstreit mit Kollegen und Verachtung für Menschen in niedrigerer Position.
- Regelmäßige berufliche Anforderungen, die nicht zur körperlichen Konstitution[100], dem Ernährungs-[101] und Kräfte-[102]zustand passen. Allgemeine Veränderungen der Körperstruktur, wie eine stetige Verminderung der Belastbarkeit des Skelettsystems mit steigendem Lebensalter, Verschleiß und Arthrosen von Wirbelsäule und Gelenken, hormonelle Veränderungen während der Menopause mit allgemeiner Erschöpfung. Innere Leiden, wie Bluthochdruck, koronare Herzkrankheit und Herzinfarkt, Herz-

---

99 Wenn es sich schicksalhaft ergeben hat, sollte die körperliche Stressregulation des „normalen" Partners regelmäßig angesehen und ggf. die erkannten Stressreaktionen medizinisch behandelt werden. Wer scheinbar nur für andere da sein muss, „friert ein" und spürt sich selbst nicht mehr, wie nach einem Trauma.

100 Angeborene bindegewebige Eigenschaften: z. B. mehr weiche, überbewegliche Gewebe und Gelenke, muskelkräftiger Körper oder hagerer, schlanker Körper sowie Neigung zur Fettgewebespeicherung an Rumpf, Gesäß und Beinen oder das Gegenteil.

101 Body-Mass-Index (BMI): Maßzahlberechnung für die Bewertung des Körpergewichtes in Relation zur Körpergröße (Gewicht: Größe: Größe = BMI); bspw. bei 1,70 Meter und 85 Kilogramm (85: 1,7: 1,7 = 29,4). Ein BMI >30 zeigt eine leichte, >35 eine mittelschwere und >40 eine schwere Stoffwechselstörung an. Ab BMI von 30 gilt es, den Stoffwechsel auch die Körpermuster zu kontrollieren und dementsprechend zu beraten. Ein BMI >40 geht immer mit schweren Stoffwechselstörungen einher und ist als schwere „neuroendokrine Erkrankung" sowohl körperlich als auch psychisch zu behandeln. (Tabelle: https://de.wikipedia.org/wiki/Body-Mass-Index aufgerufen am 07.03.2020).

102 Gemeint sind neben der Körperkraft weitere konditionelle Grundeigenschaften, wie Ausdauer, Koordination/Geschicklichkeit und Beweglichkeit.

schwäche. Typische psychische Erkrankungen als Folgen von Stress und Erschöpfung wie Depression und Angststörungen.

An dieser Stelle sind *reflektierende Fragen* an sich selbst – ob Patient oder Therapeut – angebracht: Wer bin ich? Aus welcher Herkunftsfamilie komme ich? Kann ich realistisch einschätzen, wie ich lebe, handele, esse und trinke, arbeite, liebe und mich um andere kümmere? Selbstreflexion und Selbstwahrnehmung sind daher im Sinne der Eigenverantwortung wichtige Zutaten für ein gelingendes Leben, unabhängig vom Grad der persönlichen Belastung. Die Erklärungslücke der eigenen Existenz zwischen dem biochemischen Mikrokosmos und dem daraus entwickelten Makrokosmos schließt der körperlich ausgedrückte Grad des (Über-)Lebenskampfes; er bildet sich auch in den **Mustern** der **PKA** ab.

4.2.7 Das Stoffwechselmuster im Alltag

Ein wesentliches Anliegen der **psychologischen Körperanalyse** ist die „Übersetzung" der komplizierten Biochemie für den Patienten, der vor dem Therapeuten sitzt. Möglicherweise sind Sie als Leser, als Leserin selbst betroffen, oder ein Familienmitglied ist es. Lassen Sie es mich so formulieren: Stoffwechsel ist vor allem Energiestoffwechsel; es geht um die Lebenskräfte, unser „Es". Die oberste Regel lautet deshalb: Ist der Stoffwechsel gestört, *fehlt Energie*, und das spüren Sie! Der Ofen ist zwar nicht aus, heizt aber auf Sparflamme. Sie sind träge, müde, und unter Umständen tut Ihnen alles weh! Die Flüssigkeit wird nicht mehr ausreichend durch Gefäße und Gewebe gepumpt; es kommt zum Stau auf den inneren und äußeren „Autobahnen". Am Arm wird es Karpaltunnelsyndrom genannt, am Bein Venenstauung, am Gesäß Hämorrhoide, im Bauch Blähung und Verstopfung. Im Gehirn könnte man es Vernebelung nennen, weil kein vernünftiger Gedanke mehr zustande kommt.

4.2.8 Äußerliche Zeichen eines energetischen Mangels

Im Kontakt mit einem Menschen wird vieles gewahr und oft sofort wieder vergessen. Die Übung besteht auch darin, sich ein paar der einfachen äußeren Zeichen zu merken und sie schlussendlich für die **PKA** zu nutzen. Anfangs reicht es vielleicht überhaupt aus, nur zu erkennen, ob der Patient voller Lebenskraft steckt oder genau das Gegenteil der Fall ist, womöglich schon länger. Die Nuancen stellen sich mit der Erfahrung ein. Die Beobachtung ist keine Diagnose. Ich rate ausdrücklich davon ab, schnell Diagnosen zu stellen. Diagnosen führen einen Therapeuten oft zu Handlungen, bevor er nur ansatzweise den Prozess verstanden hat.

Zuerst sieht man einem anderen Menschen in das Gesicht. Ist es *vital*, strahlen die Augen und ist die Gesichtshaut glatt? Sind die Augen geschwollen, das Gesicht vielleicht aufgedunsen wie nach einer durchzechten Nacht? An Haltung und Gesicht ist schon gut zu erkennen, ob ein Mensch über viel oder wenig Energie verfügt. Der Therapeut spürt schon beim Anschauen, oft auch aus dem Bauch heraus, ob sein Patient (lebens-) schwach oder (lebens-)kräftig ist. Ist das Gesicht eingefallen, hat es viele trockene Falten oder eine glatte Haut? Unser größtes Organ ist die Haut. Beim gesunden Baby finden wir sie ideal, samten weich, warm und elastisch. Eine spröde, trockene und dünne Haut dagegen ist „Altershaut". Dazwischen sind viele Nuancen zu finden. Trockene und raue Haut über den Streckseiten der Ellenbogen und über den Kniegelenken sind ein Hinweis auf den Stoffwechsel mit Stress. Gehen die Zeichen trockener Haut mit Reizdarm und Fingergelenkschwellungen einher, sprechen sie auch für eine Entzündung im Körper.

Zähne und Zahnfleisch sind rheumatische Eintrittspforten. Mit ihnen sind oft Entzündungen im Körper verbunden, die auch das Herz und die Gefäße erfassen können. Der Zahnarzt ist deshalb ein wichtiger Verbündeter des Kardiologen wie auch des Facharztes für Orthopädie. Der Blick in den Mund ist Routine in meiner orthopädischen Praxis.

Ist die Haltung aufrecht oder gebeugt, die Stimme kräftig oder leise, der Gang kurzschrittig oder raumgreifend? Geht er aufrecht oder gebeugt? Der Gang des Menschen ist sehr individuell; wir erkennen bestimmte Menschen speziell daran, schon von Weitem. Auch das ist Energie des Körpers, sein „Es". Ist der Bauch dick oder dünn, und die Beine? Sind die Hände gestaut, die Gelenke aufgetrieben; wenn ja, welche?

4.2.9 Die Leber bewegt das Blut

Die Leber hat so viele Aufgaben wie auch Erkrankungen, dass die Aufzählung besser in Lehrbüchern der Inneren Medizin nachzulesen ist. „Die Leber bewegt das Blut" und der „Schmerz der Leber" ist die Müdigkeit, so sagt die TCM. Die Leber ist so wichtig, dass ihr ein eigenes **Muster** zugeordnet wird. Sie steht für den *Energiestoffwechsel* – das Kraftwerk und die Chemiefabrik im Körper. Leberenzym-Konzentrationen werde oft im Blut gemessen; so richtig konkret kann man mit ihnen bei einer Routineuntersuchung aber nichts anfangen, weil sie nicht direkt auf spezifische Erkrankungen weisen. Bei manchem Menschen sind die Leberwerte immer erhöht, ohne dass eine typische Ursache oder Erkrankung erkannt wird. Sind sie allerdings *dramatisch erhöht*, dann geht es der Leber schlecht und damit dem ganzen Menschen. Es kann an dem Abfluss der Gallenflüssigkeit durch einen Gallenstein liegen, dann wird der Mensch „gelb", zuerst in den Augen, dann auch die Haut. Bei schwerer Betroffenheit magert er mitunter ab, weil der Energiestoffwechsel nahezu zum Erliegen kommt. In der Neuzeit können viele akute und chronische Leberleiden, vor allem auch nach Infektionen (Hepatitis), erfolgreich behandelt werden.

Rückenschmerzen im oberen Bereich am Brust-Lenden-Übergang können auch auf Störungen im Oberbauch hinweisen. Die „Leber" nimmt immer an unserer Gedanken- und Gefühlswelt teil, weil sie die Energie *zur Verfügung* stellen muss für unsere Eskapaden, sei es beim Bergsteigen oder beim Sex, während der Prüfungsvorbereitung, bei einer Herzschwäche oder Gelenk-Operation. Die Leberfunktion ist ein ziemlich verlässlicher Seismograf für unsere Umtriebe!

Wenn der Therapeut auf den üblichen Zugangswegen der wissenschaftlichen Medizin „nichts" findet, sollte der Körper mit den Händen angefasst werden. Sowohl am Rücken als auch im Oberbauch kann der Vernetzung der Funktionen der Leber *nachgespürt* werden. Untersucher und Untersuchter „spüren" dann, wie die Leber selbst, die anliegenden Organe im Oberbauch, die Atmung mit ihrer Zwerchfellbewegung und der Transport im Magen und Darm *zusammenhängen*. Der Einfluss der Leber auf den Oberbauch, die Atmung, auch entfernte Funktionen (Schultern, Nacken-Hals, Kopfdruck, Unterleib, Beinspannungen) kann mitunter nach wenigen Handbewegungen „erfasst" und gefühlt werden.

Störungen des zentralen Versorgers „Leber" im Energiestoffwechsel, die eng mit den Organen im Oberbauch (Magen, Milz, Bauchspeicheldrüse, Darm und nach oben Lunge und Herz) vernetzt ist, müssen zwangsläufig zu Mangelerscheinungen führen. Ist die Leber nur kurz belastet, durch eine feucht-fröhliche Hochzeitsfeier z. B., ist spätestens nach einer Woche Trägheit, Kopf- und Bauchschmerz vielleicht alles wieder gut. Dauern eine *Vergiftung*, psychischer Stress oder körperlich überhöhte Anforderung länger an, wird der Mangel schon deutlicher. Dann fehlt es im Depot an allem: Eiweiße und Aminosäuren, Sauerstoff und Zucker, Vitamine usw. Es kann allerdings langsam „abwärts" gehen; dann erfolgt erst einmal der Rückgriff auf die *Reserven* in der Muskulatur und im Fettgewebe, was man äußerlich deutlich sehen kann. Wenn es sehr schnell geht, bspw. nach dem Verzehr von Giftpilzen oder einem Alkoholexzess, landet man auf der Intensivstation.

4.2.10 Die Schilddrüse „gibt Gas"

Es gibt nicht viele Organe, die mit ihren Funktionen so richtig „Gas geben" können. Dazu rechnen alle Schaltungen und Drüsen im Körper, die bei Flucht oder Angriff zum Einsatz kommen. Der Locus caeruleus im Hirnstamm und seine vernetzten Hirnregionen sind das schnellste System wie beim Anschalten des Deckenlichts. Über die verknüpften Funktionen des vegetativen Nervensystems wird u.a. die Wachheit, die Schärfung der Sinne, Herzfunktionen, Blutdruck, Körperhaltung und Muskelspannung, mithin der „Kampfmodus" eingeschaltet. Sie stoppen gleichzeitig das Verdauen, was nicht zum „Kämpfen" mit dem Körper passt, z.B. beim Sport, körperlicher Arbeit oder geistiger Anstrengung, z.B. beim Studieren bzw. Lernen oder auch beim „Arbeitsessen".[103]

Die Funktionen der Schilddrüse sind langsamer und nachhaltiger, wirken auf das Wachstum der Körperzellen und sind ein wichtiger Motor des Energiestoffwechsels. Da im länger anhaltenden Stress oft mehr Energie verbraucht als neu gewonnen werden kann, ist die Funktion der Schilddrüse nach meiner klinischen Erfahrung auch ein wichtiger Seismograf für die Stressreaktion des Körpers. Diese *Alarmfunktion* steht im Praxis-Alltag der wissenschaftlichen Medizin allerdings oft im Hintergrund. Sie wird oft erst bemerkt, wenn die Schlacht eigentlich schon geschlagen ist und eine Erschöpfung eintritt. Bei einem klinischen Verdacht auf eine Fehlfunktion wird das Gewebe der Schilddrüse auf Mehrwachstum („Struma") und Gewebeknoten (Entzündung und Degeneration) kontrolliert. Die Diagnose folgt schließlich der Über-/Unterfunktion und immunologischen (entzündlichen) Begleiterkrankungen (z.B. Morbus Basedow und Hashimoto Schilddrüsenentzündung). Eine notwendige Zufuhr von Schilddrüsenhormon und die Früherkennung einer Gewebe-Entartung erfordern oft langjährige Verlaufskontrollen. Die „Schilddrüse" ist für die meisten Betroffenen Routinesache; man spürt sie eigentlich nicht, wenn sonst alles stimmt. In der Regel muss ich beim Patienten auch erst nachfragen, sonst würde er von der Hormoneinnahme gar nicht berichten, weil er sich schon über Jahre daran gewöhnt hat. Kaum ein Patient fragt übrigens, wodurch es zu der Unter- oder Überfunktion gekommen ist. Erinnern Sie sich bitte selbst einmal an ihren letzten Arztbesuch: Labor und Blutdruck gut, alles gut? Die moderne Medizin stellt zwar den aktuellen Sachverhalt fest, geht aber den komplexen *Ursachen*, oft aus Zeitmangel, kaum nach. Manchmal werden wohl Verdachtsmomente verlautet, dann geht es schnell über zum pragmatischen Weg der Richtlinien-Therapie der Fachgesellschaften der Inneren Medizin und Nuklearmedizin, zur medikamentösen Behandlung und schließlich zur operativen Entfernung des „entbehrlichen" Organs. An diesem Vorgehen ist überhaupt

103 Betrifft neuerdings den Trend, „To Go" zu essen und zu trinken.

nichts grundsätzlich falsch; die Labordiagnostik und Nuklearmedizin sind in Deutschland in Qualität und Verfügbarkeit – unabhängig vom Einkommen – an der Weltspitze.

Doch alle Erkrankungen der Schilddrüse haben mehr oder weniger Einfluss auf den Energiestoffwechsel. In den Funktionen des Bauchraumes und des zentralen Nervensystems wird es klinisch am deutlichsten, auch wenn „Labor und Szintigramm gut, alles gut" berichtet wird.

Eine oft angetroffene reduzierte Verdauungsleistung kann zu einem Mangel von Vitamin D und B führen; Reizdarm und niedriger Vitamin-D-Spiegel sind fast synonym. Der Vitamin-D-Spiegel ist aber, ähnlich wie die häufige und harmlose Milchzuckerunverträglichkeit, vor allem ein Seismograf für die Leistungsfähigkeit der Systeme im Bauchraum.

Geheimnisvoll, aber mit chronischem Stress, Trauma-Erfahrung und Konstitution erklärbar, ist die sich einschleichende *Unterfunktion* der Schilddrüse nach dem Verlust eines geliebten Menschen oder einem persönlich erlittenen Trauma. Nach meiner klinischen Beobachtung tritt sie nach etwa drei bis vier Jahren nach einer existenziellen Erfahrung, wie einem schweren persönlichen Verlust, auf, es kann aber auch schneller geschehen. (Die Schilddrüse wurde womöglich schon häufiger in Blutwerten kontrolliert, aber ohne krankhaften Befund.) Die **PKA** nimmt sie noch einmal, anders, ins Visier, denn Rückenschmerzen, Kopfschmerzen, Stauungen der Beine, vielleicht Ohrgeräusche und Störungen der Konzentration und des Nachtschlafes treiben den Betroffenen zum Arzt. Es klingt nach einem Burn-out-Syndrom, aber erst die **PKA** mit ausführlicher Vorgeschichte und feinfühligem klinischen Befund wird antworten können.

Der zeitliche Zusammenhang zu einem existenziellen[104] Ereignis zeigt sich demnach im klinischen Befund des Körpers. Er vergisst niemals, was ihm einmal beim Überleben geholfen hat. Das aktuelle energetische Format, die Summe aller notwendigen Prozesse im Körper für die anstehende Lebensaufgabe, greift auf eine existenzielle Erfahrung der Not, des Verlustes oder eines Traumas zurück. Hintergrund des Formats ist das autonome Nervensystem, das Betriebssystem des Körpers, mit dem die strategischen Mittel zum aktiven Handeln und zur passiven Erholung biologisch organisiert werden. Die aktuelle Forschung schließt u. a. aus dem zellulären Stoffwechsel und der Organisation des autonomen Nervensystems von Fröschen, Vögeln und Säugetieren auf diese grundlegenden Steuerungsprinzipien des Lebendigen im Menschen (Ernsberger, U.; Rohrer, H.).

Mit der körperlichen Funktion stets verbunden entsteht eine psychische Gestalt, die Summe aller bewussten und unbewussten Handlungskonzepte, Affekte und Gefühle und ihrer Wahrnehmung, als Antwort auf aktuelle Umweltbedingungen und Beziehungen zu anderen Menschen. Energetisches Format und psychische Gestalt passen beim Kranken oft nicht mehr zur Realität der Gegenwart. Darüber hinaus muss es sich auch nicht um ein einzelnes spektakuläres Lebensereignis handeln. In vielen Verläufen chronischer Erkrankung tritt die Erschöpfung mit wiederholenden Belastungen (z. B. Armut) und/oder re-inszenierenden Trauma-Erfahrungen ein. Sie sind die Regel für die hochsensiblen Körperreaktionen nach frühen Störungen und kindlicher Trauma-Erfahrung. In einer Therapie werden energetisches Format und psychische Gestalt gleichermaßen zum Seismografen und Qualitätsmerkmal für jedweden therapeutischen Prozess.

Das Konzept wechselseitiger Einflussnahme energetischen Formats und psychischer Gestalt ist in allen Körpermustern enthalten, auch ohne die Begriffe explizit zu nutzen. Die „Gestalt" folgt in der Erkrankung/Störung der körperlichen Matrix und ist nicht zu verwechseln mit dem Begriffskonzept in der Gestalttherapie.

104 Die persönliche Existenz gefährdend, entsprechend dem primären Affekt oder existenziellen Konflikt, dem „Schreien mit jeder Zelle" des Säuglings – „alles oder nichts", „leben oder sterben", „Sein oder Vernichtet-Werden".

4.2.11 Stoffwechselregulation als Geben und Nehmen

Die eingangs beschriebenen endokrinen Systeme des Menschen sind lebenswichtig. Sie beinhalten mehrfach gesicherte und sich informierende Schaltkreise, wie die Regulation der Steuerung in einem modernen Großraumflugzeug, deren Spielraum der Situation nach angepasst wird. Eine Störung muss nicht gleich den ganzen Körper beeinträchtigen, denn sie beginnt schleichend, ist manchmal nicht leicht zu entdecken, und wird anfangs zumindest auch schnell übersehen. Die Blutwerte können normal sein, und die Symptome, „bloß" leichte Reizung der Wirbelsäule und Gelenke, werden noch nicht dem Rheumatologen vorgestellt. Der Bauch ist vielleicht unspezifisch gereizt, mal mit mehr und dann auch weniger Luft gefüllt. Durchfall tritt mal ein und mal nicht. Wenn überhaupt, sprechen Betroffene von *eingeschränkter Vitalität, verminderter Lebenskraft*, einer mitunter bleiernen Müdigkeit und nicht erholsamem bzw. unruhigem Nachtschlaf. Aber der Arzt findet einfach nichts!

Nicht selten werden schon über Jahre Schilddrüsenhormone eingenommen oder die Blutwerte sind lange schon grenzwertig, auch wenn man (die Medizin) noch nichts machen müsse. Checkuntersuchungen fallen gut aus, aber nachts schlafen die Arme und Beine zum Teil ein, häufig eine Seite („immer nur links"). Die Beschwerden führen zum Physiotherapeut und Osteopath. Nach der Behandlung wird es besser, nach weiteren drei Wochen ist es wie zuvor. Die *Anfälligkeit* bleibt und reicht von der chronischen Überlastung mit körperlicher Erschöpfung bis zu den Folgen bösartiger Erkrankungen; „dazwischen" liegen z. B. eine angeborene Behinderung und Traumen jeder Art. Andere ursächliche Aspekte sind soziale Ausgrenzung, Mangelversorgung mit Nährstoffen, Herzinfarkt, abnorme sportliche Herausforderung, affektive strukturelle Erkrankungen wie mittelschwere und schwere Depression, überhaupt alle psychischen chronischen Erkrankungen mit und ohne Psychopharmaka. Letztere können die Stoffwechselfolgen übrigens bislang kaum verhindern. Wir können uns das wie bei der Zuckererkrankung vorstellen: Ernährung, Entzündung und Disposition führen nach Infekten, Traumen oder anderen chronischen Stoffwechselerkrankungen mit einem Mehrverbrauch und „Insulinresistenz" zur Erschöpfung der Insulinproduktion in der Bauchspeicheldrüse.

Cortisol ist notwendig zur normalen Regulation entzündlich vermittelter Stoffwechselprozesse im Körper. Eine abnorme Stimulation der Stressachse 1 im chronischen Stress oder nach Traumen ruft überall im Körper, erst langsam und dann immer schneller, Entzündungen hervor. Es ist wie bei der Zuckererkrankung mit einer relativen Cortisolresistenz. Ein Patient fühlt oft zuerst nur Rückenschmerzen und mäßige Gelenkschwellungen. Die Knie tun weh, man kommt morgens nicht so gut aus dem Bett. Der Rücken ist „steif wie ein Brett", die Schultern und der Nacken schmerzen unentwegt und die

Arme „schlafen ein“. Die Mittelgelenke der Finger wenigsten einer Hand lassen sich nicht mehr vollständig strecken und die Füße laufen wie über schwankenden Boden. Der Hausarzt überweist folgerichtig zum Rheumatologen; eine neue Diagnose wird gestellt: Rheuma!

„Rheuma“ ist erst einmal nicht schlimm. Außerdem muss die Diagnose ja auch nicht stimmen. Aber auch wenn die Blutwerte nicht auf „Rheuma“ weisen, hilft ein „Cortison-Stoß“ sofort. Also doch Rheuma? Nun ist die Rheumatologie keine naive Wissenschaft und differenziert nach klinischer, technischer und laborchemischer Untersuchung, ob eine eigenständige zerstörende Gelenk-, Gefäß- oder Bindegewebeerkrankung chemotherapeutisch behandelt werden muss. Die geringen Krankheitszeichen am Anfang, die sie mit „psychosomatischen Leiden“ gemeinsam haben kann, sind aber auch den bis dahin noch nicht erkannten Fehlfunktionen der Stresshormonsteuerung zuzuschreiben. Mit dieser Erkenntnis lassen sich psychologische und naturheilkundliche Therapien erfolgreich anwenden, die eine notwendige Therapie der Stoffwechselleiden mit den medizinischen Standards der Gegenwart zumindest unterstützen können.

4.2.12 Zusammenhang der Organfunktionen

Alle inneren Organe haben einen Informationsaustausch mit den Funktionen der Wirbelsäule. Nicht nur verläuft die Nervenversorgung der inneren Organe, mit Ausnahme des Vagusnervs, entlang der Wirbelsäule (Sympathikus). Die Informationen führen auch zu wechselseitigen Veränderungen der Funktionen. Eine chronische Reizung im Oberbauch z. B., unter jahrelangem Stress und Nikotinkonsum, geht oft mit einem entzündlichen Abbau der Bandscheiben im Brust-Lenden-Übergang der Wirbelsäule einher. Die Symptome werden allerdings öfter in den typischen Bandscheibenetagen der unteren Lenden- und unteren Halswirbelsäule empfunden. *Emotionale Belastungen*, Schwermetalle wie Zahnamalgam, Ernährung mit vielen tierischen Produkten, jahrelanger Nikotinkonsum und Infektionen führen neben dem unmittelbaren Einfluss auf die Oberbauchorgane auch zur Veränderung der Darmflora und mit ihr der Verdauungsleistung. Es entstehen *Unverträglichkeiten*. Mit einer Konstitution heller, trockener Haut und trockenem Ekzem über den Streckseiten der Ellenbogen- und Kniegelenke führen insbesondere verbackbare (glutenhaltige) Getreide und Zucker zum *Reizdarm* mit Blähbauch und vermitteln so rheumatische Entzündungen der Wirbelsäule und Gelenke sowie vegetative Störungen wie Schwindel und Kopfschmerz. Die mehr beugeseitigen, schuppenden, zum Teil auch verschorfenden und leicht entzündlichen Ausschläge an Ellenbogen, Knie, der Mundregion, im Gesicht und der Rückenhaut sind mehr mit Zuckerkonsum in der Verbindung mit Kuhmilch und ihren Produkten anzutreffen. Der Auslassversuch über mindestens 6

Wochen ist wirksamer und preiswerter als jedes Medikament oder eine Labordiagnostik (Oonk-Fabisiak, M.; Fabisiak, R.).

Die Schilddrüse als „Stressorgan" und wichtiger „Motor" der Verdauungsleistung habe ich bereits charakterisiert. Kombinieren über Jahre, oft nach traumatischen Erfahrungen, emotionale Störungen, chronische Entzündung und Reizdarm, kann eine *Fehlfunktion* und Entzündung der Schilddrüse (Hashimoto) eintreten. Vergleichbare autoimmune Reaktionen, bei denen sich der Körper durch sein Immunsystem selbst angreift, finden sich dann auch gehäuft in anderen Bereichen des Körpers wie der Wirbelsäule, den Gelenken, im Darm und zentralen Nervensystem.

Im klinischen Befund kombinieren eingeschränkte Verdauungsleistung mit Blähbauch, steife Wirbelsäule sowie Nervenschmerzen und Spannungen der Arme und Beine. In der neurologischen Untersuchung ist häufig eine Reflexbetonung der Beine zu notieren.[105] Weitere klinische Zeichen sind Stauungen der Beine mit Mittelfußschmerz, „Einschlafen" der Arme, ggf. Karpaltunnelsyndrom[106], Störung der Konzentration, der Kognitionen und des Schlafes.

Die seit Anfang 2020 die Welt „in Atem" haltende Coronavirus SARS-CoV-2-Pandemie wird neben krankheitstypischen Veränderungen des Einzelnen auch Umbrüche gesellschaftlicher Strukturen auslösen, deren Folgen noch nicht absehbar sind. Bereits Genesende litten mitunter weiter an allgemeiner Müdigkeit und eingeschränkter Vitalität, Störungen der Konzentration und Schmerzen. Diesen unmittelbaren oder später auch chronischen Folgen mit einem Organbezug (z. B. Lunge) sind allgemeine gesellschaftliche Wirkungen hinzuzurechnen.[107] Tatsächliche Todesangst („Angstzitterer") beobachte ich seit März 2020 in der Praxis noch selten, aber sie kommen häufiger vor. Therapeuten sollten diese Patienten in ihrer existenziellen Angst sehr ernst nehmen. Häufiger kommt es zu unspezifischen körperlichen und psychischen Zeichen der Spannungsmuster (**Asymmetrie**- und **Herzmuster**) mit individueller Ausprägung von Störungen im Stoffwechsel (u. a. **Lebermuster, Stoffwechselmuster**).

Führend sind demnach Störungen im *vegetativen System und im Stoffwechsel*. Kurzarbeit mit Lohneinbuße, Arbeitsplatzgefährdung, Homeoffice und Lockdown an Univer-

105 Spastik entsteht hier durch eine Störung der Gehirnfunktionen auch schon bei einer leichten Entzündung im Darm, Spannungen im Oberbauch mit mechanischem Druck auf das Rückenmark am Brust-Lenden-Übergang und möglichen Folgen reduzierter Darmleistung, wie ein Vitamin-B12-Mangel.

106 Nervenkompression des Nervus medianus am Handgelenk, häufig infolge von Armstauungen bei Stoffwechselstörungen (Stoffwechselmuster, Lebermuster rechts mehr betont, Herzmuster links betont und mit ohnehin asymmetrischer Anspannung).

107 Auch Post-Covid-19-Syndrom (Post-SARS-CoV-2-Syndrom, PSCS) mit Müdigkeit (Fatigue), Schmerzen, Atemproblemen und psychischen Symptomen wie Depression, Angst, Störungen der Konzentration und Denkfähigkeit.

sitäten, Schulen und Kitas hinterlassen ihre körperlichen Stress-Spuren, auffallend auch in vorher intakten Familien. Vor den Menschen mit chancenarmer oder gar chancenloser Rückkehr in einen Lebenszustand „wie zuvor" will ich hier gar nicht sprechen. Für sie nehme ich den Grad einer traumatisierenden existenziellen Erfahrung mit körperlichen und psychischen Folgen an.

Ohnehin führt jede Form von Gewalt zwischen Nationalstaaten wie aktuell in Europa 2022 neben dem unsäglichen Leid für die Zivilbevölkerung und den Armeeangehörigen über Generationen hinweg zur Weitergabe von Traumaerfahrungen.

Im klinischen Befund ist oft die unbewusste körperliche Anspannung hoch, die Verdauungsleistung wie im andauernden existenziellen Kampf reduziert und es kommt erwartungsgemäß dort zu Symptomen, wo der Körper schon vorher geschwächt war. Der Herzkranke bspw. zeigt seinen Stress am Herz, der Bandscheiben-Patient am Rücken und Nacken und dem Rheumatiker schwellen die Gelenke stärker. Dem Depressiven oder Angstpatienten geht es mitunter in dieser gesamtgesellschaftlichen Bedrängnis viel schlechter als „normalerweise". Der Einsatz von Psychopharmaka will gut überlegt sein und sollte möglichst immer auch die körperliche Struktur und nicht nur den Vortrag des Patienten und die Empfindung des Therapeuten in der Konsultation berücksichtigen. Allein die Verordnung oder Dosiserhöhung einer schon bestehenden Psychopharmakotherapie erreicht nach meiner klinischen Beobachtung in vielen Fällen keine günstigen Effekte auf den deutlich stärker ausgedrückten körperlichen Stress- und Erschöpfungszustand.

4.2.13 Die rheumatische Wirbelsäule

Es gibt typische rheumatische Erkrankungen der Wirbelsäule. Die wohl bekannteste ist der Morbus Bechterew[108] oder synonym die axiale Spondylarthritis[109], das heißt übersetzt *gebeugte* Menschen mit *steifer* Wirbelsäule bis zur Bewegungsunfähigkeit. Natürlich gibt es Differenzierungen, Zwischenlagen und „Als-ob"-Ausprägungen. Die Entzündung und Einsteifung vor allem der Brustwirbelsäule und der Kreuzdarmbeingelenke ist der Klassiker. Bei anderen Patienten, bspw. mit einer angeborenen Fettstoffwechselstörung, werden aber vergleichbare klinische Befunde angetroffen – vorausgesetzt, es wird klinisch untersucht und nicht nach Röntgenbild, MRT und Labor diagnostiziert.

108 Im Stoffwechsel charakterisiert durch Entzündungen, Fettstoffwechselstörungen, Darmentzündungen, Morgensteifigkeit und tiefe untere Rückenschmerzen und Muskeltonusstörungen; selten als Stiff-person-Spektrum-Erkrankungen (autoimmune neurologische Erkrankung).

109 Achsen von Achsenskelett und Wirbelkörperentzündung.

Apropos: In vielen Jahren orthopädischer Praxis habe ich gelernt, dass klinisch wissenschaftliche Diagnosen immer einen *Spielraum* haben müssen, damit sie das biologische Leben auch tatsächlich abbilden können. Entzündung, Einsteifen und Verwachsen der Wirbelkörper mit Verkalkungen der Bänder zwischen den Wirbelkörpern ist zwar typisch für Morbus Bechterew, aber Menschen mit einer koronaren Herzerkrankung, einer Fettstoffwechselstörung, Zuckererkrankung und Übergewicht können sowohl vergleichbare Zeichen im Röntgenbild wie auch im klinischen Befund aufweisen. Ein Rheumatologe spricht dann von einem Morbus Forestier[110]. Erkrankungen und Symptome im Zusammenhang mit **Herz-** und **Lebermuster**, auch **Asymmetrie**- und **Stoffwechselmuster**, zumal in ihren sehr verschiedenen komplexen Verläufen vor allem mehrfach erkrankter Menschen, könnten durch viele *Raster* der modernen Medizin fallen.

Ein Beispiel: Der Brustschmerz nach einer Herzoperation kann mehr mit einer Entzündung der Wirbelsäule und diese mit Reizdarm und Nahrungsmittelunverträglichkeiten zusammenhängen. Zum Ausbruch des Ganzen ist es aber gekommen, weil sechs Monate nach der Herzoperation wegen verschlossener Herzkranzgefäße ein schwelender Erbstreit mit dem Bruder zum andauernden Ärger mit Wutanfällen[111] geführt hat. Das zeigt einmal mehr: Die wechselnden Regulationen des Körpers sind mit *einfachen Diagnosen* weder ausreichend in ihrem Zusammenhang zu beschreiben, noch führen sie zu einer *individualisierten Therapie* des Patienten. Neben dem Herz und dem Stoffwechsel dominieren emotional häufig Angst (sensibles Herz – **Herzmuster**), Aggressionen und Kummer (**Lebermuster**) und Störungen der Wachheit und Konzentration. Die Kieferfunktion wird häufig asymmetrisch wie beim **Traumamuster** angetroffen (Bruxismus = Zähne knirschen).

Um wie viel mehr müssen Stoffwechselfolgen bei Menschen eintreten, die missbraucht, misshandelt oder vernachlässigt werden! In der Regel erfolgt als Möglichkeit zum Überleben eine Abspaltung der nicht ausgehaltenen (schrecklichen) Gefühle, und die Affekte werden vorrangig körperlich wirksam (wie **Asymmetriemuster** und **Stoffwechselmuster**). Wenn der Therapeut den traumatisch geprägten Patienten anfasst, dann spürt er selbst den steifen Körper (wie beim Morbus Bechterew) und findet schließlich klinische Hinweise für Stoffwechselstörungen. Wie gesagt: Wenn(!) er anfasst. Und wenn nicht,

110 Nach dem franz. Internisten Jaques Forestier (1890–1978) benannte „nicht entzündliche Wirbelsäulenerkrankung" mit einer mitunter grotesk knöchern verwachsenen Wirbelsäule (Zuckerguss-Wirbelsäule). Nach meiner klinischen Beobachtung oft im Zusammenhang mit Störungen im Fettstoffwechsel und koronarer Herzerkrankung (Herzmuster) sowie klinisch mit Entzündungszeichen der Wirbelsäule, Gelenke und Reizdarm anzutreffen und dann vergleichbar dem klinischen Bild des Morbus Bechterew, auch wenn charakteristisch für den Morbus Forestier häufig nur eine Seite der Brustwirbelsäule und oberen Lendenwirbelsäule eine verstärkte Verknöcherung aufweist.

111 Recht-haben-Wollen und Scheinbar-schuld-Sein können lebensgefährlich werden!

dann können Röntgenbild und Blutwerte nichtssagend ausfallen und die Chance ist vertan.

4.3 Das Traumamuster

Aus dem Vorangegangenen wird schon deutlich, dass es beim **Traumamuster** vor allem auch um die Kombinationen von **Stoffwechsel-** und **Asymmetriemuster** geht. Traumen sind Ereignisse, die durch körperliche oder seelische *Gewalt* auf einen Menschen im Zustand der *Wehrlosigkeit* einwirken. Der Umgang mit *zerstörenden* Erfahrungen zieht sich nun wie ein roter Faden durch die Menschheits- und Weltgeschichte; was das Einzelschicksal nicht schmälert. Dennoch: Schicksale anderer Menschen haben schon immer fasziniert und Bücher gefüllt, neuerdings fiktiv auch Fernsehserien. In der Realität stechen qualvolle, von Entbehrung und Tod gezeichnete Episoden immer wieder hervor, wie z. B. die Hungersnot in Irland im 18. Jahrhundert[112], und sind niemals vergessen. Klagende Balladen und Gräuelgeschichten werden über Generationen erzählt und prägen sogar ganze Völker. Die Opfer der Jetztzeit sind einfach zu fassen:

„Trauma, deine Namen sind vor allem Kind, Frau und Armut."

Diese Aussage gilt für die ganze Welt und vor allem für die Krisenregionen. Aber auch Männer werden in Deutschland Opfer häuslicher Gewalt (Kolbe, V.; Büttner, A.).[113] In meiner Praxis berichten Männer mit einem typischen **Traumamuster** vor allem von prügelnden Vätern, was MMV (wie bei Frauen und Kindern), die eigene Gewaltanwendung, Alkoholmissbrauch und psychiatrische Erkrankungen einschließt. Nicht erst in der Neuzeit sind Männer und Frauen, die als Soldaten schreckliches Leid anrichten und selbst erleben, traumatisiert.

Im **Stoffwechselmuster** wird beschrieben, was chronischer Stress mit Menschen machen kann; eine Trauma-Erfahrung ist oft der „Starter" für chronischen Stress! Die asymmetrische Anspannung wird angeschaltet, wenn überbordende *Gefühle* wie bspw. Todesangst nicht ausgehalten werden. Um zu überleben, darf keine Panik als Reaktion die Handlungen prägen, daher werden die „toxischen" Gefühle ausgelagert. Eine Trauma-Erfahrung ist nahezu charakteristisch mit der Notwendigkeit dieser Abspaltung (*Dissoziation*) verbunden. Werden zerstörende Erfahrungen im Verlauf einer Traumatherapie

112 „Sehenden Auges" der englischen Feudalherren verhungerten mehr als eine Million Iren zwischen 1845 und 1849, als infolge der Kartoffelfäule wiederholte Missernten eintraten.

113 Dem BKA zufolge sind 114.393 Frauen und 26.362 Männer in 2018 in Deutschland Opfer von Partnerschaftsgewalt geworden. Die Einwirkung stumpfer Gewalt führt.

aber wieder als zugehörig zum eigenen Dasein erfahren, dominiert auch der körperliche Ausdruck der Asymmetrie nicht mehr den Alltag.

4.3.1 Der Trauma-Begriff in der psychologischen Körperanalyse

Im **Traumamuster** wird neben der Erhebung der *Biografie* immer nach Kombinationen aus dem **Stoffwechsel**- und **Asymmetriemuster** gesucht. Dieser theoretische Ansatz hat sich in der Praxis außerordentlich bewährt! Auch zunächst völlig unspektakuläre Ereignisse in der Anamnese des Patienten werden mit dem Befund der **psychologischen Körperanalyse** in ein anderes Licht gerückt. Oder der Fokus muss sich auf einen anderen *Zeitraum*, einen anderen *Kontext* oder eine andere *Beziehung* richten.

Auf der anderen Seite erscheint nun fast jeder Mensch traumatisiert zu sein; auch das ist sehr erstaunlich! Genau genommen: *Jeder Mensch* macht Trauma-Erfahrungen, hält sie aus und lernt (wächst) dadurch, aber nicht bei jedem führen sie zu Stoffwechselstörungen und einer Dissoziation. In der Regel sind wir als Menschen in der Lage, Traumen nicht nur zu überleben, sondern auch zu verarbeiten und zu integrieren.

Ein „guter Stress", wie bspw. einen Berg zu besteigen, das Werkstück termingerecht zu vollenden, die Klausur zu bestehen oder die Liebste für sich zu gewinnen, führt zur angemessenen *Stressverarbeitung* – Flucht oder Angriff verbessern dann sogar die Lern- und Gedächtnisleistung. Umgekehrt verhält es sich mit über Monate oder sogar Jahre einwirkenden, bedrängenden, ängstigenden und verletzenden Lebensbedingungen. Dann kann sich der Mensch meist nicht mehr gut konzentrieren und lernen. Er leidet unter häufigen Infekten, Allergien und Unverträglichkeiten. Ohrgeräusche, Bauchschmerzen, Fingerschmerzen, Stauungen der Beine und Arme treten ein.

Die sehr weit gefasste Annahme einer Traumatisierung gründet sich auf derartige Beobachtungen des Körpers. Das **Traumamuster** ist einerseits mit der Beobachtung von Menschen entstanden, die tatsächlich Missbrauch, Misshandlung und Vernachlässigung (als Kind oder später) erfahren haben. Erweitert ist der Begriff aber auch als übertragene *Fremderfahrung*, sogar über Generationen hinweg, zu verstehen. Bspw. entwickelt ein „Kriegsenkel" klinische Zeichen körperlicher Asymmetrie und einer Stoffwechselstörung in der *Adoleszenz*.

Körperliche Zeichen, wie nach einer Traumatisierung, werden aber auch mit verschiedensten beeinträchtigenden Lebensumständen angetroffen: Chronisch überlastende Arbeit, unwürdige Beziehungen zu Menschen oder andere schicksalhafte Entwicklungen münden schließlich in ein *traumatisches Niveau* der Stressregulation. Stets sollte daran gedacht werden, dass *normale* „erwachsene" Lebensaufgaben, bspw. Arbeiten, Lernen, soziale Beziehungen unterhalten und ein verantwortliches Handeln mit Geld und Gut jederzeit „abstürzen" können. Ein sozialer Pfeiler bricht weg, der Arbeitsplatz wird unerreichbar verlagert, es kommt zum Mobbing oder anderen scheinbaren oder tatsächlichen Übergriffen. Der Körper nimmt es als *Angriff* wahr, den er vielleicht zunächst noch gut, aber dann im längeren Verlauf nicht mehr abwehren kann. Es entstehen *traumatisierende Lebensbedingungen*.

4.3.2 Das „Selbst" in traumatischen Erfahrungen

Natürlich gibt es Unterschiede im Grad körperlicher Folgen von Traumatisierung; sie sind von einer Dosis-Wirkungskurve abhängig, wie sie im **Stoffwechselmuster** besprochen wird, und weitere betreffen die *Struktur des Selbst*.

Als „Selbst" nehme ich die ganze Persönlichkeit an, die einheitlich und autonom denkt und handelt sowie Entwürfe und Handlungsstrategien zur Bewältigung der Lebensaufgaben im sozialen Zusammenhang ausbildet und im inneren Wissens- und Erfahrungsspeicher[114] bewahrt.

Die Funktionen des Selbst spiegeln fortwährend eine einzigartige körperliche Matrix, die in der Körperanalyse untersucht werden kann. Charakteristisch nehmen die angeborene und die erworbene körperliche Konstitution Einfluss auf den Stoffwechsel und die Funktionen des vegetativen und zentralen Nervensystems. Gegenüber dem unaufhaltsamen Fluss des Lebens erscheint das im Gedächtnis verankerte Selbst beständiger zu sein, derweil die Körperlichkeit in stetiger Bewegung bleibt, in jeder Zelle neu entsteht und ebenso vergeht. Die biologische Lebensdynamik entlarvt insoweit die konstante Selbstvorstellung als Illusion, weil sich die grundlegende körperliche Matrix ihrer biologischen Funktion nach fortwährend den Umweltbedingungen anpasst. Dennoch bildet die Gedächtnisfunktion so etwas wie einen ruhenden Pol im dynamischen Universum Mensch und erlaubt in einer strukturierten „Umweltanpassung" sogar eine therapeutische Einflussnahme.

Das „Ich", der „Ich" bin und meinen Namen trage, ist eine fragile und unbeständige Funktion des Selbst. Das „Ich" allein verfügt nicht über die strategischen körperlichen

114 Implizites, unbewusstes und explizites, der aktiven Erinnerung zugängliches Wissen.

Mittel, um autonom existent zu sein. „Der Mensch wird am Du zum Ich". Diese zentrale Aussage des Religionsphilosophen Martin Buber verbildlicht dazu, wie sich die Identität ab dem frühen Kindesalter in der Relation zur Umwelt entwickelt. Mit dieser nach außen gerichteten Funktion des Bewusstseins wird allerdings nach den Erfahrungen in der Körperanalyse meist nur ausgedrückt, was das Selbst bereits „vorgekaut" hat. Das „Ich" bleibt deshalb oft eine zufällige, von Affekten körperlich angetriebene, triebhafte und mehr unbewusste als bewusste Identität.

Ein klinisches Beispiel: Der alternde Körper einer über 80-jährigen Patientin kann weiterhin über einen wachen Geist verfügen, der sich seiner selbst sicher glaubt. Nur der Körper spiele eben nicht mehr mit und antworte auf notwendige Verrichtungen mit Schmerzen. Allein zu sein, in der Pandemie im Seniorenheim vorübergehend auch „eingesperrt", führt zu Anfällen von heftigem Zorn – im Wechsel von Verzweiflung und Mutlosigkeit, die als solche aber nicht vorgetragen werden. Der Geist sei ja noch völlig in Ordnung! Dies bestätige auch die gesamte, allerdings entfernt wohnende Familie. Der Körper funktioniere aber nicht mehr; es schmerze überall und i. Ü. versagten ebenfalls die anderen Menschen. Der Physiotherapeut wird abgewertet, weil seine Arbeit nichts bringe; er rauche überdies und sei interesselos. Die Töchter wohnten weit weg und kümmerten sich auch nicht wie erwartet. Das Personal im Heim sei unfreundlich, das Essen schmecke schon überhaupt nicht und werde lieblos gereicht. Eigentlich sei alles schlecht und jetzt müsse endlich etwas geschehen! Die anderen müssten sich jetzt endlich auch mal bemühen.

Bemerkung: Mit der Einsteifung der Wirbelsäule scheint auch das Gefühl eingefroren, die Schwingungsfähigkeit der Emotionen eingerostet und der Starrsinn *verkörpert*. In der Gegenübertragung wird der hintergründige aggressive Impuls deutlich, auch wenn der Arzt in der Konsultation einleitend als „letzter Retter" angesprochen wird. Die abrupte Entwertung droht ihm allerdings wie den Töchtern, dem Physiotherapeuten und dem Pflegepersonal. Die therapeutische Beziehung wird zum Drahtseilakt.

In einer idealisierten Funktion des „Ich" wird die Position des wachen inneren Beobachters eingenommen, der die bewusst zugänglichen (expliziten) Erinnerungen für sein Wissen und seine Entscheidungen nutzt. Gleichzeitig werden die gedanklichen Impulse aus den unbewussten (impliziten) Gedächtnisfunktionen und vegetativen Körperreaktionen wahrgenommen und in Handlungskonzepte einbezogen. Ein „freier Wille" würde sich auf diese Weise manifestieren. Der wache innere Beobachter kann mit übenden Verfahren, wie Meditation, geschult werden (Fabisiak, R.)

Ein Trauma hingegen kann für das „Selbst" tödlich sein, das heißt, es kann das „Selbst" *zerreißen* und zur andauernden Abspaltung der nicht ausgehaltenen Anteile aus schrecklichem Erleben und der mit diesen verbundenen Vernichtungsangst führen. Der äußerliche Angriff erreicht immer auch die körperliche Matrix und drückt sich dort u. a. als Schmerz[115] aus, selbst wenn scheinbar „nur" die persönliche Identität der „Ich"-Funktion durch Vernachlässigung, Verlust oder Beleidigung gestört wurde.

Nach einem Trauma fühlt sich der ganze Mensch *nicht mehr vollständig* an. Seine abgespaltenen Anteile gehören zwar noch zum ihm, „sprechen" auch dauernd in sein Leben hinein, aber er kann sie nicht mehr bewusst erreichen. Traumatisierte sehen „ihr Trauma" in ihre Umgebung hinein, spielen immer wieder die alten Aufnahmen (erinnerte Erfahrung) ab und nehmen die Welt völlig anders wahr, als nicht traumatisierte Menschen (Kolk, B. van der). Das gilt z. B. auch für die Vorstellung, dass sich ein Fremder auf der Straße bedrohlich nähert. Vor allem kindliche Traumen verändern den Lebensweg. Eine psychologische Traumatherapie und nicht selten auch psychiatrische Begleitung sind dann unerlässlich.

4.3.3 Das „Es" in traumatischen Erfahrungen

Stoffwechselfolgen und neurologische Folgen einer frühen Störung des Menschen unterscheiden sich nicht erheblich von den körperlichen Wirkungen von MMV auf ein Kind, den Gewalt- und Todeserfahrungen eines Flüchtlings, einer langjährigen überlastenden Arbeit unter unwürdigen Bedingungen oder auch einer prekären Lebensweise. Natürlich gibt es Unterschiede zwischen den *psychischen Folgen* von Missbrauch oder prekärer Lebensweise, wenn nicht beides zusammentrifft. Interessant ist aber doch, dass sich die *Endstrecken körperlichen Abbaus* gleichen! Diese Erkenntnis betrifft weit mehr als „Arm sein macht krank". Das **Traumamuster** ragt demnach in viele Bereiche des menschlichen Lebens hinein.

Diese Einsicht gilt besonders auch dann, wenn therapeutisch schon alles richtig gemacht wird, bspw. nach einem Verbrechen eine psychologische Traumatherapie erfolgt, die manchmal sogar mehrere Jahre andauert. Dann könnte der Traumatherapeut, der in der Regel ein besonders ausgebildeter psychologischer Psychotherapeut ist, helfen, andere Körperärzte und Therapeuten zu koordinieren, bspw. Physiotherapeut, ggf. Osteopath und Heilpraktiker. Dennoch scheint es ungeheuer schwierig zu sein, die körperlichen, im-

115 Meist als Sympathikus-Stress (Stressachse 2) mit diffuser vegetativer Erregung und vielfältiger Verkörperung.

munologischen und hormonellen Reaktionen eines weiterhin hochempfindlichen/hochsensiblen Körpers zu befrieden.

Die Unfähigkeit eines Traumatisierten, seine Gefühle in Worte zu fassen (Storck, T.; Warsitz, R.-P.) [116] drückt auch den Verlust körperlicher Empfindung aus. Mit einem steifen Körper kann aber z. B. das Gleichgewicht nicht gut gehalten werden. Geschicklichkeit, Kraft und Ausdauer sind wie im hohen Lebensalter deutlich eingeschränkt und Bedürfnisse wie Essen und Schlafen werden mitunter vernachlässigt oder übertrieben.[117] Auch viele Patienten in meiner orthopädischen Praxis scheinen in diesem Sinne traumatisiert zu sein. Sie können *nicht* mit einfachen Worten beschreiben, was sie fühlen, und sie wissen *nicht*, was ihre körperlichen Empfindungen bedeuten. Nach dem klinischen Befund scheinen sie wie in einem zermürbenden Gefecht ermüdet, eingefroren und erschöpft zu sein. Als wären sie „zusammengequetscht", nicht mehr in der Lage, richtig zu weinen oder zu lachen. Ihre Lebendigkeit ist verschwunden. Manche suchen in ihrem Leben nach dem ultimativen „Kick", extreme Reize, um sich wieder zu spüren, andere halten es in der Umgebung von Menschen nicht lange aus oder flüchten überdies vor jeglichem Lärm, Trubel, insbesondere dichten Menschenmengen. Sie ducken ab und verstecken sich auf ihre Art und Weise.

In den sprachlichen Beschreibungen dieser Menschen steht das Handeln im Vordergrund, Beschreibungen von Gefühlen gibt es kaum. Sie fühlen sich nicht **wütend oder traurig,** sondern empfinden Muskelschmerzen, Verdauungsprobleme oder andere körperliche Beschwerden. Wieder andere klagen selbst bei einem erheblichen Verschleiß und Einsteifung der Wirbelsäule nicht über Rückenschmerzen. Deshalb **führt** sie z. B. eine Nervenlähmung im Gesicht nach dem Verlust des Arbeitsplatzes in die medizinische Behandlung. Vom orthopädischen Gutachter müssen sich dann diese Patienten nicht selten sagen lassen, dass der Bewegungsapparat für eine Tätigkeit noch ausreichend belastbar sei. Sie passen einfach nicht in das **ärztlich erwartete** Schema. Das tun sie auch nicht, weil ihre Selbstwahrnehmung erheblich gestört ist. Einem aufmerksamen Therapeuten sollte es auffallen, wenn der „blinde Fleck" eines Patienten abnorm groß ist. Oft verbergen sich traumatische Erfahrungen hinter der äußeren Fassade.

Selbst wenn die Fähigkeit da ist, die eigene Geschichte zu erzählen, ändert dies nicht automatisch die bange Erwartung, weiterhin zu jedem beliebigen Zeitpunkt angegriffen oder verletzt zu werden (Kolk, B. van der).

---

116 Alexithymie, aufzufassen auch als Strukturdefizit und Ausdruck eines radikalen, konfliktbedingten Ausschlusses der Verbindung zu sich selbst und anderen, um die Angst vor Nähe, die mit drohendem Selbstverlust verbunden sein könnte, zu vermeiden.

117 Je nach Grundkonstitution Über- oder Untergewicht, nicht selten im Extrem zu beobachten.

Noch schwieriger ist der therapeutische Weg bei Menschen mit frühen, vorsprachlichen Störungen oder Traumaerfahrungen, weil dann nicht einmal eine *eigene* schlüssige Geschichte besteht, die *erinnerbar* **wäre**. Bei ihnen können die unbewusst angeschalteten inadäquaten Alarmsysteme des Reptilien- und Säugetiergehirns das Bewusstsein zu äußerlichen erklärenden Projektionen zwingen. Dann werden mitunter Eltern oder Beziehungspartner zum scheinbaren Täter, ohne dass ihrerseits Handlungen vorgelegen haben müssen.

4.3.4 Die Welt der Trauma-Erfahrungen

Wie speichert und verarbeitet der Mensch eigentlich ein übermächtiges Ereignis, und was macht die traumatische Erfahrung mit seinen „Trieben", der Summe seiner ursprünglichen Lebenskräfte? Sie dienen ja vor allem biologischen Zwecken, das heißt Lebensförderung, Lebenserhalt und Fortpflanzung. Die Eignung des Lebensraumes mit der unmittelbaren Umwelt ist zu erkunden und zu prüfen.

Nach einem Trauma sind die bislang gültigen *Regeln ausgesetzt*: Der Lebensraum gilt nicht mehr als sicher, (falls er es überhaupt vorher war). Vielleicht steht ein sofortiger Ortswechsel an oder mindestens eine wohnliche Veränderung. Das Gleiche gilt womöglich für den Beruf bzw. Arbeitsplatz, die Beziehung usw. Wenn diese Maßnahmen aber *nicht ausreichen*, dann bestimmt die Trauma-Erfahrung fortan die Lebensweise oft maßgeblich mit und wird im Extremfall selbst zur „Regel". Der Betroffene lebt wie in einem Gefängnis, ohne einen sicheren Rückzugsraum zu haben oder erreichen zu können – ein inneres „Dschungelcamp" ohne zeitliches Ende.

Auch wenn ein traumatischer Schicksalsschlag nicht nur in Heldensagen und Heiligengeschichten, sondern auf jedem individuellen Lebensweg – *wie selbstverständlich* – eintritt, ist Trauma doch in dem hier zu besprechenden Sinn *mehr* als bloß das Erleben einer einzelnen *bösen Tat*. Dem einmaligen Trauma sollen mit dieser Annahme keineswegs die dramatischen Folgen für das Opfer abgesprochen werden; in der **psychologischen Körperanalyse** steht ja die Sicht des Körpers in seiner „Es"-Sprache im Vordergrund. Das umfangreiche Erfahrungsspektrum in der orthopädischen Praxis hat mir gezeigt, dass viele *Lebensschicksale* ebenso wie Traumen zu *zerstörenden* Veränderungen des Körpers führen können. Dem neutralen Beobachter und nicht selten auch dem Betroffenen erscheinen sie aber meist viel weniger spektakulär – gerade, weil sie in der inneren Bewertung so „normal" zum Leben dazugehören. Man will sein wie alle!

Nach Zeit und Häufigkeit kann zwischen einem einmaligen Trauma, wie einem Verkehrsunfall, und wiederkehrenden (in Serie stattfindende) Traumatisierungen, wie bei Missbrauch, Misshandlung und Vernachlässigung, unterschieden werden. Manchem scheinen allerdings ein Unfall oder der prügelnde Vater (oder Mutter) im weiteren Leben nichts mehr „anhaben" zu können. Andere zerbrechen förmlich an ihrem Schicksal. Die Fähigkeit, schicksalhafte Erfahrungen in das eigene Wissen, Handeln mit allen Stressreaktionen einzubeziehen, ohne immer wieder an dramatische Episoden körperlich[118] erinnert zu werden, nennt die Psychologie *Resilienz*. Menschen mit dieser unbewussten Fähigkeit haben einen „inneren Schutzschild". Wie ist dieser Schild beschaffen, und wie baut er sich auf? Die Bedeutung der frühkindlichen Lebensperiode wird immer wieder in diesem Buch diskutiert; in dieser Zeit erwirbt der Mensch sein *Urvertrauen*. Gelingt das nicht ausreichend, dann kann die Biologie des Betroffenen selbst ihn mit einer besonderen Gabe ausrüsten, mit einer hohen Empfindlichkeit ausstatten, um Angriffe auf seine Existenz frühzeitig zu *fühlen*, *wahrzunehmen* und darauf zu *reagieren*. Wahrnehmung und Handlung sind im Gefahrenmoment mit einer kurzen, nicht bewussten Reaktionszeit verknüpft. Denken und Verstehen würde viel zu lange dauern!

Zu dieser hohen Sensibilität zählt auch die Gabe, Affekte anderer Menschen besonders intensiv wahrzunehmen; der Mensch wird gerade für diese Angriff und Flucht charakterisierenden Impulse hoch sensibel. *Hochsensibilität* allein macht aus ihm aber keinen angeborenen „Gutmenschen", nur weil er sich viel besser als andere in das Leid von Menschen einfühlen kann. Naheliegend haben viele Therapeuten in diesem Sinne eine Hochsensibilität, und der Preis für diese Gabe kann eine frühe Störung oder sogar Traumatisierung gewesen sein! Später im Leben bleibt der „innere Thermostat" der Stressregulation verstellt und auf normale Lebensaufgaben im Jugendlichen- oder später Erwachsenenalter geht die innere Antwort des Körpers mitunter weit über die erfahrene Realität hinaus.

Charakteristisch für eine Trauma-Erfahrung, auf die unbewusst zurückgegriffen werden muss, ist im klinischen Befund die asymmetrische Anspannung des Körpers (**Asymmetriemuster**) und eine Stressstoffwechselstörung (**Stoffwechselmuster**). Die in meiner orthopädischen Praxis oft nach einem Trauma angetroffene Halbseitenschwäche ähnelt einem körperlichen Schaden wie nach einem Schlaganfall. Meine klinische Beobachtung einer äußerlichen asymmetrischen Körperanspannung legt nahe, dass sie den innerlichen Funktionszustand des Gehirns äußerlich spiegelt, wie es Bessel van der Kolk in seinem Buch beschreibt: Gehirne von Traumatisierten würden während eines Flash-backs mehr

118 Trauma wird vor allem körperlich erinnert; das schließt die Speicherung in den niedrigen Hirnzentren, die endokrine Stressregulation, sowie die asymmetrische Anspannung des Körpers und die mit ihnen verbundene Affektregulation ein – Körpersprache ist Affektsprache.

rechts mit den Vorstellungsbildern von früher erlebten Traumen aktiviert! Die emotionale Gedächtnisfunktion der rechten Gehirnhälfte sei aber trügerisch. Oft merkten die Betroffenen nur ihren Affekt – sie seien aufgebracht, entsetzt, wütend, beschämt oder erstarrt.

Traumen können durch eine einmalige Tat oder sich wiederholende Trauma-Erfahrungen eingetreten sein. Darüber hinaus kann auch eine besondere körperliche Disposition einer frühen Störung vorliegen, die nicht als typische Gewalterfahrung erfolgt ist. *Kombinieren* aber beide, wird es besonders fatal; dann liegt bspw. schon eine problematische Schwangerschaft vor, in der die Mutter Gewalt ausgesetzt war, vielleicht Nikotin und Alkohol und Drogen nahm, und das Kind kommt gestresst und existenziell gefährdet zur Welt. Wenn dann auch noch MMV folgen, ist äußerst viel *Resilienz* erforderlich, um das Leben überhaupt leben zu können.

Viele Jugendämter in der Bundesrepublik betreuen Kinder und Jugendliche, denen dieses Schicksal nicht erspart geblieben ist. Ihre körperliche Asymmetrie und Stoffwechselstörungen können dabei Jahre oder Jahrzehnte sogar unbemerkt bleiben. Vielleicht werden auch nur *Sektoren* behandelt, immer mal wieder Verspannungen, die Bandscheibe, die Schilddrüse, Depression oder eine Angststörung. Manche bleiben Dauergast in der Psychiatrie und leben fortan unterhalb der Grenze verfestigter Erwerbslosigkeit und Armut. Ihnen wird mitunter eine „Borderline"[119]-Persönlichkeitsstörung zugesprochen, sie sind oft abhängig von Medikamenten, Drogen oder zumindest Nikotin, und der Körper zerstört sich langsam durch Entzündung, Mangelernährung und in *sozialer Isolierung*.

Und schließlich gibt es Menschen, auf die *nichts von alledem* zutrifft. Sie bemühen sich einfach, ihr Leben zu meistern und streben wie alle anderen Menschen nach Glück, Liebe und Zufriedenheit. Sie straucheln aber irgendwie und irgendwann, werden „herausgekickt" oder stellen sich selbst ins Abseits. Viele haben auch hart – viele sogar viel zu hart – arbeiten müssen. Es hat dennoch nicht gereicht; oft leben sie schließlich in der Prekarität[120]. Armut, beengte Wohnverhältnisse und Überschuldung ist für 12,3 Prozent der Erwerbsbevölkerung der Alltag. 26 Prozent sind entweder durch ihre Haushalts- oder ihre Beschäftigungssituation gefährdet. Demnach gehören 38 Prozent

119 Persönlichkeitsstörung mit strukturellem Defizit der „Ich"- und „Selbst"-Funktionen, oft aus früher Störung und Trauma-Erfahrungen und mit gestörter Fähigkeit zur zwischenmenschlichen Beziehung, existenzieller Angst, abgespaltenen Affekten und Störungen der Selbst- und Fremdwahrnehmung.

120 Prekarität bezeichnet eine Zone zwischen der Sicherheit eines Normalarbeitsverhältnisses auf der einen und Erwerbslosigkeit und Armut auf der anderen Seite. Menschen in dieser Zone haben eine Wohnung, Beziehungen bestehen oder bestanden ausreichend stabil, ein Realitätsbezug liegt vor, sie sind grundsätzlich für ärztliche Hinweise erreichbar, nehmen auch an Selbsthilfegruppen teil, leben aber an der Armutsgrenze oder darunter. Dazu gehören vor allem Mütter mit schlechten Jobs, unterbrochen von Erwerbslosigkeit, und Väter mit zu geringem Einkommen zur Versorgung der Familie sowie junge Männer ohne abgeschlossene Berufsausbildung. (Übersicht siehe: Wimbauer, C.; Motakef, M.; Friedrichs, J.; Promberger, M. et al.)

der deutschen Erwerbstätigen ganz oder beinahe zum Prekariat (Promberger, M. et al.). Die Körperlichkeit dieser Menschen leidet mit den sozialen Lebensbedingungen, für die in der ärztlichen Praxis keine Zeit bleibt. Viele chronische Schmerzpatienten, Menschen mit Herzinfarkt vor dem 60. Lebensjahr, mit multiplen Bandscheibenschäden und ihren Operationsfolgen, mit Rheuma und chronischen Entzündungen und ohnehin psychiatrische Patienten haben diesen sozialen Hintergrund fehlender Sicherheit und mangelnder Anerkennung erlebt und erleben ihn immer wieder. Die Wiederholung des täglichen (Über-)Lebenskampfes ohne begründete Aussicht auf eine grundlegende positive Veränderung führt so manchen von ihnen in die Katastrophenspirale chronischer körperlicher Traumatisierung.

Aus Sicht der PKA ist es deshalb überhaupt nicht überraschend, dass nahezu bei jedem von ihnen **Asymmetrie**- und **Stoffwechselmuster** im klinischen Befund festzustellen sind und ein vorzeitiger Abbau von Körperstrukturen regelhaft angetroffen wird. Alle waren nicht selten auch glückliche Kinder. Auch sie haben einmal ihr Leben mit vielen *guten Vorstellungen* und in ausreichend guten Beziehungen angefangen.

4.3.5 Wie alles anfängt: Senden und Empfangen in Beziehung

Im Individuum ist auf höchstem Niveau ein „Staat" repräsentiert, der Krieg und Frieden, Geburt und Tod, Entstehen und Vergehen erlebt. *Bewusstsein* entsteht schon im Mutterleib; in den ersten beiden Lebensjahren lernt der Mensch dann durch die besondere Nähe der Mutter[121] bereits alles über die zum Leben notwendigen *einfachen* und *spontanen Regungen*. Es geschieht wie in einem WLAN mit einem geheimen Schlüssel und in der Regel ohne Firewall. Erst einmal verbunden, ist man dem anderen Teilnehmer schutzlos ausgeliefert. In einer Psychotherapie nennt man diese Beziehung „Übertragung" und „Gegenübertragung". Derselbe „Kanal" liefert wichtige Impulse; der an sich unbewusste Austausch ist dann aber einer *Absicht* unterworfen: Es gibt einen *Beobachter*, den Therapeuten, und dieser hat sehr wohl eine Firewall aufgrund seiner Ausbildung und therapeutischen Erfahrung. Allerdings muss auch er an ein regelmäßiges Update denken!

Zunächst liefert die unbewusste Verbindung zwischen Kind und Mutter dem Neuankömmling den *lebensnotwendigen Input*, um ein inneres Gleichgewicht der Gefühle, des Stoffwechsels, des Immunsystems und Wachstums erreichen und halten zu können. Das Baby sendet „im gleichen Feld" elektromagnetische Signale, vor allem seiner rech-

121 Oder eines anderen, unvoreingenommen liebenden, beschützenden und versorgenden Erwachsenen.

ten Hirnhälfte[122], an die erwachsene Bezugsperson und löst dort Reaktionen aus, die zu seiner Versorgung führen; (sprachlich formulierte Forderungen kommen erst viel später dazu). Die Wissenschaft nennt diesen Vorgang der *Handlungsauslösung* im Empfänger eine „projektive Identifikation" durch einen sozial verbundenen Sender. Es ist auch ein primitives, frühes Abwehrmuster, das unbewusst zum Einsatz kommt, wenn durch Lebensumstände die eigene Identität *unmittelbar bedroht* erscheint: Nicht ausgehaltene Empfindungen, vor allem zerstörende Gefühle wie Wut und Hass, werden abgespalten und in eine Art „Bad Bank"[123] ausgelagert. Das ermöglicht zunächst die weitere Existenz, wenn auch auf einem Niveau wie im „abgesicherten Modus von Windows": Man funktioniert gerade so!

Kommt es zu einer Beziehung, die an Gewalt erinnert, wie bei übergriffigem Verhalten, bei Drohung und Missachtung, kann der *destruktive Impuls* scheinbar in den Beziehungspartner unbewusst ausgelagert werden. In ihm und seinem Verhalten wird er dann auch erkannt. Der Partner, dessen innere Regung es ja nicht ist, fühlt dennoch plötzlich diese Wut und den Ärger in der Beziehung in sich und handelt sogar danach. Übertragen werden Wut und Hass, und unvermittelt führen sie zur Gegenübertragung eben derselben Gefühle und manchmal infolge auch zu aggressivem Handeln. Dem Therapeuten ist dieser Zusammenhang bekannt und er nutzt seine „Gegenempfindung" in der therapeutischen Interaktion; jemand anderes würde aber womöglich zuschlagen. Nur wüsste er hinterher gar nicht warum, denn er meint, es sei so „über ihn gekommen". Jugendliche rufen auf diese unbewusste Weise oft aggressive Handlungen in anderen Menschen, vor allem den Eltern hervor. *Mobbing* kann auch einem solchen Mechanismus folgen.

4.3.6 Unbewusste wechselseitige Impulse in der Beziehung

Die Diskussion darum, Schuld auf Täter und Opfer gleichermaßen zu verteilen, ist schon uralt und wird immer wieder geführt. Wenigstens in einer medizinischen Therapie, nicht nur in der Psychotherapie, sollte diese *unbewusste Wechselwirkung* zwischen Menschen Beachtung finden. Diese frühe Form unbewusster Kommunikation zwischen den Menschen bleibt lebenslang erhalten und ist ein wichtiger Abwehrmechanismus in Bedrängungssituationen. Der Betroffene lagert seine Emotionen wie Angst, Wut und Zorn in seinen Mitmenschen aus, weil er sie selbst nicht aushalten kann. Diese Übertragung führt im Empfänger zu Handlungen dem Sender gegenüber, etwa so wie im biblischen Gleichnis: den Splitter im Auge des anderen Menschen zu sehen, aber den Balken im

122 Pointiert nach Schore, A. N. – denn genau wissen wir es nicht.

123 Bank für „Not leidende Kredite", hier allegorisch auf nicht ausgehaltene Affekte und Emotionen – eigene und die der Lebensumgebung – bezogen.

eigenen nicht zu erkennen. Es handelt sich um eine „einfache" Kommunikation noch ohne Handlung, und genau darin liegt der „blinde Fleck" beschrieben. „Das Auge selbst kann sich selbst nicht sehen", würde der Tibeter sagen.

Es geschieht aber auch etwas im Empfänger; er wird berührt, zunächst unbewusst einbezogen, bis in seinem Körper ebenfalls „etwas" aufsteigt, das ihn zur Handlung führen will und auch führt, wenn er dieses „Etwas" nicht abwehren kann oder will. Für *Sender* und *Empfänger* gilt gleichermaßen, dass der Anstoß zu den Handlungen unbewusst geschieht. Ob diese tatsächlich ausgeführt werden, bleibt der kontrollierenden Beobachtung des *Wachbewusstseins* unterworfen: Achtsamkeit könnte ermöglichen, dass Wachbewusstsein eintritt und so die vom „Es" angestoßene Handlung eben bewusst verhindert wird. Oft allerdings ist sie auch nicht mehr zu stoppen oder gar zu korrigieren, weil Bewusstheit nicht sofort da ist. Noch einmal: Das sich mit den *permanenten Interaktionen* zwischen Mutter[124] und Kind entwickelnde „Selbst" des Kindes bleibt lebenslang die Basis für seelische und körperliche Antworten des Menschen auf seine Lebensbedingungen.

4.3.7 Biochemische Traumafolgen

Auch das Immunsystem speichert schon sehr früh im Leben Erfahrungen, wahrscheinlich auch im Zusammenhang mit Affekten. Man könnte sogar ein affektiv verknüpftes immunologisches Gedächtnis vermuten[125]. „Bauchgefühl" ist das Stichwort: Reizdarmsymptome gestresster Schreikinder sind nach meiner klinischen Erfahrung auch immer bei der Mutter zu untersuchen (Vogel, S. C. et al.). Ob erst die Mutter und dann das Kind oder umgekehrt reagieren, kann eine interessante Frage sein. Wenn die Verbindung erst einmal steht, wird sie wechselseitig sein. *Epigenetische Prägungen* des Kindes in sehr früher Zeit (in den letzten 3 Monaten der Schwangerschaft und den ersten beiden Lebensjahren) wirken sich auf chronische Erkrankungen des späteren Lebens aus (Entringer, S. et al.) Hinweisend können bspw. der Vitamin-D-Spiegel und die Schilddrüsenfunktion der Mutter sein. Es sind relativ einfach bestimmbare Parameter im Blut.

Über die Darmflora, so der biologische Sinn, erkunden wir menschlichen „Säugetiere", ob ein Lebensraum geeignet ist, nicht anders als die „Kotfresser" im Tierreich. Beim Menschen sprechen wir von einer „Toilettengemeinschaft", die sich z. B. die Handtücher,

124 oder einem anderen unvoreingenommen liebenden Erwachsenen

125 Meine Erfahrungen mit Covid-19 Patienten lassen nach der PKA vermuten, dass es bei Ihnen zu einer affektiv verknüpften Anregung des Immunsystems kommen kann. Der Körper erinnert demnach zurückliegende (auto-)immunologische und Körpererfahrungen. Die asymmetrische Körperspannung und Stoffwechselstörungen verstärken dann individuelle Symptome wie Schmerzen, Schwindel, kognitive Einschränkungen und reduzierte Herz-Kreislauf-Leistungsfähigkeit.

die Toilette, Schlafräume und ihr Essen teilen. In dieser Gemeinschaft unseres Bioms, der Darmflora, werden nach meiner Beobachtung Reaktionsweisen des Immunsystems ebenso vermittelt wie Affekte, z. B. Ausdruck von Ärger, Wut, Angst und Ekel. Im klinischen Befund der Stressregulation (Bauchorgane) reagieren Mutter und ungeborenes Kind in der Regel vergleichbar im Mutterleib. Diese *systemische Sicht* entgeht aber oft unserer hochmodernen Medizin, weil diese den Fokus möglichst mit digitaler Diagnose und objektiv bildgebend oder im Labor nachgewiesen beim Einzelnen sucht. Die Medizin verschenkt bislang die Chance, dieses Informationssystem „Darmflora" sogar für therapeutische u. a. medikamentöse Interventionen zu nutzen. Das Einsatzspektrum von Probiotika bis hin zur Informationsübertragung zwischen Mutter und Kind durch homöopathisch unterstützte Rituale sind möglich – therapeutische Formen, die ich gern anleite.

Es wird noch geheimnisvoller, wenn man den Effekt der Darmflora in langjährigen Lebensgemeinschaften beobachtet: Wenn bei einem der Partner Hashimoto-Schilddrüsenentzündung mit möglichen Symptomen wie Reizdarm eingetreten ist, wird auch der *nicht* blutsverwandte Lebenspartner in der Toilettengemeinschaft „infiziert". Auch bei ihm finden sich dann klinische Zeichen von Reizdarm, rheumatisch vergleichbare Reaktionen (Baghai, T. C.; Rupprecht, R.) und nicht selten ein ähnliches **Asymmetriemuster**. Die klinische Untersuchung von **Stoffwechsel**- und **Asymmetriemuster** sind insoweit zum wichtigen Handwerkszeug meiner ärztlichen Praxis geworden.

4.3.8 Ein biologisches Informationsmanagement

Die Darmflora, das Biom, hat wahrscheinlich mehr Aufgaben, als nur Verdauungs- und Immunprozesse als Wächter und Vermittler im Innenraum zu unterstützen. Im Alter von drei Jahren ist sie im Menschen voll entwickelt; bis dahin und weiter zeitlebens beeinflusst sie die Gehirnfunktionen, die Stressregulation und das Immunsystem. Z. B. kann in der Darmflora ein ausreichendes Vorkommen von Bifidobacterium und Lactobacillus eine gesunde Gehirnentwicklung fördern und ein Mangel mit späteren Defiziten der Wahrnehmung und geistigen Fähigkeiten einhergehen (Vogel, S. C. et al.).

Im Tierreich sind Kaninchen, Hasen und viele Nagetiere „Kotfresser", was mit einer besonderen Anpassung an eine pflanzliche Ernährung erklärt wird. Darüber hinaus nehme ich an, dass die Qualität des Stuhlgangs auch bei ihnen darüber Auskunft gibt, ob die Lebensumgebung sich als Lebensraum eignet. Das Informationssystem Darmflora verteilt sich auch als „Feld" um unsere Körper. Der Darm im Inneren nimmt alle Fremdstoffe wahr, und dazu zählen auch die Informationen fremder Toilettensysteme, die bspw. im Salat bei guten Freunden ebenso vorhanden sind wie beim „Griechen" (und dessen Küchenmannschaft) nebenan. Vergleichbar sind Mund-Nasen-Rachenraum, die Lunge und als größtes Organ des Menschen auch die Haut beteiligt.

Der Mensch ist ein „Herdentier“ und kann als Einzelgänger nur selten gut überleben. Die moderne Medizin wird auf die vielfältigen Verknüpfungen von Menschen aktuell in der Pandemie ab dem Jahr 2020 nahezu gestoßen. Auch schon vorher war allerdings die Sicht auf die „Toilettengemeinschaft“ ein praktisches Wissen der menschlichen Biologie.

Erkrankt ein Kind, dann lohnt es sich immer, die Familie anzusehen. Kinder schreien, wie die Erwachsenen, unbewusst vor allem mit ihrem Bauch, auch wenn sie wegen Kopfschmerzen und Störungen der Konzentration dem Arzt vorgestellt werden. Mit dem Wissen der aktuellen Wissenschaft erscheint es deshalb nicht vollständig, wenn der Therapeut neben dem Symptomträger nicht auch die Bauchfunktionen der Mutter, des Vaters oder anderer erwachsener Bezugspersonen untersuchen kann! Alle Lebensbedingungen der Lebensgemeinschaft, vor allem wenn Armut und Traumafolgen[126] vorliegen, werden **immer** im Bauch repräsentiert!

Man sollte sich keiner Illusion hingeben; gegen die mannigfaltigen Einflussnahmen unserer Umwelt gibt es keinen hundertprozentigen Schutz. Der *subtile Informationsaustausch* findet rund um die Uhr statt, ob wir dies wahrnehmen oder nicht. Über die Hände und die Atmung sind wir besonders häufig direkt betroffen. Niemand reinigte – bis zur Pandemie – seine Hände nach *jedem* Kontakt, vor allem nicht nach *jedem* Anfassen von Türklinken und Handläufen. Der Chirurg war bislang die große Ausnahme, er musste ja ständig absolut „clean“ sein, bei jeder Operation. Der Normalfall war aber bisher, sich zwar vielleicht nach dem Toilettengang die Hände zu waschen, aber dann doch die Türklinken auf dem Weg zurück in den Restaurantraum zu benutzen. Der Wirt, den man seit Jahren kennt, verabschiedete sich vor der Pandemie 2020 von den Gästen mit einem herzlichen Handschlag. Treffer! Millionen von kleinen Informanten wurden dann über die Hand in den Mund und dann weiter bis zur „Passkontrolle“ in den Darm geführt. Mitunter musste sich der Darm nach mutigen auswärtigen Mahlzeiten in fremden Toilettensystemen *massiv reinigen* – wir nennen es Durchfall oder „Magen-Darm-Problem“. Meistens funktionierte der einmalige „Ausraster“ des Verdauungssystems und danach war alles wieder gut, aber das *Immunsystem* hatte etwas „gelernt“, ohne dass wir es merkten.

Während der Pandemie mit Lockdown und den strikten Abstands- und Desinfektionsregeln hat sich zwangsläufig die Bewusstheit für die Nähe zu anderen, vornehmlich fremden Menschen verändert. Nur in den Familien oder Wohngemeinschaften erhält sich der

126 Wie an anderer Stelle schon begründet, ist Armut immer traumatisierend!

„unbeschwerte“ nahe Kontakt weitgehend. Über das Ausmaß der subtilen existenziellen Besorgnis um die eigene Unversehrtheit und die seiner Nächsten kann allerdings noch nicht abschließend gesprochen werden – die unbewussten, feineren Stresswirkungen zeigen sich eventuell erst Jahre später.

Meine klinische Beobachtung über Jahre zeigt, dass sich das *Stress-* und *Alarmverhalten* in einer Toilettengemeinschaft in der Regel durchsetzt. Wer Alarm schlägt, dem wird oft mehr Recht gegeben als dem ruhigen Zeitgenossen! So ist es auch im Informationssystem „Darmflora“; als Basis des Körpers und als Teil des „Es“ überprüft sie die Eignung des Lebensraumes u. a. anhand der eigenen Information im Verhältnis zu fremden Informationen und Darmvölkern. Mütter „informieren“ so unbewusst ihre Kinder und den Partner darüber, ob sie den gegenwärtigen Lebensraum für geeignet halten. Wie in einem WLAN ohne Firewall erreicht die Information die gesamte Familie und wird von jedem Mitglied durchaus unterschiedlich *decodiert* und auch zurückgegeben aus der eigenen Welt der Kontakte.

Manchmal vollzieht sich die Übertragung auch scheinbar *hierarchisch*, dann verhält sich der „Reizdarm“ einer 13-jährigen Tochter genauso wie der von der 45-jährigen Mutter. Die Jugendliche kommt wegen Kopfschmerzen oder Migräne in meine orthopädische Praxis und fragt, ob es die Wirbelsäule sein könnte. Das könnte sie durchaus, aber ich kann vor allem über die Wirbelsäule Spannungsverhältnisse deuten. Der begleitende 15-jährige Bruder hat überhaupt keine Symptome. Der Vater allerdings, ein paar Tage später in der Praxis, hat einen „dicken Bauch“. Bandscheibenschaden und **Lebermuster** sitzen auch mit im Boot, gleich neben seinem beruflichen Stress, den er regelmäßig mit nach Hause „bringt“. Er hat zwar keinen Reizdarm, der Bauch ist dennoch klinisch „voller“ Spannungen und der Blutdruck viel zu hoch. Die hierarchische Deutung muss aber nicht immer treffen; Bezüge und Bindungen wechseln in Beziehungen, und das nicht ohne biologischen Grund. Sie richten sich als Merkmal biologischer Notwendigkeit, das Überleben bestmöglich zu sichern. Deshalb sind sie nicht unbedingt wie ein politisches System hierarchisch gegliedert. Weder Mehrheit noch Macht und Geld bestimmen, und nicht immer steht der Erstgeborene an der Spitze. Alles ist dem „vernünftigen Überleben“ untergeordnet.

Die *Vernunft der Natur* ist lebensnotwendig, aber auch zerstörerisch: Was nicht lebensfähig ist und den „großen Plan“ stört, wird überwältigt und vernichtet bzw. aus der Toilettengemeinschaft entfernt oder zurückgelassen. Die menschliche Vernunft dagegen ist einerseits ein großer Segen, andererseits auch oft Fluch, und doch möchte ich betonen, dass wir als Menschen grundsätzlich in der Lage sind, uns selbst *verstehen zu lernen*. Die kommunikativen Darmfunktionen einer Toilettengemeinschaft gehören aufgrund ihrer immensen Bedeutung unbedingt zum Wissen über sich selbst dazu.

4.3.9 Der Körper arbeitet multidisziplinär

Der Körper tauscht biologische Informationen in allen seinen Systemen „multidisziplinär" aus. Kommt es zum (Über-)Lebenskampfeinsatz, wissen z. B. Haut, Darm und die Leber, was sie zu tun haben und wirken als Team eng zusammen. Die Teamleitung übernehmen die subkortikalen Zentren im Hirnstamm und das Informationsnetz ist das vegetative Nervensystem. Die forschende Medizin der Gegenwart hingegen teilt den Körper in verschiedene Fachgebiete auf, deren Kommunikation im einzelnen Fachgebiet schon schwierig genug ist. Fachübergreifend gelingt sie daher viel zu selten, genauer gesagt, sie erscheint erst gar nicht als Möglichkeit: Der zuständige Arzt für die Schilddrüse, in der Regel ein Nuklearmediziner oder Allgemeinmediziner, gehen von vornherein nicht davon aus, dass bspw. bei einem Patienten drei Jahre nach dem Tod des Ehepartners oder der Trennung der Eltern die Unterfunktion der Drüse ein komplexer Teil anhaltender biologischer Stressreaktion sein kann.

Die Informationssysteme der Säugetiere und „primitiven" Lebewesen wie auch des Bioms im Menschen setzen eine multidisziplinäre medizinische Arbeit voraus, weil sie ebenso organisiert sind! „Systems Engineering" folgt einem biologischen Prinzip!

4.3.10 Die Entwicklung des Selbst

Das „Selbst" ist überall auch verkörpert und bindet alle psychischen Funktionen wie Sinne, Gedächtnis, Emotionen, Affekte, die für gegenwärtige Lebensaufgaben erforderlich sind, ein. Unbewusst (implizit) werden im „Selbst" die Informationen der Herkunftsfamilie, der Erfahrungen in Beziehungen und aller weiteren Erfahrungen im Leben gespeichert. Über den Affekt verknüpft liefern sie Handlungsimpulse für unendlich viele *automatische Körperfunktionen*. Solange keine Bedrängnis besteht, erfolgt der Rückgriff auf die Vielfalt der eigenen bunten Bilder, die genügend Motive zum Handeln liefern: Verlieben, Genießen, Shopping, Tanz und Spiel, soziale Kontakte knüpfen und auch halten, wären ohne die Funktionen des „Selbst" gar nicht möglich. Das „Selbst" wiederum könnte sich „im Alleingang" nur fragmentarisch aus sich selbst heraus entwickeln. Zur *gesunden Entwicklung* mit einer ausreichend guten Versorgung in Beziehung mit Bindung und Schutz, Nahrung, Angebot sinnlichen Reizen, Liebe, Kommunikation auf allen

Ebenen und Sprache, vor allem durch den versorgenden Menschen in der frühen Kindheit, gibt es *keine Alternative*!

Dem „Selbst" muss es ohne ausreichende frühe Bindungserfahrung an wichtigen sozialen Inhalten fehlen, die das *Stresssystem*, das *Immunsystem* und das autonome *Nervensystem* vor allem regeln und ausbilden. Werden diese nicht angeboten, herrschen und bestimmen immerzu Existenzkämpfe und Vernichtungsängste im Leben, ohne tatsächlich notwendig zu sein, wie bspw. bei Menschen mit Persönlichkeitsstörungen wie Narzissmus, Autismus oder Borderline.[127] Und auch das Leben eines „normal gesund" Entwickelten birgt hin und wieder das Erleben von Schrecklichem und erfährt damit unter Umständen über viele Jahre eine Ansammlung von abgespeicherten Reaktionsstrategien. Innere Stresssysteme greifen in jedem Fall auf alte „Satzungen" zurück. Letztlich noch rechnen wir Alter, Krankheit und Tod nicht so richtig dem Schrecklichen zu, weil sie doch „üblich" sind: Vor dem Tod haben wir „keine Angst", aber wenn wir nicht mehr laufen können im Alter, dann ist „alles nichts mehr wert". Die menschlichen Mittel gegen die *existenzielle Angst* oder eben doch „Todesangst" (Yalom, I. D. 2010 Btb und EHP) sind sehr begrenzt, solange wir uns um unsere Endlichkeit nicht reflektierend kümmern.

Lassen Sie sich Ihre alltäglichen Aussagen mal langsam über die Zunge gehen: Sind Sie tatsächlich so gelassen und fähig, „die Dinge zu so nehmen wie sie sind"?

4.3.11 Die Ausbildung der Körpererfahrung

Die frühe Bindung des Babys und mit ihr die Ausgestaltung seines „Selbst" geschieht noch in der vorsprachlichen Periode. In den ersten zwei Lebensjahren lernt es passiv, etwa 70 Wörter zu erkennen, und mit zweieinhalb Jahren kann es aktiv Dreiwortsätze sprechen. Die sprachliche Verbindung zur Mutter reicht nicht, um *heftige Gefühle* auszudrücken, die bei einer ungenügenden Versorgung oder einfach nur in frustrierenden Momenten eintreten. Schließlich geht es dann in der Erfahrungswelt des Babys „um alles!", um die *ganze Existenz*! Das Baby erhält von seiner engsten Bezugsperson, mit der ein lebhafter vor allem nicht sprachlich vermittelter Austausch besteht, die wichtigsten Informationen (nach Schore, A. N.; Ginot, E. vor allem die rechte Hirnhälfte) über die Steuerung von Gefühlen und Affekten, auch über das Stresssystem. Die Qualität der Inhalte der wechselseitigen Nachrichten entspricht einer Quantität des Grades der *inneren Teilnahme der Mutter* im Stoffwechsel und autonomen Nervensystem des Kindes.

127 Ich verweise für Näheres auf die Lehrbücher der Psychiatrie und Psychotherapie, z. B. Kernberg, Otto F. und viele andere mehr.

Das autonome Nervensystem, unser biologisches „Kommunikationsnetz" mit den eng kooperierenden „Providern" Sympathikus und Parasympathikus, verbindet alle Organe mit den steuernden Zentren im Hirnstamm und im Mittel-/Zwischenhirn und u. a. dem limbischen System.[128] Versagt die Bindung an die Bezugsperson oder ist sie ungenügend, dann drohen dem Kind subjektiv scheinbar Vernichtung, Schrecken ohne Ende und Angst. Ich bezeichne es auch nach der Auffassung der gegenwärtigen Psychologie als *Dissoziation* oder Abspaltung, wenn nicht ausgehaltene Gefühle und Affekte in eine „Bad Bank" ausgelagert werden. Der Preis ist allerdings hoch: Es kommt zu einem *emotionalen* und *körperlichen Rückzug*, wie bei einer sehr frühen Depression, und das Kind „gedeiht" nicht!

Neu für die Psychologie ist aber meine Erkenntnis, dass sich die Abspaltung nicht ausgehaltener Empfindungen und Affekte, gerade später, auf *lange Lebenszeit* hin, in der Konfrontation mit gegenwärtigen Lebensaufgaben als asymmetrische Körperspannung der Stressachse 2 zeigt. Liegt ohnehin eine angeborene Asymmetrie des Schädels oder eine schief gewachsene Wirbelsäule vor, kann der Effekt noch viel stärker sein! Bemerkenswert ist, dass diese Reaktionsweise völlig unbewusst und variabel ist: Der aufmerksame Beobachter sieht ein Verziehen des Gesichts – meist mehr halbseitig – der Mund- und Augenpartien insbesondere, und bemerkt somit den Affekt, der aus diesem *bewegten Gesicht* „spricht". Die weniger verzogene Gesichtshälfte kann dabei im Agieren sogar relativ erstarren. Mimik, Körperhaltung und Gestik in einem Zwiegespräch oder einer Gruppensituation, in der Meinungen und Gefühle ausgetauscht werden, sind häufig und leicht zu beobachten. Viele Varianten sind möglich und keinesfalls alle krankhaft! Wie immer entscheidet nicht die grundsätzliche Funktion, sondern deren *Dauer* und *Intensität*. Alle Menschen sind zunächst asymmetrisch, doch die Balance seiner Asymmetrie zu halten, ist Lebenskunst.

Das mit dem Affektausdruck gekoppelte und Energie verbrauchende *mechanische Drehmoment* und die damit verbundene *Anspannung* des Körpers sind die Urheber vieler Beschwerden, die dann zum Therapeuten führen: Schulter-Arm, Nacken, Oberbauch und Verdauung, der Lenden-Becken-Übergang und Beinschwächen können typische Symptome sein. Je mehr sich die körperliche Verformung als schon angeboren oder sehr früh nach der Geburt zeigt, desto mehr wird der Mensch mit diesen äußeren Kennzeichen im Konflikt bis zum Grad des energetischen Niveaus einer frühkindlichen Asymmetrie reagieren.

128 Ausgedehntes Neuronen-Netzwerk im Mittel- und Zwischenhirn (siehe auch Stoffwechselmuster).

Überleben oder Sterben, Weiter-Existieren oder Vernichtet-Werden, als lebensbedrohender Konflikt in der Lebenssituation schafft eine unbewusste Motivation zum Handeln. Insoweit folgt auch eine spätere unbewusste Abwehr nicht ausgehaltener Gefühle mitunter dem Grad einer Vernichtungs- oder Todesangst der frühkindlichen Abwehrmuster. Melanie Klein unterscheidet in dieser frühen Lebensphase zwischen einer *wahnhaft-abgespaltenen* und einer *integrierenden depressiven Reaktion*.

Ein Beispiel: Ein Büroangestellter (mit einer frühen Störung) kann in einem aktuellen Streit um den Dienstplan spontan keine „Grautöne" mehr wahrnehmen. Er erlebt die Situation unangemessen scharf, als ginge es „um alles oder nichts", wenn bspw. seine Schicht scheinbar willkürlich und damit in seiner Empfindung „gewaltsam" verschoben wird. Im Konflikt nimmt er die für den Dienstplan zuständige Kollegin nur als „schlecht" und „bedrohlich" wahr. (Im Schwarz-Weiß-Schema gedacht wäre sie umgekehrt für ihn ausschließlich „gut", wenn sie anders entschieden hätte: Entweder verfolgt und schadet oder beschützt und versorgt sie ihn.) Unbewusst überträgt sich sein aggressiver Impuls vielleicht sogar auf die Kollegin und sie reagiert mit unbewusster Abwehr; es werden Mobbingimpulse in ihr ausgelöst. Sie handelt dann ebenfalls aggressiv, gegen den vermeintlichen Auslöser, weiß aber eigentlich gar nicht warum!

Traumatisierte Menschen können unter der Wiederholung einer für sie existenziellen Erfahrung mit heftiger Panik und Anspannung in eine *Reaktionsstarre* fallen und sogar *bewusstlos* werden! Der Auslöser muss für andere Menschen dabei überhaupt nicht als dramatisch empfunden werden: die Schulglocke, eine Schiffssirene, lautes Quietschen von Autoreifen, heftiges Geschrei oder auch Hilferufe anderer Menschen. Manchmal reicht es schon aus, sich allein zu fühlen, selbst in einer Menschenmasse, eingequetscht zu sein mit vielen anderen in einem Fahrstuhl, oder in der unmittelbaren Umgebung ist es einfach nur laut und unruhig.

Das *Tot-Stellen* nach einer Trauma-Erfahrung oder einem nicht bewussten, aber als dramatisch erlebten aktuellen Auslöser ist alles andere als eine Entspannungshaltung wie im Yoga: Die Körperposition ist geduckt und eingedreht, der Kopf wird eingezogen, der Rumpf ist leicht gebeugt, die linke Schulter spannt sich zur rechten Hüfte (**Herzmuster**), die Atmung ist flach, das Herz schlägt schnell, der Bauch ist gespannt und die Beinmuskulatur in Wade und Oberschenkel können aufgrund der Anspannung krampfen. Die Haltung ähnelt dem *Einfrieren*, wie der Starre und Steifheit der rheumatischen Erkrankung Morbus Bechterew[129]. Die Starre wird am Körper mit einer muskulären Anspannung bewirkt und ist stets asymmetrisch.

Über einen „dissoziativen Anfall" mit unvermittelter Halbseiten- und Kreislaufschwäche und Bewusstseinsstörung kann der Impulsstrom aus dem Hirnstamm den *Bewusstseins-„Fernseher"* ausschalten; der Mensch in seinem Stressanfall sinkt bewusstlos zu Boden. Im Krankenhaus wird nach einem epileptischen Anfall gesucht, und oft wird nichts Krankhaftes gefunden.

Die vegetativen Funktionen vor allem der Sympathikusnerven folgen in ihrer Gewebeversorgung der Anatomie der Wirbelsäule in einer „metameren"[130] Gliederung. Stress drückt sich deshalb auch immer in der Anspannung der Muskulatur der Wirbelsäule aus. Der Patient nennt es „verspannt" und meint damit, was er äußerlich in der Muskulatur wahrnimmt. Oft ist der Weg für ihn ziemlich lang, bis er „Es", den eigentlichen Prozess dahinter, zu fühlen, zuzuordnen, wiederzuerkennen und schließlich zu verstehen lernt. Der Masseur kann „Es" äußerlich wegstreichen, innerlich bleibt aber der Prozess aktiv oder wird nicht selten sogar noch intensiver.

4.3.12 Körpererinnerungen und chronische Konflikte

Rückbezüglich können Narben – als „Denkmäler" verletzender Körpererfahrung – viel später im Leben wieder „erwachen"; die Gedächtnisfunktion hat sich die Tat (inkl. Täter) im Falle einer frühen Gewalterfahrung bzw. das Unfallgeschehen und das zugehörige Gefühl gemerkt. Das Körpergedächtnis hat mit dem ursächlichen Ereignis einen *Speicherplatz* im Gehirn, eine Körperrepräsentanz belegt. Lustvolles Erleben in der Bildungsphase des „Selbst" beim Kleinkind wird ebenso abgespeichert, bspw. wenn Hand, Fuß und Genitale erkundet und erfahren werden. Jegliche Körpererfahrungen sind stets affektiv verknüpft; nur über den Affekt kann ja das Großhirn zuordnen, ob der Befehl zum Angriff oder Weglaufen gegeben wird oder sogar eine Belohnung wie Schokolade oder Sex mit dem Partner erwartet werden dürfen. Die grundsätzliche Konstruktion der Biologie ist sinnreich – genial, könnte man sagen. Sie hat aber auch ihre Tücken.

Ein Beispiel: Der aktuelle Konflikt einer Frau in einer Trennungsphase vom Partner hat vergleichbare Unterbauch- und Narbenschmerzen zur Folge wie nach der Blinddarm-

129 Nach meiner Erfahrung auch immer mit der Darmfunktion („Rheuma kommt aus dem Darm") und Trauma-Erfahrungen verknüpft und in großer Bandbreite (leichte bis zu schwersten invalidisierenden Veränderungen); rechnet zu den Autoimmun-Erkrankungen, in denen sich das Immunsystem gegen körpereigenes Gewebe richtet.

130 Hintereinanderliegende gleichartige Abschnitte wie die Bewegungssegmente der Wirbelsäule aus zwei Wirbelkörpern mit zugehöriger Bandscheibe, umgebende Muskulatur und Nervengewebe.

operation in ihrer Kindheit. Damals hat die Mutter kaum Zeit gehabt, ihre Tochter im Krankenhaus zu besuchen. Das Gefühl, verlassen und einsam zu sein und den Schmerz allein aushalten zu müssen, wiederholt sich nun beim Auszug des Partners aus der gemeinsamen Wohnung und wird im Körper affektiv vermittelt mit unbewusst erinnerter Stressreaktion. Eine Gesprächstherapie, in der durchaus richtigen Annahme einer psychosomatischen Erkrankung, bleibt aus Sicht der Patientin mit ihrem Körpererleben aber erfolglos. Die Symptome klingen erst wieder ab, als die *Narbe* vom Osteopath „entstört" wird – eine *Unterbrechung* der Verknüpfung von Narbe und innerer Erregung durch lokale Gewebemassage, vorsichtige Stimulation im Bereich des Sonnengeflechtes und tiefe Atembewegungen. Der Bauch entspannt. Ohne die achtsame empathische Haltung des Therapeuten, der die Patientin ohne Vorbehalt achtet, schützt und achtsam berührt, wird allerdings das therapeutische Ziel nicht erreicht.

Im länger anhaltenden Verlauf eines zwischenmenschlichen Konfliktes kann mit dem unbewussten Rückgriff auf eine als ähnlich belastend erfahrene Beziehung aus der Vergangenheit die zentral-nervöse Erregung die aktuelle Realität verlassen. Sie breitet sich im ganzen Körper aus und bezieht auch andere Erfahrungen des Körpers wie Narben, Verletzungsfolgen oder angeborene und früh erworbene Strukturveränderungen ein.

Ein Beispiel: Die im Gedächtnis (unbewusst) gelagerte (Subjekt-)Erfahrung ist eine ungeschickte Verletzung der eigenen rechten Hand mit einem scharfen Messer (Objekt). Das mitgespeicherte Gefühl des Verletzten (als Selbst- „Täter") schließt das dramatische Nahezu-Verbluten und Schmerzen ein. Schneiden, Messer, Angst, Bluten und Schmerzen bilden gemeinsam eine *Repräsentanz* der Selbst- und Gedächtnisfunktionen. Das Messer löst in der Folge Respekt aus, und nicht selten wird die *Reaktionskette* mehrfach durchlaufen: Manche Menschen „lernen es ja nie!" Absolut sicher sind die Erinnerungs- und Warnfunktionen des Nervensystems eben nicht; es gibt auch viel zu viel Konkurrenz zum Teil *widerstrebender Motive*, nach denen der Betroffene handeln könnte und auch möchte. Eine einzelne der vielen Warnungen „kann schon mal untergehen".

Bei Menschen, die immer wieder auf einem hohen Level in *scheinbarer Vorerwartung* ungünstiger, äußerer Einflussnahmen durchs Leben gehen, können deshalb normale Erwachsenen-Lebensaufgaben zu unlösbaren Problembergen anwachsen. Es entsteht ein Potpourri körperlicher und seelischer Symptome, deren ursprüngliche Auslöser nahezu egal werden; im Körper werden ohnehin *alle Stressfunktionen* aktiviert. „Es" bereitet die „Schlacht" vor! Zwischen Siegen und Besiegt-Werden kann kaum noch unterschieden werden! Militärischer Kampf kostet vor allem Menschenleben und viel Geld, wussten schon die Herrscher der Antike. Der Machtkampf im Innern des Menschen führt nicht minder zur Erschöpfung der *energetischen Ressourcen* aller körperlichen Systeme –

„Burn-out" sagen wir heute dazu. (Auf Zerstörung in diesem Sinne kann aber ein neuer Anfang folgen, wie die Sonne nach einem Gewitter wieder hervorbricht.)

Solange wir einen Körper haben, gibt es *keine körperlose Erfahrung*. Der Schlag des Vaters, der süße Kuchen und die Umarmung der Oma, die Trauer und die Tränen am Grab der Mutter werden nur deshalb besonders erinnert, weil sie jeweils mit einem Affekt verknüpft sind. Schon in der Kindheit lernen wir in der Beziehung zu den Eltern (Objekt), dass die Trauer oder ein Verlust (Affekt, Gefühl) mit der eigenen körperlichen Reaktion (Subjekt) wie bspw. Weinen verbunden sein kann. Kommt ein Kind allerdings schon traumatisiert zu Welt, erleidet es eine vorgeburtliche oder geburtliche Störung, werden *sehr viel mehr* und *viel stärkere* Affekte wie Angst, Schmerzempfindungen und vielleicht Erfahrung von Mangel an Zuwendung von den Eltern als Repräsentation des Erlebens gespeichert. Aber auch wenn die Versorgung in der Herkunftsfamilie ausreichend gut ist, Liebe und Förderung erfahren wird, bleibt es oft bei einer Störung der Stressregulation und einer körperlich ausgedrückten asymmetrischen Anspannung.

In jedem „Alarm"-Tool stecken alle notwendigen Verknüpfungen: Schreien, Weglaufen, Muskeln-Anspannen, Adrenalin- und Cortisol-Ausschütten usw. Die Beispielsituation betreffend führt die Trennung und der Auszug des Partners bei der Frau zu einer Wiederholung existenziellen Erlebens (subjektiv: alles oder nichts!). Ihr Körper nimmt unbewusst Bezug auf das früher erworbene Tool. Ein zentral-nervöses Arousal[131], ein *reaktivierter* „Tsunami" im Gehirn, wird losgetreten und seine fatale Wirkung geht mitunter weit über ein unbewusstes primäres Geburtstrauma hinaus. (In vielen so betroffenen Beziehungen wird mitunter massive Gewalt angewandt!).

Lust auf eine Selbsterfahrung (nach von Brück, M.)?

Sie sind Schauspieler/in und sollen **ohne** Worte auf einer Bühne den Zuschauern **Wut** körperlich darstellen. „Ja, ich spüre die Wut in mir, ich bin wütend". Drücken Sie es körperlich und gestenreich aus. Schlagen Sie zu, treten Sie, hauen Sie drauf, gehen Sie in Pose, aber verletzen Sie weder sich noch andere dabei. Jeder Zuschauer sollte sagen und fühlen: Ja, die/der ist wütend.

Nun probieren sie das Gleiche mit allen Ihren Sinnen und dem ganzen Körper mit der **Angst** aus. Erstarren, beben und erzittern Sie, wenn Ihnen die Angst am Rücken kalt hochkriecht. Denken Sie vielleicht an den „Schrei" von Edvard Munch, bleiben aber stumm dabei. Ja, die/der hat Angst, sollten Zuschauer erkennen und mitfühlen können.

131 Erregungswelle. Grad der Aktivierung im zentralen Nervensystem mit der Tendenz, sich auszubreiten.

Wenn Sie **Wut** und **Angst** körperlich empfinden und ohne Worte darstellen können, dann nehmen sie sich jetzt die **Trauer** bzw. einen schmerzhaften **Verlust** vor. Es ist ein nahestehender Mensch bei einem Unfall ums Leben gekommen, der/die Lebenspartner/in hat sich von Ihnen unerwartet getrennt oder sie haben Ihren Arbeitsplatz plötzlich verloren. Die Tür ist unwiderruflich hinter Ihnen ins Schloss gefallen und es gibt keinen Weg zurück! Das spüren Sie und die Verzweiflung ergreift „jede Zelle ihres Körpers". Auf der ganzen Welt drücken dann Menschen ihren seelischen Schmerz körperlich aus, weinen und schreien, fallen in sich zusammen, kauern auf dem Boden und schreien laut „Nein, nein, das halte ich nicht aus!".

Danach setzen oder legen Sie sich hin, atmen tief in den Bauch, 3 s. ein und 3 s. aus, spüren Ihre Atembewegung und Ihre Lebendigkeit nach der körperlichen Erfahrung. Üben Sie ab und zu aktiv diese Extreme körperlich ausgedrückter Gefühle, um sie immer besser wiederzuerkennen. Zu verhindern sind Wut, Angst, Trauer und Verlust im Leben nicht. Sie sollten sich aber auch nicht unbemerkt im Körper ansammeln. Die Stresssysteme werden es Ihnen danken.

4.3.13 Die frühe Störung in Wachstum und Entwicklung

Die urgewaltige Wachstumsstörung einer jugendlichen Skoliose[132] könnte als affektiv verknüpftes asymmetrisches Wachstum der Wirbelsäule infolge der Wiederholung einer frühen Störung neu aufgefasst werden. Die Adoleszenz prädestiniert geradezu für derartige Wiederholungen frühen existenziellen Erlebens mit seinen vorgeburtlichen und späteren Bindungserfahrungen in der Herkunftsfamilie. Mit dem *schnellen Wachstum* in der Pubertät würden unter dem Einfluss hormonellen „Starkregens" und der psychosexuellen Entwicklung auch ungünstige Erfahrungen Einfluss nehmen. Körperliche Asymmetrie und Stoffwechselstörungen kennzeichnen immerhin nach meiner Erfahrung auch eine Traumafolgestörung.

Es gibt zu den komplexen zentral-neurologischen Einflüssen auf das jugendliche Wachstum keine aktuelle tiefenpsychologische Forschung. Der Therapeut könnte vielleicht auf vergleichbare Erkenntnisse der Neuropsychoanalyse (Solms, M. u. a.) zurückgreifen: Trauma ist hier als frühes Trauma, als vorsprachliche und pränatale[133] Erfahrung aufzufassen; sie kommt aber erst mit der Adoleszenz und vielleicht weiteren Bedingungen

132 In der jugendlichen Wachstumsphase eintretendes asymmetrisches Fehlwachstum der Wirbelsäule. (Erinnert an die Form der „Doppelhelix-Struktur" der DNA des Menschen.)

133 Erfahrung des Kindes vor der Geburt.

der Herkunftsfamilie im körperlichen Ausdruck eines verformenden, asymmetrischen Wachstums der Wirbelsäule ans Licht.

In der Pubertät fallen ziemlich viele *adoleszente Aufgaben* mit dem starken Körperwachstum zeitlich zusammen. Aufgaben in der Adoleszenz sind u. a. die Lösung von Mutter und Vater, manchmal von dem oder der „Erzeuger(in)" – somit von den „Alten"[134] – sowie die Entdeckung und das Erleben triebhafter Sexualität, dazu auch Übernahme von mehr Verantwortung für sich und die soziale Gruppe und vieles mehr – eine wichtige und schwierige Phase des Lebens. Wenn irgendeine strukturelle[135] Störung bis dahin nicht aufgefallen ist, wird sie mitunter jetzt grell beleuchtet und tritt auf die Bühne des Lebens. Vielerlei psychische Zustände sind in dieser Zeit zu durchlaufen, mit denen übrigens später auch psychische Erkrankungen bezeichnet werden können. Beschreibungen wie „depressiv", „manisch", „schizoid" folgen der üblichen Neurosenstruktur. Dem „Borderline[136]" Ähnliches gibt es auch, ist aber dann meist krass wie das Outfit und das Verhalten. Die Haut wird mitunter an vielen, auch gefährlichen Stellen tätowiert oder für einen Hautschmuck durchstochen („gepierct"). Die Funktion *scheinbarer Dysfunktionalität* kann aber erheblich sein. Ein Jugendlicher mag es vielleicht so ausdrücken: „Ich trage Tattoos und Piercings, aber ich gehe zur Schule, nehme keine Drogen und trinke weniger Alkohol als meine Kumpels." Gewonnen!

Auffällig stille Jugendliche sind mir manches Mal unheimlich. Da stimmt irgendetwas nicht, denke ich mir und kann es zunächst nicht konkret ausmachen. Die **Analyse** deckt nicht selten Angst, einen depressiven Modus und schon Stoffwechselstörungen wenigstens auf dem Niveau von Reizdarm auf. Gerade wenn Jugendliche ohne Begleitung der Eltern in die Praxis kommen, frage ich immer nach den familiären Bindungen. Junge Erwachsene werden nur sehr selten von Vater oder Mutter begleitet. Sie kommen allein, unter Umständen ist ein Freund oder eine Freundin dabei, was in Corona-Zeiten allerdings nicht mehr möglich ist. Mein Blick gilt dann auch immer der momentanen Beziehungsqualität, zumal zwischen Elternteil und „Kind". Freund oder Freundin liefern viel weniger Informationen.

134 Sprechen Jugendliche derart von ihren Eltern, war die Bindungserfahrung oft nicht ausreichend gut. Eine unbewusst fantasierte „gute Mutter" oder ein „guter Vater" können aber als idealisierende Vorstellung (inneres unbewusstes Bild-Imago) durchaus Macht über gegenwärtige Handlungen gewinnen, bspw. nicht erfüllbare, unbewusste Ansprüche eines „sadistischen", kontrollierenden Gewissens begründen, die den Selbstwert und die Sicherheit in erwachsenen Beziehungen erheblich erschweren.

135 In diesem Text ist „Struktur" aus energetischem Format und psychischer Gestalt (s. a. Kapitel 4.2.10.) zusammengesetzt, auch wenn ihre Anteile variieren können.

136 Psychische Erkrankung einer emotional instabilen Persönlichkeit, die zwischenmenschliche Beziehungen erheblich belastet: Störungen in Selbstbild und Selbstwahrnehmung, abnorme Stimmungswechsel, Abwehrmuster wie Abspaltung (Dissoziation); existenzielle Angst und Depression sind oft auch als Traumafolgestörung aufzufassen.

Es ist selten, dass eine Frau oder ein Mann, knapp über 20 Jahre alt und im Beruf stehend, überhaupt nichts von den biologischen Eltern weiß. Eine Alternativfamilie kann für ein Kind und auch die Pflege- oder Adoptiveltern zwischen „Himmel" und „Hölle" erfahren werden. Die Aussage „Ich bin adoptiert und kenne meine biologischen Eltern nicht" lässt mich **immer** nach Stresszeichen der Asymmetrie und des Stoffwechsels sehen. Bestehen länger anhaltende Schmerzen und Störungen der Funktionen des Körpers, muss auch bei optimaler Versorgung in der Alternativfamilie an die krankhafte Anpassung der Stressachsen 1 und 2 gedacht werden. Auch der frühe Tod eines Elternteils sowie Trennungen und Verluste in der Familie können körperlich ein Trauma-Niveau erreichen und im langsamen Prozess zu strukturellen Veränderungen des Körpers führen.

Die häufigsten Beschwerden in meiner Praxis bei jungen Frauen sind Knie-, unspezifische Rücken- und Kopfschmerzen, bei jungen Männern führen mehr die Rückenschmerzen. Nach Unfällen können auch andere Gelenke in den Vordergrund treten und die jungen Patienten stellen sich dann zur Zweit- oder Drittmeinung vor, weil Schmerzen und Bewegungsstörungen nicht mehr spontan verschwinden. Wenn derartige Beschwerden immer wieder eintreten, alle technischen Untersuchungen wenig, manchmal keinen krankhaften Befund gezeigt haben, wurde dennoch oft vergeblich therapiert.

Halten die Beschwerden über mehrere Monate an, fallen oft das **Asymmetrie**- und **Stoffwechselmuster** auf. Dennoch ist gerade in der empfindlichen Wachstumsphase und bis in das junge Erwachsenenalter hinein nach strukturellen Veränderungen der Wirbelsäule, der Gelenke und des Stoffwechsels zu fanden. Sehr selten versteckt sich auch bei Kindern und Jugendlichen ein bösartiger Tumor hinter länger anhaltenden Schmerzen. Es gibt übrigens keine isolierten „Wachstumsschmerzen", auch wenn ein schnelles Körperwachstum mit unangenehmen und immer auch wechselnden Beinspannungen einhergehen kann.

Sofern die eingehende Untersuchung keinen krankhaften Befund nachweisen kann, darf auch nicht einfach ein Medikament eingenommen, gespritzt oder sogar auf der „Schmerzbahn[137]", wie z. B. dem Bein, operiert werden! In der Regel liefert die Übersicht der **PKA** sowohl ein erstes Erklärungsmodell als auch eine Einschätzung der Betroffenheit, ohne psychische oder körperliche Ursachen gegeneinander auszuspielen.

137 Ich bezeichne „Schmerzbahn" als zusammenhängende Empfindungen entlang z. B. eines Beines vom Fuß bis zur Lendenwirbelsäule und einen Fokus, der den Patienten zum Therapeuten führt. Dem Knie z. B. könnte nach dem lokalen Empfinden und einer Bewegungsstörung eine eigenständige Krankheit, wie ein Meniskusschaden, zugeordnet werden. Im Prozess fallen aber Asymmetrie- und Lebermuster auf und ihre Behandlung über die Wirbelsäule und den Bauch reduziert die Schmerzen innerhalb von 3 Wochen.

Keinesfalls soll der Eindruck entstehen, dass ich die Jungend von heute für generell „krank" halte; das ist sie nach meiner Beobachtung nicht! Jeder neuen Generation werden andere Aufgaben gestellt und sie muss eigene Vorstellungen und Lösungen dazu entwickeln. Ich berichte aber hier von Jugendlichen, die wegen wiederkehrender Kopf-, Rücken- oder Gelenkbeschwerden, eigentümlicher vegetativer Störungen nach mehrfachen Magenspiegelungen oder sogar mit Bandscheibenvorfällen, einem Fehlwachstum der Wirbelsäule oder einer angeborenen Fehlbildung oder sonstigen neurologischen Störung in die Praxis zum Facharzt des Bewegungsapparates kommen.

Bei ihnen muss z. B. eine frühe Säuglingsasymmetrie überhaupt nicht aufgefallen sein. Und wenn ihre Schiefhaltung vielleicht vom Sportlehrer gemeldet wurde, ist ihre psychische Struktur in der Regel nie hinterfragt worden. Ohnehin schreien Babys normalerweise, und auf ihre Affekte hin werden sie außer in der Säuglingsforschung nicht untersucht. Sie müssen ja auch keine frühe Störung oder MMV erfahren haben. Sind aber die für Traumafolgen und frühe Störung typischen Muster (**Asymmetrie** und **Stoffwechsel**) vorhanden, geht die diagnostische Arbeit erst los.

Steife und chronische Schmerzen als Traumafolge

Auch chronische Schmerzpatienten können eine steife Wirbelsäule und folgend kaum mehr normal bewegliche Gelenke besitzen. Ihre hohe Muskelspannung bewacht scheinbar ihre Starre, ihr Einfrieren. Die ohnehin unbewusste Meldung der mechanischen Sensoren[138] der Bindegewebe verliert ihre Bandbreite. Auf der Gefühlsseite eingefroren zu sein, heißt, dass weder richtig *geweint* noch *gelacht* wird. Am Körper wird man es dumpf, reaktionsträge, zäh, kraftlos, farblos und undifferenzierte Masse nennen; das Gefühl unter den Händen ist ja auch so. Umso wichtiger ist es, dass der Therapeut einen Patienten mit allen seinen Sinnen wahrnehmen kann. Er weiß sonst einfach nicht genug über ihn und könnte ihn nicht erfolgreich und angemessen behandeln.

Oft ist der Körper solcher Patienten nicht mehr gut für ihn und andere zu nutzen, eher ungeschickt und vom Körperschema[139] her sehr *dysfunktional*. Der Mensch dahinter wirkt nicht selten kindlich oder besser noch „kindisch". Dem Therapeuten kann im Kontakt sogar „schlecht werden", und er wünscht sich, diesen Patienten „nicht anfassen zu müssen". Er spiegelt mit diesem Empfinden sehr gut die innere Zerrissenheit, Zerstörung und Aggression des Patienten. Die gespeicherte Gegenübertragung des Patientenkontaktes kann sogar auf seine eigene Partnerbeziehung abfärben. Aggression ohne Integ-

138 Mechanorezeptoren; als Messfühler der mechanischen Gewebespannungen.

139 Mit Körperschema fasse ich die verinnerlichte Vorstellung von Form und Funktionen des eigenen Körpers, der sicheren Überzeugung seines Gebrauchs (Kontrollüberzeugung) und seiner Wirksamkeit gegenüber der Außenwelt in der Arbeit z. B. und in Beziehungen (Selbstwirksamkeit) zusammen.

ration des Erlebens, z. B. durch den Austausch in der sozialen Gruppe der Kollegen, wird immer wieder weitergereicht! Spätestens hier zeigt sich, wie wichtig es ist, dass auch therapeutenseitig reflektiert und *gesprochen* wird!

Beim chronisch schmerzkranken Patienten – meist Menschen mit einer Persönlichkeitsstörung, nach einem Unfall mit verbleibendem Handikap oder angeborener Behinderung – kann die Haut übersensibel für Reizungen der dünnen Nervenenden und Berührungen der Unterhaut und Faszien sein. Gleichzeitig fühlen sich für den Therapeut die Muskeln, Gelenke, der Rumpf sowie die Beine und Arme dumpf und schwer an. Die innere Unruhe des Patienten verlangt naheliegend nach Nikotin oder Alkohol. Anspannungen des Brustkorbes mit ungezielter Angst[140], Atemnot und Herzstörungen lassen ihn häufiger den Arzt aufsuchen, oder aber ein Kontakt wird explizit vermieden, bis ein Notfall eintritt. Ohnehin ist mit dem „Körperpanzer" der Blutdruck hoch und muss am Gefäß und dem vegetativen Nervensystem medikamentös einstellt werden.

An regionalen Körpersymptomen wie Bandscheibe am unteren Rücken, Knie, Hüfte, Schulter und Karpaltunnel sind längst schon und oft mehrfach Operationen vorgenommen worden. Die als Gehirnstoffwechselerkrankung angenommene „Depression" verlangt Ergänzungen der Neurotransmitter mit Psychopharmaka. Später oder in einem anderen Verlauf kommt auch Dopamin dazu, wenn mehr die Nervenzentren der Bewegungssteuerung im Hirnstamm betroffen sind. Die neurodegenerative Erkrankung nennt der Neurologe vielleicht „Morbus Parkinson". Eine chronische Entzündung im Gehirn kann mit der Erschöpfung der Nebennierenfunktionen[141] und vielleicht ererbter genetischer Information zu Krankheitszeichen wie bei der Multiplen Sklerose führen. Chronische entzündliche Erkrankungen, Stoffwechselstörungen und Gefäßschäden auch im Gehirn verursachen dort einen Abbau der Struktur, die später vielleicht als „Multiinfarktdemenz" bezeichnet wird.

Das Altwerden wie ein Trauma erleben

Im Erwachsenenleben ist der Körper nicht mehr „neu". Für Patient und Arzt stehen deshalb auch oft körperliche Symptome im Vordergrund. In der Orthopädie sind es häufig Bandscheibe, Schulter- und Kniegelenke sowie entzündliche rheumatische Erkrankungen und chronische Schmerzen. Sie werden nicht selten mit entzündungsmodulierenden Medikamenten wie Ibuprofen[142], Cortison und zur Schmerztherapie mit Physiotherapie, Operation oder sogar mit Morphin behandelt. Die moderne Pharmakologie fängt aber

140 Wovor besteht eigentlich Angst? Die Antwort ist Körpersprache: „Vor allem!" Furcht bezeichnet hingegen einen spezifischen Angstauslöser; Angst ist dabei die nicht mit Vernunft begründete Erwartung zukünftigen Übels.

141 Siehe auch Cortisolresistenz im Stoffwechselmuster.

142 Ca. 500 Millionen Tagesdosen in 2017. https://de.statista.com/statistik/daten/studie/548361/umfrage/top-20-der-meistverkauften-arzneimittel-in-deutschland/ (aufgerufen am 02.10.2020).

gerade erst an, sich auf das Individuum einzustimmen. Was bei einem Menschen gut hilft, kann Gift für den anderen sein. Morphin und seine Derivate können bspw. nicht gut die Muskelspannung reduzieren und sind bei „Spannungskopfschmerzen" nahezu unwirksam. Deshalb werden bei chronischen Schmerzpatienten häufig auch Kombinationen von Medikamenten eingesetzt.

Bei vielen chronischen Schmerzpatienten kann trotz aller Medikamente immer noch der ganze Körper wehtun. „Fibromyalgie"[143] ist eine der vielen Erscheinungsformen krankhafter, autonomer Reaktionsweisen mit einem traumatischen Bezug, die oft bis in die Versorgung in der Säuglingsperiode im sozialen Lebenskontext der Primärfamilie zurückreicht. Der „Muskelfaserschmerz" chronischer Schmerzerkrankung geht nach meiner Beobachtung oft mit bewusstem oder unbewusstem traumatischem Erleben einher.

Das ganze subjektive Erleben ist in Richtung unangenehmer Schmerzwahrnehmung verschoben. Als „Weichteilrheuma" kann wie im **Stoffwechselmuster** eine chronische, unterschwellige (nicht mit der einfachen Blutuntersuchung erkennbar) Entzündung vorliegen. In der Regel wird sie von Einschränkungen der Wahrnehmung, Verdauungsleistung und einer deutlichen Verminderung der allgemeinen körperlichen und psychischen Leistungsfähigkeit begleitet. Vergleichbare Krankheitszeichen werden oft auch bei Depression oder Angststörung mit vielen unterschiedlichen Ausprägungen der Symptome und subjektiven Beeinträchtigung angetroffen.

Strukturveränderungen der Wirbelsäule als Traumafolge

Als Facharzt für Orthopädie sehe ich häufig Röntgenaufnahmen der Lendenwirbelsäule oder Befunde der MRT dieses Wirbelsäulenabschnitts. Nach frühen Störungen[144], „Borderline"-naher oder tatsächlicher Persönlichkeitsstörung in der Adoleszenz, langjährigen Störungen der Schilddrüsenfunktion und in Erwachsenen-Lebensaufgaben gestellt, tritt häufig ein erheblicher struktureller Abbau der Wirbelsäule ein. Typisch sind die Beschreibungen multisegmentaler (in vielen Segmenten) Osteochondrose (Minderung im Wassergehalt der Bandscheiben), oft mit Vorwölbung (Protrusion) oder Vorfall (Prolaps) oder in einem oder mehreren Segmenten auch in den spinalen Kanal abgeschnürter Vorfall, dann als „sequestrierter Prolaps" bezeichnet. Kennzeichnend sind vor allem mehrere und nicht einzelne Bandscheibenschäden der Hals-, Brust- und Lendenwirbelsäule. Be-

143 Muskelfaserschmerzen; am ganzen Körper als Konzept chronischer, multifaktorieller Schmerzerkrankung. In der PKA: oft Symptom einer Traumafolgestörung mit weiteren Körpersymptomen der Stressachse 1 (chronische langsame Entzündung, endokrine Störungen wie Unterfunktion der Schilddrüse) und Stressachse 2 (vegetative Störungen, Reizdarm, Wirbelsäulen- und Gelenkreizungen) sowie psychodynamisch, wie Angst, Depression, Störungen der Affektregulation (Persönlichkeit).

144 Alle Störungen nach Trauma im Mutterleib (durch das Erleben der Mutter mit dem Ungeborenen), traumatischer Geburt und/oder MMV durch die Eltern in der frühkindlichen und späteren Entwicklungszeit.

tont ist der Abbau der Struktur vor allem am Brust-Lenden-Übergang (wie beim Morbus Scheuermann[145], der darüber hinaus kombinieren kann) und der unteren Lendenwirbelsäule mit Instabilität und Versatz häufiger im Segment L4/L5 als am Übergang zum Becken. Die Wirbelsäule „frisst sich selbst auf“, rheumatisch oder bakteriell entzündlich vermittelt.[146] In der Regel sind bei den Patienten auch Störungen der Darmfunktionen anzutreffen. (Eine Ernährungstherapie ist übrigens immer richtig, wirksam und preiswert.[147])

Schon allein die Wahrnehmung des Bauches und seiner Funktionen ist für die meisten Patienten eine Überraschung. Sie waren doch wegen chronischer Rückenschmerzen überwiesen worden – was hat jetzt der Bauch damit zu tun? Ganz viel oder jedenfalls viel mehr, als viele Patienten annehmen wollen und können. Ihr „Es“ muss ja nicht „vernünftig“ nach den Richtlinien der Ernährungsmedizin handeln. Einfach ist es nicht für den Therapeuten, korrigierende Lernerfahrungen anzubringen: Viel weniger Wurst, Milch- und Milchprodukte, gebackene Getreide und schon gar keinen Zucker und Alkohol. Den Begriff „Karies an der Wirbelsäule“ kann sich aber jeder gut merken. Zugegeben, er spielt auf Struwwelpeter-Niveau, setzt aber einen Akzent. Auf diese Sprache hört das „Es“ ja auch mitunter; die sachliche Vernunft allein muss das Spiel verlieren.

Sieht ein Radiologe oder Facharzt für Orthopädie, Innere Medizin oder Urologie Zeichen weit fortgeschrittener Verschleißveränderungen im Röntgenbild der Wirbelsäule ohne plausibles Erklärungsmodell, könnte es sich um einen Patienten mit einer Traumafolgestörung handeln. Mit Diagnosen „erheblicher Spondylose“, „multisegmentaler Osteochondrose“, „Knochenmarködem“[148], „mehrfacher Bandscheibenschaden“ mit „Protrusion“ oder „Prolaps“, „Morbus Forestier“ z. B., gehen wenigstens Stoffwechsel-

145 Bindegewebsschwäche der Konstitution, mit der im adoleszenten Wachstum Wirbelkörper vor allem am Brust-Lenden-Übergang dreieckförmig verformen, die Beugung nach vorn sich wie bei „Alten“ verstärken und die Schwäche der Knochenstruktur zu Vorfällen von Bandscheibengewebe in das Mark des Knochens (sog. „Schmorrl-Knötchen“) führen kann. Handicap schon für mittelschwere körperliche Lebensarbeit. Später geht von dort die Belastung der unteren Lendenwirbelsäule aus. Drehmoment (Dissoziation, Asymmetrie) und Kompression am Brust-Lenden-Übergang sind zusammen mit Stress (Reizdarm, Stoffwechselstörungen) notwendige und ausreichende Bedingungen für weitere Bandscheibenschäden (L 4/L5 am häufigsten) und Einengungen des spinalen Nervenkanals.

146 „Karies an der Wirbelsäule“ (Deutscher Schmerzpreis 2017); Bedeutung der Zähne und der Mikroflora der Mundhöhle für Entzündungen der Wirbelsäule. Ein vergleichbarer Zusammenhang wird auch von der koronaren Herzkrankheit berichtet. „Schlechte“ Zähne, frühe Zahnverluste, viele Entzündungen, ungepflegte Zähne, Asymmetrie der Kieferbewegung und Angst vor dem Zahnarzt sind wichtige sozialmedizinische Marker, wenn auch mehr bei „Arm“ als bei „Reich“ anzutreffen. In jedem Fall sollte der Therapeut immer nachsehen!

147 Auch Intervallfasten, FODMAP, Ernährung wie bei der Zöliakie (ohne Zucker, Weißmehl, zuckerhaltige Milchprodukte wie Fruchtjogurt und Wurstwaren) sowie vegetarische und vegane Konzepte, wobei Fleisch und Fisch keine für den Körper problematischen Nahrungsmittel sind; tierische Nahrungsmittel stehen aber in der ökologischen und ethischen Diskussion.

148 Beschreibung des Radiologen, wenn ein struktureller Abbau des Wirbelkörpers im Grenzbereich zur Bandscheibe eintritt und im chronischen Verlauf auch zur Verformung führt. Eine andere Umschreibung ist auch „fettige Degeneration“. Immer liegt dann ein chronischer Verlauf vor, und es sind alle Gewebe der Wirbelsäule, auch Wirbelgelenke, Bandscheiben, Nerven und Rückenmark einbezogen.

störungen einher. Nicht selten werden **Asymmetrie-**, **Leber-** und **Herzmuster** angetroffen. Passen demnach Biografie, Alter, Beruf, innere oder neurologische Erkrankungen nicht zum erheblichen Abbau der Struktur, könnten **Asymmetrie-**, **Stoffwechselmuster**, Biografie und Lebenssituation genauer analysiert werden.

4.3.14 Medizinische Begriffe zu Traumafolgen

Störungen sind in der Regel schwere Beeinträchtigungen körperlicher und seelischer Strukturen, die Krankheitssymptome bewirken. *Dissoziation* meint die Abspaltung des nicht ausgehaltenen affektiven Anteils einer oft traumatischen Erfahrung und nicht immer des Sachverhaltes des Ereignisses. Diese Fähigkeit erlaubt dem Organismus, trotz einer schweren seelischen oder körperlichen Verletzung weiterzuleben und seine extrem angeforderten Stresssysteme wieder an die „normalen" Lebensaufgaben anzupassen.

Ein *„Ur-Trauma"*[149] geschieht nach meiner Auffassung durch emotionale oder chemische[150] Verletzungen im Mutterleib. Es kann auch bei einem Kaiserschnitt, kräftigem Druck auf den Mutterleib in der Austreibungsphase des Kindes (Kristellern) oder dem Einsatz einer Saugglocke am Schädel des Kindes, ausgelöst werden. Ich weiß wohl um die Empfindlichkeit der Ärzte, Hebammen und des Pflegepersonals, wenn von einem „Trauma infolge medizinisch notwendiger Handlungen" gesprochen wird. Ich nenne es dennoch Trauma, spreche aber ausdrücklich niemandem die Schuld zu. *Die Eltern und das Kind müssen es aber wissen!* Es ist ein traumatisches Geschehen und in der unbewussten Erfahrung des Körpers nicht mehr zu löschen. Das Kind hat in einer schwierigen Phase des jungen Lebens dank aller Beteiligten überlebt. Das zählt zunächst! Später ist das Wissen über die frühe Lebensphase unerlässlich, um die Lebensgeschichte und mögliche psychische und körperliche Reaktionsweisen des Kindes, Jugendlichen und Erwachsenen besser einordnen zu können.

Mir ist es deshalb nach meiner klinischen Erfahrung vieler Verläufe nach traumatischen Geburten wichtig, die genauen Umstände der Schwangerschaft, der Geburt und der frühen Kinderzeit aufzuschreiben. Auch das soziale Umfeld und die frühen Bezugspersonen sollten in einer „Chronik der Familie" notiert werden. Es kann auch sehr wichtig sein, zu notieren, wie es der Mutter und deren Mutter in der Schwangerschaft ergangen ist. Traumatische Erfahrungen werden über Generationen hinweg, transgenerational übertragen. Führen spätere Schicksalsschläge, berufliche oder familiäre Konflikte über länge-

149 „Mutter" aller Traumen; es begründet die Asymmetrie und die Stoffwechselstörung.
150 Stoffwechselstörung im weitesten Sinn.

re Zeit zu einer *außerordentlichen Belastung* der Stresssysteme, kann der Organismus rückbezüglich (regressiv) auf das nicht einmal selbst erfahrene Trauma zurückgreifen.

Das konflikthafte Geschehen der Gegenwart drückt sich bspw. körperlich in einer Halbseitenschwäche im **Asymmetriemuster** aus. Die frühkindliche Erfahrung wird als kindlich-rückwärtsgewandte Wiederverkörperung (regressive Resomatisierung) wirksam. Etwas im Körper erinnert sich, wie er überlebt hat: Seine Lebenskraft, sein „Es", liefert die *strategischen Mittel*: Sich-Verstecken, Tot-Stellen und Einfrieren, um damit der scheinbar drohenden Vernichtung zu entgehen. Auf diesem Alles-oder-Nichts-Niveau spielt sich das Ganze ab, eigentlich kaum zu beherrschen, solange der äußerliche, erwachsene und eigentlich völlig normale Konflikt, bspw. ein Eifersuchtsszenario in einer Beziehung, nicht beendet ist. Ist das denn vernünftig? Natürlich nicht! Doch weder wird die Vernunft noch das „Ich" gefragt. Das „Es" hat, für den Betroffenen unbewusst, die Macht übernommen und sichert auf seine Weise das Leben so, wie es schon einmal oder mehrfach erfolgreich war.

Die frühe Entwicklung

Das Baby reagiert auf sich und seine Umwelt „mit jeder Zelle" des Körpers. Mit der weiteren kindlichen Entwicklung ökonomisiert sich der Körper; er wird arbeitsteiliger. Man könnte auch sagen, dass die Geistesfunktionen „entkörperlichen" (desomatisieren). Nicht jeder Sinnesreiz führt dann noch zur Gesamtreaktion des Körpers, und die Antworten sowohl des Geistes als auch des Körpers werden *differenzierter*. Zu den primären Affekten, über die schon der Säugling verfügt, rechnen z. B. Neugier, Wut, Freude, Ekel und Angst. Auch der Körper *differenziert* sich und wird ebenfalls arbeitsteiliger. Die Leber im Bauchraum schrumpft im Verhältnis und zugunsten der Entwicklung der weiteren Bauchorgane, die das Kind für seine Energieversorgung braucht. Viel mehr Nahrungsmittel können jetzt verdaut werden; am Anfang war es nur die Muttermilch. So entwickeln und differenzieren sich *Geist und* Körper gleichermaßen. Gleichzeitig bleiben aber auch frühere Erfahrungen, vor allem der vegetativen Steuerung, im unbewussten Gedächtnis erhalten.

Kurz nach der Geburt ist die Existenz physiologisch-vital bedroht; das Neugeborene könnte nicht allein überleben und verfügt deshalb über strategische Mittel, wie u. a. das laute Schreien, um seine Versorgung zu erzwingen. Diese zum Überleben notwendigen Fähigkeiten werden aber auch später gebraucht, um in akuter Gefahr „alles geben" zu können. Mit der weiteren Differenzierung der affektiven Regulationsfähigkeit und später der in Beziehung erlernten Gefühle wird nun eine *außerordentliche Motivation* notwendig, um den Grad „existenzieller" körperlicher Aktivität zur Verfügung zu haben: Man denke an den Leistungssport oder extreme Lebenssituationen wie bei Katastrophen. Es kann normal sein, seine Stresssysteme so zu schulen, dass körperliche Höchstleistungen ohne Schaden an den Organen oder im psychischen System möglich werden. In einem solchen Fall würde man natürlich nicht von einer kindlich bezogenen Körperaktivierung wie im existenzbedrohenden frühen Kindesalter sprechen. Es werden aber prinzipiell vergleichbare Bahnen im Körper genutzt – sehr effektiv, mit viel Übung und hoher Geschicklichkeit. Start und Kontrolle geschehen durch die enge Verbindung von Motivation und vegetativem Stresssystem. Die Aktion ist im Sport in der Regel zeitlich begrenzt und setzt einen *hohen Trainingsumfang* voraus, weil es sonst zum Schaden durch Überlastung und Erschöpfung kommt.

Ganz anders verhält es sich in der Meditation – einem klaren, konzentrierten und zugleich sehr *ruhigen (Körper-Geist-)Zustand*. Der Körper ist im aufrechten Sitz entspannt wie im Tiefschlaf, der Geist hingegen konzentriert, „freischwebend aufmerksam", wach und (sich seiner selbst) bewusst. Körperliche und geistige Funktionen sind *nicht getrennt*, lassen sich aber gegenseitig in Ruhe. Alle Stresssysteme „fahren runter". Diese Übung des Altertums (bspw. des Yoga) ist in der Neuzeit „heilende Medizin" für Körper und Geist.

Krisenmanagement

Das persönliche Krisenmanagement kann im Fall einer frühen organischen Schädigung, einer Mangelversorgung nach der Geburt oder körperlicher Gewalterfahrung mit Mangel an lebensnotwendiger, liebevoller Zuwendung völlig anders programmiert werden: Dann *reinszenieren die Stressszenarien* des ursprünglichen, existenziellen Konfliktes auch später noch sowohl seelisch als auch körperlich. Sie werden als fulminant und imperativ am ganzen Körper, im Affekt, im Steuerungsvermögen und im motivationalen Erleben (Fluchtreflex, Gewaltrausch, sexueller Exzess, psychotischer Zustand, Drogenkonsum) erfahren. Im aktuellen Partnerkonflikt oder bei drohender Entlassung aus dem Arbeitsverhältnis ist es wie im Eiskanal des Rennrodlers: Alle Systeme sind aktiviert, die Muskeln gespannt, das Bewusstsein im „Tunnelblick", die inneren Organe im Stressmodus usw. Den Eiskanal passiert der Rodler aber nur knapp über eine Minute lang; die Sorge um die Entlassung, ein Partner-/Eltern-/Kinder-Konflikt oder ein körperliches Gebrechen dauern aber entweder viel länger an oder sind überhaupt nicht mehr zu korrigieren. Das Überleben ist nur möglich, wenn auch auf die früheren Schutzmechanismen zurückgegriffen werden kann. Nicht ausgehaltene Erfahrungsumstände mit Gefühlen werden abgespalten (dissoziiert). Das Leben wird auf den „abgesicherten Modus von Windows"[151] reduziert.

151 Funktioniert der PC nicht mehr ordnungsgemäß, können mit dem kalkulierten Verlust von Vielfältigkeit die zentralen Funktionen, wie das Betriebssystem, Programme oder Schädlinge (Viren, Trojaner), repariert bzw. entfernt werden.

Bei einer dissoziativen Störung drücken sich die frühen körperlichen Schwächen der Steuerung z. B. als Halbseitenschwäche, Beinspastik, Orientierungsstörung, Schwindel, Körpersymptome an Wirbelsäule, Gelenken, im Bauchraum und der Kreislaufregulation aus. Bei einer *Konversionsstörung*[152] wird der nicht ausgehaltene Affekt körperlich symbolisiert, bspw. als Beinlähmung. Fälschlich wird manchmal angenommen, dass es sich bei dieser Reaktionsweise um eine rein neurotische, im psychischen System ablaufende Körperantwort handele. Aus Sicht des Körpers gibt es wohl Entkopplungen der Körperspannung vom psychischen System (wie im Traumschlaf, bei der Demenz oder unter Drogen oder Alkohol). Das ziemlich differenzierte Symptom der „Konversionsneurose" ist aber ohne eine ebensolche regulative Einstellung im unbewussten Teil des Stammhirns nicht möglich. Dennoch ist bei diesem Krankheitsbild der seelische Konflikt bestimmend; eine ausschließliche Heilung über Körperanwendungen ist zum Scheitern verurteilt oder führt bei medizinischen Eingriffen wie Operationen mitunter sogar zu einer weiteren Traumatisierung.

Von einer *Somatisierung* wird gesprochen, wenn im bildlichen Sinn ein neurotischer Konflikt „sein Körperteil" sucht, dessen Dysfunktion unbewusst und stellvertretend für abgewehrte Wünsche oder Bedürfnisse steht. Im neurotischen Konflikt verkörpert das „Entscheidungsdrama". Wie in der griechischen Tragödie kann es um die gegensätzlichen Motive von Pflicht oder Neigung gehen. Zwischen dem „Es", das als triebhaft und instinktiv handelnd angenommen wird, und dem „inneren Richter", der Instanz des Gewissens und der praktischen Vernunft, kann ein erheblicher Widerstreit eintreten. Der innere Kampf, bei dem das „Ich" manchmal nur Voyeur sein darf, kostet den Körper viel Energie; er erschöpft, wenn sich bspw. der Partnerkonflikt, die Konkurrenz im Beruf oder der Erbstreit über Monate und vielleicht Jahre hinausziehen. Im langen Verlauf können die körperlichen Folgen ein traumatisierendes Niveau erreichen, obwohl alles mal ganz klein und beschaulich angefangen hat.

Zwar hat der Kardiologe nach seiner klinischen und technischen Untersuchung gesagt, dass das Herz gesund sei, aber subtiler nachgefragt und im Spannungsausdruck am Körper gemessen wird das Herz in seinen Funktionen schon längst in die *chronische Stressreaktion* einbezogen. Im **Stoffwechselmuster** werden die biochemischen Folgen länger andauernder Stressbelastung erkannt. Das Herz gerät durch eine anhaltende und sogar auch unterschwellige, psychisch-körperliche Belastung in Gefahr. Strukturelle Konsequenzen, wie die Entwicklung einer koronaren Herzerkrankung, entstehen vor allem dann, wenn Stress nicht als Anpassung den Trainingszustand verbessern kann. Allein die

152 Historisch nach Sigmund Freud: die unbewusste Übertragung von Affekten auf Körperorgane oder -regionen. Aktuell rechnen sie auch zu den dissoziativen Störungen.

Zeitdauer eines Konfliktes mit begleitender körperlicher Belastung führt über Monate und ohnehin Jahre immer zu Strukturveränderungen des Organs. In der Zeitungsanzeige steht dann, dass Frau oder Herr XY „plötzlich und unerwartet aus unserer Mitte gerissen" wurde. Plötzlich ja, (ein Herzinfarkt kann tödlich sein), aber unerwartet?

Bei einer *somatoformen Störung* geht die körperliche Antwort weit über eine schicksalhafte Fügung oder einen Lebenskonflikt des Erwachsenen hinaus, auch wenn das Ereignis scheinbar objektiv lapidar zu sein scheint: „Der Tropfen bringt das Fass zum Überlaufen!" Jetzt kommt die Konstitution zum Tragen, d. h., die Fähigkeit, bewusst und unbewusst das Leben mit allen Unwägbarkeiten zu bestehen. Die Tiefenpsychologie ermittelt das Strukturniveau und erkennt im aktuellen Konflikt eine sich immer wiederholende *destruktive Konstellation*, die endgültig nicht mehr ausgehalten wird. Oft sind es keine jungen Menschen, sondern ältere, die Verluste, bspw. in der Familie oder des Arbeitsplatzes, oder Kränkungen hinnehmen mussten. Ihre Fähigkeit zur inneren Abwehr und das Fehlen von positiven Kraftquellen machen sich oft schmerzhaft bemerkbar. Der Bandscheibenvorfall ist nur noch das „Tüpfelchen auf dem I"; es *fehlt die Lebenskraft* in Körper und Geist.

Reduzieren wir nun diese *menschlichen Persönlichkeiten*, die in der Regel zu den geringer Verdienenden und nicht Besitzenden gehören, z. B. auf die einfache (Bandscheiben-)Struktur der Wirbelsäule, wird die Ablehnung der vorzeitigen Versichertenrente ungerecht. Aber: Was ist Gerechtigkeit in diesem Zusammenhang? Falsche Frage! Für diese Patientengruppe ist nahezu „der Zug abgefahren". Was aber möglich ist, ist die *Zeugenschaft* der verantwortlichen Ärzte, der Selbsthilfegruppen und eine finanzielle Absicherung, die das Notwendige zur Verfügung stellt. Die *Menschenwürde* ist in einer Gesellschaft immer mal wieder konkret zu definieren!

Sigmund Freud erkannte in der *Hysterie*[153] eine Antwort des Körpers auf einen unbewussten Konflikt, zu seiner Zeit oft mit einem sexuellen Motiv verbunden, der abgewehrt werden musste. Heute ist Sexualität in aller Munde möglich, einfach medial verfügbar, die Sprache oft mit dem „F-Wort" angereichert, und „sexuelle Konflikte" werden dennoch, wie zu Freuds Zeiten, verleugnet. Die frühe Verknüpfung von Erfahrungen mit dem Stresssystem beeinflusst neben den bereits aufgeführten Anspannungen und immunologischen Reaktionen auch die Wahrnehmung. Kommt es zu früher Störung, Verletzung, Verwahrlosung usw. sind die späteren Antworten des sich ja weiter entwickelnden und auch sexuell reifenden Körpers immer noch dem eingängigen Stresssystem

153 Schon im Altertum zunächst auf den Uterus/die Gebärmutter bezogene Bezeichnung einer neurotischen Störung. Nach Sigmund Freud wird psychisches Leiden in körperliche Störungen übertragen; (Konversionsneurose).

unterworfen: Angst, depressiver Modus oder sogar auch wahnhafte, von der Realität deutlich abweichende Impulse setzen sich am Körper in Szene.

Es geschieht aber nicht nur in den Stresssystemen, die beim **Stoffwechselmuster** charakterisiert werden, auch die Wahrnehmungen sind betroffen: Einfache Reize, abgestufte und mit großer Kunst romantisch vorgetragenes Werben um die Liebste oder den Liebsten wirken vielleicht nur kurz, aber der angespannte Körper spürt ja auch nicht so viel. Die körperliche Anspannung wächst auch in einer Liebesbeziehung: Das feine Spüren, Berühren, Riechen und Schmecken, Genießen und Sich-eins-Fühlen (Verschmelzen) gelingt unter hoher Anspannung nicht so gut. Folglich werden stärkere visuelle und körperliche Anreize benötigt, um sich *wieder oder* überhaupt *spüren* zu können. Die Wahrnehmung der *Sinnesreize* ist einerseits extrem auf Erwartung einer „Flucht" oder eines „Angriffs" eingestellt; die Perspektive und Tiefenauflösung der inneren Bilder sind fokussiert. Wenn es jetzt „nicht nach Plan" geht, ist der aggressive Impuls nicht mehr zu bremsen. Andererseits werden Haut und Schleimhäute im Tastempfinden aber sogar unempfindlicher; die sexuelle Entladung z. B. verlangt nach extremeren sexuellen Praktiken, optischen und mechanischen Hilfsmitteln. Die nahezu *suchtartige* Kopplung der inneren Anspannung mit genitalen Funktionen ist sogar in der Lage, eine angstreduzierend wirkende autoerotische Abfuhr mit häufiger Masturbation zu unterhalten.

Eine Psychotherapie könnte die Funktion der Sexualisierung untersuchen. Sie würde in vielen Fällen auf eine existenzielle Angst stoßen! Innere Leere, verminderter Selbstwert und verlorener Lebenssinn sind häufig nach einer Traumatisierung anzutreffen; obwohl sie als Ausdrucksweise von Gefühlen und Affekten angesehen werden, sind sie niemals ohne körperliche Zeichen anzutreffen.

4.3.15 Zeitachse des Lebens und Affektstärke

Ich nehme an, dass die „Es"-Funktionen des Körpers das (Über-)Leben, die Erkundung und Absicherung des Lebensraumes und den Erhalt der Art durch Fortpflanzung und Schutz der Nachkommen zum Ziel haben. Über Generationen hinweg erlebte (transgenerationale) Erfahrungen der Eltern, der austragenden Mutter insbesondere, und die eigenen Lebenserfahrungen werden zum Bestand einer persönlichen Biografie. Die Übergabe der Information vor der Sprachentwicklung des Kindes legt nahe, dass sie körperlich im Nervensystem und nicht mit Worten „gemerkt" werden. Mit diesen Informationen werden die *Antworten des Körpers* auf Lebensbedingungen und der Bewältigung seiner Aufgaben möglich.

Die neuzeitliche Psychologie nimmt auch die Motivation zum Handeln neben der folgenden konkreten Ausführung als körperliche Funktion an. Im Vordergrund steht aber die Untersuchung und Therapie des Verhaltens und der Affektregulation. Der Körper bleibt in der gegenwärtigen Lehre und Forschung eine Funktion des Geistes, auch weil die funktionelle MRT körperliche Stoffwechselfolgen nach emotionaler Anregung feststellen kann.

Grob vereinfacht ausgedrückt:

Eine psychische Belastung wird immer auch körperlich ausgetragen, weil konflikthaftes Geschehen im Abwehrkampf Energie umwandelt, die der Körper bereitstellen muss. Hält die Belastung über längere Zeit an, kann sogar eine Organerkrankung eintreten. Erkrankt auf der anderen Seite der materielle Körper, z. B. an einem generellen Infekt[154] *oder einem sonstigen Organschaden, führen Stressstoffwechsel, Immunsystem und körperliche Einschränkungen und Empfindungen zu psychischen Symptomen.*

Der Grad der Verkörperlichung[155] *ist immer auch ein Hinweis auf die aktuelle Betroffenheit des einzelnen Menschen. Aus der frühkindlichen Entwicklung („schreit mit jeder Zelle") ist abzuleiten, dass im existenziellen Konflikt, in wiederholenden traumatischen Erfahrungen und in schicksalhaften Krisen die Verkörperung dominiert. Dann übernimmt der unbewusste „Autopilot" der trieb- und instinkthaften Stressregulation im „Säugetiergehirn" (vor allem: limbisches System) das Ruder und reflexartige Körperreaktionen wie „Zuschlagen" oder „panisches Schreien" werden auch im Niveau vom Reptiliengehirn (Hirnstamm, Locus caeruleus und sein Netzwerk) ausgeführt. Der „freie Wille" des wachen Bewusstseins hat in diesen Momenten weitgehend seine Macht über den Körper verloren!*[156]

Die Sicht der medizinischen Moderne, die auch die psychologischen Wissenschaften einschließt, folgt vor allem der Spezialisierung in abgegrenzten und emsig verteidigten Territorien. Meine klinischen Beobachtungen des Bewegungsapparates zeigen aber, dass zu jeder Zeit der lebendigen Existenz die „Es"-Funktionen aktiv sind und steuernd eingreifen. Die „Aufzeichnungen" der Vorfahren, die eigene Lebensgeschichte und der Energiebedarf für die Gegenwart werden mit dem jeweiligen Aufwand und mit der Gefahr verbundenen Reaktionen und Folgen im Gehirn-Archiv aufbewahrt. Sie bleiben als

154 Coronavirus-Erkrankung Covid-19 z. B., auch nach dem aktuellen Stand der Beobachtung.

155 Somatisierung.

156 Aus Sicht des Kriminologen Rafael Behr ist Totschlag in der Regel ein Spontandelikt in Konfliktsituationen, die entgleisen. Aus Salzgitter Zeitung (Funke Mediengruppe) vom 09.11.2020.

Formate (Tools) wie zum Zeitpunkt der notwendigen Nutzung komplett erhalten und bestimmen in erneuten aktuellen Krisen den Grad der Mobilisation.

Nun werden nicht jede Aufregung und jede Aufgabe zu einer Krise, die Größenordnung steigt aber mit der Zeitdauer eines Konfliktes. Einerseits kann er nicht mehr verleugnet werden und andererseits *verbraucht er Energie*. Man kann eine gewisse Zeit den inneren Kampf und Zwiespalt mit Anordnungen führen, aber irgendwann wird es deutlich spürbar, dass Ressourcen verloren gehen. Dann weist das „Es" gern auf den „großen Krieg von damals" und versucht, eine vergleichbare Mobilmachung zu erreichen.

Einige Beispiele: In einem längeren Konflikt, bspw. zwischen Nachbarn, wird aus der anfänglichen kleinen Meinungsverschiedenheit später ein heftiger Streit und über längere Zeit ein komplexes Zerwürfnis mit eisigem Verweigern oder blankem Terror. Oder wir treffen auf einen Menschen mit einem scheinbar kleinen neurotischen Konflikt wie z.B. Eifersucht auf den Partner oder Neid auf die Schwester. Eigentlich überschaubar problematisch und normalerweise ein Thema für klärende Gespräche, z.B. mit Freunden. Wenn aber die Erkundung der energetischen Systeme mit der **psychologischen Körperanalyse** den Rückgriff auf ein *altes, energetisch tiefes Niveau* nahelegen, ist Vorsicht geboten! Dann gilt es, die Biografie nach vergleichbaren energetischen Aufwänden in den Lebensaufgaben und vor allem in möglicher Traumatisierung zu erkunden. So kann sich bspw. der Tod eines nahestehenden Menschen existenziell im gegenwärtigen neurotischen Konflikt zeigen; er drückt sich als *bizarre Verstärkung* eigentlich nachvollziehbarer Emotionen hinsichtlich der Probleme einer „normalen", wenn auch unangenehmen Lebensaufgabe aus. Das kann genauso zutreffen auf Trennung vom Lebenspartner, Jobverlust, Mobbing am Arbeitsplatz und überhaupt nachhaltig in privaten Beziehungen und Gewalterfahrungen aller Art (Porges, S.W.).[157]

Ein Therapeut (alle Fachrichtungen) und sein Patient reagieren *immer* auch körperlich aufeinander.[158] Und so, wie in jedem anderen Kontakt zwischen Menschen, beinhaltet die Therapeut-Patient-Begegnung auch eine überwiegend unbewusste *körperliche Beziehung*. Für die therapeutische Interaktion wird dies zu einer wichtigen Lernaufgabe, denn ohne diese *Wahrnehmung* der körperlichen Reaktionen bleibt der Therapeut/Psychotherapeut „auf einem Auge blind". Ihm entgehen, wie oft auch dem Patienten selbst, die komplexen Antworten des leiblichen Körpers. Erst die *gemeinsame* Körpererfahrung in der Therapeut-Patient-Beziehung erlaubt dem Therapeuten sowohl Zeuge

157 Nach John Hughlings Jacksons Dissolution (Auflösung, nach dem Sinn auch als Herabstufung, Regression aufzufassen) hemmen im Gehirn normalerweise stammesgeschichtlich neuere neuronale Schaltkreise niedrigere stammesgeschichtlich ältere; umgekehrt steigen die niedrigeren Funktionen (Hirnstamm z.B.) wieder in ihrer Aktivität an, wenn bspw. durch Krankheit die neueren Schaltkreise gehemmt werden.

158 Nicht nur in sexuellen Beziehungen ist dieses Geschehen bekannt – und da auch explizit erwünscht.

als auch Begleiter eines heilenden Prozesses zu sein. Keinesfalls darf mit der achtsamen Beobachtung der Körperinteraktion aber die Tür zum übergriffigen oder sogar missbrauchenden Handeln geöffnet werden. Erotische Liebesbeziehungen zwischen Therapeuten und Patient geschehen, wie zwischen allen Menschen, müssen aber zum sofortigen Abbruch der therapeutischen Beziehung führen.

Der Prozess liefert die notwendigen Lernerfahrungen, die sowohl ein grundlegendes Verständnis der Biografie als auch eine neutralere körperliche Reaktion in einer Beziehung umfassen. Beim Therapeuten kann schon mal die Wut im Bauch aufsteigen und die Frage mitbringen: Welche Organfunktion ist dafür am meisten zuständig? Wer hat die Macht im Oberbauch? „Es“ ist dort mit dem wichtigsten Kraftwerk des Menschen verbunden, der Leber!

4.4 Das Lebermuster

Zum **Lebermuster** führte mich die Beschäftigung mit den Ideen der traditionellen chinesischen Medizin seit meiner Akupunkturausbildung 1987. Die Leber gehört vor allem zum Energiestoffwechsel – ihre Meridianpunkte sind deshalb in fast jedem Akupunkturschema enthalten. Man kann sagen, dass die Akupunktur als Reflextherapie vor allem eine *energetische Medizin*[159] ist. Mit ihr werden Ressourcen geweckt, der Energie- und Informationsfluss im Körper verbessert, Anspannungen und dadurch auch Schmerzempfindungen reduziert.

Ihre zentrale Bedeutung gewinnt die Leber aus ihrer strategischen Lage im *Oberbauch* – in der Funktion des Versorgers wie bspw. ein großer Energiekonzern mit ökologischem Müllrecycling und Reststoffentsorgung. Egal was im Körper geschieht – die Leber wird einbezogen! Auch in „dunkle“ und „helle“ Gedanken, Sex, (Über-)Lebenskampf, Schule und Studium, Alter, Krankheit und sogar am Ende des Lebens in den Sterbeprozess. Ihren biologischen Meldungen nachzugehen, ist wie Industriespionage auf hohem Niveau. Sehe ich in die Funktionen der Leber, weiß ich – ähnlich wie „Facebook“ oder „Amazon“ – was den Menschen umtreibt, wie er lebt und was er üblicherweise konsumiert.

159 Autorenseitig: „Energie“ als Lebenskraft/Vitalität aufgefasste Qualität und vor allem Quantität, die im ganzheitlichen Prozess u. a. auch Spiritualität (Rituale) und Reflextherapien (TCM) umfasst und übende Verfahren wie Yoga, Feldenkrais und Meditation, dazu ein körperliches Training von Kraft, Ausdauer, Beweglichkeit und Geschicklichkeit sowie eine Ernährungstherapie (z. B. „mediterrane Kost“) einschließt.

Als wichtigstes Stoffwechselorgan gehört die Leber natürlich auch zum **Stoffwechselmuster**; zusammen mit **Herz-** und **Asymmetriemuster** hinterlässt sie aber besonders charakteristische Bewegungsspuren. Sie ergänzen die anderen Muster um den schnellen und einfachen Einblick in den *Energiehaushalt* eines Patienten.

Die Muster der **PKA** sind keine Erkrankungen, deshalb wird hier nochmals auf ihren besonderen Zugangsweg hingewiesen. Sie bilden die lebendige Biologie des Menschen und seiner Steuerung ab. Jeder Mensch kann zu jeder Zeit alle Muster in sich tragen, und sie sind vielfältig verknüpft. Im Krankheitsfall, den man auch „Regulationsversagen" nennen könnte, treten sie charakteristisch in den Vordergrund und können eine weitere Therapie begründen, anleiten, begleiten und ihre Wirkung kontrollieren helfen.

Einfache klinische Zeichen der Leber sind der Zungenbefund mit Schwellung und Zahneindrücken, die Kibler-Falte der Rückenhaut in der Head-Leberzone, Stauungen („dick werden", Ödem) der Beine und Arme, der lokale Spannungsbefund in der Tastuntersuchung im Oberbauch, Bewegungsstörungen und Schmerzen der rechten Schulter und/oder rechten Hüfte, am rechten Knie oder Fuß („alles nur rechts").

Das **Lebermuster** ist aber *keine Lebererkrankung*. Sucht ein Therapeut nach typischen Erkrankungen oder deren Ausschlüssen[160], übersieht er oft die **Muster** und ihre Verknüpfungen – und wenn man als Therapeut aus diesem Buch nur eine einzige Wahrheit mitnehmen will, dann doch diese:

Alles ist in biologischen Systemen wie in einem Netzwerk verbunden. Kein einziges Organ, auch nicht das Gehirn(!), handelt – wie oft ein Therapeut in der neuzeitlichen Medizin – auf sich allein gestellt. Der lebendige Organismus verkörpert deshalb auch „Künstliche Intelligenz"[161] auf einem sehr hohen Niveau. Die Muster erlauben, ihm dabei zuzuschauen, allerdings setzt der Zugang der PKA – zugegeben – eine zeitintensive Beobachtung mit einer achtsam geführten Untersuchung in „freischwebender Aufmerksamkeit"[162] voraus.

160 Vielfach angetroffenes Denkmuster der modernen Medizin, nach dem es vor allem gilt, bedrohliche Erkrankungen auszuschließen, z. B. einen Herzinfarkt bei Brustschmerzen. Wird der Patient aber dann aus dem Krankenhaus mit „Ausschluss Herzinfarkt/koronarer Herzkrankheit" entlassen, kann die ursprüngliche Beschwerde anhalten und vielleicht sein Leben bedrohen!

161 Visionäres Ziel, eine Automatisierung intelligenten Verhaltens in Entscheidungsstrukturen des Menschen technisch nachzubilden.

162 Nach Sigmund Freud: die Haltung in der Psychoanalyse. Der Patient äußert Gedanken, die ihm gerade einfallen, und der Therapeut lässt sie auf sich einwirken, ohne sie zu bewerten. Mit dem einen Ich-Anteil ist er auf den Patienten konzentriert, mit dem anderen Ich-Anteil bleibt er bei sich selbst. Er fühlt seine eigenen körperlichen und emotionalen Reaktionen auf den Patienten und er fühlt sich selbst in diesem Moment. Allen Eindrücken gegenüber bleibt er neutral. Diese Haltung kann auch als therapeutische „Ich-Spaltung" beschrieben werden und ist nach meiner Auffassung eine gute Übung für die „Meditation als Selbsterfahrung" (Fabisiak, R.).

In typischen klinischen Zeichen wird die Funktionslage der Leber demnach spürbar für Patient *und* Untersucher. Der Patienten kann dabei ein Noch-enger-werden im Oberbauch wahrnehmen, das er zuvor eher als Spannung am Rippenbogen gespürt hat. Darüber hinaus werden Gefühle „spontan wach" und treten plötzlich ins Bewusstsein; mitunter fließen dann Tränen. Schmerz und Affekt werden vom Untersucher als *mechanischer Widerstand* und in der emotionalen eigenen Wahrnehmung als Ärger und Wut, oft aber auch als *Kummer und Trauer* oder Kombinationen wahrgenommen. Es geschieht jedenfalls „etwas" zwischen dem Untersucher und dem Untersuchten, was zuvor nicht bestanden hat und jetzt über den berührenden Kontakt mit der tastenden Hand weit hinausgeht. (Zur Erinnerung: Erkrankungen des Bewegungsapparates sind in der Regel mit Störungen des Stoffwechsels und der Affektregulation verbunden.)

4.4.1 Mögliche innere und äußere Einflüsse

Wann ist der Mensch gesund und glücklich? Wenn „alles stimmt" – innen und außen, wenn Geist und Körper verbunden sind. Die Haltung ist aufrecht, das Gesicht entspannt und freundlich, die Haut geschmeidig, die Muskulatur dehnbar, die Gelenke sind mobil. Der Nachtschlaf ist erholsam, die Träume wirken anregend, Tagesrhythmus und Lebenssinn werden erkannt, und die Konzentration erlaubt ein Handeln in Achtsamkeit im aktuellen Moment. Und wenn das nicht so ist? Dann findet der Therapeut häufig ein **Lebermuster**.

Was verringert eigentlich die Fähigkeit der inneren Organe Magen, Leber, Galle, Darm und Bauchspeicheldrüse, Nahrung aufzunehmen und aufzubereiten, Energie zu produzieren, den Abfall regelmäßig auszuscheiden und den Körper zu reinigen? *Stress!* Kreisende Gedanken mit Angst und Anspannung, Gefühle von Zorn und Ärger, wenn „die Laus über die Leber läuft", „die Galle hochkommt" oder Kummer „die Kehle zuschnürt" und „ein Kloß im Hals sitzt" – all das rechnet dazu. Der Therapeut denkt auch an Umweltgifte, Schwermetalle, auch an Zahnamalgam und Metallimplantate, letztlich an Boden-Luft-Belastungen, Nahrungsmittel und Expositionen am Arbeitsplatz.

In den Industrienationen gehören *Schadstoffbelastungen* zu den Kollateralschäden eines gewünschten Wohlstandes. Die Bundesrepublik Deutschland hat deshalb bspw. eine Vielzahl von Gesetzen zur Umwelt erlassen, Kontrollen und Sanktionen eingeführt. Dennoch wird sie von der Europäischen Union immer wieder wegen der reduzierten Trinkwasser- und Luftqualität gerügt. In den ärmeren Ländern der Welt kann man tatsächlich von „Vergiftungen" sprechen, die auch hierzulande in den Medien gemeldet werden. Schwermetalle und z. B. „seltene Erden" für die Elektronik-Industrie und Autobatterien verursachen in der Herstellung und Entsorgung erhebliche Umweltprobleme. Im Stoffwechsel der Leber und im Nervensystem werden ihre gesundheitlichen Wirkungen erkennbar.

Nicht immer ist die Außenwelt „schuld“: In den westlichen Gesellschaften bestimmt das *individuelle Verhalten* oft mehr über Vergiftung und Belastungen als die Umwelt. Man isst und trinkt zu viel, zu süß, zu fett, zu salzig, zu fleischig, zu wurstig, zu alkoholisch usw.; dabei ist es naiv anzunehmen, dass eine gesundheitliche Aufklärung verbessernd wirken würde. Die Entscheidung fällt für den Einzelnen im Unbewussten. Das wissen oder ahnen die Politiker, die sich für Aufklärung, ABC-Kennzeichnungen und inhaltliche Deklarationen sowie freiwillige Verpflichtungen der Produzenten stark machen. Diese Maßnahmen beeinflussen nämlich kaum das Konsumverhalten der Menschen, während die Lobbys zufrieden sind und das Gewissen beruhigt wird. Wirksam wäre nur die Steuerung über mehr Geldaufwand oder Besitzabgabe für Krankmachendes, weil es die *Affekte* erreichte und die individuelle Gier „mit ihren eigenen Waffen“ ausbremsen könnte.

Allgemeine klinische Zeichen des Stoffwechsels

Trockene Haut mit schuppigem Ekzem, vor allem über den Streckseiten der Knie- und Ellenbogengelenke, und ein oberer „Blähbauch“ überwiegend nach der Mahlzeit weisen auf eine eingeschränkte Verdauungsleistung. Gleichzeitig sind die Ekzeme auch Ausdruck des Immunsystems. An den allergischen Reaktionen sind die Zellen der Ober- und Unterhaut und einströmende weiße Blutkörperchen beteiligt. Die Haut ist ein stoffwechselaktives Organ und produziert eine Vielzahl von immunologisch wirksamen Substanzen. Allergene müssen nicht von außen kommen. Viel interessanter ist ja der Zusammenhang zwischen bspw. inneren Organen, Inhalten der Ernährung, Medikamenten und Bakterien. Der Blick auf die Haut lässt tief ins Innere des Menschen blicken! In der traditionellen chinesischen Medizin ist das Zusammenspiel von Darm, Lunge und Haut über Jahrtausende bekannt. Auch Funktionsstörungen der Leber, des Magens oder der Nieren zeigen sich häufig an der Haut.

Als Faustregel der klinischen Praxis kann man sich merken, dass eine *Hauttrockenheit*, auch die kleinen festen „Knubbel“ an der Stirn, häufig mehr einen Zusammenhang mit Getreiden und Zucker (Süßigkeiten aller Art/Fertignahrung) als Nahrungsmittel haben. „Pickel“, Ekzeme in der Mundregion und Haut*eiter*ungen sind oftmals ebenso mit einem erhöhten Zuckerkonsum, aber darüber hinaus auch mit Milchkonsum verbunden. Beim älteren Menschen (70+) weist die trockene und knittrige Haut auf einen allgemeinen Mangel und Abbau der körperlichen Substanz. Alle Fachgebiete der Medizin finden dann eine oder mehrere Diagnosen, wie Blutarmut, Osteoporose, Arthrose, Muskelschwund und eine allgemeine Schwäche, Müdigkeit und Störungen der geistigen Fähigkeiten. Die Haut ist auch hier ein sicherer Marker für das innere System und kann von jedem Therapeuten beachtet werden.

In vielen Fällen ist die *Darmflora* in ihrer Zusammensetzung auch durch chronischen Stress, Armut, Nährstoffmangel, Gifte und Belastungen in Alltag und Lebensumgebung (Toilettengemeinschaft) gestört. Kinderarmut vor allem erhält einen eigenen Rang. Der Hartz-IV-Essen-Regelsatz[163] (Juli 2020) beträgt für Kinder unter 6 Jahren 2,92 Euro und für 10-jährige Kinder 4,09 Euro am Tag. In 2019 lebten in meiner Heimatstadt Salzgitter 30–40 Prozent[164] der Kinder (bis 18 Jahre) in SGB-II-Bedarfsgemeinschaften (Hartz IV). Der Anteil ausländischer Kinder „in Armut" betrug an dieser Quote mehr als 70 Prozent. Es ist für mich überhaupt nicht überraschend, dass ich im ärztlichen Notdienst gerade bei jungen Menschen häufig auf Reizdarmzeichen und andere Stoffwechselstörungen treffe. Den Müttern mit prekärem finanziellen Hintergrund wäre zu erklären, dass eine gemüsereiche und warme Kost mit qualitativ guten, auch pflanzlichen Eiweißträgern, ohne billige Mehlprodukte und Süßgetränke, notwendig ist. Das praktische Wissen über die Nahrung und den menschlichen Stoffwechsel als Grundlagen biologischen (Über-) Lebens gehört gleichwertig in die Lehrpläne der Schulen. Gerade bei den ausländischen Mitbürgern erlebe ich allerdings, dass mehr Stress und Angst zum Reizdarm führen als die oft beibehaltende traditionelle Ernährung des Mittelmeerraumes.

Mit einem aufgeblähten Bauch können Schwellungen der Arme und Beine, Einschlafen der Hände, „dicke Finger", Mittelfußschmerzen und Muskelkrämpfe einhergehen. Immer ist das **Lebermuster** einbezogen. Schon junge Menschen haben dann Kopf- und Rückenschmerzen, und bei den Älteren treten Gelenkbeschwerden neben depressiven Erkrankungen in den Vordergrund („Alles tut mir weh!"). Die Informationen „aus dem Bauch" leitet das Nervensystem zum Gehirn – wir entscheiden oft „aus dem Bauch". So erleben wir Angst schon als Anspannung, noch ehe sie sich gedanklich bemerkbar machen kann. *Einschlafstörung* und Schwitzen weisen auf eine Schwäche des Herzens, *Durchschlafstörung* oft auf Ärger und Kummer von Körper und Geist. Erkrankungen des Bewegungsapparates sind in der Regel mit Störungen des Stoffwechsels verbunden.

Ein Beispiel: Der Patient fühlt sich ständig müde, wacht nachts oft auf (in der „Leberzeit" zwischen 1:00 und 3:00 Uhr). Sein Lebensalltag ist stressig. Wut, Ärger, Kummer oder Trauer sind entweder plötzlich, mit einem großen Krach, oder häufiger, stillschweigend in sein Leben eingezogen – das bleibt am Beginn der achtsamen Untersuchung noch unausgesprochen. Sein *Oberbauch* ist druckschmerzhaft, oft gebläht. Er schluckt schon

163 Im Gegensatz dazu bestätigen Wissenschaftler: In jedem Fall rechne sich die gesellschaftliche Investition in eine qualitativ gute Nahrung für Kinder und Jugendliche später allemal.

164 Je nach Stadtteil. Salzgitter Zeitung (Funke Mediengruppe) vom 19.02.2020.

länger Medikamente gegen die Magensäure, und in der Endoskopie ist ein Zwerchfellbruch erkannt worden, was ihn nun sehr ängstigt. Mit dem „Magensäureblocker" geht zwar das Sodbrennen zurück, aber der Blähbauch wird schlimmer und auch der Druck im Oberbauch. In der Folge klagt er nun auch über Rückenschmerzen – was ihn überhaupt in meine Praxis führt –, weil der Brust-Lenden-Übergang in eine Beugung nach vorn gezwungen wird. (Eine aufrechte Haltung führte sonst zu einer Verstärkung der Beschwerden im Oberbauch.) Die Stauung von Luft, Flüssigkeit im Darm und der Venen im Bauchraum führen zu Schulterschmerzen, vor allem rechts. Das wie ein Stempel nach oben gedrückte Zwerchfell engt das Herz und die Lunge ein, daher ist seine Atmung flach. Zusammen mit den Störungen im Darm und Gehirn entstehen „unruhige Beine" („Restless Legs"[165]).

Die Leber sitzt rechts im Oberbauch: Die Ausstrahlung von *Leber-Gallen-Beschwerden* ist dem Medizinstudenten schon aus der Anatomie bekannt. Der Nervus phrenicus, der das Zwerchfell versorgt und in seinem Verlauf durch den Brustkorb auch Impulse für den Schluckauf geben kann, entspringt den mittleren Segmenten der Halswirbelsäule. Von dort wird auch die rechte Schulter angesteuert. Störungen der Leber zeigen sich auch dort in Schmerzen und Bewegungsstörungen. Stauungen im Oberbauch, die mit vielfältigen und auch psychosomatischen Störungen, vor allem durch Stress, einhergehen, führen zu weiteren Symptomen: Beinschwellungen und Schmerz auf der rechten mehr als auf der linken Körperseite und im Gesicht[166]. (Im Kapitel zu den Leid(t)-Syndromen werden geläufige Beispiele gegeben.)

Besteht eine angeborene oder erworbene *Lebererkrankung*, reagieren Patienten, wie bei einer frühen Störung, mitunter erheblich stärker auf Umwelteinflüsse, Lebensweise, Ernährungsgewohnheiten, Stress- und Gefühlserleben. Eine Leberkrankheit macht „sauer" und aggressiv; Depression und Angst sitzen immer mit im Boot. Es verlangt mitunter sehr viel Geduld und Einfühlungsvermögen, die Patienten mit Wertschätzung, Zeugenschaft und korrigierender Lernerfahrung im therapeutischen Prozess zu einer besseren Selbstregulation zu begleiten. Die Leberfunktion ist vor allem mit der *Körperlichkeit* verbunden; insoweit führen die Körper- und Ernährungstherapie. Der Therapeut sollte aber wissen, dass er es mit allen Anteilen des Menschen zu tun hat. „Leberwut" mit aufsteigender Hitze und aggressivem Ausbruch gegen sich und andere ist auch ein wichtiger Teil der Lebenskraft. Sie zu lenken, sowohl körperlich wie im psychotherapeutischen Prozess, ist die Kunst. Gelingt dies nicht ausreichend, kann – in einem Beispiel aus der Praxis – am Sterbetag der Mutter sogar ein Herzinfarkt bei der Tochter eintreten. Ein Zufall ist ja

165 Werden die Beine „unruhig", ist die Entzündung aus dem Bauch im Gehirn angekommen! (siehe auch Hasler, G.)

166 Man stelle sich eine Beinahe-Alkoholvergiftung vor, Magenschleimhautentzündung („Gastritis alkoholika"), und ein Gesicht wie nach einem Boxkampf, von den Kopfschmerzen ganz zu schweigen.

möglich, oder die schon früh im Leben zerrüttete Beziehung führt mit der endgültigen Trennung zum „Vulkanausbruch".

Wenn die Leberenergie „ausgebrannt" (Burn-out-Syndrom) ist, das Organ zerstört (Leberzirrhose) oder die Energie verbraucht ist, geht „das Licht aus" und die vitale Depression kommt. Werden die klinischen Zeichen des **Lebermusters** über mehr als sechs Wochen angetroffen, sollte der Therapeut über „den Tellerrand schauen" können, d.h., der ganze Körper gehört auf den Prüfstand!

Die Leber ist auch die „Raffinerie" für den Darm; *Darmerkrankungen* belasten sie immer! Es liegt deshalb nahe, auch dem Darm ein eigenständiges Muster (Hasler, G.) zu geben. In der **psychologischen Körperanalyse** tauchen die Funktionen des Verdauungstraktes jedoch an mehreren Stellen auf. Die Einflussnahme des vegetativen Nervensystems wird vor allem im **Stoffwechselmuster** besprochen. Stress führt zur Einschränkung der Verdauungsleistung u.a. auch durch die Verminderung der Aktivität des Vagusnervs. Eine unterschwellige Entzündung im Dickdarm kann sich z.B. durch linksseitige Beinschmerzen und Stauungen von Blut und Lymphe bemerkbar machen. Ist die Verdauungsleistung reduziert, müssen alle Organe „den Gürtel enger schnallen". Das gilt vor allem auch für den benachbarten Vielenergieverbraucher „Herz" – eine Körperhöhle höher sitzt das Herz der „Trennwand" Zwerchfell auf und kann so von allem berührt werden, was im Bauchraum und Immunsystem des Darmes abläuft. Stets gehört die klinische Untersuchung des Bauches zur **psychologischen Körperanalyse**, sodass für die meisten Fragestellungen und eine ausreichende klinische Übersicht die aufgeführten fünf **Muster** der **PKA** genügen.

4.5 Das Herzmuster

Was wären wir ohne unser Herz? Es hat in der **PKA** ein eigenes Muster, weil es in alle Funktionen des Körpers eingebunden wird und sich die Erschöpfung dieses lebenswichtigen Organes in charakteristischen Symptomen zeigt. Alles, was bislang in diesem Buch über Stress geschrieben wurde, gilt auch für das Herz und seine Beziehungen zu Affekten und Emotionen.

Eine Stauung der Blutgefäße in der Lunge führt immer zur Atemnot. Mit Flüssigkeit aufgetriebene Unterhaut (Ödeme) an Armen und Beinen sind äußere klinische Zeichen der Herzschwäche (Herz-Insuffizienz). Auch Blähungen im Bauch und Symptome wie bei einem Karpaltunnelsyndrom oder Fußschmerzen können Zeichen einer Erschöpfung der Herzkraft und mit einer mangelnden Bewegung von Blut und Lymphe zu erklären sein.

Bei einer Herzschwäche ist das Organ „Herz" nicht in der Lage, den Organismus ausreichend mit Blut durchströmen zu lassen. „Die Pumpe ist kaputt" sagt der Laie.

Chronischer Stress beschleunigt die Entwicklung und das Fortschreiten von Herz-Kreislauferkrankungen auf vielfältige Art und Weise (Shah, S.M. et al.). Die körperliche Stressantwort führt im vegetativen Nervensystem zu einer Übermacht der sympathischen Erregung und reduziert die parasympathische „Fürsorge" für das Gefäßsystem. In der Folge treten Schäden der Innenauskleidung der Gefäße (Endothel) ein, eine Voraussetzung z.B. für Gefäßverschlüsse, die zu einem Herzinfarkt führen können.

Im positiven Stress (Eustress) eines trainierten Athleten stößt das Herz mit höherer Pumpfrequenz mehr Blut aus. Vor allem die kleinen und kleinsten Blutgefäße öffnen sich nun stärker. Mehr sauerstoff- und nährstoffreiches Blut deckt jetzt u.a. den erhöhten Verbrauch der Muskulatur. Der Sympathikus stimuliert für den notwendigen Pressdruck die Muskelwand der größeren Gefäße. Die kleinen und ganz kleinen Blutgefäße hingegen müssen erweitert werden, um das Gewebe gut zu versorgen. Der Botenstoff Histamin sorgt wie am Darm auch hier für die notwendige und kontrollierte entzündliche Aufweitung der Gefäße. Der Parasympathikus wirkt dieser physiologischen Entzündung entgegen und tritt auf den Plan, wenn nach der Anstrengung wieder Ruhe einkehren soll.

Anders verhält es sich in chronischen körperlichen und psychischen negativen Stress- (Distress) und Erschöpfungszuständen. Körperübergewicht, Fehlernährung, Trainingsmangel mit vorwiegend sitzender Körperhaltung sind allseits bekannte Ursachen für die abnehmende Vitalität der Gewebe des menschlichen Körpers. In der Fehlanpassung steigt zwar die Herzleistung auch an, aber der Gefäßwiderstand erhöht sich durch die anhaltende Sympathikuserregung ebenfalls. Betroffen sind vor allem die kleinen und kleinsten Gefäße im Gewebe, die für 80 Prozent des Kreislaufwiderstands verantwortlich sind. Die einfache Messung des Blutdrucks am Arm, der mit zwei Werten angegeben wird, zeigt vor allem den zweiten Wert erhöht. Normal ist ein Messwert von 120/80 und ab einem Wert von 140/90 spricht die Medizin von einem Bluthochdruck.

Psychischer Stress verändert im ganzen Körper die Blutversorgung, vor allem in den feinen und feinsten Gefäßen und ihren zu versorgenden Geweben.[167] Die vermehrte Freisetzung entzündungsvermittelnder Substanzen[168] spielt eine wesentliche Rolle in diesem Stoffwechselprozess, der bis zur Zerstörung der Gewebe führen kann. Dem Bluthochdruck passt sich das Herz zunächst mit einem Muskelwachstum an, bis seine Muskulatur

167 Die Wissenschaft spricht von der Mikrozirkulation.

168 Zytokine Interleukin 1,2. Tumornekrosefaktor und mehr. (Siehe: Shah, S.M. et al.)

nicht mehr ausreichend durchblutet werden kann. Die versorgenden Blutgefäße sind ohnehin schon entzündlich verändert und ihre einst glatte Innenoberfläche an vielen Stellen rauer geworden. Ein überstarker Sympathikusreiz durch Ärger oder sogar nur plötzlichen Kälteeinfluss führt zum Stau an einer „Stromschnelle" eines Herzkranzgefäßes. Das zugehörige Herzmuskelareal wird nicht mehr ausreichend durchblutet. Wer schon einmal einen Muskelkrampf am Oberschenkel erlebt hat, kann sich gut vorstellen, wie es einem Patienten geht, dessen Herzmuskel krampft. Der Arzt stellt mit dem EKG vielleicht einen Herzinfarkt fest.

Die moderne Medizin kann die Herzleistung genau messen und Einteilungen in Grade der Betroffenheit vornehmen: Ist die Herzleistung verringert, werden alle Organe schlechter mit Sauerstoff und Nährstoffen versorgt. Betroffen sind der Sauerstoffaustausch in der Lunge, der Nährstofftransport aus dem Darm zur Leber, der Rückstrom sauerstoffarmen Blutes zum Herz und zur Lunge und die Filtration der Nieren zur Urinausscheidung. Ebenso sind schwere Beine, dicke Finger, Reizdarm-Symptome mit viel Luft im Bauch und Luftnot zu beobachten. Es fällt schwer, die Treppe zu steigen, die Sprech- und Sprachfunktionen sind reduziert, die Augen sehen nicht mehr gut, die Gedächtnisfunktion lässt nach – die Kraft ist weg! Man ist immer nur müde, der Nachtschlaf ist gestört und mitunter erfolgt mehr als dreimal ein nächtliches Wasserlassen mit viel klarem Urin.

Natürlich gibt es eine Gegenregulation: Stresshormone werden ausgeschüttet und das vegetative Nervensystem (vor allem der Sympathikus) wird angeregt, was den Druck auf das geschwächte Herz sogar noch verstärkt. Jetzt treten auch Muskelanspannung, Bewegungsstörung und Muskelkrämpfe hinzu. Der Körper wird sein Wasser nicht mehr los; es kommt zu einer Wasserüberladung mit relativem Mangel an Natrium.[169] Eine salzige Gemüsebrühe am Abend kann helfen, die heftigen und sehr schmerzhaften Muskelkrämpfe der Beine zu mildern, ist aber in die Wasserbilanz vom Arzt mit einzurechnen. Mit einem Herzinfarkt ist „das Kind in den Brunnen gefallen" und der Schaden kann nur noch begrenzt werden. Der Prozess hat ja schon viel früher begonnen: *Fehlernährung* (zu viel, zu fett, zu süß)[170], ererbte *Konstitutionen* mit Fettstoffwechselkrankheiten, dazu Trainingsmangel, berufliche und private Dauerbelastung und Schicksalsschläge können zum Auslöser werden. Die moderne Medizin hat vielen Therapien entwickelt, damit ein Weiterleben möglich wird.

169 Die häufigste Störung der Salze des Körpers (Elektrolyte) ist die hypotone Hyperhydratation – eine relative Überlastung mit Wasser ohne ausreichende Salzkonzentration. Wenn die Sommer immer wärmer werden, müssen vor allem Herzpatienten die Zusammenhänge von Wasserzufuhr und Herz- und Nierenfunktionen berücksichtigen.

170 Vor allem tierische Fette und raffinierte Zucker. FODMAP: fermentable (mikrobielle oder enzymatische Umwandlung) oligo-, di-, monosaccharides and polyols (mit den klinischen Folgen von Reizdarmzeichen).

Ein Teil der Menschen entwickelt Herzbeschwerden ohne organische Erkrankung. Sie fühlen sich herzkrank wie ein tatsächlich Betroffener und die Symptome ähneln in der Anspannung der „echten" koronaren Herzerkrankung, aber klinische Zeichen der Herzschwäche fehlen. Die Medizin nennt es „Herzneurose", „Herzphobie" oder „Herzangstsyndrom", daher wird schnell eine psychosomatische Behandlung empfohlen. *Psychosomatisch* werden Menschen auch im Wortsinn herzkrank; sie erkranken buchstäblich an „gebrochenem Herzen" (Broken-Heart-Syndrom[171]), wenn bspw. ein naher Angehöriger plötzlich verstirbt. In der orthopädischen Praxis habe ich bisher nur diesen Zusammenhang beobachtet. Es kombinieren Stresszeichen im Stoffwechsel, Anspannung mit Störungen der Konzentration und Zeichen der Herzschwäche[172] mit einer gedrückten Stimmungslage, die wie bei einer *Depression* erscheint. Es ist aber weder *nur* Depression noch *nur* Herzschwäche oder *nur* hohe Anspannung mit Bewegungsstörung von Wirbelsäule und Gelenken.

Die organische Struktur und Funktion des Herzens haben für mich schon sehr früh in der orthopädischen Praxis eine wichtige Rolle gespielt. Seit 1985 betreue ich mit anderen Ärzten zusammen eine Herzsportgruppe. Diesen Rehabilitationssport unter der Anleitung speziell ausgebildeter und zertifizierter Übungsleiter besuchen Patienten mit einer koronaren Herzerkrankung, nach einem Herzinfarkt und nach Operationen am Herz oder den Koronargefäßen. Oft führte eine Kombination aus Fettstoffwechselstörungen, Bluthochdruck, Nikotinkonsum und chronischem Stress zur koronaren Herzerkrankung. Viele Patienten weisen nach Herzoperationen wegen Durchblutungsstörungen des Herzens typische knöcherne Veränderungen vor allem der Brustwirbelsäule auf, die an die rheumatische Erkrankung Morbus Bechterew[173] erinnern. In der Regel werden auch klinische Zeichen chronischer Entzündung wie im **Stoffwechselmuster** angetroffen. Zuerst nahm ich an, dass die akute oder auch chronisch wiederkehrende *Herzerkrankung* einschließlich Operationsfolgen, Stress mit dem Erleben eines *Infarktes*, vielleicht auch Todesangst und erhebliche Schmerzen grundsätzlich wie bei einer Trauma-Erfahrung erlebt wird. Diese Annahme hat sich auch in vielen Patientenverläufen bestätigt. Es gibt aber noch etwas anderes:

171 Symptome, ähnlich wie bei Herzinfarkt, etwa Atemnot, Brustenge, Herz (Organ)schmerzen, sinkender Blutdruck, Herzrasen, Schweiß, Übelkeit und Erbrechen.

172 Herz- und Asymmetriemuster sind neben der Stoffwechselstörung hinweisend auf die nicht ausgehaltene und damit nicht integrierte körperdynamisch wirksame traumatische Verlusterfahrung.

173 Korrekt wäre von Morbus Forestier zu sprechen, aber die klinischen Befunde sind vergleichbar wie die knöchern verwachsene und steife Brustwirbelsäule, oft eine chronische Entzündung im ganzen Körper und die begleitendenden Störungen im Stoffwechsel. Es gibt allerdings keine wirksame Pharmakotherapie, sodass das Interesse der wissenschaftlichen Medizin dem „Cousin" Morbus Bechterew gilt.

Ein Beispiel: Eine junge Frau kommt zu mir in die Praxis, die seit mehreren Jahren immer wieder unter Schmerzen im Brustkorb leidet. Diese Beschwerden sind nach einer notwendigen Operation eines angeborenen Defektes in einer Herzvorhofwand eingetreten. Alles ist aber schon untersucht, medikamentös eingestellt, mit Rehasport begleitet usw. Aus Sicht des Kardiologen sei die Operation gut gelungen und auch der Herzchirurg finde keine Ursache für die vorgebrachten Beschwerden, berichtet sie. Der bereits konsultierte Facharzt für Orthopädie habe an der Wirbelsäule keinerlei Verschleiß festgestellt und daher die Verordnung von Physiotherapie verweigert; schließlich sei die Wirbelsäule ja nicht erkrankt. Allerdings berichtet die Patientin auch, dass bisherige physiotherapeutische Therapien wenigsten für ein paar Tage den Druck im Brustkorb und bei der Atembewegung vermindert habe. Der Physiotherapeut habe dabei die obere Brustwirbelsäule, den Brust-Lenden-Übergang und das Zwerchfell mobilisiert. Ihr Wunsch nach einer Fortsetzung dieser „erfolgreichen" Therapie ist für mich gut nachzuvollziehen.

Bei der achtsamen Untersuchung finde ich im klinischen Befund erstmals die eigentümliche Anspannung im Schultergürtel, mehr der linken als der rechten Schulter. Zur Asymmetrie fehlt aber die Beinspannung links; es liegt keine Halbseitenschwäche links vor. Überraschend steht aber das rechte Bein der Frau unter Anspannung.

(Etwa zur gleichen Zeit absolvierte ich Akupunkturkurse der Deutschen Gesellschaft für Akupunktur und Aurikulomedizin.) Mit einer besonderen Untersuchungstechnik, dem „RAC-Reflex" nach Paul Nogier[174], kann ich das Herz bei dieser Patientin als „Störherd" identifizieren. Die Ohr-Akupunktur[175] vermindert sofort die *muskuläre Anspannung* und *das Druckgefühl im Brustkorb*. Immerhin hält der Effekt mit Dauernadeln über eine Woche an, dann lässt er stark nach. Die Akupunkturtechnik mit ihrer wahrscheinlichen Wirkung auf das limbische System[176] weist aber offensichtlich auf einen besonderen Schaltkreis, eine Fehlfunktion in der Verbindung von Nervenreizen und ihrer Verarbeitung sowie auf die folgende Stressantwort mit einer Verknüpfung zum Erleben der Patientin.

In den folgenden Konsultationen stelle ich immer wieder in der Untersuchung der Spannungsverhältnisse des ganzen Körpers fest, dass sich sowohl eine *Asymmetrie* wie auch Spannungen im Oberbauch zeigen. Jetzt ist es nicht mehr weit bis zur Formulierung des **Herzmusters**: Offensichtlich tritt es bei *„Herzstress"* ein, d. h., nicht nur eine Narbe am Herz nach oder der körperliche Stress während einer Herzoperation können es auslösen.

174 Reflexe auriculo cardiaque; nach dem französischen Arzt Paul Nogier. (Literatur: Frank Bahr.)

175 Sensibler Herzpunkt, zusammen mit Angstpunkten am Ohr.

176 Nervennetzwerk mit zentraler Lage unterhalb des Großhirns mit vielfältigen Aufgaben der Vernetzung von Wahrnehmungen, Emotionen, Affekten, Schmerzwahrnehmung und der Koordination vegetativer Funktionen. Die Ohrakupunktur nimmt vermutlich besonders wirksam Einfluss auf das limbische System.

Der wahrscheinlich über den Hirnstamm und dann das sympathische Nervensystem[177] aktivierte Spannungszustand tritt auch bei Bluthochdruck, heftiger emotionaler Belastung und ohnehin nach Operationen am Herz und oft als Vorbote einer koronaren Herzerkrankung ein.

Der „Vernichtungsschmerz" beim Herzinfarkt ist ebenso vegetativ vermittelt. Ein „Muskelkater" des Herzens drückt sich im typischen Spannungsmuster und in vegetativen Störungen aus. Auch Herzrhythmusstörungen haben ihren Bezug in den vegetativen Versorgungsarealen der vegetativen Halsnervengeflechte. Die Durchblutungsstörung des Herzens, die als „Herzenge" bedrohlich ist, kann im Empfinden der betroffenen Patienten demnach *variabel* sein: Mal ist es der Schmerz am Unterkiefer, dann im Nacken, mal auch typisch in der linken Brust und im linken Arm.

Das **Herzmuster** selbst ist *nicht variabel*: Es verläuft in einer Diagonale von der linken Schulter zur rechten Hüfte und zum rechten Bein und beinhaltet immer auch eine Anspannung der mittleren und oberen Brustwirbelsäule mit einer Verstärkung der Rundrückenhaltung. Wie so häufig bei vegetativen Steuerungen des Körpers wird diese Schaltung weder bewusst, noch könnte sie willentlich nachgeahmt werden.

Das **Herzmuster** entsteht nur selten einfach durch das Herz allein; natürlich ist das Organ stark vernetzt! Auch hier steht am Anfang eine Belastung wie bspw. eine Kränkung oder ein Verlust und damit einhergehend folgen Stress und Angst. Der Körper ist in *Bedrängnis*! **Stoffwechsel**- und **Asymmetriemuster** sind häufig als Stress- oder sogar Traumfolgen schon lange Zeit anzutreffen. Die Asymmetrie führt zur erhöhten Anspannung in der Aktivierung der sympathischen Erregung. Ärger und Wut, dessen heimlicher Motor oft die Angst ist, bewirkt auch ein **Lebermuster**. Das Herz wird von Angst und Ärger „in die Mangel genommen". So ist auch meine Beobachtung bei vielen Patienten mit koronarer Herzerkrankung.

Das Herz „spricht" zu uns; es drückt seinen Schmerz aus. Es kann „Muskelkater" bekommen, wenn es sich aufgrund anhaltenden Stresserlebens beim Blutdruck *verausgaben* muss. Wenn der Blutdruck erfolgreich mit einem Medikament, mit Übungen zur Entspannung, Veränderung der Lebensweise und Herz-Kreislauf-Training normal wird, dann ist das **Herzmuster** verschwunden! Auch der Knie- oder Hüftschmerz rechts klingt ab, die „Kalkschulter" links ist wieder beweglich, der Nacken nicht mehr verspannt und das eingeengte Bewusstsein lässt ein Lachen wieder zu.

177 Verbindungen auch über das Ganglion stellatum (Nervenknoten des vegetativen Nervensystems mit Verbindungen zu Herz, oberer Brustwirbelsäule, Kopf, Hals, Arm und Lunge).

Zunächst habe ich alle meine Patienten nach einem Herzinfarkt oder mit bekannter koronarer Herzkrankheit auf das **Herzmuster** untersucht. Für einige von ihnen war es eigenartig (manche kamen ja „nur wegen einer Schuheinlage"), dass ich mit ihnen ziemlich viel Zeit verbrachte. Doch das **Herzmuster** ist sehr empfindlich, wie das Herz selbst. Es ist aber auch robust! Es über längere Zeit zu übersehen und nur immer wieder die Brustwirbelsäule einzurenken und mit Fango zu „kochen", kann wertvolle Zeit für die Innere Medizin kosten. Insbesondere gilt das für Frauen: Ihnen ist die Entwicklung einer koronaren Herzkrankheit oft nicht anzumerken. Unspezifische vegetative Beschwerden werden häufiger den Wechseljahren oder einer depressiven Stimmung zugeordnet. Ein „zerbrochenes" Herz treffe ich allerdings bei beiden Geschlechtern hin und wieder an. Der Verlust eines Menschen im engen Familienkreis, eines Partners, der Eltern oder Kinder kann diesen erheblichen Stress auf Trauma-Niveau hervorrufen, und das Syndrom bildet sich dann auch im **Herzmuster** ab!

4.5.1 Körperliche Wirkungen des Herzmusters

Das **Herzmuster** ist ein Alarmzeichen: Die Symptome weisen auf eine Überaktivität des vegetativen Nervensystems zunächst auf der sympathischen Seite. Die Hände werden kalt und der Schultergürtel ist eigentümlich angespannt. Der Druck auf der Brust und ein *stärkerer Herzschlag* können wie muskuläre Verspannung empfunden werden. Die Konzentration engt wie in einem Tunnel ein; der „Tunnelblick" reicht aber noch für das Notwendigste. Multitasking ist nicht mehr möglich, und ein Patient erscheint mitunter auch verwirrt. Ein Muskelkrampf am Oberschenkel oder ein Schulterschmerz können im Vordergrund stehen.

Die Betonung der *rechten Körperseite* verwirrt zunächst nicht nur den Patienten: Das Herz sitzt doch auf der linken Seite, oder? Dennoch kann ein rechtsseitiger Beinschmerz zum Leitsymptom werden oder eine steife Schulter auf der rechten Seite wie ein heftiger Beinschmerz links. Es kombinieren in der Wade dann Nervenspannung und Venenstauung wegen der Herzschwäche. Oder der Oberbauch ist gereizt, verbunden mit Übelkeit und Völlegefühl. Im Notfall und um das Leben zu retten, wird das Bewusstsein getrübt oder sogar abgeschaltet – der Mensch wird „bewusstlos". Gehirn, Herz und Lunge werden versorgt, alles andere wird rationiert, und das störende, weil stets agierende Bewusstsein hält mal den Mund. *Ruhe tut dem Herz gut!*

Doch was genau wird eigentlich „abgeschaltet"? Meist sind es ja keine Unfälle oder Traumen, sondern Affekte wie Ärger, Angst, Wut oder auch eine übergroße Freude, die in diesen „Zustand" führen. Auf der körperlichen Seite kann ein *organischer Herz-*

schaden bei einer Durchblutungsstörung zum **Herzmuster** führen. Nicht selten sind seine klinischen Zeichen auch erste Hinweise für eine *koronare Herzkrankheit*. Der klinische und technische Befund des Herzspezialisten kann dabei noch völlig normal sein! In der Obhut des Arztes mit der guten Nachricht über den Befund ist scheinbar alles gut für den Patienten. Doch so gut ist es vielleicht eben gar nicht: Schon allein der „Drängler" auf der Autobahn, die herabsetzende Mail des Arbeitskollegen, die Sorge um die eigenwillige Mutter oder die ewige Nörgelei des Lebenspartners können „Es" wieder zum Leben erwecken.

Die Symptome am *Bewegungsapparat* sind oft harmlos, aber sehr lästig und nervend im längeren Verlauf. Dann kann schon mal eine scheinbare „Kalkschulter" operiert werden, Injektionen an die Hals- oder Lendenwirbelsäule erfolgen, oder der Arzt bringt sich sogar mit einer Operation der rechten Hüfte ein, weil er etwas Krankhaftes auf dem Röntgenbild vermutet.

Eine besondere energetische Beziehung besteht zur Funktion der *Niere*, wenn man z. B. an die Wassereinlagerung bei einer Herzschwäche denkt. Das linke Bein ist das „Herzbein", das rechte das „Leberbein". *Thrombose*, Herz(-schwäche), Baucherkrankung oder Unfallfolgen sind durch Vorgeschichte und körperliche Untersuchung abzugrenzen; Technik und Labor sichern dabei ab. Den Störungen der *vegetativen Funktionen* ist hingegen nicht so einfach auf die Spur zu kommen: Sie sind sowohl als auch – Organschwäche, manchmal auch Organschaden, Begleiter jeder akuten Erkrankung, Verantwortliche für quälende Schmerzzustände – und wechseln die Symptome. Da ist der Arm mal heiß und mal kalt, mal kann man ihn bewegen und mal nicht. Mal ist „Es" im Bein, dann im Rücken oder beides und mal auch nichts davon. Um das Verwirrspiel aufzudecken, ist ein Standardvorgehen notwendig, egal ob nun der Rücken, das Knie, die Schulter, die Spannung im Oberbauch, das Ohrgeräusch oder der Schwindel zum Arzt führt.

Der neuzeitliche Arzt will aufgrund seiner Zeitnot in der Regel schnell eine Organdiagnose stellen! Genau von derselben möchte auch der Patient alles wissen! Der gegenseitige Druck vernebelt aber oft grundlegende Erkenntniswege: Nach wichtigen und oft *subtilen körperlichen Hinweisen* wird gar nicht erst gesucht, selbst wenn sie offensichtlich erscheinen würden bei einer „diagnosefreien" achtsamen Untersuchung. Ein Patient spürt ja sein **Herzmuster** – wie auch die anderen Körpermuster – in aller Regel nicht bewusst! Er beklagt nur die schon aufgeführten vegetativen Zeichen oder Schulter-Armschmerzen, Rücken- oder Beinschmerzen, ab und zu Luftnot, Unruhe, Druck auf der Brust und Völlegefühl im Oberbauch.

Das *Herz* selbst ist für viele Patienten bedrohlich besetzt. Oft weisen sie bei der Vorstellung nach Überweisung auf ein „gutes" EKG und normale Laborwerte beim Hausarzt hin, als ob dieser eine Garantie gegeben hätte: Nein, am Herz kann es nicht liegen! Das Herz ist in Ordnung! Aber das rechte Bein „spinnt". Da muss doch was sein; das bildet man sich doch nicht ein! Jetzt die „ärztliche Wahrheit" zu sagen, ist aber auch falsch: Die vertrauensvolle Bindung zum Hilfesuchenden wäre sekundenschnell verspielt. Manche Männer, die von ihren Frauen gebracht oder geschickt werden und schon allein deshalb, wie auch aus anderen Gründen, *unter hohem Druck* stehen, würden mitunter fluchtartig die Praxis verlassen oder zumindest die ärztliche Konfrontation als bedrohlich empfinden. Sie beharren auf dem Symptom; „Es" hat sie immerhin in die Praxis geführt. Kaum ein Patient kann verstehen, dass alle seine Empfindungen „eingebildet" sind, einem komplexen Prozess der Wahrnehmung und nichtbewussten Verarbeitung unterliegen. Ohne das schmerzhafte rechte Bein zu untersuchen, geht es auch für den Therapeuten nicht! Und manchmal findet der Arzt ja auch etwas an der Hüfte oder am rechten Knie. Dennoch sollte der gesamte Prozess des Körpers niemals aus den Augen verloren werden.

Die Zeichen des **Herzmusters** zeigen sich auch beim *Traumatisierten*: Dieser wird allerdings deutlich mehr eingefroren, steif, rheumatisch, eingedreht und gebeugt mit einer rotierenden Bewegung des linken Schultergürtels in Richtung zur rechten Hüfte angetroffen. Doch „das eine" Kniegelenk kann für den Patienten im Vordergrund seiner Empfindungen stehen, nicht nur weil er alt genug ist für beginnende Arthrose, sondern weil er es nicht mehr voll strecken kann mit der Anspannung der Beinmuskulatur. Kennt der Therapeut den komplexen Zusammenhang nicht, wird er am Rücken einen Verschleiß wie bei Bandscheibenleiden, an der Hüfte eine Arthrose und am Knie einen Meniskusschaden vermuten. Damit kann er sogar Recht haben, und seine Annahmen können alle stimmen. Die „eindimensionale" Annahme eines Meniskusschadens ist aber ohne die Einbettung in die Gesamtreaktionslage des Körpers nicht zu verstehen. Es wird nur ein Ausschnitt des Körpers betrachtet, aber nicht der Prozess des Organismus. Das **Herzmuster** kann ja auch den Stress um den Knie- (oder Hüft- oder Rücken-)schmerz begleiten, wie das vegetative System alle Stresszustände des Körpers begleitet; das ist seine Aufgabe, ebenso wie die subtile Steuerung der Informationsleitung und die Kontrolle der Gewebeernährung. Oft kombiniert das **Herzmuster** mit einer schmerzhaften Reizung und Spannung mit Völlegefühl im Oberbauch.

Das Herzmuster ist immer eine Stressantwort des Körpers! Manchmal führen Schulterschmerzen rechts oder die „Bandscheibe" der unteren Lenden- oder Halswirbelsäule den Patienten zum Therapeuten. Wer würde bei diesen Symptomen an einen zusätzlich belasteten Herzmuskel im Zusammenhang mit dem schwelenden Ärger, bspw. um eine Erbschaft denken?

Es kombinieren immer organische und psychische Betroffenheit im komplexen Verbund! Das **Herzmuster** lässt beides entdecken. Das EKG kann in Ordnung sein und die Stressauslöser wechseln sogar. Patienten nennen es dann „wandernden" Schmerz; dabei hat nur die Wahrnehmung und mit ihr die Spannungsverteilung des Körpers gewechselt. Wahrnehmungen von sich selbst sind sehr flüchtige Gebilde! Eine letztlich organische Dominanz als manifeste koronare Herzkrankheit ist jedenfalls gefährlich, weil sie zum Herzinfarkt mit Todesfolge führen kann. Die psychischen Belastungen sind viel häufiger anzutreffen, können aber urplötzlich auch zur Bedrohung werden, wenn sie mit existenzieller Angst, bspw. nach dem Tod eines Angehörigen oder dem Verlust des Arbeitsplatzes, einhergehen.

4.6 Die Psychosomatik in der PKA

Die gegenwärtige psychosomatische Lehre beschäftigt sich vorwiegend mit psychischen Reaktionsweisen als Ursachen und Bedingungen von Erkrankungen. Die biologische Sicht oder körperliche Perspektive, die ich mit der **PKA** vertrete, verletzen bewusst dogmatische Grenzen der gegenwärtigen psychologischen und medizinischen Wissenschaften. Psychische und körperliche Regulation als einander bedingende und miteinander schwingende Prozesse aufzufassen, würde den einzelnen Menschen nicht „auseinanderreißen", sondern ihn sich vielmehr in seiner Ganzheit als Individuum wahrnehmen lassen.

Individualisierte Medizin

Die heutige wissenschaftliche Medizin hingegen neigt dazu, das Individuum „statistisch" zu betrachten, seine Symptome mit einem Begriff wie einer Diagnose zusammenzufassen und eine derart markierte Erkrankung nach digitalem Schlüssel und daraus formulierten Richtlinien überwiegend medikamentös, mit Gesprächen oder auch mit einer Operation zu behandeln! Eine individuelle Medizin dagegen müsste sich *Zeit nehmen* und den Einzelfall *analysieren*. Das empirische Vorgehen gibt allerdings in der Wissenschaft den Ton an. Es zählt, was statistisch signifikant und im Experiment oft außerhalb des menschlichen Körpers, am Tier z. B., nachzuweisen ist. Die Wahrscheinlichkeitsverteilung in einer Gruppe findet mehr Beachtung als der einzelne Mensch, der den Arzt um

Hilfe bittet. Vielleicht hat deshalb die Hochschulmedizin die Sicht auf eine *individuelle Entwicklung* und eigenhändige körperliche Untersuchung in den Hintergrund gestellt.

Meine Erfahrung, über die ich in diesem Buch berichte, stammt aus klinischen Untersuchungen von Patienten seit dem Herbst 1982 in der chirurgischen und orthopädischen Klinik, in einer Rehabilitationsklinik und der ambulanten Kassenarztpraxis als Facharzt für Orthopädie seit 1993. Die Beobachtungen beginnen beim Neugeborenen nach traumatischen Geburten und mit angeborenen Leiden. Sie und andere werden zu Kleinkindern, Kindern, Jugendlichen und schließlich Erwachsenen mit ihren Lebensstilen und Aufgaben. Aus der langjährigen Begleitung vieler ihrer Lebensschicksale kann ich allgemein und gerade auch für Traumafolgen den folgenden Lehrsatz formulieren:

Durch die aktuellen Bedingungen des Daseins kann sich das frühkindliche existenzielle Niveau des Überlebenskampfes wiederholen. Regelhaft verspannt dann der Körper, zwar in unterschiedlicher Intensität, aber immer typisch asymmetrisch. Einem Patienten muss seine systemische Körperreaktion schon deshalb nicht bewusst werden, weil sich für ihn wechselnde Schmerzen, z. B. am Bewegungsapparat, im Bauch oder als Kopfschmerzen, in den Vordergrund drängen. In der Regel werden sie vom Therapeuten lokal gedeutet und behandelt.

Die begleitenden Stoffwechsel- und inneren Organstörungen werden entweder ebenso lokal begrenzt therapiert oder ohne technisch messbaren Organschaden nicht für wichtig gehalten. Störungen der Funktionen betreffen vor allem den Magen-Darm-Trakt, die Schilddrüse sowie wechselnde Grade von Entzündungen[178] *am ganzen Körper.*

Die subkortikalen[179] *Hirnzentren können ohne zu fragen (unbewusst) imperativ und fulminant zurück zum Existenzkampf des frühkindlichen Lebens schalten. Dies geschieht umso stärker in körperlichen Anpassungen und den subjektiven Empfindungen eines Patienten, je ungünstiger die erste Lebensphase abgelaufen ist und je mehr der Mensch später im Leben aus seiner Sicht erfolglos bleibt. „Erfolglos" meint eine negative und vergleichende Selbstsicht hinsichtlich der gesellschaftlichen, kulturellen und materiellen Struktur der Gesellschaft, in die der Mensch hineingeboren oder emigriert ist. Kindheitstraumen (MMV) gelten als einer der gesichertsten Risikofak-*

178 Siehe Stoffwechselmuster.

179 Wörtlich: „unter der Rinde"; nicht bewusst zugängliche Gehirnregionen, wie der Hirnstamm, das limbische System, Mittel- und Zwischenhirn und Zentren des vegetativen Nervensystems, der impliziten (nicht bewussten) Gedächtnisfunktionen und affektiven Verarbeitung.

toren für die Entwicklung psychischer Störungen im späteren Leben (Brückl, T. M.; Binder, E. M. und Wettig, J. und Neraal, T.). Das Gleiche gilt auch für Herz- und Autoimmunerkrankungen[180] (Stoffwechselmuster).

Auch später im Leben können Lebensweise, Umwelteinflüsse[181], traumatische und schicksalhafte Erfahrungen den Grad der körperlichen Stressantwort in einer Dosis-Wirkungskurve erreichen, der bei Menschen mit einer Traumafolgestörung ohnehin anzutreffen ist. Menschen mit einer angeborenen und erworbenen Behinderung und deren pflegende Angehörige rechnen unbedingt zur Risikogruppe.

An dieser Stelle könnte man Freuds Triebtheorie fortsetzen. Er war überzeugt, dass die Entwicklung im Menschen von Überlebenstrieb, Sexualtrieb und Todestrieb primär gesteuert sei. Nach seiner Zeit allerdings bewegte sich die wissenschaftliche Entwicklung vom Strukturmodell der primären Lebenskräfte weiter hin zu interaktiven[182] sozialen Konzepten. Der *Trieb* wurde dann gerade noch Motivation genannt, man ließ sozusagen vom „heftigsten Sturm" maximal einen „lauen Wind" übrig. Der Entwicklung des „Ich", des „Selbst", der Beziehungen zu den Objekten oder Lernmodellen räumte man den Vorzug in der psychologischen Wissenschaft ein. Die Betrachtung der *Qualität* „unbewusster Lebenskräfte" war schließlich wichtiger als deren Quantität.

Ein Versäumnis? Das „Es" bleibt unbestritten mächtig, zumal wenn es das Ruder an sich reißen muss, und dies geschieht in der Regel bei einer mehr als nur leichten Erkrankung, nach einem Trauma oder bei einer prekären Lebensweise und unter solchen Lebensbedingungen, die die Stressfunktionen des Körpers besonders beanspruchen und schließlich auslaugen müssen.

180 Nach eigener Beobachtung häufig als autoimmune Erkrankungen (z. B. der Schilddrüse), rheumatische Erkrankungen, chronische Darmentzündungen, Neurodermitis, Asthma bronchiale usw. (jeweils neben Umweltfaktoren als Auslöser).

181 Umfassen alle vergangenen und gegenwärtigen sozialen (Lebens-)Bedingungen, auch der Herkunftsfamilie, des Arbeitsplatzes, Vergiftungen und Belastungen durch Genussmittel und Schadstoffe.

182 Interaktiv meint alle bewussten und nicht bewussten Prozesse in der Beziehung von Menschen und in der Therapie von der 1-Personen zur 2-Personen-Psychotherapie.

Das „Es“ und der Wille zum Leben
Unabhängig davon: Der Wille zum Leben, der energetische und dynamische Antrieb des „Es“ existiert in jedem von uns, und tatsächlich wird aktuell der Körperlichkeit in der Wissenschaft mehr Raum gegeben. Die Erkenntnisse der modernen Biologie, Neurowissenschaft und Psychologie der letzten zwei Dekaden erzwingen nahezu, den engen Zusammenhang von biologischen und psychischen Prozessen zu berücksichtigen.

Allan N. Schore, Efrat Ginot und Mark Solms stehen genauso wie der in der Schweiz lehrende Psychiater und Psychotherapeut Gregor Hasler für diese Entwicklung. Sonja Entringer und andere Wissenschaftler weisen auf epigenetische Prozesse hin, mit denen die Umwelt direkten Einfluss auf die Aktivität der Gene ausübt. Bei Trägern von Risikogenen fällt die hormonelle Stressantwort stärker aus. Traumatische Erlebnisse wirken sich über die Generation hinweg negativ aus. Autistische Störungen treten z. B. nach einem mütterlichen Kindheitstrauma häufiger ein. Wie Gregor Hasler nehmen auch Sarah C. Vogel und weitere Wissenschaftler an, dass die Entwicklung der Darmflora und mit ihr die Funktionen der Darm-Hirn-Achse zeitlebens eine wichtige Rolle in der Gehirnentwicklung und dessen Funktionen spielt. Ein erheblicher Verstärker ist immer eine frühe traumatische Erfahrung (Early Live Stress).

Im *Wechsel des Paradigmas* könnte entgegen der bisherigen Ansicht der modernen westlichen Psychosomatik „der Geist“ noch viel mehr eine Funktion des Körpers sein, als bislang zugestanden wird! Mit dieser Erkenntnis würden sich die moderne Psychologie und mit ihr viele menschennahe Therapieschulen wie bspw. die Physiotherapie in ihrer grundsätzlichen diagnostischen und therapeutischen Methodik erweitern.

Künftige Studieninhalte medizinischer und psychologischer Wissenschaften sollten die Fähigkeit entwickeln, individuelle körperliche und psychische Ausdrucksweisen und ihre einander bedingenden Merkmale zu erkennen und in einem therapeutischen Prozess einzubringen.

Darüber hinaus werden molekulargenetische Forschungsergebnisse in die Therapie einfließen, weil die angewandte Therapiepraxis der gegenwärtigen Psychotherapieschulen lebendige energetische Prozesse der Körperzellen und Organfunktionen nicht nachhaltig erreichen und verändern kann.

Die „freischwebende Aufmerksamkeit“ Sigmund Freuds in der Psychoanalyse entspricht nach meiner Auffassung grundsätzlich auch der *achtsamen Haltung des Therapeuten* in der körperlichen Exploration eines Patienten. Alle Therapeuten, eingeschlossen natürlich auch Psychotherapeuten und Psychiater, würden als Zeichen ihrer erfolgreichen Therapie körperliche Veränderungen z. B. im Stoffwechsel und der asymmetrischen Körperspannungen erkennen lernen. Zu jeder *Psychodynamik*[183] würde eine *Körperdynamik* formuliert werden und umgekehrt. Klassische „Körperärzte" und Körpertherapeuten wie Fachärzte für Orthopädie und Unfallchirurgie und z. B. Hals-Nasen-Ohren-Ärzte würden den Erfolg ihrer bisherigen Therapie daran messen können, dass ihre Patienten weniger depressiv, ängstlich, angespannt, allergisch, entzündlich usw. sind und der Realitätswahrnehmung näherstehen als vorher.

Am überraschendsten könnte es aber für Therapeut und Patient sein, dass sich körperliche Krankheitszeichen mit einem psychotherapeutischen Zugang ebenso beeinflussen lassen wie psychische Symptome durch Maßnahmen am Körper! Auch eine Körpertherapie müsste sich im Ergebnis für das psychische Erleben messen lassen und nicht nur im Röntgenbild, dem Bewegungsumfang, im „Herzecho"[184] oder einer normalen Oberfläche der Magenschleimhaut! Die Therapie einer Erkrankung würde von vornherein den *ganzen Menschen* betrachten und dem hippokratischen Ideal einer menschlichen, individualisierten Medizin nahekommen!

Viele der gegenwärtig angewandten Therapiemethoden für Erkrankungen würden mehr als bisher die Wechselwirkungen psychischer und körperlicher Funktionen und Strukturen einbeziehen. Bliebe der körperliche Befund bspw. asymmetrisch und der Stoffwechsel gestört, wäre der Patient (noch) nicht „heil", nicht „vollständig"; er bliebe abhängig von dem Agieren seiner Therapeuten. Grundbedürfnisse nach Geborgenheit, Zeugenschaft, Liebe und Sich-als-eins-Erleben könnten weiterhin unerfüllt sein. Das gewählte therapeutische Verfahren hätte sein Ziel nicht erreicht.

Eine zerstörende Wut aus einer frühen Epoche eines Patientenlebens, die neu hervorgerufen wird, z. B. durch den selbstgewählten Tod eines nahen Angehörigen, die Trennung vom Lebenspartner, den Arbeitsplatzverlust oder einen Autounfall, gilt es unbedingt zu erkennen und in das therapeutische Handeln einzubeziehen. Der hohe Anteil an Kaiserschnitt-Entbindungen, sozialökonomische Verwerfungen in der Gesellschaft, Armut und Lebensweisen mit emotionaler Verarmung – unerfüllte Bedürfnisse nach menschlicher Liebe, Schutz sowie Zugehörigkeit zu einer verbindlichen sozialen Gruppe – lassen eine *individualisierte Patientensicht* immer wichtiger werden. Es gibt nämlich für den Menschen als „Säugetier" und soziales Wesen keine alleinig technische oder pharma-

183 Nach Sigmund Freud aus der Annahme eines dynamischen Unbewussten abgeleiteter Begriff zur Charakterisierung der konfliktauslösenden und nicht bewussten psychischen Reaktion eines Menschen.
184 Die Echokardiografie ist eine Ultraschalluntersuchung des Herzes.

zeutische Lösung. Heilung kann nur *zwischenmenschlich* und im *körperlichen Zusammenhang* gelingen! Die uralten heilenden „Übungstechniken" der Meditation oder des Yoga, Zeremonien der Schamanen, Gebete und Rituale der Christen und Muslime, der Buddhisten, der Indigenen und aller anderen religiösen und spirituellen Gemeinschaften gehören mit ihrer Bedeutsamkeit als Beitrag zur Lösung der Lebensaufgaben unbedingt dazu. Sie einfach zu ersetzen durch Technik, Medien, Konsum und Besitz entspricht weder der Natur noch dem Menschen und seiner Biologie. Der gegenwärtige zivilisatorisch errungene und technologische Ersatz ist überdies nachweislich (lebens-)gefährlich geworden.

Der Weg „zurück" aus einer Industriegesellschaft zu natürlicheren Lebensformen als naives und regressives gesellschaftliches Muster ist aus vielen Gründen nicht wahrscheinlich. Vor allem wird er von den meisten Menschen nicht gewollt oder sogar aggressiv abgelehnt. Ein kreativer, technologisch erreichbarer und gesellschaftlich notwendiger *Kompromiss von Ökonomie und Ökologie* müsste sich beim Einzelnen auch in den Mustern der **PKA** niederschlagen. In ihnen bildet sich ja der Stress des individuellen Lebenskampfes messbar und ziemlich treffend am Körper ab. Medizinische *Reflextherapien*[185] wie die Akupunktur erlauben dafür sowohl eine zeitliche Zuordnung zum Trauma wie auch eine Beruhigung der Aktivität im Hirnstamm und im limbischen System (Wirz-Ridolfi, A.; Bahr, F.; Wesemann, C. T.).

Erkannt wird eine solche Störung nach dem **Asymmetrie**- und **Stoffwechselmuster**.

Die Psychotherapie reguliert mit Hilfe einer äußeren *Bezugsperson* Emotionen und Affekte, formuliert gemeinsam Ressourcen und zeigt, dass selbst unvorstellbares Leid, Wut und Aggressivität aushaltbar und *bezeugt* werden können, wenn allein und ohnmächtig zu sein zur körperlichen und seelischen Starre geführt haben. Schließlich können übende *Verfahren*, u. a. Yoga, Feldenkrais[186], Muskelentspannung und Meditation sowie allgemein Fitnesstraining die Überzeugung wiederherstellen, dass der eigene Körper ausreichend verlässlich das Leben meistern kann. Ohne Körperarbeit werden Gesprächstherapien oder Passivbehandlungen (medikamentöse Schmerztherapie, Injektionsbehandlungen oder sogar Operationen zur Schmerztherapie) nicht nachhaltig sein.

185 Therapeutische Einflussnahme mit äußeren und inneren physikalischen Reizen wie Wärme, Kälte, Gewebezug und -druck, Nadelstiche, Gleichstrom usw. zur Stimulation einer vegetativen Körperantwort. Typische Vertreter sind Kneippkuranwendungen, manuelle Therapie und Akupunktur.

186 Von Moshe Feldenkrais entwickelte Methode zur Veränderung eines dysfunktionalen Selbstbildes durch angeleitete Körpererfahrungen mit Bewusstheit, Sinnesempfindung, Gefühl und Bewegung.

4.6.1 Eine ganzheitliche Psychosomatik

Zur ganzheitlichen Psychosomatik gehören insbesondere die *Beziehungen* zwischen dem psychischen Erleben der „Ich"-Funktionen[187] des Menschen und seinen körperlichen Reaktionen. Ich unterscheide gegenwärtig fünf charakteristische Wechselwirkungen, die sich auch in den Mustern der **PKA** wiederfinden. Geordnet nach abfallender Bewusstheit sind es das Symbol, die Konversion, die Dissoziation, die frühe und die angeborene Störung.

Symbole – Das innere Bild im äußeren Bild
Symbole sind die Klassiker der psychosomatischen Auffassung. Bekannte Symbole sind Redensarten, bspw.: „Er hat sein Kreuz zu tragen" – im Sinne von: die eigenen Probleme, sein Schicksal. „Ihr ist eine Laus über die Leber gelaufen" – im Sinne von: über etwas verärgert sein, verstimmt sein. „Es hat ihm den Boden unter den Füßen weggezogen" – im Sinne einer existenziellen Erschütterung, großen Verlustes oder Schocks, (hier mit Überschneidung: Hysterie, Konversion). „Ihr sitzt etwas im Nacken" – im Sinne von Bedrängung oder Druck.

Manche Aussagen sind ganz konkret, andere sind mehr metaphorisch, aber überwiegend weiß jeder im vergleichbaren sprachlichen und örtlichen Umfeld, was gemeint ist. Redensarten als „Bilder" gehören zur jeweiligen Kultur und betreffen so auch persönliche Erklärungsmodelle. Ein komplexes Krankheitsgeschehen kann mit einem treffenden Symbol zum Verständnis eines Patienten beitragen, eröffnet einen gemeinsamen Raum mit dem deutenden Therapeuten und motiviert zur weiteren Erkundung.

Auch Tiere haben zugeschriebene Charaktere, die gern auf den Menschen übertragen werden, und drücken damit auch kulturelle Eigenheiten aus. Wer möchte nicht so „fleißig wie eine Biene" sein? Vielleicht „träge wie das Faultier"? Während das „Trampeltier" empathielos durch die Seelenqual der Mitmenschen stampft, wird der „tolle Hecht" bewundert. Ist jemand „bissig wie ein Hund", kann es in seiner Nähe ziemlich unangenehm sein. Gut ist es dann, wenn ich mich als „Hengst" beweisen kann.

Im Übergang zur Fäkalsprache, die in jeder gesellschaftlichen Schicht verstanden wird, werden Schmutz und Dreck gern mit dem Nahrungsmittel „Hausschwein" („Du Ferkel!", „Du Sau!") verbunden. Hören wir, wie Moderatoren im Fernsehen Wörter aussprechen, die mit „Sex" beginnen, dröhnt das stimmhafte „S" in der sinnlichen Aus-

187 „Ich", der ich wach bin, der ich mir bewusst bin, mich sehen und anfassen und in anderen Menschen wiederfinden (auch spiegeln) kann.

sprache aus dem Rachen mit etwas zurückgenommener Zunge bis tief zum Unterleib. Die unbewusste Abwehr, die die körperliche Anteilnahme möglichst vermindern will, beginnt mit einem stimmlosen „S" und die Zunge ist weiter vorn im Mund, fast wie beim niedlichen Lispeln. Die Fäkalsprache oder pornografische Wortwahl thematisieren bewusst die unteren Öffnungen des Menschen, instinkt- und triebhaft und ganz weit weg vom Zwerchfell und dem Sitz der Herzensliebe im Brustkorb. „Dirty talk", schmutziges Sprechen, verbindet beide Körperregionen und es gilt vielleicht, die geheimen sexuellen (hier stimmhaft!) Fantasien ungehemmt mit dem Partner zu teilen.

Das Ziel all dieser Tendenzen ist immer die Körperwirkung über sprachliche Symbole, die metaphorisch Gegenstände oder Körperteile in der Körperwahrnehmung bewusst und mit Absicht verändern sollen.

Die Konversion („Umkehrung, Umwandlung") – Die Psyche physisch ausdrücken

Ein konflikthaftes Geschehen führt durch die Dynamik unbewusster Abwehr zu einer Antwort, die ein körperliches Bild (Redensarten) benutzt, was den Konflikt symbolhaft nachahmt. Der Zusammenhang kann zunächst nicht nachvollzogen werden, ganz unbewusst ist er aber zumindest dann nicht, wenn eine Symbolik darin erkannt werden kann. Beispiele: „Gas geben und Bremsen zugleich", wenn ein innerer Zwiespalt auftritt, ein gleichzeitiges Vor und Zurück bspw. (In der **PKA** ist der rechte Arm, der Schlagarm, gelähmt und die Schulter steif.) „Ich könnte sie erschlagen!", weil sie mich betrogen hat. Dem liegt meist keine Umsetzungsidee zugrunde, einmal weil das Gewissen, die Moral und das Gesetz dagegensprechen, zum anderen ist der vermeintliche Gegner möglicherweise stärker als ich und dann ginge es mir noch schlechter.

Vollständige Unbewusstheit liegt dann vor, wenn scheinbar „Verbotenes" oder „Unaussprechliches" eine Rolle spielt. Sigmund Freud gibt dafür viele Beispiele, oft mit einem sexuellen Hintergrund. Die in meiner Praxis angetroffene Verkörperlichung (Somatisierung) hat nur selten mit sexuellen Funktionen zu tun, vielmehr aber mit nur scheinbar banalen Alltagskonflikten, hinter denen viel „Sprengstoff" aus der Biografie und nicht ausgehaltenen Lebensbedingungen stecken kann (U.a. Storck, T.; Warsitz, R.-P.). Die körperlich ausgedrückte Abwehr nicht ausgehaltener Emotionen oder Affekte ist dabei ein gängiges Muster der Neuzeit geblieben. Wenn der Therapeut die Worte der Körpersprache verstände, ersparte er sich selbst Zeit und dem Patienten zusätzliches Leid.

4.6.2 Die Dissoziation

Gerade beim Begriff der Dissoziation weise ich nochmals auf die körperliche Perspektive der PKA hin: Das im Trauma-Erleben *Unaushaltbare* und von da an meist auch *Unaussprechliche* wird in der „rettenden" Reaktion abgespalten und damit unbewusst. Der Betroffene fühlt sich verloren, überwältigt, verlassen, nicht mit der Welt verbunden, ungeliebt, leer, hilflos, gefangen und niedergedrückt (Kolk, B. van der).

Üblicherweise wird eine dissoziative Störung in der gegenwärtigen psychologischen Wissenschaft und Psychiatrie mit einer erheblichen krankhaften Steuerungsstörung der Persönlichkeit und des Körpers verbunden. Sie ist entweder vorhanden oder wird vom Arzt ausgeschlossen. So ticken aber biologische Systeme nicht! Die grundlegende Fähigkeit des Organismus, nicht Ausgehaltenes aus dem aktuellen Erleben *auszublenden* und damit *handlungsfähig* zu bleiben, ist vor allem eine körperliche Leistung! Die variable Balance, die es erlaubt, aus der Asymmetrie dynamische Kraft zu schöpfen, ist „verriegelt", der Körper erreicht seinen Ruhezustand (Balance der Asymmetrie) nicht mehr und bleibt angespannt. Der (in Beziehung) ausgelöste Affekt wird wie in einem Uhrwerk aufgezogen, abgespalten, körperdynamisch asymmetrisch gespeichert und für das Bewusstsein neutralisiert. Seine Energie bleibt aber erhalten und kann sich unvermittelt wieder entladen.

Die anteilige Schwäche des Bewusstseins und der Wahrnehmung mag nun als Kollateralschaden angesehen werden – im Sinne des „Selbst"-Verlustes. Der Prozess aber ist es eben nicht! „Es" repräsentiert ja viel mehr als nur ein „Nervengewitter" oder eine „dunkle Wolke", die einfach mal so durch das Gehirn und den Körper zieht. Die Werkzeuge für den körperlichen Ausdruck liefern die unterhalb der Großhirnrinde (subkortikal) liegenden Areale vor allem der emotionalen und affektiven Regulation. Zusammen mit dem Hirnstamm (Locus caeruleus/sympathisches Nervensystem) erfolgt die asymmetrische Körperanspannung. Demnach findet Dissoziation als *regulative „Fähigkeit"* auch permanent im Alltagserleben jedes Menschen statt, und der körperliche Ausdruck ist vor allem die Zunahme der asymmetrischen Anspannung und damit eine Veränderung seitenunterschiedlicher Hirnfunktionen.

Mit der Anspannung drückt der Körper auch seine „Kampfbereitschaft" aus. Wie im **Asymmetriemuster** beschrieben, erfolgen *angreifende* Handlungen stets aus einer asymmetrisch organisierten *Vorspannung*. Müssen sie aber unterbunden oder zurückgehalten werden, weil sie bspw. nicht zulässig oder mit dem Gewissen zu vereinbaren sind, bleiben sie dennoch körperdynamisch wirksam. Verdrängte Konflikte müssen allerdings nicht immer zu einer einseitigen Körperspannung führen. Ein tiefsitzender Ärger über einen Kollegen oder Chef kann sich auch als **Lebermuster** zeigen; dann ist der Bauch gespannt, die Atmung eingeschränkt und der Brustkorb und der Nacken verspannt.

Eine *Dissoziation* als Störung spielt jedoch in einer anderen „Liga": Sie charakterisiert hinweisend traumatische Erfahrungen jeglicher Ursache. Im krankhaften Verlauf nimmt die einseitige Körpersteuerung erheblichen Einfluss auf die motorischen, koordinativen Fähigkeiten und die Wahrnehmung. Patienten erkennen ihre Dissoziation in der Regel nicht, sie wird völlig unbewusst organisiert. Nach dem ICD ist die dissoziative Störung mit der Konversionsstörung[188] eng verbunden. Nach dem Prinzip der **psychologischen Körperanalyse** ist sie vor allem auch körperlich verknüpft und hat lediglich keinen einfachen Organbezug, sondern eine *komplexe Symbolik*. Ihre Abwehrfunktion gegenüber unvermittelt einströmenden, zerstörenden und angstvermittelnden (nicht aushaltbaren) Vorstellungen verlangt einen hohen körperlichen Einsatz, und dieser schließt den Stressstoffwechsel ebenso ein wie die neurologische Steuerung aus den unteren, dem Bewusstsein *nicht zugänglichen* Hirnregionen. Die körperlichen Zeichen sind dann nicht einfach auf die psychischen Funktionen zu beziehen. Es kann sich ein Organbezug entwickeln, der mit massiver Beeinträchtigung der Funktionen, Schmerzen und Entzündung einhergeht, bspw. des Knies, einer Schulter oder der Halswirbelsäule. Menschen mit diesen Störungen sind oft schon in einer psychotherapeutischen oder psychiatrischen Behandlung gewesen oder sind es auch aktuell; doch der Patientenauftrag gilt nur dem verletzten Körperteil, weil keine Verbindung zwischen beidem gesehen wird! Viele Menschen nehmen sich vor allem nicht wirklich wahr; sie „kennen" ihren eigenen Körper nicht oder nicht mehr! Die Verbindung scheint sprunghaft, zerrissen und dann wieder eng, wenn es bspw. um den Nacken, das Knie oder die rechte Schulter geht. Das Körpergeschehen ist ihnen ebenso wenig vertraut wie ihre Träume, ihre Gedankenwelt, ihre sprunghaften Handlungen oder sich plötzlich einstellenden Begierden und Bedürfnisse. Doch selbst wenn schon viel Therapie gemacht wurde und Achtsamkeit sowie Selbstwahrnehmung geübt werden, können sich die Betroffenen ihr (eigenes!) inneres Erleben und äußerliche Zeichen – als *wahrgenommener Gesamtprozess* – nicht leicht erschließen.

Ausblenden, was nicht zugehörig erscheint

Körperteile können zusammen mit ihren affektiven Repräsentanzen im Gehirn ausgeblendet werden, als ob sie nicht da wären! Das ist bspw. der Fall, wenn ein Schlaganfall mit halbseitiger Lähmung des Körpers und anhaltender Muskelverkrampfung (Spastik) eingetreten ist. Für den Patienten ist die gelähmte oder in der Funktion erheblich eingeschränkte Gliedmaße einfach „nicht mehr vorhanden"; er sieht auch nicht mehr hin.

188 Autorenseitig aufgefasst: der zunächst nicht krankhafte Organbezug von Affekten und Emotionen im Sinne einer körperlichen Störung, wie bei einer Erkrankung.

Dieses *fehlende Körperbewusstsein* nach einem Gehirnschaden wird „Neglect"[189] genannt. Mit der Dissoziation kann vor allem nach wiederholenden Trauma-Erfahrungen auch ein Neglect eintreten. Nicht selten (aber nicht zwingend) hat der Patient über die betroffenen Körperteile eine besondere Beziehung als *Körpererfahrung* erlebt; es gibt Narben, Entstellungen oder äußerlich erkennbare Verletzungsfolgen.

Menschen, die nicht ausgehaltene Erfahrungen abspalten müssen, tun das *nicht selektiv* (anders als bei der Verdrängung, einem reifen Abwehrmechanismus, mit dem man relativ gut den Alltag bestehen kann). Ihr eingeschränktes Erleben kann sich sogar auf ihren gesamten Lebensraum und ihre sozialen Kontakte ausdehnen. Wird Dissoziation notwendig, geschieht noch viel mehr als die Abspaltung selbst, bspw. komplexe Abwehrmuster gegen existenzielle Angst oder sogar gegen die „Auflösung" der eigenen Persönlichkeit. Der Patient kann dann die Realität nicht mehr so erfahren, wie sie ist. Die Gegenwart wird von einer verfremdenden und mitunter zerstörenden Vergangenheit (allgegenwärtig) *durchdrungen*; er weiß nicht mehr, wer er ist und wie er handeln muss, um sich zu „retten".

Die Dissoziation nicht ausgehaltener destruktiver Gefühle und diffuser Ängste als Abwehrleistung ist sehr charakteristisch für Traumafolgen. Von einer nicht ausgehaltenen Erfahrung wird das schreckliche Erleben, die Todesangst und Verzweiflung, die Erfahrung heftiger Schmerzen usw. vom tatsächlichen realen Ablauf des Geschehens abgespalten und im *unbewussten Gedächtnis*[190] eingelagert. Das „Es" greift zur Bewältigung der Alltagsaufgaben bei einem Patienten mit einer posttraumatischen Belastungsstörung z. B. immer wieder auf die Affektregulation des tatsächlichen Traumas zurück. Es ist, als ob mit einem Trauma oder vergleichbaren chronischen Belastungen ein „innerer Thermostat" des Menschen verstellt werde. Nahezu unabhängig vom tatsächlichen realen Geschehen des Alltags aktivieren diese Menschen unbewusst *andauernd* ihren *Stress*stoffwechsel. Ihr körperlicher Ausdruck „erinnert" auch an das Trauma: Abwehren, Sich-Schützen und Tot-Stellen ist mit Einkrümmen, Eindrehen (charakteristisch: sich in einer Spirale asymmetrisch in der Anspannung verstecken) verbunden. Die innere Spaltung kann zu einer plötzlichen oder wiederkehrenden *Schwäche einer Körperseite* führen, wenn eine als belastend empfundene Lebenssituation eintritt. Sie muss mit der ursprünglichen traumatischen Erfahrung überhaupt nichts zu tun haben; der Körper hat sich doch etwas „gemerkt". Dissoziationen folgen im körperlichen Ausdruck ihrer „archaischen" Struktur, bilden den Primärprozess, das „Es", ab.

---

189 Lateinisch: neglegere = nicht wissen, vernachlässigen.

190 „Ort" der unbewussten Trauma-Erfahrung; nach dem gegenwärtigen Wissen die Corpora Amygdala im Schläfenlappen des Endhirns im „Sternennebel" des limbischen Systems. Nicht bewusste Gedächtnisfunktion (= implizites Gedächtnis) – hingegen bewusste Gedächtnisfunktion (= explizites Gedächtnis).

Der Sinn scheinbarer Fehlfunktionen

Zur „Es"-Steuerung gehört die enge Verknüpfung von seelischen und körperlichen Funktionen der frühen Kinderzeit; im Extrem ist es die Psychose. Sie stellt eine besondere Fähigkeit dar und entsteht aus *extremer Verzweiflung*. In die Enge getrieben, von Todesangst gezeichnet und dem Wahn unterworfen, muss das Bewusstsein „wegbrechen". Eine bewusste und zielgerichtete Handlung ist dann unmöglich. Der Primärprozess mit tierisch-instinkthaftem, oft zerstörendem Verhalten setzt sich durch. Menschen in diesem Zustand können *extrem gefährlich* sein und destruktiv gegen sich selbst, gegen belebte und unbelebte Dinge und gegen andere Menschen handeln. Aus psychodynamischer Sicht verhindert die Psychose aber die Auflösung des „Selbst"[191]. Die Fähigkeit zur Dissoziation gehört zu den lebenserhaltenden Funktionen, die der Körper deshalb auch nicht vergessen wird. Über die **psychologische Körperanalyse** kommt man ihnen auf die Spur.

Auch in der Dissoziation werden wie in allen Mustern und organischen Beziehungen physiologische Funktionen des Körpers mit krankhaften Prozessen erkennbar. Zu den physiologischen Funktionen gehört allgemein, dass der Mensch bei Gefahr „aus dem Stand heraus" sehr viel Kraft mobilisieren kann. Flucht oder Kampf ist eine Fähigkeit, die der Körper mit jeder Zelle, seinem Nervensystem und dem Stressstoffwechsel unterstützt: blitzschnelles Zugreifen, wenn eine Person vor unseren Augen stürzt, der Kinderwagen mit Kind auf die befahrene Straße zurollt, oder zum Spurt ansetzen, um den Bus noch zu erreichen. Auch ohne einen psychotischen oder anderen Ausnahmezustand können „archaische" Urkräfte *spontan freigesetzt* werden. Im psychotischen Wahn hat das Bewusstsein seine steuernden Funktionen verloren, aber der Mensch kann lernen, sich zu *konzentrieren* und (wie in der Meditation, im „hellwachen" Zustand) maximale Kraft im Körper zu entwickeln. Die Kampfkünste, insbesondere des Kung-Fu, sind ein Beispiel für bewusste körperliche (Kraft-) „Sammlung". Beim Yoga folgt die Beziehung zwischen Körper und Geist einer maximalen Konzentration, hier allerdings zum friedlichen Zweck der Selbstentwicklung.

Im Übrigen: Einen Kung-Fu-Meister im Konzentrationsmodus kann ein unkonzentrierter Laie nicht von außen bewegen! Im Gegenteil, es ist dem Meister möglich, den Laien durch seine Übertragung zu steuern und in ihm körperliche Reaktionen hervorzurufen.

191 Falls der Leser „Harry Potter" von Joan Rowling gelesen oder die Filme gesehen hat: Der bildhafte Angriff der Dementoren, der mit Eiseskälte und dem Heraussaugen des Geistes metaphorisch erzählt wird, kann diesem Zustand vergleichbar sein. Harry, der Zauberlehrling, der „das Böse" seit der Geburt in sich trägt und „abspalten" muss, gewinnt seine Seele mit dem „Patronuszauber" zurück. Das rettende Schutzsymbol, eine Hirschkuh, erscheint durch die Konzentration auf die unvoreingenommene Liebe seiner verstorbenen Eltern. – Manchmal frage ich meine Patienten oder in einem Seminar die Teilnehmer, ob sie auch einen Patronuszauber für sich selbst haben, also ob sie jemanden haben, der sie unvoreingenommen liebt. Nicht selten schweigen die Angesprochenen.

(Die Kraft in der Beziehung zwischen Meister und Laie könnte als Wirkung eines „morphogenetischen Chi-Feldes" (Töth, E.) oder einfacher: eines Energie-Feldes aufgefasst werden.) Die Konzentration des Meisters und seine *achtsame Handlung* kommen nicht einer einfachen Manipulation des Laien gleich. Vielmehr manifestiert und zeigt sich die *unbewusste Beziehung* zwischen den zwei Menschen mit ihrer unterschiedlichen Fähigkeit zur Wachheit, gegenwärtigen Präsenz, Selbstwahrnehmung und inneren Gelassenheit. In der Konzentration des Meisters kollabiert das „energetische Feld" des Schülers und seine „Schwäche" manifestiert sich auch in der Starre seines Körpers.[192] Die achtsame Untersuchung eines Patienten zur **psychologischen Körperanalyse** könnte eine vergleichbare Erklärung erhalten.

Die Leber „spricht"
Die sprichwörtliche „Laus auf der Leber" ist die Übersetzung der Störung der Oberbauchfunktionen durch Stress und Anspannung. Die „Leberhitze" steigt auf, ein „heißer innerer Wind"[193] entsteht, die Augen sind gerötet, die Stimmung gereizt, (meist schon viel Alkohol getrunken), und in dieser „Ladung" kann jedes Widerwort dazu führen, dass einem die Hand ausrutscht oder man einen Migräneanfall erleidet. In der TCM und im Ayurveda werden vergleichbare Organzuordnungen in Therapie und Beratung zum gesunden Leben genutzt. Alle Erkrankungen, die länger als sechs Wochen anhalten, gelten nach der TCM als innere Erkrankungen, und emotionale Verletzungen als deren Hauptursachen. Bspw. wird die Lunge mit Depression verknüpft, die Milz mit Angsterleben und die Leber mit Ärger usw.

4.6.3 Frühe Störung, Trauma-Spätfolgen

Als Menschen haben wir grundsätzlich alle frühe Störungen erfahren, wobei sich „früh" auf den Verlauf der Schwangerschaft, die Geburt und die beiden ersten Lebensjahre bezieht. Stirbt die Mutter der Mutter, trennt sich der Partner von ihr oder erleidet sie eine schwere Infektion, wird das Stresssystem der Mutter mit allem körperlichen und psychischen Erleben dem Kind „mitgeteilt". Das Kind nimmt die Informierung wahr als schwarz-weiß, alles oder nichts, Überleben oder Vernichtung, auch wenn die Umstände für die Mutter weitaus differenzierter sein können.

192 Interpretiert auch nach Joe Dispenza. Seine quantentheoretische Vorstellung untermauert er allerdings nicht mit körperlichen Befunden, entspricht nicht meinem Zugangsweg für die Interaktionen zwischen Menschen.(Vgl. auch Broschmann, D.; Fuchs, T.)

193 Begriff ebenso wie „Leberhitze" aus der bildhaften und funktionellen Betrachtung der TCM, die sich erstaunlich ähnlich im klinischen Befund des Lebermusters zeigt.

Es geht demnach immer um frühe, vorsprachliche, körperliche und psychische Erfahrungen, die ihrer Natur nach im Erwachsenenleben zwar nicht erinnert werden, aber real, wenn auch unbewusst erfahren worden sind und somit zeitlebens wirksam bleiben können. Sie sind wahrscheinlich auch nicht zu vermeiden, und die Biologie scheint sie *einzukalkulieren*. Evolution heißt auch, aus Fehlern zu lernen. Nach diesem Prinzip bringt uns die Natur letztlich viel Lebenswichtiges bei, ohne dass wir uns dafür besonders anstrengen müssten. *Unbewusst* erhalten wir die geeignetsten Tools, um unser Leben zu erhalten, unseren Lebensraum abzusichern und uns zu vermehren.

Würden wir uns ausschließlich selbst (bewusst) darum kümmern müssen, würden wir wahrscheinlich zu viele wichtige Informationen gar nicht erreichen, Fähigkeiten entweder nicht ausbilden oder verkümmern lassen. Wer bspw. in der Stadt lebt, nur Auto fährt und im Büro sitzt, verliert mit den Jahren buchstäblich „jeden Sinn" für die Natur und auch seine *instinkthafte Basis*. Er kann „draußen" nicht überleben. Ein viel zu seltener Besuch bei Freunden mit ausgesprochen naturnaher Lebensweise, bspw. freilaufenden Hühnern und Plumpsklo, könnte für ihn schockierend bedrohlich wirken, und seine Alarmsysteme würden es auch genauso auffassen. Allerdings lernt jeder Mensch zunächst alles, was zum Leben notwendig ist. Familie und Herkunft bestimmen die genetische Grundausstattung, epigenetisch wird sie aber durch das konkrete Leben überformt.

Leben beginnt mit der befruchteten Eizelle; es ist „Es". „Gebrieft"[194] wird das neue Leben über die Erfahrungen der Vorgenerationen, den Lebensraum und dessen Bedingungen auf noch kaum erforschten Wegen. Kriegserfahrungen werden über Generationen genauso weitergeben wie Erfahrungen lebenswidriger Verhältnisse der Lebensregion wie bspw. Nahrungsmangel, aber auch Stoffwechselerkrankungen, Unfälle, Vergiftungen, Bedrohung und persönliche Schicksalsschläge der Mutter vor allem werden dem Kind „erzählt".

Die Sprache der biologischen Information ist die „Epigenetik", ein Regelwerk der Biologie, mit dem der Zugriff auf die „Bibliothek" der Gene verwaltet und organisiert wird. Die Epigenetik ist das Bindeglied zwischen den *Umwelteinflüssen* und den *Genen*. „In Familien mit Überlebenden des Holocaust konnten wiederholt epigenetische Veränderungen in stressassoziierten Genen der Nachkommen in Abhängigkeit vom Grad der traumatischen Belastung nachgewiesen werden. Umgekehrt werde aber auch beobachtet, dass Menschen aus Familien mit schweren Schicksalen besonders gestärkt und gesund ihr eigenes Leben gestalten (Waller, C.)."

194 „Informiert", aber insbesondere auch wie „eingearbeitet" aufzufassen.

Von der Darmflora wird auch der Lebensraum erkundet, den sich die Familie oder Wohngruppe und im Weiteren eine Ortsgemeinschaft teilt. Der Lebensraum wie auch die biologischen und sozialen Lebensgrundlagen der Familie und des zugehörigen „Stammes" ist wie ein Schutzraum. Die Verfügbarkeit von Nahrung und der Grad der Sicherheit der Umgebung bestimmen über die Erfolgsaussichten der Fortpflanzung. Damit Überleben gelingen kann, erhalten die inneren Einstellungen Informationen aus der *Stammesgeschichte* und den Bedingungen der Lebenswelt der *Primärfamilie*. Das Baby und seine inneren Organfunktionen „wissen" schon sehr früh, was „draußen" geschieht: Die Mutter raucht und trinkt, es gibt oft Streit, die Familie muss andauernd um ihre Existenz kämpfen. Es „erfährt" aber auch, dass es erwünscht oder unerwünscht ist. Es erlebt die Trauer mit, wenn ein naher Angehöriger stirbt, vielleicht sogar sein eigener Vater, und teilt als Ungeborenes den Stress mit der Mutter.

Die körperliche Konstitution der Mutter bestimmt auch die Nährstoffzufuhr des Kindes. Ist sie bspw. abgemagert oder fettleibig, kann das entsprechend eine Mangel- oder Luxusversorgung des Kindes in der Gebärmutter bewirken. Diabetes oder Schilddrüsenstörung bestimmen die Werte des heranwachsenden Körpers mit. Das Leben im Kind – „Es" – stellt sich darauf ein und vergisst es niemals mehr. Das gilt auch für die Fähigkeit der Mutter zur *Selbstsorge*, *Selbstberuhigung* und *sozialen Teilhabe* in einer sicheren Gruppe. Vielleicht geht aber auch alles friedlich zu; der Körper, insbesondere Herz und Gehirn, wird „harmonisch informiert", aber auch das Immunsystem, die Darmfunktionen und die Sinnesorgane.

Alles – Förderliches wie Widriges – wird verschlüsselt in Körpersprache der Affekte, Justierung der endokrinen Funktionen der Stresssysteme und des Immunsystems und dem noch ungeborenen Körper „übersetzt" mitgeteilt. Das Baby kommt nicht mit einer „leeren Festplatte" auf die Welt. Es ist zwar noch nicht allein lebensfähig, verfügt aber schon über ein erhebliches körperliches „Wissen", um auch unter weniger günstigen Umständen bestmöglich überleben zu können. Die jahrzehntelangen Beobachtungen in der orthopädischen Praxis zeigen, dass dieses frühe Überlebensprogramm auch unter guten Lebensbedingungen *nicht mehr gelöscht* wird. Die Fähigkeit, eine Mangelversorgung im Mutterleib und nach der Geburt, Infektionen und Verletzungen, Beatmung auf der Intensivstation, Missbrauch, Misshandlung und/oder emotionale Kälte zu überleben, wird nicht mehr vergessen.

Die Geburt ist eine Zäsur; wenn es bislang gut oder weniger gut gelaufen ist und das Kind am Leben geblieben ist, geht es noch einmal um alles oder nichts! Dieser frühe existenzielle Konflikt – Leben oder Sterben, Sein oder Vernichtet-Werden – prägt wahrscheinlich ganz entscheidend die Stresssysteme. In kürzester Zeit muss es beim Kind zu einer Entkopplung der frühen Affekte von der Stressachse kommen. Dazu ist das „Passwort" zum „WLAN" der Mutter erforderlich. Das existenzielle Stressniveau verbraucht sonst zu schnell die Lebensenergie. Das erklärt auch, warum Kinder ohne liebende Erwachsene oft früher sterben. Mit dem notwendigen Sparprogramm dürfen nicht mehr alle Wahrnehmungen zur Todesangst führen. Melanie Klein spricht von einem paranoid-schizoiden Zustand des Säuglings, der zum depressiven Zustand wechselt. Mit ihm ist es immer noch schlimm, aber der Verfolgungswahn treibt nicht mehr in den Wahnsinn. Das Baby kann aber ärgerlich werden, wenn ihm die Mutter die Brust verweigert; der frühe Neid auf die „gute Brust", die Lust und Leben verheißt, entsteht.

Die langsame Entflechtung der Wahrnehmungen und Bedürfnisse von dem Grad innerer Erregung (existenzieller Überlebenskampf) kann man auch als situationsgerechte Trennung der Wahrnehmung von der instinktiven Handlung bezeichnen: *Desomatisierung* bedeutet, dass der zum Leben notwendige Affekt und später auch das Gefühl sich langsam von der Körperreaktion trennen und einen *dynamischen Abstand* voneinander gewinnen.

Ein zweijähriges Kind kann viel mehr Unterschiede im Verhalten zeigen als ein Baby. Es schreit nicht mehr „mit jeder Zelle", wenn es geärgert wird, etwas haben will oder die eigenen körperlichen Fähigkeiten den Wünschen noch nicht folgen können. Allerdings nimmt es immer noch an, dass es *keine Trennung* gibt, dass andere Menschen genauso reagieren wie es selbst. Ich habe bereits in Bezug auf Trauma darauf hingewiesen, dass angeborene körperliche Behinderungen zu einer empfindlichen Störung der physiologischen Desomatisierung führen, sodass später normale Lebensaufgaben im „Strategiespiel" des Lebens konflikthaft erlebt werden und über den behinderten Körperteil im Rückgriff der Stresssysteme der frühe Affekt jeweils ausgedrückt wird. (Der frühe Affekt ist existenziell und erhält deshalb sehr viel Macht über Körperfunktionen, Muskelspannungen und das Stresssystem.)

Menschen mit einem Handicap sind schon als Kinder und Jugendliche viel empfindlicher, auch bei scheinbar normalen Anforderungen. Ohne Behinderung würde auch geweint oder gelacht, aber mit Handicap ist das Erleben viel häufiger existenziell; es geht um alles oder nichts. So werden vor allem Beziehungen zu anderen Menschen mit hohen inneren Anspannungen erlebt.

Die entscheidende Ursache für die Probleme früh Traumatisierter ist, dass sie nicht wissen, was sie tun können, um sich sicher zu fühlen (Kolk, B. van der). Der Tod von Angehörigen, die Trennung der Eltern oder andere Verluste werden überhaupt nicht ausgehalten; es bildet sich ein „Trauma-Gedächtnis". Die „Mit-Erfahrung" ist so, als würde sich das tatsächliche Geschehen, bspw. eine Gewalttat, am Kind selbst vollziehen. Die äußere, erwachsene Sicht ist dabei differenzierter: Es haben sich „nur“ die Eltern getrennt, die Oma ist zwar verstorben, hat aber ein hohes Alter erreicht, der plötzliche Umzug in eine andere Stadt ist einem Jobangebot des Vaters geschuldet. Für den Jugendlichen bedeutet Letzteres allerdings auch, von den Freunden der Peergroup getrennt zu werden. Dadurch kann eine „Vernichtungsangst“ entstehen, die mitunter schon aufflammt, wenn die Eltern oder andere wichtige Bezugspersonen sich nur für kurze Zeit der „Verfügbarkeit“ entziehen.

Mit den Lebensaufgaben im zunehmenden Erwachsenwerden, zu denen immer auch die Verarbeitung von Verlusten und Niederlagen gehört, wird die Asymmetrie der frühen Kindheit immer wieder wirksam, (*regressive Resomatisierung* nach Mentzos, S.). Der Jugendliche schreit bspw. schon dann „mit jeder Zelle“, wenn ihm sein Vater die Anerkennung verweigert oder das Geld nicht für Konsumwünsche reicht. Lebenskrisen sind aber unvermeidbar! Bei Menschen mit einer frühen Störung „antwortet“ das gespeicherte Wissen über das beste Überleben dann deutlich mehr körperlich als bei anderen Menschen.

Ein Beispiel: Ein Schulalarm führt bei einem 14-jährigen Schüler im Treppenhaus zu einem plötzlichen Verlust der Köpersteuerung mit nachfolgendem Sturz und getrübtem Bewusstsein, ohne sichere Erinnerung an den Vorgang. Direkt nach dem Alarm habe er noch nach Anweisung des Lehrers geordnet und ruhig zusammen mit seinen Klassenkameraden den Raum verlassen. Eine tatsächliche Bedrohung bestand offensichtlich nicht. Dann sei er aber auf dem Weg nach draußen im Treppenhaus „zusammengebrochen“. In der Klinik vermutet man einen epileptischen Anfall, es wird aber kein medizintechnischer Hinweis für eine derartige Störung des Gehirns gefunden. Nur sehr langsam klingen innere Erregung, Kopfschmerzen und Störungen der Konzentration und des Gleichgewichtes ab.

Einige Wochen später finden sich im Befund der **PKA** immer noch die Zeichen der Dissoziation im körperlichen Ausdruck einer asymmetrischen Anspannung wie bei einer Halbseitenschwäche. Der Oberbauch ist gespannt und Störungen der segmentalen Funktionen der Wirbelsäule betreffen typisch für den Sympathikus-Stress auch den Brust-Lendenübergang und die obere Halswirbelsäule. Die körperlich ausgedrückte Erregung ist wie bei anhaltender Angst und Anspannung in der Regel mit Störungen im vegetativen Nervensystem verbunden.

Eine leichte Schädelasymmetrie ist äußerlich kaum erkennbar, wenn man nicht nach ihr sucht. Stellung und Reaktion der Augen, Ohren und Kieferfunktion sind einfache Hinweise. Die Mutter erzählt nach vorsichtiger Ermunterung von der stressreichen Zeit in ihrer Schwangerschaft, der Trennung vom damaligen Ehepartner und dem Notfall-Kaiserschnitt.

Nach der Beschreibung der frühkindlichen Vorgeschichte und dem klinischen Befund kann es sich um einen dissoziativen Anfall[195] gehandelt haben. Es kommt dabei zu einer abrupten, zeitlich begrenzten Störung der Kontrolle motorischer, sensorischer (zentralnervöse Reizverarbeitung), autonomer (vegetative Funktionen), kognitiver Funktionen (Fähigkeit, alle Wahrnehmungen, vor allem Gefühle und Affekte zu verarbeiten) und Verhaltensfunktionen (Spitzer, C.). Ein physiologischer Mechanismus könnte dabei eine wichtige Rolle spielen. Nach der Polyvagaltheorie (Porges, S. W.) wird das Herz von parasympathischen Nerven unterschiedlicher Qualität versorgt. Ein Nervenast des Vagus bewirkt die Verlangsamung des Herzschlages bei der Einatmung („Bradycardie"). Diese physiologisch wechselnde Herzfrequenz zwischen der Ein- und Ausatmung wird heutzutage als Herzratenvariabilität von „Fitnesstrackern"[196] gemessen. Die Messwerte lassen den gesunden Trainingszustand des Herzens ebenso einschätzen wie den Grad der Gelassenheit, mit der Lebensaufgaben bewältigt werden. Ruhige Verhaltenszustände werden durch den hemmenden Einfluss auf den Sympathikus gefördert und die aktivierenden Einflüsse auf die Stressachse 2 gedämpft.

Eine starke innere Unruhe und Stress mit einer hohen Spannung (Tonus) des Sympathikus verhindern die normal schwingende Anpassungsreaktion des Herzens und setzen es unter Druck. Übertreibt es der Mensch dann weiterhin in seiner Anstrengung, ist er auf der Flucht erschöpft oder wird er unmittelbar bedroht, kann der Körper die „Notbremse" ziehen. Nach der Polyvagaltheorie schaltet der Impuls eines weiteren Astes des Parasympathikus unbewusst und plötzlich auf einen sehr langsamen Herzschlag. Sofort sinkt das Blutauswurfvolumen, das Gehirn wird nicht mehr ausreichend mit Sauerstoff versorgt und der Mensch fällt mitunter bewusstlos um.

Stephan W. Porges nannte es das Paradoxon des Nervus vagus. Einmal schützt er das Herz vor Überlastung und auf der anderen Seite kann ein übergroßer Stress den Menschen, sogar auch schon das neugeborene Kind, „parasympathisch" umbringen. Möglicherweise spielt diese außergewöhnliche Stressregulation auch eine Rolle beim dissoziativen Anfall. In der eigenen klinischen Beobachtung von Patienten, die über ein

195 Auch als psychogener nichtepileptischer Anfall beschrieben.
196 Smartwatch von Apple, Garmin, Samsung und v. a. m.

derartiges Erlebnis berichten, ist noch Wochen später die körperliche asymmetrische Anspannung nachzuweisen. Sie folgt allerdings außerhalb des akuten Geschehens der dissoziativen, asymmetrischen Körperspannung des **Asymmetriemusters** und wird nach dem klinischen Ausdruck der Muskelanspannung wahrscheinlich über den Sympathikus[197] vermittelt.

In der gegenwärtigen wissenschaftlichen Medizin werden dissoziative Anfälle sehr unterschiedlich eingeordnet. Weder gibt es eine grundlegende Vereinbarung über die Ursache noch eine abgesicherte Auffassung über den genauen körperlichen und psychischen Ablauf. Eine frühe Störung, wie hier nach einer Kaiserschnittentbindung, oder andere kindliche Traumen gehören zu den diskutierten Ursachen (Spitzer, C. und Popkirov, S.). Prädisponierte Menschen sind nicht ausreichend in der Lage, z. B. Gedanken, Gefühle und auslösende Motivationen in einen gemeinsamen einheitlichen Bewusstseinszustand einzubringen, der ein konzentriertes und geordnetes Handeln zur Bewältigung einer Lebensaufgabe erlaubt. Weder reicht das Kurzzeitgedächtnis noch die allgemeine Übersicht und die Fähigkeit, durchzuhalten. Wenn jetzt ein Schlüsselerlebnis, wie eine überstarke Geräuschbelastung, eine bedrohliche Gruppendynamik, eine unvermittelte Kränkung oder Gewaltandrohung, erfahren wird, führt die zentral-nervöse Erregungswelle zum Kontrollverlust über die körperlichen Funktionen.

„Nervenzusammenbruch" war früher ein Ausdruck in der Laiensprache für eine Vielzahl vergleichbarer und sehr komplexer Versagenszustände unter plötzlicher überstarker Stressbelastung eines schon vorher empfindlichen Organismus.

Ein anderes Beispiel: Schon seit ein paar Jahren muss bei einer Jugendlichen die Wirbelsäule immer wieder eingerenkt werden. Die Geburt sei normal verlaufen, beteuert die Mutter, die frühkindliche Entwicklung ebenso. Das Untersuchungsheft enthält keine Lücken, und alle notwendigen Impfungen sind im Ausweis vermerkt. Mittlerweile ist aber ein chronischer Schmerz des Rückens eingetreten. Verspannung? Faszien? Oder doch die Bandscheibe? Schließlich, im 18. Lebensjahr, ergibt die MRT-Diagnostik: Arthrosen der Wirbelgelenke am Brust-Lenden-Übergang und an der unteren Lendenwirbelsäule. Gott sei Dank, kein Bandscheibenvorfall! Der klinische Befund zeigt aber auch Störungen der Funktionen im Bauch wie bei Reizdarm, trockene Hautareale über Knie und Ellenbogenstreckseiten[198], eine asymmetrische Körperspannung, Asymmetrie der Kieferfunktion und eine steife Brust- und Lendenwirbelsäule. Alles nur Arthrose? Wie ist der Prozess

197 Die osteopathische Beruhigung im Oberbauch und manuelle Bewegung der unteren Brustwirbelsäule reduziert sofort die Stressanspannung des Körpers.

198 Klinischer Hinweis für eine langsame chronische Entzündung bei chronischem Stress.

zu erklären? Was ist zu tun? Immer wieder Physiotherapie, manuelle Therapie, Osteopathie, Kinesiologie bis „Es" weg ist?

„Es" gilt es aufzuklären! Möglich ist vieles: Der Mutter sind die eigenen Eltern nicht bekannt, in einem anderen Fall sind sie während der Schwangerschaft bei einem Unfall verstorben, der Vater des Kindes hat sich kurz vor der Geburt getrennt, die Mutter wurde (bereits schwanger) missbraucht und misshandelt, der Vater der Mutter hat sich das Leben genommen oder nicht zuletzt – das Kind wird adoptiert und kennt die eigenen Eltern überhaupt nicht.

Spätestens mit den *adoleszenten Aufgaben* wird es kritisch für die Stressregulation. Jede Form von Angst kann sich jetzt zur körperlich wirksamen existenziellen Angst verstärken. Das Auf und Ab der Gefühle in dieser Zeit manifestiert sich als Depression, der Reizdarm weist auf eine autoimmune Erkrankung hin, Unterfunktion der Schilddrüse oder Entzündung der Schilddrüse (Hashimoto), Gelenkschwellungen und Schmerzen sind Hinweise auf eine Fehlregulation von Cortisol und rheumatische Fingerschwellungen. Eine rheumatisch steife Wirbelsäule und Bandscheibenschäden oder Arthrose der Wirbelsäule zeigen sich schon mit 16, 18 oder 22 Lebensjahren! Das „Ich" wird überrascht von destruktiven Botschaften in Träumen und die Körperwahrnehmung ist generell eher unvollständig, auf eigentümliche Art fremd und dumpf. Das Körpergefühl mit Schmerzen hat sich längst verselbstständigt. Die Jugendliche wird einerseits von ungestümen Gefühlen und Körpererscheinungen überrollt, andererseits wird sie damit konfrontiert, dass Arzt, Osteopath und Physiotherapeut „Krankheit" dazu sagen – „Ich"- und „Selbst"-Empfindungen schwanken und brechen immer wieder weg.

Adoleszenz ist grundsätzlich, schon ohne frühe Belastung, ein unruhiges „Fahrwasser". Wenn hinzu noch unverständliche und nicht selbst erlebte (Traum-)Bilder kommen – Angst, Panik, Wut, Allein-gelassen-Sein und das Gefühl, keine Verbindung mehr zu spüren zu anderen Menschen –, wird es kritisch. Dann kann dieses so schrecklich gefühlte Leben nicht mehr als aushaltbar empfunden werden.

Im **Stoffwechselmuster** werden die biochemischen Prozesse des Körpers beschrieben. Wenn demnach Verschleiß, Bandscheibenvorfall und Arthrose z. B. der Lendenwirbelsäule – *unpassend zum Lebensalter* beim Jugendlichen oder jungen Erwachsenen – in der MRT abgebildet wird, besteht nach meiner langjährigen Erfahrung ein umfassender *diagnostischer Bedarf* über das orthopädisch-unfallchirurgische Fachgebiet hinaus. Er wird schon dann notwendig, wenn „nur" ein langer Verlauf schon über ein paar Jahre immer wieder zum „Einrenken" und zum Osteopathen, zur Schmerzmedikation oder in die Psychotherapie oder sogar Psychiatrie führt.

4.6.4 Die angeborene Behinderung und körperliche Erkrankung

Skoliose, Klumpfuß, frühe Operationen und Schädelasymmetrie sind neben einer traumatischen Erfahrung im Mutterleib oder bei der Geburt affektiv gespeicherte Körpererfahrungen. Auch ein Hand- oder Armdefekt (Dysmelie[199]) aus einer sehr frühen Phase der Schwangerschaft kann zu einer nachgeburtlichen Störung der Desomatisierung[200] führen und mit einer affektiven Verknüpfung Einfluss auf die Selbstentwicklung des Kindes erhalten. Die spätere Bedeutung der Körperfehlbildungen und ggf. auch der aktuelle konkrete Bezug eines Organs als Körpererinnerung kann mit den Mustern der **PKA** in jedem Fall ergänzend oder sogar vollständig beschrieben werden. Eine Körperasymmetrie ist in der Lage, im Wachstum plötzlich destruktiv herauszubrechen, und führt dann möglicherweise sogar zum dramatischen verdrehenden Fehlwachstum der Wirbelsäule (Skoliose).

Frühe Störungen des Menschen führen oft zu komplexen körperlichen Reaktionen; sie sind direkt mit der Regulation der Affekte verbunden. Die Stressachsen 1 und 2 (siehe unter Stoffwechselmuster) sind ebenso betroffen und mit ihnen das Immunsystem und die vegetativen Funktionen im Bauchraum. Viele klinische Ausprägungen sind möglich, sodass der therapeutische Zugang zunächst nicht zu eng gewählt werden sollte. Ein typischer „neurotischer Konflikt", bspw. durch die Trennung der Eltern oder den Tod eines Haustieres, kann einen zeitlichen Zusammenhang mit späteren chronischen Stresssymptomen annehmen lassen.

Liegt eine frühe Störung vor, regulieren Menschen mit scheinbar „neurotischen Konflikten" oft auf traumatischem Niveau im psychischen und körperlichen Ausdruck. Der menschliche Körper vergisst keine existenzbedrohenden Erfahrungen, die er überlebt hat!

Den Grad der aktuellen Betroffenheit des Patienten erfasst am besten die achtsame Untersuchung. Wenn der Therapeut im Patienten zerstörendes Erleben, existenzielle Angst und Aggression achtsam, aufmerksam und „neutral" aushalten kann[201], „verkörperlicht" sich die innere Anspannung des Patienten in einer plötzlichen Stressreaktion.[202] Asymmetrische Erstarrung, Tot-Stellen oder Einfrieren erlauben den Blick

199 Missbildung der Gliedmaßen.

200 In der frühkindlichen Entwicklung entkoppeln körperliche und psychologische Funktionen, um eine Differenzierung beider zu erreichen und vor allem ökonomischer zu reagieren. Das Baby schreit noch „mit jeder Zelle", das Kleinkind kann Aufgaben und Gefahren schon besser unterscheiden: Desomatisierung meint hier diesen normalen Entwicklungsschritt.

201 Wach und präsent wie in der Meditation; konzentriert wie ein Kung-Fu-Meister.

202 Siehe Stoffwechselmuster; Locus caeruleus – Noradrenalin als sympathische unbewusste und plötzliche Erregung.

auf die im Hintergrund schwingende existenzielle Angst oder vermeintliche Bedrohung der Existenz. Die medizinische Diagnostik folgt den im Stoffwechselmuster beschriebenen messbaren biochemischen und strukturellen Veränderungen.

Die psychologische Körperanalyse lässt auch für den psychotherapeutischen Prozess den Grad destruktiver und nicht einfach durch Erinnerung erkundbarer Erfahrungen unmittelbar nachvollziehen.

Unter welchen Bedingungen die grundsätzliche genetische Information des Genotyps[203] durch Umweltbedingungen zum Phänotyp[204] wird, ist Gegenstand aktueller Forschung. Wir sollten aber wissen, dass zu einer frühen kindlichen Gewebeverletzung immer das zugehörige Erleben mit Affekt im Gehirn gespeichert wird. Zu jedem Erleben entsteht eine Erinnerungsspur im Gehirn; es ist das nicht mehr löschbare „Kurzvideo“ eines Geschehens, wenn dieses nur irgendwie Bedeutung für das Überleben, die Vermehrung und die Charakteristik des Lebensraumes erreicht hat. Die innere „Mediathek“ bleibt unbewusstes, implizites Wissen, und der Zugriff auf den gespeicherten „Clip“ geschieht vielleicht erst viele Jahre später – ebenfalls unbewusst.

Über den körperlich ausgedrückten Affekt der Körpermuster kann es aber gelingen, ihm nachzuspüren. Später „sprechen“ die Skoliose und der Klumpfuß in ihrer Körpersprache „aus der Zeit“ ihres Entstehens und in der Intensität, mit der dieses verbunden war. Jedwede scheinbar „nur“ organische Erkrankung hat eine eigene Sprache und weist auch auf die Repräsentanz („Abdruck“[205]) der beteiligten Charaktere. Kompliziert wird es nämlich dann, wenn die Ursache möglicherweise generationenübergreifend, in der vorsprachlichen Zeit oder ohne ausreichende Möglichkeit sprachlicher Kommunikation, bspw. wegen einer schweren Behinderung, eingetreten ist.

Ich hatte zunächst die Absicht, die übertragene Erfahrung der Vorfahren als eigenständige Reaktionsweise der Psychosomatik zu beschreiben. Es handelt sich ja dabei nicht um eigene traumatische Erfahrungen, sondern um (zum Teil auch erzählte) Erlebnisse in der Herkunftsfamilie. Aus biologischer Sicht halte ich aber die „Übertragung“ tatsächlicher Ereignisse wie bei einer Selbsterfahrung nicht für wahrscheinlich. Eher nehme ich an, dass spätere *Interpretationen* „fremder“ Ereignisse, Affekte und Gefühle zu den eigenen

203 Umschreibt die grundsätzliche Möglichkeit des Körpers, mit der Erbinformation körperliche Merkmale wie die Körperform auszubilden.

204 Der mit der Entwicklung des Organismus tatsächlich entstandene Körper; er muss nicht alles ausdrücken, was nach der Erbinformation grundsätzlich möglich wäre.

205 Wie eine Blaupause.

gemacht werden. Ich will aber auch keinesfalls Berichte nur als Mythen auffassen, in denen Eingebungen zur Offenbarung von Wissen und Ereignissen führen, die nach aller Wahrscheinlichkeit nicht selbst erlebt sein konnten.

Mit meinem aktuellen Wissen über körperliche Ausdrucksweisen habe ich transgenerationale Erfahrungen, vergleichbar mit angeborenen Störungen, hinsichtlich ihrer Konsequenzen für die Stresssysteme des Menschen eingeordnet:

In der Psychotherapie betroffener älterer Menschen mit einem wahrscheinlichen Kriegsfolgeschaden, bspw. aus Flucht und Vertreibung, wird wie bei einer Traumafolgestörung vorgegangen. Der Krieg und seine vielfältigen Traumatisierungen werfen ihren Schatten aber auch auf die nachfolgenden Generationen (Peters, M.); existenzielle Angst und Stressreaktionen können deshalb auch einen Kriegsenkel (Bode, S.) verfolgen.

In meiner Praxis sind es häufig jugendliche Patienten, bei denen ich ein typisches **Traumamuster,** oft mit Entzündungen und autoimmunen Krankheitszeichen, antreffe. Die Primärfamilie ist aber vollständig intakt! Manchmal leben sogar die Großeltern noch und hätten ein gutes Verhältnis zu Kindern und Enkeln. Die übliche biografische Anamnese bleibt leer, und doch muss irgendetwas vorgefallen sein! Denn die Symptome mit Angst, Depression und fast schon chronischen Schmerzen und Entzündungen sind ziemlich dramatisch. Fragen nach der Ehe der Eltern, nach möglicher Gewalt oder sogar nach sexuellem Missbrauch im bürgerlichen Milieu zu stellen, schockiert mitunter die begleitende Mutter, aber auch den Jugendlichen. Allerdings bin ich meistens nicht der Erste, der diese Fragen nach den persönlichen Lebensumständen gestellt hat; eine Psychotherapie läuft nicht selten parallel oder wurde bereits erfolglos beendet.

Transgenerational oder vorgeburtlich „übertragenes" Wissen der Familie mit den Folgen für die psychische Struktur wird aber dennoch am besten in der Psychotherapie untersucht. Die körperlichen Folgen, um die es bei transgenerationaler oder traumatischer Erfahrung der Mutter geht, offenbaren sich dem Arzt und Psychotherapeuten im **Asymmetrie-** und **Stoffwechselmuster**. Auch hier wird wieder deutlich, dass grundsätzlich vorgeburtliche, traumatische Erfahrungen – mit und ohne angeborene Behinderung – zu *vergleichbaren körperlichen Stressreaktionen* führen können.

Ein Beispiel: Bei einer 16-jährigen Jugendlichen, bei der ein mittelschweres Fehlwachstum der Wirbelsäule (Skoliose) orthopädisch behandelt wird, kann eine frühe Störung im Mutterleib die Ursache sein. Mit den psychischen Aufgaben der Pubertät und häuslichen und schulischen Konflikten entsteht eine Darmentzündung und eine entzündliche Erkrankung der Schilddrüse. Die autoimmunen Erkrankungen des Darmes und der

Schilddrüse weisen auf das **Stoffwechselmuster** und die Asymmetrie des körperlichen Ausdrucks auf das **Asymmetriemuster**. Im psychischen Erleben kann aufgrund der angenommenen frühen Störung der Grad einer traumatischen Reaktionsweise ohne ein erinnerbares Trauma eintreten. Normale Lebensaufgaben der Jugendlichen, bspw. die Gestaltung der sozialen Beziehungen, zu Eltern und in der Peergroup, das „Dran-Bleiben" an Schule und Hobby, Sportfähigkeit mit einer guten Kontrollüberzeugung[206] des Körpers und einer ausreichenden Selbstwirksamkeit[207], können dramatisch scheitern. Mitunter wird die Wahrnehmung durch den *Stressprozess* so eingeschränkt, dass dieser ein existenzielles Niveau erreicht. „Leben" oder „Sterben" sind die gefühlten Alternativen, die im körperlichen Ausdruck der Jugendlichen überhaupt nicht mehr die reale Lebenssituation abbilden – jedenfalls nicht für Eltern und Lehrer. Für die Jugendliche selbst kann es sich aber sehr wohl, angestoßen durch die aufgeführten körperlichen Veränderungen, völlig dramatisch anfühlen: Das „Es" bildet nicht eine *erwachsene Vernunft* ab, sondern charakterisiert den biologischen Überlebenskampf. Mit ihm erschöpfen die beim **Stoffwechselmuster** charakterisierten Stressachsen, mit den autoimmunen und vegetativen Anpassungen treten Erkrankungen ein, das vegetative Nervensystem „friert" den Körper ein, die ohnehin schon verspannte Wirbelsäule erinnert an Morbus Bechterew. Es wird umso schlimmer, je mehr oder massiver *von außen manipuliert* wird, wenn z. B. sogar Operationen vorgenommen werden müssen, weil die MRT einen Bandscheibenschaden der Wirbelsäule oder ein Symptomknie mit Meniskusverletzung zeigt.

Menschen mit einer angeborenen Behinderung erleiden über all das hinaus Schicksalsschläge; ein neurotischer Konflikt der Gegenwart, bspw. Liebeskummer, eine schwere Erkrankung der Mutter, die Trennung der Eltern, der Tod eines Tieres[208], führt dann mitunter zur erheblichen Zunahme der Symptome früher Asymmetrie und des Stoffwechsels. Der „innere Thermostat" der Fähigkeit, Unangenehmes nicht mit Panik, Angst und Stoffwechselstörung zu beantworten, ist ohnehin verstellt. Wenn dann noch Öl ins Feuer gegossen wird, kommt es mitunter zur Katastrophe. Alle inneren Organe geraten in Aufruhr und verlangen die Zusammenarbeit der Therapeuten.

206 Die sichere und nicht immer wieder zu hinterfragende innere Überzeugung über die körperliche Funktionsfähigkeit, z. B. die unbewusste Annahme, dass das rechte Bein trägt, wenn man morgens aus dem Bett aufsteht usw.

207 Z. B. die unbewusste Erwartung, dass man („Ich") in allen Beziehungen vom jeweiligen Partner als gleichwertig wahrgenommen wird, dass die sich ggf. daraus ergebenden Handlungen der bewussten und unbewussten Erwartung entsprechen und sich auch „gut anfühlen". Andernfalls wird die Selbstwirksamkeit gekränkt, was als Erfahrung üblich ist und soziale Anpassungen schult.

208 Der Tod eines geliebten Tieres kann bei entsprechendem (z. B. auch schon vorausgegangenem) Trauma-Erleben mit Verlusterfahrung zum erheblichen körperlichen Stress wie bei „gebrochenem Herzen" oder zum Ausbrechen existenzieller (Todes-)Angst führen! Therapeuten, die Tiere nicht mögen oder keine eigene Tiererfahrung haben, sollten dennoch das Nachfragen auch zu „tierischen Beziehungen" nicht vergessen.

Keinesfalls sollten die Symptome nur auf die *angeborene* oder *erworbene Erkrankung* bezogen werden. Gerade wenn die Körperlichkeit schon erheblich belastet ist, können sowohl Stoffwechsel als auch psychisches Erleben „ausrasten". Alles wird noch depressiver, ängstlicher, körperlich schwächer und entzündlicher. Die innere Erkrankung, bspw. des Magens, der Leber, des Darmes und der endokrinen Organe (Zuckererkrankung, Schilddrüsenunterfunktion, Schwäche der Nebenniere[209]) könnten nach ihren klinischen Zeichen Beachtung finden. Die Patienten kommen bei den Besuchen der vielen Spezialärzte sicher nicht von selbst darauf, dass neben Bauch, Rücken und Körpergefühl, Schmerzen und Entzündung, vielen Untersuchungen und Terminen Angst(-stress) und ggf. eine Depression eingetreten sind. *Psychische Wahrnehmungen* werden in der Regel auf den aktuellen Konflikt und das Erleben der Gegenwart bezogen und erhalten dort auch die wissenschaftliche Diagnose! Die grundlegende existenzielle Angst aus einer ganz anderen, viel früheren Zeit bleibt aber möglicherweise erheblich körperwirksam und braucht ggf. genauso viel Therapie wie die Darmentzündung oder die Depression! Oder der Psychotherapie gelingt sogar die ursächliche Therapie gegen die Autoimmunerkrankung! Allerdings müsste sie dann den Körper *einbeziehen*, wäre demnach auch Körperpsychotherapie. Hier reicht der sprachliche und empathische Zugang des Therapeuten allein oft nicht aus.

Angehörige sitzen im gleichen Boot

Die in diesem Buch dargelegte biologische Konsequenz familiären Austausches emotionaler Informationen und körperlicher Regulationen lässt unbedingt nach den Eltern, Geschwistern, Kindern und den professionell Pflegenden des Patienten sehen. Für sie gelten nämlich dieselben Prinzipien des grundlegenden, traumatischen Umgangs mit Affekten, Stoffwechsel und Immunsystem. In einer „Toilettengemeinschaft" stehen sie in viel engerem Kontakt zu einem Mitmenschen oder Angehörigen mit einem Handicap, als sie es je selbst vermuten würden. Natürlich gibt es auch hier Unterschiede, und natürlich muss es nicht allen Pflegenden oder Angehörigen von Menschen mit einer Behinderung in ihrem Leben schlecht ergehen. Es ist aber möglich – sogar wahrscheinlich – und kann mit der klinischen Untersuchung nachgewiesen werden. Der Therapeut kommt nur seinerseits fast nie auf die Idee, weil sich ja alles mit gutem Grund um den Behinderten dreht!

209 Niedriger Blutzuckerspiegel, Müdigkeit, Schlappheit, Frösteln und Frieren, Muskel- Gelenk- und Knochenschmerzen, nächtlicher Harndrang.

Oft sind auch bei den Angehörigen und Pflegenden Störungen der körperlichen und damit immer auch der seelischen Funktionen anzutreffen. Im Einzelfall geschieht eine unbewusste Abspaltung nicht ausgehaltener Gefühle und Ängste (Dissoziation) und geht im körperlichen Ausdruck mit einer Halbseitenschwäche[210] einher. Die stressbedingte Fehlregulation von Sympathikus und Vagus führen u. a. zu mehr innerer Anspannung, Reizdarm und Störungen der Konzentration. Die Erschöpfung der Stressachse 1 führt im chronischen Verlauf oft zu einem relativen Mangel vor allem der Cortisolwirkung. Eine langsame chronische Entzündung im Körper ist die Folge, und rheumatische Reizungen (Fingergelenke sind der Seismograf!) sind dann bei den Angehörigen anzutreffen.

Der Therapeut untersucht nicht nur den Körper, sondern hört auch gut zu:

„Seit dem Unfall meiner Tochter vor fünf Jahren kann ich nicht mehr richtig schlafen, weil sie immer wieder Krampfanfälle bekommt; der Monitor steht auf meinem Nachttisch! Am Tag fällt es mir schwer, mich zu konzentrieren, und mein ganzer Körper schmerzt. Ich habe das Gefühl, irgendwie abzusterben oder einzufrieren …"

„Mein Sohn stirbt jetzt langsam, mit 15 Lebensjahren! Die Ärzte können nichts mehr für ihn tun. Er ist seit der Geburt spastisch gelähmt. Ich mache mir immer noch Vorwürfe, weil ich mich in der Schwangerschaft nicht mehr geschont habe. Bestimmt trage ich auch einen Anteil an seiner Krankheit. Mein Mann sagt mir immer, dass ich mir darüber keine Gedanken machen soll; er kommt besser damit zurecht als ich. Unser Sohn ist trotzdem unser Lebensmittelpunkt geworden, Tag und Nacht, rund um die Uhr kümmern wir uns. Was wird wohl, wenn er nicht mehr da ist? …"

„Wir haben zwei Pflegekinder aufgenommen, Mädchen und Junge, beide jeweils im Alter von drei Jahren. Das Jugendamt hatte sie den Eltern weggenommen, weil sie drogen- und alkoholabhängig gewesen sind. Es sei auch zu Körperverletzungen gekommen! Jetzt sind sie 16 Jahre alt. Wir halten sie kaum noch aus! Mein Mann und ich kämpfen um jede Minute, in der wir mal Ruhe haben. Dauernd ist irgendetwas: Kleinere Körperverletzungen in der Schule, Schulschwänzerei, Lügen, Frech-Sein – das ist alles fast schon normal. Sie schreien uns an, fordern alles, auch Geld und sind dann wieder lieb und kindlich. Ich schlafe schlecht, habe meine Halbtagsstelle verloren und fühle mich total ausgebrannt. Dabei haben wir es doch so gut gemeint …"

210 Mechanisch wirksames Drehmoment. Verspannungen und Rückenschmerzen sind die häufige Folge.

„Mein Mann wird dement. Dabei hatten wir uns für die Zeit nach dem Beruf so viel vorgenommen. Nein, so schlimm ist es noch nicht, aber ich kann ihn schon nicht mehr allein lassen. Er kommt mir auch immer nach in der Wohnung, braucht mich eben. Bin ich mal kurz einkaufen oder beim Friseur, ist er hinterher wütend auf mich. Es engt mich zu Hause alles ein und ich wünschte mir mehr Raum. Ich sehe so keinen Ausweg, aber ich muss es wohl aushalten …"

„Mein Sohn hat schon wieder eine Drogentherapie abgebrochen. Er ist jetzt über 40 und immer noch nicht selbstständig! Er ist insbesondere auf mich angewiesen, aber ich halte es nicht mehr aus. Ich bin so wütend seit dem letzten Anruf aus der Klinik: Wir sollen ihn wieder abholen! Eine Garantie gibt es nicht, so sagt die junge Assistenzärztin am Telefon. Medikamente habe er ohnehin verweigert. Der Anfall, in dem er Teile seiner Wohnung zertrümmert hat, liegt ja auch schon sechs Wochen zurück …"

Alle sind Mütter, Väter oder Pflegemutter/-vater. Sie halten sehr viel aus! Bei allen sind asymmetrische Anspannungen zu erkennen, die mit ihrer affektiven Verknüpfung nicht andauernd angetroffen werden; es gibt ja auch Zeiten im Leben, in denen alles ganz gut läuft. Aber zu oft ist es „nicht zum Aushalten". Die Auslöser sind in der Regel völlig normale Lebensaufgaben, aber der „innere Thermostat" ist verstellt! Je nach Ausgangslage wird mitunter ein traumatisches Niveau erreicht, und dann geht es immer mit einer (Stress-)Stoffwechselstörung und asymmetrischen Anspannung (abgespaltene, nicht ausgehaltene Gefühle) einher. Es ist auch möglich, dass die Mutter eines behinderten Kindes selbst MMV erlebt oder andere Schicksalsschläge erlitten hat. Dann ist sie ohnehin höchst empfindlich für Belastungen, die ein Erwachsenenleben mit sich bringt.

Als problematisch empfinde ich – für solche Menschen, die ja nicht von vornherein „Patienten" sind oder gar werden wollen – die *begrenzte Sichtweise* der gegenwärtigen wissenschaftlichen Medizin! Natürlich kann man Rückenschmerzen am Rücken, Schulterschmerz an der Schulter oder Fußschmerzen am Fuß behandeln. Begrenzte Erfolge werden sich allein schon durch die empfangene Außenwahrnehmung einstellen. Der Prozess der Beziehungen schon in der Primärfamilie schließt aber hoch komplexe biologische Systeme zusammen. Sie sind zwar durch Familienbande verschweißt – und dies umso mehr, je weniger Raum das Mitglied mit einem Handicap geben kann. Hinter jeder Beziehung verbergen sich aber oft völlig eigene *emotionale Strukturen*. Sie sind angeborenes Wissen des „Es" und des „Selbst" wie auch mit dem Leben entstandene Strategien, die sehr wertvoll sein können. Sie haben viel zum Überleben und Aushalten des Lebenskampfes beigetragen und sind ohnehin nicht zu löschen.

Die körperlichen Auswirkungen sind nicht zu unterschätzen: Oft besteht mehr oder weniger ein Abbau der Struktur der Wirbelsäule mit Bandscheibenschäden. Im Zusammenhang mit der Erschöpfung der Stressachse 1 tritt eine langsame chronische Entzündung des Körpers ein. Die Aktivierung der Stressachse 2 begleitet im chronischen Verlauf immer, kann aber mehr Variabilität aufweisen. Nicht immer wird das Leben ja als bedrohlich, ungerecht und mit vielen Mängeln behaftet erlebt. Im Durchschnitt der Lebenszeit treten dennoch zu viele rheumatische Reizreaktionen der Gelenke, der Finger vor allem, gestörte vegetative Funktionen, Reizdarm, zum Teil auch zentrale neurologische Schwächen wie leichte Spastik der Beine, Schwindel, Ohrgeräusche (Tinnitus), chronische Nacken-Schulter-Arm-Schmerzen mit Karpaltunnelsyndrom und Sehnenreizung der Finger ein.

Allen Angehörigen gemeinsam ist auch, dass sie ihr eigenes Leiden *nicht zur Schau stellen*, sich hinter dem Kind, Jugendlichen oder erwachsenen Angehörigen eher sogar verstecken. Nachdem das behinderte Kind, der behinderte Jugendliche oder Erwachsene in der Praxis angesehen wurde, sollte daher Zeit bleiben, auch einen kurzen Blick auf die (Pflege-)Mutter oder den (Pflege-)Vater zu werfen! Dabei kann es dem Arzt schon selbst „schwindelig" (Gegenübertragung) werden, wenn er ertastet und fühlt, dass der Körper nach den oben genannten klinischen Zeichen asymmetrisch angespannt, entzündlich chronisch gereizt und erschöpft ist. Die Biologie *schützt* ihn „immer noch" und lässt ihn nicht alles fühlen; sie friert den Körper ein – härtet ihn sogar ab; der Lebenssinn bleibt ja deutlich! Er erschöpft sich allerdings auch im Rund-um-die-Uhr-Pflegen. Die körperlichen Folgen sind vergleichbar einer „Schwerstarbeit unter Tage". Paradoxerweise erlaubt nur das Schicksal den Ausstieg, z. B. durch den Tod des Behinderten. Häufig tritt danach aber eine existenzielle Angststörung (Yalom, I. D. EHP 2010) ein, und es dauert mitunter Jahre, bis sich ein würdiges Lebensgleichgewicht mit einem eigenen Sinn und sogar Dankbarkeit für das eigene Dasein *wiedereinstellt*, d. h., wenn dann „alles gut geht" und keine eigene lebensbedrohliche Erkrankung eintritt. Diese Patientengruppe der aktuell oder vormals über Jahre Pflegenden bleibt zeitlebens gefährdet.

4.6.5 Immer auf der Flucht

Im Erwachsenenalter sind Erwachsenen-Aufgaben zu lösen; in Deutschland sind dies für die Mittelschicht: Familie mit Kindern, Karriere, Hausbau oder Erwerb einer Eigentumswohnung. Im unteren Bereich der Gesellschaft wird der Existenzkampf deutlicher sichtbar. Der sozioökonomisch niedrige Status drückt sich nach Daten der Deutschen Rentenversicherung auch in der erhöhten Mortalität (Grigoriev, P. et al.) aus. Vor allem Arbeitslosigkeit verdoppelt das Sterberisiko! Ein niedriges Einkommen und unzureichende Bildung sind weitere Risikofaktoren, gerade für Männer. Schwankende Einkünfte und sinkende Einkommen gehen auch mit einer geringeren geistigen Leistungsfähigkeit einher (Grasset, L. et al.). Ein derart beschränktes soziales Leben mit nur wenig Teilhabe kann demnach zu einer Stressstoffwechselregulation wie auf einem traumatischen Niveau führen – als wären diese Menschen ständig „auf der Flucht"! Für viele von ihnen erscheint der Arbeitsplatz nicht mehr sicher, und wechselnde Arbeitgeber sind fast die Regel. Die Mietwohnung ist in den Metropolen zu teuer und verschlingt Einkommen, das sonst dem Lebensgenuss dienen könnte oder banal dem Erhalt der Existenz geschuldet wäre. In den „Megastädten" steigen auch die Akademiker in diesen Existenzkampf ein. Kindern und Jugendlichen bleibt es nicht verborgen, was den Eltern, der alleinerziehenden Mutter oder dem Vater, abverlangt wird. Zwangsläufig werden sie in deren Lebenskonflikte einbezogen.

Der „Säugetierkörper" des Menschen muss funktionieren wie eine Maschine, und das medizinische System steht dafür, dass „Es" (die Maschine) der gesellschaftlichen Norm genügt – höher, schneller, weiter statt niedriger, langsamer, kürzer. Der Reichtum einer westlichen Industriegesellschaft basiert auf dem Narrativ von Wachstum, Fortschritt, Wohlstand und Besitzstand. Doch was macht das alles mit den Menschen? Ein Ausschnitt meiner Praxis in einer Industriestadt, überwiegend mit Mittelschicht- und Untere-Mittelschichtpatienten zeigt, wie überall, die Zunahme *psychosomatischer Beschwerden*. Sie äußern sich vor allem in vegetativen Störungen. Zu den Aufgaben des vegetativen Nervensystems gehören alle Steuerungen der Drüsen, auch der Stressregulation, der Verdauung, der Schmerzvermittlung und der Gewebeernährung – im übertragenen Sinn die „Schwestern und Pfleger", das „Küchenpersonal", die „Hausmeister", „Polizei", „Feuerwehr", „Müllabfuhr", „Energieversorger". Sie arbeiten im Hintergrund; man sieht sie nicht oder will sie nicht immer sehen. Sie stehen fast nie im Rampenlicht.

Wehe aber, wenn sie ausfallen! Bei einsetzenden Störungen im *vegetativen Nervensystem* des Körpers herrschen genauso Chaos und blankes Entsetzen wie im äußeren Leben der Gesellschaft, wenn „etwas nicht funktioniert", wie es soll. Die Übermacht des Sympathikus kann zu extrem heftigen Magen- und Darmkrämpfen anleiten oder uns sogar im dissoziativen Anfall bewusstlos umfallen lassen. Die Ärzte rätseln dann über einen epileptischen Anfall, aber das Gehirn ist intakt. Es ist „nur" das vegetative System gewesen!

Kleiner Exkurs: In Deutschland gibt es viele Menschen, die nicht hier geboren wurden. Ihrer Genetik nach sind die Deutschen in einem Schmelztiegel vieler Stammes- und Völkerbewegungen entstanden, und Deutschland – in geschichtlichen Dimensionen betrachtet – ist eine ziemlich junge Nation. Demnach gibt es auch nicht den „normalen" Deutschen, obwohl sich die Medizin z. B. auf Normalwerte der Blutzusammensetzung geeinigt hat. Menschen unterscheiden sich nach Standeszugehörigkeit und Tradition der „Stämme" in ihren rituellen Verhaltensweisen, Regeln und Gesetzen. Die im Grundgesetz verankerte Kulturhoheit der Länder spiegelt diese Unterschiede, ob man es nun noch als zeitgemäß oder nicht mehr ansehen will.

Die Muster der **PKA** sind von mir an Tausenden von Patienten in der orthopädischen Praxis beobachtet und als *konstantes Merkmal* im Lebenskampf eines jeden Menschen erkannt worden. Erstaunlich ist es dabei nicht, dass ALLE! aus der Spezies Mensch eine ähnliche Grundausstattung aufweisen, trotz höchst unterschiedlicher Herkünfte in der globalen Verteilung. Fakt ist: Biologisch betrachtet ist „Es" das Rüstzeug zum Leben. Da der Mensch sich durchsetzen kann – und das ist überall auf der Welt der Fall –, muss diese Grundausstattung in der Evolution erfolgreich gewesen sein und ist sie immer noch. Es geht bei der **psychologischen Körperanalyse** demnach nicht um die Feststellung etwas Krankhaften, sondern um die Entdeckung der Sammlung von *(Überlebens-)Fähigkeiten*, mit der das Leben selbst abgesichert und der Lebensraum erfasst wird sowie die Vermehrung und der Erhalt der Spezies möglich ist.

Alle Muster der **PKA** beinhalten das grundsätzliche, auf den Erhalt gerichtete Überlebensprogramm. Dessen Einsatz in der Neuzeit – als Tool im existenziellen Kampf ums Überleben – war bislang allerdings logisch betrachtet für jeden Bundesbürger nicht mehr notwendig. Wir haben alles zum Überleben, selbst wenn wir Hartz-IV-Empfänger oder Dauergast in der Psychiatrie sind. Hungersnöte gehören schon lange nicht mehr zu unseren Lebensumständen.

Allerdings etablieren sich mit dem Klimawandel wieder Naturkatastrophen wie im Ahrtal, eine Pandemie und sogar in 2022 Krieg „vor der Haustür" in Europa und nur nicht weit weg wie in Syrien, Jemen, Afghanistan oder Mali.

Die Corona-Pandemie ist nach meinen Untersuchungen in der orthopädischen Praxis in der Lage, bei vielen Menschen das „*Alarmprogramm*" zum (Über-) Lebenskampf auszulösen. Das Horrorszenario aktueller Kriegshandlungen in Europa 2022 wird nach den Erfahrungen des zweiten Weltkriegs über Jahre einen „Blutzoll" kosten. Die sozialen und wirtschaftlichen Folgen sind unabsehbar. Sicher ist nur die biologische Stressantwort des gequälten menschlichen Organismus, der nicht zwischen Siegern und Besiegten unterscheidet. Biologie ist weder moralisch noch romantisch!

Die **psychologische Körperanalyse** ist als fachübergreifendes Tool preiswert und einfach verfügbar. Ihre interdisziplinäre Einbindung in ein medizinisches System könnte wie ein „Antikörpertest" die körperlichen und psychischen Folgen als individuelle Stressreaktion messbar machen.

Auch aus aktuellem Anlass blicken wir in die Geschichte. Der Zweite Weltkrieg hinterlässt nachhaltige Folgen sowohl in den Generationen, die ihn noch erlebt haben, als auch in den nach dem Krieg Geborenen. Viele, die passiv oder aktiv leibhaftig teilgenommen haben, sind mit traumatischen Erfahrungen belastet. Entfremdung, Aggressivität, sozialer Rückzug, Verlust von Empathie und vegetative Störungen, bspw. Schlafstörungen, können Symptome sein. Kriegserlebnisse werden *transgenerational* auf die nachfolgenden Generationen übertragen. Dieses Wissen wird in neuerer Zeit wieder publik (Heinzel, S.).

Meinen älteren Patienten sind ihre damaligen traumatischen Verletzungen häufig nicht bewusst. Sehe ich „Jahrgang 1941" auf der Anmeldung, vermute ich in der Regel auch einen unbewussten Kriegsfolgeschaden – (die Erinnerung verblasst!). Die Flucht, der Tod vieler anderer Menschen, der Verlust des Vaters, der Mutter oder von Freunden und Angehörigen werden zwar erinnert, aber nicht mit der Gegenwart *verbunden*. Mann oder Frau sind oft auch „hart" gegen sich und manchmal auch gegen ihre Kinder geworden. Im Erziehungsstil der 50er und 60er Jahre des letzten Jahrhunderts gehörte die körperliche Gewalt gegen die eigenen Kinder noch zum „guten Ton".

Auf dem Weg zum katholischen Gottesdienst am Sonntagmorgen, vorbei an Ruinen des Stadtschlosses, konnte meine Mutter mir auf den Mund schlagen, wenn ich etwas in ihren Ohren Unwürdiges gesagt habe. Kirche und Staat tolerierten bis in die Neuzeit körperliche Gewalt in der Aufzucht von Menschenkindern nicht nur im „Schutz" oder versteckt in der Familie. Missbrauch findet eben überall da statt, wo er möglich ist. Ich stelle einem Patienten oft die „Gretchenfrage" nach seiner Religion, wenn der körperliche Befund und die dazu angetroffene psychische Regulation nicht zu den Lebensaufgaben (Kind, Jugendlicher oder Erwachsener) passt. **Asymmetrie**- und **Stoffwechselmuster** sind ziemlich verlässliche „Zeitzeugen" traumatischer Erfahrungen.

Andererseits bin ich überzeugt, dass eine Rückbesinnung auf das Lebendige im Menschen und in der Natur, vermittelt auch durch Barmherzigkeit einer religiösen Weltanschauung, eine wichtige Kraftquelle des Menschen sein kann. Wenigstens sollte das Gefühl für die Kreativität der „Dinge hinter den Dingen" geschult sein. Ein Baum bspw. steht dann für Beständigkeit und belebte Natur, dessen Teil man sein darf.

In meiner katholischen Grundschule erlebte ich, dass Mitschüler von einem der Lehrer geohrfeigt wurden. Mich überkommt immer noch eine Wut, wenn ich mich daran erinnere. Er missbrauchte seine Macht über wehrlose Schutzbefohlene. Dieses Gefühl verändert und verzerrt in mir das erinnerte Erleben von damals, macht es größer und schlimmer. Das ist ein Beispiel dafür, dass es keine *objektive* Erinnerung gibt – auch für mich nicht. Ich spanne mich sofort an und spüre den Zorn des Lehrers genauso wie die Angst des geschlagenen Schülers. Heute bin ich aber vor allem selbst ein alter und hoffentlich etwas weiser Mann und kann mich auch in die Person des Lehrers hineinversetzen: selbst ein Kriegskind, das vielleicht die Eltern im KZ oder Krieg verloren hatte, selbst traumatisiert und unfähig, das schreckliche Geschehen mit der eigenen aggressiven „schlagenden" Antwort zu integrieren. Trauma wird weitergegeben, und Gewalt sät Gewalt, nicht selten „in Serie".

Skizzen zum Fluchterleben
Beispiel „Nachkriegsjunge": Manfred steht für einen Nachkriegsjungen in einer deutschen Familie in einer noch teilweise zerstörten Großstadt. Trümmerberge sind sein Spielplatz, und er findet es interessant, hochzuklettern. Wie beim Bergsteigen ist aber der Rückweg die eigentliche Herausforderung. Höhenangst kennt der Junge nicht. Die Angst, die er spürt, gilt nur seinem Vater. Die Mutter leidet oft an Migräne, denn sie ist mit fünf Kindern überfordert. Sie „findet" unbewusst in Erkrankungen Rückzug, Ruhe und Schutzraum. Vergleichbare Bedürfnisse beim „Geldverdiener" muss der Alkohol erfüllen, so ist am Ende des Monats das Geld knapp oder keins mehr da. Dann wird gehungert und gehofft, dass der Vater seinen Lohn nicht gleich nach Erhalt halbiert. Nur an diesem einen Tag im Monat holt ihn seine Frau von der Arbeit ab.

Manfred hat das so verinnerlicht, dass er später als Familienvater in den Tagen vor und nach dem Monatsende immer für seine Familie einkaufen geht. Er könnte es nicht aushalten, dass seine Kinder hungern, und genießt es, über genug Geld zu verfügen, um sie gut zu versorgen. Sein Einkaufserlebnis an diesen Tagen kann er nahezu wie bei einer erotischen Erfahrung schildern. Schlimmer aber war die Gewalt des Vaters. Von Missbrauch, Misshandlung und Vernachlässigung ist zwar „nur" die Misshandlung noch präsent, aber die hat es in sich! Manfred hat als Ältester Geschwister und Mutter immer wieder schützen müssen. Einzelheiten sollen dem Leser erspart werden.

Aus dieser Generation der Nachkriegskinder ist Manfred kein Einzelschicksal, und die folgenden Generationen wollen es auch nicht wirklich hören. Warum das Bild der Eltern und Großeltern schlecht machen? Sie lächeln doch so schön aus dem Album. Manfred kenne ich seit Jahren aus der orthopädischen Praxis; er kommt gelegentlich wegen Rückenschmerzen. Obwohl er eine akademische Laufbahn einschlagen konnte, privat versichert ist, körperliche Arbeit nicht sein Leben prägte, ist er mit 57 Lebensjahren erheblich *vorgealtert*. Kein Bandscheibenraum steht mehr, die gesamte Wirbelsäule von Hals bis zur Lende ist aufgebraucht. Alle seine Gelenke schmerzen, und das letzte Mal sah ich ihn zur Zweitmeinung, weil ein Kollege sowohl Schulter- wie auch Kniegelenk operieren wollte.

Nachdem er bereits auf beiden Seiten am Karpaltunnel und am rechten Knie vor einem Jahr operiert wurde, erscheint es ihm etwas zu viel, schon wieder „unter das Messer" zu kommen. Es gibt aber noch einen anderen Grund zur Vorstellung: Er will seinen Vornamen ändern lassen, und das Standesamt benötige dazu eine ärztliche Bescheinigung über die Notwendigkeit. (Der Hausarzt hat sie nicht ausstellen wollen.) In der Nacht vor dem Termin bei mir überkommen ihn aber Zweifel, und er schläft deshalb sehr unruhig. Erinnerungsfetzen im Traum betreffen den schon längst verstorbenen Vater. Jetzt ist er nicht mehr sicher, ob er das Anliegen weiterverfolgen soll.

Die körperliche Sicht ist einfacher: Bei Manfred zeigen sich die typischen Folgen kindlicher Trauma-Erfahrung. Es ist nicht nur der Vater, sondern alles, was er und seine Eltern und Großeltern erlebt haben. Es ist ein transgenerationales Erleben mit erheblicher *verinnerlichter Destruktivität* – das Bild der Wirbelsäule zeichnet es 1:1 nach. Aber da gibt es auch noch den Manfred, der trotz alledem Schule, Ausbildung, Studium, Beruf und Familie meistert. Dieser Manfred hat damit ohne Zweifel eine *grandiose Lebensleistung* vollbracht. Warum den Namen eigentlich löschen? Es würde ja nicht nur die Destruktivität im Manfred gelöscht, sondern auch die *Identität*, der er es verdankt, es trotz alledem geschafft zu haben. Gut geschafft.

Mit dem Wissen über die transgenerationale Weitergabe traumatischen Erlebens in die Folgegeneration kann ein neues Narrativ entstehen und ein *Sinn* erkannt werden. Es ist damit nicht alles gut; dem Vater wird er niemals verzeihen. Er muss aber auch nicht mehr unbewusst die Schuld des Vaters weitertragen. Die Last für ihn kann geringer werden. Er kann auch lernen, seine Männlichkeit besser zu „ertragen". Potenzstörungen sind nicht selten, wenn die Wirbelsäule einen erheblichen Verschleiß aufweist. Zur „Potenz" ist aber auch die Akzeptanz seiner „Männerrolle" notwendig. Manfred hat notgedrungen seine weibliche Seite (auch die Mutter), die ihm das Überleben erlaubte, unbewusst in einer Opferrolle in sich weitergetragen. Zwar habe er sich keinen Frauennamen geben wollen, aber eine Kombination wie „Heinrich-Maria" sei ihm durch den Kopf gegangen – das Sowohl-als-auch. Manfred wird nicht gelöscht. Heinrich-Maria wird aber sein erster Name in Pass und Ausweis.

Beispiel „Flüchtlingskind": Djamila ist fünf Jahre alt und vor neun Monaten mit ihrer Familie aus Syrien nach Deutschland gekommen. Die Vorstellung beim Facharzt für Orthopädie erfolgt wegen „Plattfüßen" zur Einlagenversorgung. Mutter und Tochter werden von einem jungen Syrer begleitet, der schon drei Jahre in Deutschland lebt und übersetzen kann. Die Kontaktaufnahme gelingt gut, auch wenn kein grundlegendes sprachliches Verständnis von Mutter und Kind vorliegen.

Für das Mädchen ist die Situation mit einem Arzt wohl nicht unbekannt; sie weicht mir nicht aus. Sie ist dünn und zierlich, hat kräftige schwarze Haare und verfolgt meine Handlungen mit ihren dunklen Augen. Dünne Arme und dünne Beine – eine kindliche Konstitution – dies ist wahrzunehmen und nicht zu bewerten. Zunächst gibt es kein weiteres klinisches Zeichen für eine Ernährungsstörung wie bei Untergewicht. Aber viel Karies der Frontzähne fällt auf, schon Metallfüllungen am Unterkiefer. Es sind ja noch nicht die bleibenden Zähne, aber hier wird es zeitlebens eine wichtige „Baustelle" geben.

Die Kieferfunktion ist asymmetrisch und weist wie die leicht geschwollene Zunge auf eine höhere innere Anspannung. Djamila hält ihren Schultergürtel steif wie beim **Herzmuster** (Angst). Sie ist nicht durchgehend asymmetrisch angespannt, aber auch ihre Beine spannen an. Sie drückt sowohl die physiologische Wachstumsphase wie auch ihre innere Anspannung deutlich am Rücken aus. Diese ist zunächst nicht weiter zu charakterisieren, zumal nicht hinsichtlich der Affektregulation. Die Anspannung ist allerdings erheblich und nicht einfach situativ auf den Arztbesuch zu beziehen. Auf eine frühkindliche Schwäche neurologischer Steuerung weisen weit überstreckbare Kniegelenke und die Schwäche der Fußsteuerung mit einem Einknicken im Rückfuß[211] im Stand. Barfuß erreicht der Innenknöchel im Stand fast den Boden. Im Gang werden die Beine besser mit Impulsen versorgt und die Beinschwäche fällt weniger auf. Djamila trägt dünne Sommerschuhe ohne Unterstützung, eigentlich „Barfußschuhe".

Ein vorsichtiges medizinisches Handeln ist im Erstkontakt unbedingt erforderlich. Die Einlagenversorgung dient auch dazu, die kleine Patientin menschlich etwas zu „binden", obwohl die Unterstützung neurophysiologisch nur wenig Bedeutung hat. Eine aufwändigere Versorgung mit sogenannten sensomotorischen Einlagen mit einer Krankengymnastik auf neurophysiologischer Basis passt hier aber noch nicht in die Versorgung; sie

211 Hinterer Teil der Fußwurzel, der vom Sprung- und Fersenbein gebildet wird.

wäre als eine Theorie der westlichen Industriegesellschaft unangemessen – ein Schritt nach dem anderen! Die Einlage kann vorübergehend die Fußstatik unterstützen, ist aber auch *Symbol des Kümmerns*: Eine viel wichtigere Unterstützung als die für den Rückfuß muss nämlich dem *familiären System* und der allgemeinen Versorgung gelten. Vielleicht gelingt es, über die Tochter auch der Mutter zu helfen. Bei ihr liegt einer der Schlüssel für den Grad der Stresssysteme in der Familie. Ihre existenzielle Angst ist auch die Angst der Familie – es gibt noch mehr Kinder, auch noch ein Baby, das auf der Flucht geboren wurde!

Was könnte der Therapeut bei der Wiedervorstellung und im weiteren Verlauf besonders beachten? Welche Veranlassungen könnten sinnvoll sein? Spielt die Ernährung eine Rolle? Welche besonderen Auswirkungen haben die Erkrankungen der Mutter auf die ganze Familie? Was hätte Djamilas Therapeut in ihrer Schulzeit, Adoleszenz und weiteren Ausbildung zu beachten? Was wäre später, bei der jungen Frau (vielleicht dann selbst Mutter) Djamila und weitergehend ihren Kindern zu berücksichtigen?

Beispiel „Globalisierung“: Patrick kommt in Sachsen-Anhalt, noch in der damaligen DDR, zur Welt; die politische Wende fällt in seine Schulzeit. In seinem Dorf, das dem Zonengrenzbereich zugerechnet wird, ändert sich zunächst nicht viel. Die Eltern sind in der DDR groß geworden, deren Eltern wiederum haben, wie sie, den Krieg erfahren. Die meisten aus der Familie haben überlebt. Gott kennt man nicht in der Familie; Religion hat niemals eine Rolle gespielt. Patrick erhält die Jugendweihe, wie alle anderen Jugendlichen auch.

Als Erwachsener treten bei ihm immer wieder heftige Kopfschmerzen auf und führen ihn schließlich zu mir in die Praxis. Es ist schon alles untersucht – Schädel-MRT, Neurologie, Innere Medizin, auch schon Orthopädie – und der Hausarzt weiß nun nicht mehr weiter. Typische Medikamente gegen Migräne schlagen nicht an, Spannungskopfschmerzen werden vermutet oder eben irgendeine der über hundert anderen Kopfschmerzarten. Die Beschwerden verstärken sich unspezifisch; merkwürdigerweise sind sie am Wochenende oft nicht auszuhalten und unter der Woche gerade so „wenig schlimm“, dass er arbeiten gehen kann. Patrick ist Vater von Zwillingen, die gerade eingeschult worden sind. Er ist Mitglied der Freiwilligen Feuerwehr und trägt dort auch Verantwortung. Sein Arbeitsplatz ist in einer Firma für technische Produkte und Maschinenbau; das frühere Kombinat hat sich schon lange in einen modernen westlichen Betrieb „verwandelt“. Dort war er schon Lehrling, jetzt ist er Meister.

Im klinischen Befund findet sich vor allem ein **Lebermuster**. Es ist typisch mit gestauter Zunge mit Zahneindrücken, Spannung der rechten Körperseite (mehr als links). Es besteht auch eine hohe Spannung im Oberbauch. Selbst mit einer vorsichtigen, osteopathischen Technik darf ich nur mit sehr geringem Druck vom rechten Rippenbogen bis zum Bauch abtasten, behutsam bewegen und mit der Atmung entspannen. Die Kibler-Falte der Rückenhaut ist äußerst schmerzhaft am rechten Brust-Lenden-Übergang. Die Symptome betreffen durch die Spannungsverteilung auch unspezifisch die untere Lendenwirbelsäule, den Brust-Hals-Übergang und den Übergangsbereich der Brust- zur Halswirbelsäule und damit auch die obere Halswirbelsäule. Das rechte Schultergelenk ist in die Spannung des Oberbauchs auf der rechten Seite einbezogen und kann nicht vollständig frei bewegt werden.

Patrick berichtet, der andere Orthopäde habe eine Verkalkung der Muskel-Sehnen-Haube erkannt und bereits eine operative Schmerztherapie für die rechte Schulter angedacht, die allerdings aktuell nicht im Vordergrund der Beschwerden stehe. Das rechte Bein wird deutlich stärker angespannt gehalten. Hinweise für eine Lähmung oder eine erhebliche Nervenkompression durch einen Schaden der Lendenwirbelsäule sind nicht zu finden. Die MRT der Wirbelsäule ist unauffällig, das gilt auch für die Blutwerte. Alkohol trinkt er nur gelegentlich mit seinen Kameraden bei der Feuerwehr, aber nicht regelmäßig und auch nicht zu Hause vor seinen Kindern.

Patrick ist *sehr kontrolliert*, dabei auch *sehr angespannt*, und sein körperlicher Ausdruck nach der **Körperanalyse** drückt *erhebliche Wut* aus. Darauf angesprochen weiß er auch sofort, worum es geht: Ganz *massive Angst* habe er, dass seinen Kindern, einem Jungen und einem Mädchen, etwas angetan würde durch die Überfremdung in Deutschland. Zwar sei in der Grundschule noch kein „Ausländerkind“ eingeschult, aber in den Nachbarorten gäbe es schon mehrere Schulkinder, die nicht in Deutschland geboren worden seien. Die Angst um seine Kinder lasse ihn *kaum noch schlafen*, und er fühle sich „wie verfolgt“, „wie auf der Flucht“, und das sogar in seinem Heimatdorf, das er bislang für sicher gehalten habe! Sein Narrativ gilt in meiner Wahrnehmung als fix und ist *nicht mit Vernunft* umzustoßen. Aber es gibt noch weitere Umstände, dazu gehöre die *unbedingte Kontrolle*, die ihn zu einem sorgfältigen Mechaniker und schließlich Meister im Betrieb gemacht habe. Andere Familienmitglieder seien mit einbezogen – vor allem seine Frau natürlich und dann die hochbetagten Eltern am Wohnort.

Solche Umstände liegen bei vielen Menschen vor, und sie auszuhalten gehört auch zu den Lebensaufgaben eines Erwachsenen. Nachgefragt, wie es um die Firma stehe, wird die Unsicherheit der Lebensgegenwart Patricks deutlicher: Ein asiatischer Investor habe vor einem Jahr die Firma übernommen, und nun gehe das Gerücht um, dass eine erhebliche Zahl der Arbeitsplätze abgebaut und ein Teil des Knowhows und der Produktion in ein östliches EU-Land verlagert werden sollen. Dabei habe er doch erst vor zwei Jahren sein Haus fertiggestellt, und die Kredite seien noch viele Jahre abzutragen. Sein *existenzieller Konflikt* überträgt sich – nach seiner Persönlichkeitsstruktur – auf seine Lebensumgebung: Die *Projektion* geschieht (wie so oft) zum Schwächeren hin; er „flieht" vor der Realität, die ihn (wie viele andere) mit einer zum Teil brutalen Konsequenz wirtschaftlicher Entscheidungen zu Ungunsten des Einzelnen trifft. Er spürt die Globalisierung am eigenen Leibe. Die Angst vor Fremden überträgt er zwar zunächst in die Schulklasse seiner Kinder, aber tatsächlich ist er vor allem selbst betroffen von „den Fremden".

Es gibt keine einfachen Ratschläge. Politisch ist es offensichtlich nicht zu lösen und mit Vernunft nicht zu integrieren. Patrick muss lernen, seine Welt und die Realität der Gegenwart auszuhalten und aus dem Lebendigen seiner Kinder, Ehefrau und Herkunftsfamilie sowie seiner Leistungsfähigkeit für die Gemeinschaft, z. B. in der Feuerwehr, *Sinn und Wertschätzung* für sich zu erfahren. Übende Verfahren wie Yoga und achtsames Atmen, aber auch Physiotherapie und ggf. Osteopathie könnten seine *Körpererfahrung besänftigen* helfen.

Für eine Richtlinien-Psychotherapie brauchte es noch mehr Aufklärung seiner Struktur. Weder Depression noch Angststörung – um häufige Diagnosen zu nennen – beschreiben seine existenzielle Lebensproblematik im Heimatdorf. Halten die Symptome aber, unabhängig davon, weiter an, wird er erschöpfen und geradewegs auf die Arbeitsunfähigkeit mit sozialem Rückzug zusteuern. Wird dann – „wie auf der Flucht" – irgendwann ein traumatisches (Über-)Lebenskampf-Niveau erreicht, liegt dann doch eine psychosomatische und psychiatrische Krankheitsdimension vor. Es gibt wie eingangs im **Stoffwechselmuster** beschrieben eine Dosis-Wirkungskurve. Die *Intensität* der Erfahrung wird durch die zeitliche Einwirkung nicht ausgehaltener Lebensumstände erheblich verstärkt, aber nicht zwingend auch linear körperlich und im Regulationsvermögen. Dann sucht die Medizin vergeblich nach einem wesentlichen Auslöser, doch es ist die *Summe der Erfahrungen*, die schließlich über die körperlichen und seelischen Antworten entscheidet.

5. Die psychologische Körperanalyse in der Praxis

Ein Beispiel: „Ich bilde mir den Schmerz doch nicht ein!", sagt der Patient und berührt mit allen Fingern seiner rechten Hand den unteren Rücken. Dann streicht er nachdrücklich über die Rückseite seines rechten Oberschenkels. „Dahin strahlt es auch. Das ist doch der Ischias, oder?" Er sieht mich an, erwartungsvoll und etwas anklagend, als hätte ich versagt und müsste mich nun noch mehr für ihn anstrengen. Da ich mich nicht rege, ihm nur zuhöre und Augenkontakt halte, setzt er nach: „Mein Schmerz ist doch da! Ich kann ihn spüren und es tut weh, wenn ich in die Muskulatur drücke, und die Haut fühlt sich ganz anders als am linken Bein an! Kann es denn nicht ein Bandscheibenvorfall sein?"

Wenn so gesprochen wird, ist die ärztliche Untersuchung meistens schon vorbei. Der Untersuchungsverlauf der **PKA** ist dabei für alle Patienten gleichartig. Er unterscheidet nicht nach Beschwerden, Trauma-Erfahrungen, Erbleiden, akut schmerzhaftem Rücken, einseitiger Lähmung oder Vorsorge der jugendlichen Wirbelsäulenschiefhaltung. Natürlich wird dem Symptom, das zur Vorstellung führt, ein gebührender Platz eingeräumt; umrahmt ist er aber von der ärztlichen Suche nach dem *Prozess hinter dem Symptom*.

Aus tröstenden Äußerungen, dem Verhalten des Arztes, vielleicht seinem Zögern oder dem Gefühl nicht ausreichender Zustimmung gewinnt der Patient den Eindruck, er müsse immer wieder seine Empfindungen mit Worten, leidender Körperhaltung und Mimik bekräftigen, damit endlich gehandelt werde. Etwas „sich einzubilden" scheint keinen hohen Stellenwert zu haben! Die Vorstellung des Patienten wird ganz von seiner Körperwahrnehmung in Beschlag genommen. Als Kind hat er gelernt, die *Aufmerksamkeit*, meist der Eltern, auf sich zu ziehen: „Guck mal, wie ich den Purzelbaum schlage!" – später ist es der Aufschwung am Reck oder freihändiges Fahrradfahren. Ohne den Blick der Mutter oder des Vaters zu spüren, ist eine mutige Handlung nicht so viel wert, ist das Kind nicht so viel wert.

Wir wissen: Gedanken sind flüchtig wie ein Windhauch, nicht greifbar, subtil. Eine elektromagnetische Welle braucht das Radio, um in Nachrichten oder Musik umgewandelt zu werden. Schmerzen sind Signale, die auf elektrischem Weg, der Nervenleitung z. B., von den Schmerzmeldern der Haut, der Muskulatur und der Gelenke zum Gehirn geleitet werden. Aber erst mit unseren gesammelten Erfahrungen entsteht in gedanklicher Vorstellung ein zusammenhängendes Bild – und der Mensch wird aufmerksam.

In einer yogischen Geschichte Indiens wird von fünf Blinden berichtet, die um einen Elefanten herumstehen. Der eine fühlt den Rüssel, ein anderer das Ohr, ein dritter ein Bein, der vierte die Flanke und der letzte den Schweif. Jeder teilt nach seinem Empfinden etwas über den Elefanten mit. Was ist demnach ein Elefant? Ist er Bein, Ohr, Flanke, Rüssel oder Schweif? Wer hat ihn richtig erkannt und ist der Realität oder Wahrheit am nächsten?

Welchem Spezialisten kann ein Patient trauen?

Wahrnehmungen eines Objekts sind abhängig vom Betrachter und dessen Perspektive. In seinem Anspruch weist der Patient den Arzt deshalb wiederholt auf sein Körpersymptom hin.

Menschen sind sehr vielfältig in ihrer Persönlichkeit, die das „Selbst" ebenso einschließt wie das „Es". Aber sie teilen sich alle dasselbe „Lebendige": den notwendigen (Über-) Lebenskampf, die Sicherung des Lebensraumes und den Fortpflanzungswillen. Das Lebendige eint uns über alle Kulturen, Nationen und Kontinente hinweg ebenso wie das menschliche Leid durch die Erfahrung von Alter, Krankheit, Verlust und Vergänglichkeit. Diese menschliche Erfahrung widerlegt im Übrigen jedweden Rassismus, der eigennützig, selbstsüchtig, machtversessen und nicht selten verbrecherisch die Wertigkeit des Menschen in ein hierarchisches System pressen will.

Unabhängig von der *gemeinsamen Grundlage* nehmen die Bedingungen des jeweiligen Lebensraumes mit ihren Erfahrungen über Generationen hinweg Einfluss auf die Kultur, die Sprache, Sitten, Gebräuche und Gesetze von Völkern und Nationen. Sie regeln bewusst und unbewusst den Umgang der Menschen und Staaten untereinander. In der Gegenwart wird deshalb die berechtigte Diskussion um die Grenzen, Chancen und Gefahren der Integration von Menschen verschiedener kultureller Prägungen geführt. Auch wenn die erkennbare akute Notlage von Menschen der belebten und nicht belebten Lebenswelt zum hilfreichen Handeln führen müssen, braucht es Generationszeiträume, um von einer erfolgreichen Eingliederung und nicht nur einem Überleben unter den Bedingungen des neuen Lebensraumes zu sprechen.

Die in diesem Buch charakterisierten körperlichen Reaktionen sind kulturunabhängige, menschentypische „Schaltungen" instinktiver, emotionaler und affektiver Ausdrucksweisen in äußerlich bezeichneten, immer wiederkehrenden Mustern. Sie treten in Not, Bedrängnis und regelhaft als Folge von traumatischen Erfahrungen ein. Gerade dadurch erhalten sie ihren Wert als Werkzeug für viele medizinische Fachrichtungen.

Der geflüchtete Syrer oder Nordafrikaner, die Thailänderin mit deutschem Ehepartner oder der türkische Mitbürger in der dritten Generation können mit dem Instrumentarium der **psychologischen Körperanalyse** genauso untersucht werden wie der Franzose, Niederländer, Italiener und der Niedersachse oder Bayer aus Deutschland. Erstaunlich ist auch die *Unabhängigkeit vom Lebensalter*. Ein Kleinkind im zweiten und ein Greis im 90. Lebensjahr zeigen z. B. einen vergleichbaren körperlichen Ausdruck von Angst und Anspannung. Im „Staatsgebilde" des menschlichen Körpers werden die Organe mit einer großen Zahl von lernfähigen Regelkreisen sehr fein aufeinander abgestimmt. Bei einer Erkrankung sind mitunter „nichtlineare Katastrophenzyklen" *chaotischer Regulation* zu beobachten – wie man sie von einem Gewitter kennt –, die aus einer plötzlich (wieder) sehr engen Verbindung von psychischer und körperlicher Struktur hervorgehen. Was eben noch der leichte Bauchschmerz der letzten drei Wochen war, dem man zuschreibt, es habe „am Essen" gelegen, ist heute Nacht vielleicht eine „Explosion" im Bauch – und der Notarzt weist sofort ins Krankenhaus ein.

Es spricht nach der modernen Gehirnforschung mehr dafür als dagegen, dass im menschlichen Körper, gerade bei einer Erkrankung, keine einheitliche zentrale Führung, z. B. das Gehirn, mit streng hierarchischen Befehlsebenen steuert. Eine despotische Organisation muss nämlich angesichts der Komplexität „staatlicher" Aufgaben scheitern, wie es ja das politische Leben der äußerlichen Welt immer wieder zeigt. In dieser Weise gegen die Natur zu handeln, entspricht nicht ihrer dezentralen Organisationsstruktur. In der Natur hat jeweils der Bestgeeignete, der Leistungsfähigste, der örtlich Nächste, der Vernetzteste und idealisiert wohl auch Weiseste das Kommando. Dieser drückt allerdings auch mal auf den Ausschaltknopf, wenn ein Kampf wie gegen den Krebs oder bei schwerer Verletzung nicht zu gewinnen ist. (Der Selbstmord des willentlich Handelnden hat mit dieser biologischen Entscheidung nichts gemein, für die der Arterhalt den Zweck des Daseins ausmacht.)

Die biologische Struktur und Dynamik der lebendigen Natur (und im Fall eines Kiesels, der als „Handschmeichler" gilt, wohl auch der relativ unbelebten) wird sich immer in Kultur und Sozialleben abbilden. Die Darwin'schen Prinzipien der Evolution finden sich auch im theoretischen Leistungsideal einer westlichen Marktwirtschaft, deren soziale Realität die *Gleichwertigkeit des Menschen* seiner bewerteten Wirtschaftskraft nachordnet. Im idealen Fall nämlich begrenzte die Gemeinschaft die *Freiheit des Einzelnen* dort, wo die Verteilung der Güter der Erde den gleichwertigen Bedarf der schwächeren Mitglieder schützen muss. Anspruch und Gier zählten dann nicht im sozialen Gefüge gesellschaftlicher Werte.

Was aber tatsächlich in der Familie, im Freundeskreis, in der engeren Nachbarschaft, im Sportverein oder am Arbeitsplatz eines modernen Unternehmens noch gut gelingen kann, wird in „Menschenhaufen" wie den Nationalstaaten häufiger komplett versagen. Dort gilt es mehr wie ein Schimpanse mit Abgrenzen, „Hauen und Stechen" und allen Arten primitiver *Abwehrmechanismen* zu reagieren. Insoweit bildet der Nationalstaat in seiner Vielfältigkeit nur ein grobes Modell für das Individuum ab.

Für beide gilt, dass es Reaktionsfolgen gibt, in denen ein kleiner Anstoß „eine Lawine" auslösen kann. Sie sind „nicht linear" und beschreiben einen *Katastrophenzyklus*. Aus verschiedenen Abwehrmechanismen des Organismus entstehen in Sekunden oder Minuten Krankheitszeichen des allergischen Schocks oder des Herzversagens mit Kammerflimmern. Der medizinische Experte meistert diese Einsätze und ist hier dem Nichtexperten mit seinem Wissen überlegen. Das gilt in der modernen Medizin z. B. für die Notfallmedizin und die Unfallheilkunde, in denen oft katastrophale menschliche Schicksale beherrscht werden müssen. Die Erfolgsrate dieser „linearen", einfachen, im guten Sinn auch naiven Sichtweise sinkt aber bei länger andauernden inneren und psychischen Erkrankungen und Verschleißerkrankungen der Neuzeit. Oft versagt dann die Expertise, wenn es nicht zu einem *Dialog mit dem Patienten* kommen kann. Erst mit der „Augenhöhe" offenbaren sich wichtige Informationen durch den *mehrdimensionalen Austausch* zwischen Arzt und Patient.

Die Werkzeuge der **psychologischen Körperanalyse** erlauben vor allem eine Wahrnehmung der *Dynamik* des körperlichen Geschehens. Für die organische materielle Struktur des Körpers gibt es ja bereits hoch entwickelte bildgebende Verfahren wie die moderne Röntgendiagnostik oder die Magnetresonanztomografie. Es ist aber auch von der „Droge Arzt" zu sprechen; ein Medikament, dessen Anwendung vom Arzt mit fester Überzeugung verordnet wird, ist besser wirksam. Der Arzt vermittelt es unbewusst mit geeigneten Worten und mehr noch seiner Aura als wesentliches therapeutisches Agens. Wer dies bestreitet, der möge den „Medicus" (Gordon, N.) lesen und dabei auf das

„Spezifikum" und seine Herstellung achten. *Wie* man es schließlich macht, scheint demnach fast egal! *Augenhöhe, achtsames Interesse* und *Mitgefühl* bleiben die wesentlichen Grundregeln für menschliche Beziehungen – trotz aller Tricks und Kniffe des Marketings, ob im Mittelalter oder in der Neuzeit. Sie gelten besonders für Menschen mit Schwächen, Erkrankungen und traumatischen Erfahrungen, die das medizinische System ja versorgen will.

Mit der psychologischen Körperanalyse wird mit einfachen Mitteln eine Bestandsaufnahme und Kontrolle des Lebensweges möglich. Sie dient auch zur schnellen Orientierung über innere und äußere Umstände eines Menschen. Für die spezielle Fragestellung des medizinischen Fachgebietes ist sie zu verfeinern. Auch ein medizinischer Laie könnte die vielfältigen Beziehungen seiner Empfindungen deuten lernen. Dieses Wissen erlaubte vor allem die Übernahme der Verantwortung für sich selbst.

Mit der Grundannahme nicht trennbarer und unmittelbarer Verbindung körperlicher und psychischer Struktur bedingen die Funktionen von Körper und Geist einander. Die theoretische Annahme der Dominanz, z.B. des hoch entwickelten Geistes und seiner Kultur, ist philosophisch oder weltanschaulich zu diskutieren. In der Theorie zur **psychologischen Körperanalyse** wird eine dem biologischen Zweck des Lebens untergeordnete *wechselnde Dominanz von Körper und Geist* angenommen. Als Urgrund biologischer Entscheidungen werden dabei der (Über-)Lebensdrang, die Anpassung an den Lebensraum und der Arterhalt angesehen.

Der Yoga z.B. nimmt eine Schnittstelle zwischen „Mind" und „Body" im Fluss des Prana, der Lebensenergie, in der tiefen und bewussten Atmung an. Diese Annahme jahrtausendealter indischer Philosophie verrät viel *Selbsterfahrung über Generationen* hinweg. Geübt wird u.a. die bewusste Einflussnahme auf vegetative funktionssteuernde Areale im Hirnstamm und limbischen System. Gelehrt wird sie als Kunst des Pranayama. Wahrscheinlich gibt es eine Vielzahl von Schnittstellen wie bei der Atemfunktion. Als feine Abstimmungen an besondere Bedingungen des Körpers und der Umwelt folgen sie ebenfalls der Idee des Arterhalts.

Eine körperliche Behinderung oder Erkrankungen wie die Schizophrenie ist mitunter aus der Umwelt mit ihrer Einflussnahme auf die Erbinformation des Menschen oder aus tatsächlichen Vergiftungen und Belastungen schon im Mutterleib entstanden. Sie verlangen ihrerseits auch besondere Anstrengungen des ganzen Menschen in der Anpassung an den Lebensraum. Der englische Physiker Stephen Hawking war ein Beispiel für einen exzellenten Geist in einem durch die neurologische Erkrankung kaum noch funktionierenden Körper. Umgekehrt werden im Koma oder bei der Demenz körperliche Zustände angetroffen, die eine scheinbare Eigenständigkeit der körperlichen Struktur vom Bewusstsein annehmen lassen.

Die Verbindung zwischen Körper und Geist scheint demnach „zu atmen". Je nach Notwendigkeit wird sie *enger oder weiter* gestaltet. Eine willkürliche Entkopplung von Körper und Geist ist mit Medikamenten und Rauschdrogen wie Alkohol möglich. Sie werden vom Menschen benutzt, wenn sie ihren Körper, die Regungen des Geistes oder beide nur noch schwer aushalten können. Die Gedanken sind nämlich nur scheinbar „frei"! Sie sind zwar nicht grundsätzlich zu verbieten, folgen aber den Sinnesempfindungen und deren Bewertung aus gespeicherten Erfahrungen des gesamten bisherigen Lebens, der Lebensumgebung und dem Erbgut.

In der psychologischen Körperanalyse werden Funktionen des Bewegungsapparates, der inneren Organe und des Nervensystems untersucht. Mit Hilfe der vegetativen Reaktionen wird eine Zuordnung der gegenwärtig bedeutsamen Affekte und Emotionen nach den angetroffenen inneren Organmustern vorgenommen. Die Zuweisung bedient sich der Erfahrungsheilkunde der traditionellen chinesischen Medizin (TCM) und indischen Medizin (Ayurveda) (Fabisiak, R.). Mit dem Befund wird eine komplexe Abbildung der organischen und psychischen gegenwärtigen Ausdrucksweise des Menschen sichtbar.

Die körperliche Untersuchung zur **PKA** setzt beim Arzt gegenüber dem Patienten Augenhöhe, Interesse und Mitgefühl ebenso wie Achtsamkeit und Profession voraus. Mit dem Patienten zu fühlen gelingt erst, wenn man ihm „auf seiner Ebene" begegnet. Diese Haltung erlaubt den geheimnisvollen, gefühlten und unbewusst herbeigeführten Austausch der Information über „Spiegelneuronen" oder der im Geist komplex organisierten *Empathie* – eine Resonanz schwingender Systeme.

Jeder Befehl, jede Bewertung, jede vorgefasste Meinung oder Diagnose unterbricht diesen Informationsweg des (Mit-)Fühlens. Professionelles Handeln wird aber gerade wegen des Wissens und der Erfahrungen aufgesucht. Schließlich möchte der Patient ja erfahren, was er „ausbrütet". So gibt es die *Expertenebene*, wo der Therapeut Deutungs- und Erklärungshoheit besitzt und Anweisungen erteilt. Dort herrscht Abstand zwischen beiden, sogar eine Abwehr von Ansprüchen des Klagenden kommt vor. Diese Haltung erlaubt es allerdings auch, die Übersicht zu behalten. Sie fokussiert im westlichen System der Medizin auf eine digital verschlüsselte Diagnose und führt zu einer an Richtlinien orientierten medizinischen Handlung und letztlich zum Honorar.

Das Bindeglied zwischen dem Patienten, dem Befund der **PKA** und einer medizinischen Handlung ist die achtsame *Haltung des Therapeuten*. Erst die Konzentration auf den Moment macht die aktive Kontrolle der jeweiligen Zuwendung möglich. Mit ihr kann zwischen Mitleid und Mitgefühl bewusst unterschieden werden, wenn es im Patientenkontakt zum notwendigen Wechsel kommt.

Ein Beispiel: „Du hustest ja schon wieder", sagt die Frau zu ihrem Lebenspartner. Ihre Reaktion *drückt Mitleid aus*; sie merkt, dass ihr Nächster erkrankt ist, ärgert sich aber vielleicht auch ein bisschen darüber, weil er zuvor ihrem Ratschlag, einen Schal umzubinden, nicht folgen wollte. Wortwahl und Betonung drücken die innere „Entfernung" zu ihm und auch etwas den Ärger in ihr selbst aus. Führte der Husten allerdings auch dazu, dass die Frau ihrem Liebsten einen Hustentee bringt oder den Rücken massiert, würde er ihr *Mitgefühl erfahren*: Mit Nähe, in Augenhöhe und mit Körperkontakt würde sie „für ihn" handeln.

Mitleid kann mit Entfernung und Aggression und Mitgefühl mit Nähe und Zuwendung verbunden werden.

Im Extremfall von Mitleid wird Gewalt wie bei einem Übergriff gegenüber einem Hilfsbedürftigen angewandt, ein „Rentenbegehren" vermutet, oder der Therapeut fühlt sich ausgenutzt. Auf der anderen Seite führen womöglich eigener Kummer und Erschöpfung durch andauernde Helfertätigkeit bei ihm zum Ausbrennen. Löst ein „hilfloser" Patient im Therapeuten Wut aus, muss er sie als solche auch fühlen und für sich selbst bezeugen. Offensichtlich wurde diese Wut schon einmal oder mehrfach ausgelöst und jetzt „wiedererkannt" und durch Erfahrung zugeordnet. Die Übertragung des Patienten bringt es an den Tag, und gleichzeitig gibt es ein Mitschwingen, eine *Resonanz*. Die Antwort auf die Wut überträgt in der Gegenrichtung vielleicht Enttäuschung oder Angst.

Übertragung und Gegenübertragung sind ein Bestandteil jeglichen Kontaktes zwischen Menschen und können auch bewusst von jedwedem genutzt werden.

In der Tiefenpsychologie und Psychoanalyse geht es um die therapeutische Einflussnahme auf dieser Geistesebene und nicht um einen „zufälligen" Austausch innerer Bilder. Mitleid und Mitgefühl bleiben auch hier verschiedene Oberflächen derselben Austauschebene. Eine offene und gelassene Haltung erlaubt den *notwendigen Wechsel* zwischen den Ebenen des bewussten und unbewussten Austausches zwischen Menschen, die sich in einer Beziehung begegnen.

In der therapeutischen Praxis entsteht zunächst ein erster Eindruck von dem Patienten; *die Augen* sind hier ein wichtiger Fokus, wenn nicht sogar der wichtigste. Die meisten Menschen „sprechen" mit ihren Augen. Wird der Augenkontakt gehalten oder schnell wieder weggesehen? Wie sind Körperhaltung, Mimik, Gestik? Wie ist die Stimmung?

Patienten ordnen den Anfang einer Empfindung einem bestimmten Datum oder *Zeitpunkt* zu. Sie nehmen an, dass zu diesem Zeitpunkt auch die Erkrankung eingetreten ist. Bei Infektionen und von Bakterien oder Viren hervorgerufenen Leiden ist es üblich, von einer Inkubationszeit zu sprechen. Es ist ein Zeitraum, in dem noch keine Krankheitszeichen gefühlt werden, sich der Erreger aber schon im Körper befindet, dort vermehrt und der Infizierte den Erreger auch unbewusst mit seinen Kontakten verbreiten kann. Eine Kältebelastung oder Windzug haben hingegen oft einen unmittelbaren zeitlichen Bezug zum steifen Nacken.

Von den Kriminologen kann man lernen, dass zeitliche Bezüge nicht die Annahme einer Ursache z. B. in einem Mordfall begründen müssen. Im Gegenteil verstellt die zeitliche Zuordnung sogar häufig die Sicht auf die wesentlichen ursächlichen Umstände und Zusammenhänge. Was aktuell auf der Zunge liegen mag, bewegt allerdings oft auch das Gemüt. Zeitnahe Umstände des Lebens verdrängen mit ihrer scheinbaren Sprengkraft, ihren bunten Bildern und lautem Geschrei gern grundlegende Einstellungen und Prägungen.

Mit den *aktuellen Umständen* des Lebens verhält es sich aber wie mit der Kanzlerfrage zum Wochenende der „Forschungsgruppe Wahlen". Die Abstimmung wird von tagesaktuellen Nachrichten beeinflusst und lässt keine Hochrechnung für die nächste tatsächliche Wahl zu. Sie ist ein *„Stimmungsbild"*. Stimmungsbilder sind nicht nachhaltig, sondern unterliegen dem Wechsel der jeweils aktuellen Umstände; und wer kennt schon noch die Schlagzeilen von vor einer Woche?

Viel nachhaltiger für *Grundstimmungen* sind langfristig angelegte Erfahrungen aus dem gesamten bisherigen Leben. Gefühle und ihre Mittel zum Ausdruck werden schon in der frühen Kindheit gelernt und bleiben zeitlebens abrufbereit. Lebensumstände und Erfahrungen prägen unabhängig davon, ob sie gut oder schlecht waren, aber nach der Erfahrung beeindrucken „schlechte Zeiten" die Gedächtnisfunktion stärker als gute Lebensperioden. Die Grundeinstellungen sind vor dem einfachen Zugriff durch unseren Geist (der die Scheckkarte nutzt oder das Auto steuert) ziemlich geschützt. Ein plastisches Beispiel für diese Art „Trägheit" ist im Wissenschaftsmuseum Phaeno in Wolfsburg zu sehen: Eine Stahlwendel, die vorn mit einem Motor gedreht wird. Die Bewegung braucht Jahre, bis sie am Ende der ca. ein Meter langen Metallkette bemerkbar wird. So viel Zeit ist natürlich nicht notwendig, um ein Gedicht oder eine neue Sprache zu erlernen oder um eine Rechenaufgabe zu begreifen. Das geht viel schneller, hat aber auch kaum Einfluss auf unsere Grundsteuerungen, die Art wie wir Gefühle empfinden, mit anderen Menschen Kontakt aufnehmen oder mit Kränkungen und Schicksalsschlägen umgehen.

Ein Mensch hat zum Zeitpunkt der psychologischen Körperanalyse eine aktuelle Reaktion mit typischen körperlichen und geistigen Einstellungen auf die gegenwärtigen Umstände seines Daseins. Sie hängen mit allen Erfahrungen zeitlebens zusammen, müssen aber nicht alle Gedächtnisinhalte aktiv bereithalten und körperlich ausdrücken. Ein großer Teil von ihnen ist und bleibt dem Patienten und ohnehin dem äußeren Betrachter verborgen.

Die zu untersuchenden Reaktionen sind abhängig von der angeborenen *Konstitution*, dem Grad der Manifestation der Talente, die auch Lebensentscheidungen wie z. B. den Beruf, die Familie und den Freundeskreis einschließen. Sie umfassen auch die Ernährung und ggf. den Konsum von Genussmitteln wie Alkohol oder Nikotin, den Altersumbau der Gewebe („Verschleiß“) und den aktuellen Trainingszustand wie Körperkraft, Herz-Kreislauf-Ausdauer, Beweglichkeit, Koordination und Geschicklichkeit. Die schnellste Einstellung auf äußere Umstände ist vom Nervensystem zu erwarten; es arbeitet elektrisch mit Lichtgeschwindigkeit. Aber wir brauchen für viele Aufgaben Tausende Wiederholungen, bis wir sie beherrschen. Allerdings verlieren wir einmal erworbene Fähigkeiten wie bspw. Schwimmbewegungen dann auch fast nie mehr. Überdies passt sich der Stoffwechsel rasch an; schon nach 4–6 Wochen merken und messen wir günstige Wirkungen einer Ernährung, die zu uns passt und dem tatsächlichen Verbrauch genügt. Das gilt auch für eine angemessene körperliche Belastung im Sport oder bei einer geeigneten Tätigkeit. Über 3–6 Monate am Ball bleiben und zweimal pro Woche 1,5 Stunden Kraft- und Ausdauertraining absolvieren, verbessert alle konditionellen Grundeigenschaften erheblich. Das Aufgeben des Nikotinkonsums dient nachhaltig allen Herz-Kreislauf-Funktionen; das Krebsrisiko reduziert sich allerdings erst langfristig. Es gilt jedoch in allem: *Veränderungen* sind zeitlebens möglich und haben charakteristische Zeitprofile.

Die Biologie des Lebens geht mit „Belohnungen“ oft sparsamer um, als der konsumgewohnte westliche Mensch annehmen möchte. Knochen und Knorpel reagieren ihrer grundsätzlich stabilen Natur nach langsam, auch wenn sie sich „total kaputt“ anfühlen, wie es Patienten häufig bemerken und gern auch dem Arzt „in den Mund legen“. Unsere „Hardware“ hält viele Jahrzehnte der *Alterung* aus. Sind die Funktionen im Körper krankhaft gestört, muss kein struktureller Schaden einzelner Organe vorliegen. Das *Zusammenspiel* und die *Kommunikation* der Organsysteme sind dann die wesentlichen

Faktoren für Symptome wie Stauung, Schwellung, Anspannung (vom Patienten gern „Verspannung" genannt), Schmerzen oder behinderte Gelenkfunktionen.

Vergleichend kann am Fahrrad die Kette abgesprungen sein, dann kann man logischerweise nicht fahren. Aber Zahnkranz und Kette sind ohne Defekt („heil"). In der Medizin würde jetzt genau untersucht: Röntgenaufnahme, MRT, EKG, Labor usw. werden angefordert. Verschleiße, zumal bei einem älteren Menschen, würden natürlich an einigen Stellen erkannt und eine *Strukturdiagnose* gestellt. Das Wesen der Erkrankung liegt aber oft nicht überwiegend in der Struktur, sondern betrifft vor allem die gestörten *gemeinsamen Funktionen*. Der Patient beklagt dann seine Schmerzen, und der Arzt sagt ihm, dass alle Untersuchungen einen normalen Befund nachgewiesen haben. Dann liegt es meistens nahe, zu vermuten, dass es „wohl psychisch sei", was genauso falsch wie richtig sein kann.

Patienten beziehen oft die Ursachen und Wirkungen ihrer Empfindungen oder Schmerzen auf deren *Lokalisation* am Körper. Der innenseitige Knieschmerz wird so automatisch zur Erkrankung des Gelenks. Es wird ein Schaden vermutet, dem oft auch eine ärztliche lokale Einflussnahme folgt. Der Therapeut möchte ja auf die Beschwerden seines Patienten eingehen. Die Annahme eines *einfachen Zusammenhangs von Ort und Ursache* einer Erkrankung muss ja auch nicht falsch sein. Nicht immer ist sie aber richtig und muss auch nicht auf den Weg zur Quelle – die grundsätzlichen Bedingungen und der Prozess der Erkrankung – leiten.

Das *modulhafte* Betrachten mit diagnostischen Methoden eines *komplexen* Systems – es erinnert an das Spiel „Schiffe versenken" – ist dem Mediziner meiner Generation über Jahrzehnte eingebläut worden. Die hierarchische Machtstruktur hat ihr Übriges dazu getan: Je höher die Stellung im System, desto mehr Auseinandersetzung um die Macht, instinkthaft und nicht selten narzisstisch sozialisiert. „Grautöne" gibt es dann nicht mehr; Angreifen oder Weglaufen (als Reaktionsmuster) werden in Sach- und Handlungsentscheidungen übertragen. Ohne Kollateralschaden bleibt das nicht – in der Medizin genauso wie in der Firma und zwischen Nationalstaaten.

Ohne eine genaue klinische eigenhändige Untersuchung der Funktionen des Körpers (PKA) gibt der Arzt dem „Zufallsprinzip" zu viel Raum und die Verbindungen der Symptome werden nicht erkannt. Natürlich ist nicht immer eine fachübergreifende Diskussion notwendig! Häufig kann „die Kirche im Dorf bleiben", und dann dienen die Muster der PKA im weiteren Verlauf auch zur Absicherung von Patient und Therapeut.

6. Häufige Körpersymptome und Leid(t)-Syndrome

In der orthopädischen Praxis werden häufig charakteristische Symptome vorgetragen. Viele der Bezeichnungen nutzen nicht nur der Arzt, sondern auch „fachmännisch" viele Patienten, weil sie ihnen wohlbekannt sind. Sie gehören ja fast zum Leben wie „die Grippe", und die meisten Menschen haben sie entweder am eigenen Leib erfahren, oder es wurde schon darüber in der Familie, im Bekanntenkreis oder am Arbeitsplatz gesprochen. In diesem Kapitel möchte ich einige von ihnen aus der Sicht der **psychologischen Körperanalyse** besprechen. Die Aufzählung und ihre Vernetzung mit den übrigen Funktionen des Körpers ist dabei nicht vollständig, sondern repräsentiert die häufigsten Vorträge meiner Patienten in über 30 Jahren und die Bedeutung der Beschwerden und Erkrankungen in unserer modernen Industriegesellschaft.

Ein *Syndrom* ist eine Sammelbezeichnung für die Häufung von Symptomen in einer Körperregion. Ein *Symptom* fühlt oder erkennt der Mensch an seiner körperlichen oder seelischen Antwort. Es führt ihn zum Arzt, wenn er sich als hilfsbedürftig empfindet. Syndrome sind weniger typisch als z. B. eine Erberkrankung definiert, und so könnte eigentlich jeder sein eigenes Syndrom „erfinden" und es für sich personalisieren.

Schmerzen, Bewegungsstörungen, Hitze und Schwellung als allgemeine Entzündungszeichen in einer Region wie die Schulter bilden zusammen ein „Schulter-Arm-Syndrom". In meinem medizinischen Fachgebiet der Orthopädie kann deshalb jede anatomische Struktur, die mit subjektiven oder objektiven Krankheitszeichen verbunden ist, „syndromisiert" werden. Das ICD-Klassifikationssystem bietet dazu genügend Spielraum. Allerdings verheißen auch zwei Ziffern hinter dem Komma einer digitalen Diagnose keinerlei Sicherheit. Nichts in biologischen Systemen kann festgehalten (fixiert) werden, weil sie dynamisch im Fluss sind und dieser Fluss durch Krankheit empfindlich gestört werden kann. Eine *digitale Diagnose* hat mitunter eine sehr kurze Halbwertszeit, oder ein Mensch kann viele digitale Diagnosen nebeneinander haben.

Niemals ist der Patient die Summe seiner digitalen Diagnosen! Für das Lebendige, für „Es" gibt es keine Diagnose!

6.1 Syndrome der Lenden- und Brustwirbelsäule

Das *Altwerden* hat ganz typische Merkmale, die mehr oder weniger, früher oder später für alle Menschen gelten und die auch keine Erkrankungen sind. Synonym ist ein *Abbau* der geistigen Struktur und körperlich-materiellen Substanz zusammen mit einem Energiemangel und verminderter Lebenskraft. Das ist ganz normal, kann aber auch ungewollt beschleunigt sein: Wer sich häufig in die Sonne legt, sieht zwar ein paar Lebensjahre aus wie in der Sonnenmilchwerbung, aber dann vertrocknet die Haut sehr schnell und wird „schrumpelig", oft nicht nur im Gesicht. Der Mensch hat es auch mit seiner Lebensweise in der Hand, wie schnell er (ver-)geht. Es ist nicht alles nur Schicksal, Schuld der anderen oder irgendwie fremdbestimmt.

Den *Verschleiß* findet der Orthopäde hauptsächlich an der Wirbelsäule. Er schreitet insbesondere mit drei Merkmalen schneller voran und führt zum Abbau von Knochensubstanz und Bandscheiben. Diese sind mit den Mustern der **psychologischen Körperanalyse** zu verbinden.

Stoffwechselstörung

Das **Stoffwechsel**- und das **Lebermuster** sind bei jeder Erkrankung zu untersuchen, auch bei akuten und chronischen Rückenschmerzen. Der Abbau der Substanz, bspw. „Knochenfraß", Bandscheibenschaden, Arthrose der kleinen Wirbelgelenke, entsteht wie „Karies" an der Wirbelsäule. Einfluss darauf nehmen Umweltbedingungen, Lebensweise und Sozialstatus, aber auch (Stress-)Stoffwechselbedingungen, Inhalte der Ernährung und der Trainingszustand von Kraft, Ausdauer, Beweglichkeit und Geschicklichkeit sind wesentliche Faktoren. Eine gute Muskulatur ist gleichsam die „Müllverbrennungsanlage"; sie lässt Kuchen, Schokolade, Eis und bedingt Alkohol (allerdings nicht Nikotin!) ab und zu verzeihen. Mit dem Lebensalter nehmen auch die Freiheitsgrade ab und zahlreiche *Schadstoffe* sammeln sich im Körper an. Wer als Mensch oder Tier in den modernen Industriegesellschaften alt geworden ist, hat sozusagen „Sondermüllcharakter". Im Vergleich haben Menschen im „reichen Westen" nur scheinbare (Luxus-)Probleme. Menschen ärmerer Länder (oft Flüchtlinge) sind deutlich stärker betroffen. Die Lebensweise ohne sauberes Wasser, regelmäßige und ausreichende Nährstoffzufuhr und vor allem die tägliche existenzielle Bedrohung durch Umweltgifte, Kriegshandlungen, Korruption, Willkür und Todesgeschehen ähneln im klinischen Befund erstaunlich denen, wie sie auch im „reichen Westen" der Welt nach traumatischen Erfahrungen angetroffen werden.

Kompression/abnormer Druck im Körper

Druck entsteht durch *Stress* mit innerer Erregung, Aufregung, Angst, Panik und/oder unvermittelt hoher körperlicher Belastung – wenn es heißt: Angreifen oder Weglaufen, Kampf oder Flucht – bei Schicksalen, Überforderungen, Existenzproblemen oder Krankheit. Stress wird immer auch im *Oberbauch* ausgetragen, in der energetischen Mitte des Körpers. Im **Stoffwechselmuster** habe ich die grundlegenden Prozesse beschrieben. Die Aktivität des vegetativen Nervensystems ist unmittelbar zu spüren und für den Therapeuten im Oberbauch „anzufassen". Empfindungen und Symptome wie Ekel, Übelkeit, Sodbrennen, Schwindel, Blähung, Erbrechen oder sogar Ohnmacht weisen darauf, dass der Mensch sich mit einer ihm innewohnenden besonderen Kraft „angelegt" hat. Das „Ich" (der ich bin und handeln will) wird in Bruchteilen von Sekunden herausgekickt. Die meisten von uns haben diese „Macht" schon einmal gespürt, nicht nur nach viel Alkohol zum Geburtstag oder einem üppigen Essen. Auch wenn einem „der Schreck in die Glieder fährt", „die Kälte den Rücken hochkriecht", „sich die Nackenhaare aufstellen" oder „der Schweiß ausbricht", plötzlich „das Herz rast", „die Beine versagen" und „sich im Kopf alles dreht", ertönt die innere Stimme in ihrer speziellen Sprache.

Die Hand des achtsamen Untersuchers kann ein Dolmetscher sein: Er drückt mit der Handfläche in einer leicht wippenden Bewegung von rechts nach links über die Leber, den Magen und schließlich den horizontalen/absteigenden Dickdarm bis unter den linken Rippenbogen. Die Bewegung kann mehrfach wiederholt werden. Mitunter ist besonders die Mitte zwischen Nabel und Brustbein sehr gespannt und schmerzhaft. Der Patient atmet in den Bauch mithilfe seiner Zwerchfellbewegung und wird aufgefordert, die Bauchmuskulatur nicht anzuspannen. Der „Bauch" („Es") erinnert sich an lange zurückliegende und gegenwärtige Ereignisse, die nicht gut zu ertragen sind und oft dennoch ertragen werden müssen. Der innere Druck kann manchmal schon über Monate oder sogar Jahre bestanden haben. Von Verdauung kann in seelischer wie auch materieller Hinsicht gesprochen werden.

Die Anspannung im Oberbauch verhindert die Aufrichtung der Wirbelsäule am Übergang der Brust- zur Lendenwirbelsäule. Sie verstärkt dort eine „Kyphose", eine Biegung nach vorn, die nicht sein sollte! Wenn in der bildenden Kunst „Alter" charakterisiert wird, wird nie ein Buckel hervorgehoben, sondern immer die *gebeugte Haltung* – genau hier am Übergang der Brust- zur Lendenwirbelsäule.

Der vom Schicksal wie auch durch Trainingsmangel Gebeugte zeigt nicht mehr seine wehrhafte Brust. Er „duckt weg", „versinkt im Boden", wirkt „gebrochen", demütig, matt und müde. Sein Blick wandert unruhig auf dem Boden hin und her. „Wo kann ich mich verstecken?" Manche Menschen haben ohnehin mit Rundrücken oder Morbus Scheuermann eine Schwachstelle.

Der andauernde Druck am Brust-Lenden-Übergang hat vor allem zweierlei Folgen:

1. Das Nervensystem wird im Rückenmark (erstes Neuron) „gequetscht", was zu spastischen[212] Beinsymptomen führen kann und darüber hinaus ist das sympathische Nervensystem gestresst. Die Ausstrahlung der Nervenspannung reicht vom Kopf bis zu den dann tauben Zehen!
2. Verklemmte Wirbelsegmente am sonst beweglichen Übergang der Brust- zur Lendenwirbelsäule führen zu einem langen Hebel der Lasteinleitung in die Wirbelsäule, wenn z.B. gehoben und getragen wird. Typisch werden dann die unteren Bewegungssegmente der Lenden- wie auch der Nackenwirbelsäule „unter Druck" gesetzt. Die Stressachse 2 mit ihrem Einfluss auf die vegetativen Funktionen drückt sich nicht nur im Asymmetrie-, sondern auch im im **Stoffwechsel**- und **Lebermuster** aus.

Drehmoment

Nach meiner klinischen Beobachtung weisen Menschen im chronischen Stress und vor allem nach traumatischen Erfahrungen häufiger eine seitenunterschiedliche Körperspannung auf, die bis zur neurologischen Halbseitenschwäche fast wie nach einem Schlaganfall reichen kann. In den Kapiteln zu **Asymmetrie-**, **Stoffwechsel**- und **Traumamuster** wird auf den von mir vermuteten Zusammenhang mit einer Abspaltung (Dissoziation) nicht ausgehaltener emotionaler Erfahrungen hingewiesen. Beispiele sind auch Menschen mit einer frühen Störung (später mit chronischer Angst), ungünstigen Lebenserfahrungen auf traumatischem Niveau, organischen Herzkrankheiten oder auch chronischem Schmerz und insgesamt im Zusammenhang mit einer Vielzahl körperlicher und seelischer Belastungen. Der asymmetrische körperliche Ausdruck bewirkt zusammen mit seelischen Ursachen über die seitenungleich angespannte Muskulatur ein *wirksames* Drehmoment in der *gesamten* Wirbelsäule. Sie dreht sich wie eine Schnecke ein. Im klinischen Befund sind die Gelenke zwischen Schlüsselbein und Brustbein (SC-Gelenke) nicht mehr in gleicher Höhe und gegenläufig verschoben. Es kann das Becken leicht schief

212 Verstärkte dauernde Anspannung der Muskulatur durch eine Verminderung der zentral-nervösen hemmenden Impulse auf das motorische Vorderhorn im Rückenmark der Wirbelsäule mit Eigenreflexbetonung, Krämpfen der Muskulatur und verminderter Wahrnehmung der Füße. Infolge auch Störungen der feinmotorischen Geschicklichkeit. Ein guter Test: Die Augen schließen, etwas breitbeinig hinstellen und dann von einem Fuß auf den anderen das Gleichgewicht verlagern und dabei jeweils den entlasteten Fuß kurz vom Boden abheben. Barfuß mit geschlossenen Augen zu gehen, liefert auch einen Eindruck. (Wird mit zunehmendem Lebensalter „normal" schwieriger – also üben!)

stehen, eine Beinlängendifferenz vorhanden sein und in der Rumpfbeuge ein leichter Lendenwulst und Rippenbuckel entstehen.

Die *Rotation* führt in einer kombinierten Beuge-Drehbewegung immer auch zu einer Scherbewegung der Segmente der Wirbelsäule. Gequetscht und eingedreht blockieren die Wirbelgelenke im Endbereich ihres Bewegungsvermögens und senden über Gelenksensoren und verspannte Muskulatur Schmerzsignale; es sitzt dann im Nacken oder Rücken. Die Kopfdrehung ist nach einer oder sogar beiden Seiten nicht möglich bzw. nur unter „elektrisierenden" Schmerzen. Man kann sich nicht mehr allein die Schuhe zubinden, geschweige denn die Zehennägel schneiden. Der Manualtherapeut oder Chiropraktiker richten dann die Wirbelsäule wieder ein. Die Manöver sind aber wirksam und gefährlich zugleich: Es können Gefäßverletzungen am Hals entstehen und der Patient bezahlte dann die freie Bewegung – allerdings selten[213] – mit einer Lähmung von Arm und Bein.

Untersucht und behandelt werden die jeweiligen Übergänge der Wirbelsäulenabschnitte bis zum Becken mit seinen Kreuzdarmbeingelenken. Ähnlich wie am Übergang der Halswirbelsäule zum Kopf haben schon immer Manualtherapeuten auch die Kreuzdarmbeingelenke im Visier gehabt. Aus Sicht dieser Therapieform handelt es sich bei den auftretenden Störungen um eigene Erkrankungsbilder und deren Heilung geschieht durch den gelernten Zugriff wie Manualtherapie, Chiropraktik und auch Osteopathie. Alle diese Therapien können momentan nutzen und schaden; ihre Nachhaltigkeit ist nicht bewiesen. Sie folgen wie so viele Konzepte in der Medizin *lokalen und begrenzten Erklärungen und Zugangswegen* – lokal und begrenzt ist deshalb auch die Wirkung.

Eine Stoffwechselstörung wie bei *Reizdarm* bezieht vielfältige körperliche Reaktionen ein, vor allem des Immunsystems. Der Darm als innere „Außengrenze" ist nie wirklich still; es wäre auch sehr krankhaft und sogar lebensbedrohlich. Darm-, Rückenmuskel- und Wirbelsäulenfunktionen informieren einander über das vegetative Nervensystem und ihre vielfältigen Verbindungen zum Hirnstamm. Beim „Hexenschuss" entsteht auch ein sympathischer Stress im Bauch und die Verdauungsleistung schränkt ein. Eine Darmentzündung kann zur Verspannung und rheumatischen Reizung der Wirbelsäule führen.

Der „Deutsche Schmerzpreis" im Jahr 2017 ging an die dänische Forscherin Hanne Albert. Sie fand heraus, dass viele Patienten mit chronischen Rückenschmerzen Ödeme im Knochenmark aufweisen. Im Bandscheibengewebe nach einer Operation konnte sie bei mehr als der Hälfte aller Patienten *Bakterien* nachweisen. Am häufigsten wies sie

213 Was ein anderer auch mit der besten Absicht an uns äußerlich renkt, drückt oder zieht, ist niemals nachhaltig und manchmal sogar gefährlich!

das Propionibacterium acnes[214] nach, das über kleinste Verletzungen der Mundschleimhaut, z. B. beim Zähneputzen, in den Blutkreislauf gelangt. Nach Hanne Albert kann im chronischen Verlauf von Rückenschmerzen „Karies an der Wirbelsäule" entstehen. Ihre Schlussweise auf die Notwendigkeit einer längeren (100 Tage) Antibiotikabehandlung hat bislang aber keinen Einzug in die allgemeinen Therapieempfehlungen zur Rückenschmerzbehandlung erhalten.

Patienten mit einem derartigen strukturellen Abbau der Wirbelsäule haben oft auch einen *schlechten Zahnstatus*. Nicht selten ist die Bewegung ihrer Kiefergelenke asymmetrisch, und es wird die Angst vor dem Zahnarzt offen ausgesprochen. Ihr Bauch ist häufig aufgetrieben und zeigt Reizdarmzeichen. Ihre Nahrungsmittelauswahl betont oft Weißmehl, Zucker in jeder Form, Milch und Milchprodukte und Wurstwaren. Auch wenn Hanne Albert die Besiedlung der Wirbelkörper über die Blutbahn annimmt, lässt mich die häufige Kombination mit oft unspezifischen *Darmsymptomen* darüber hinaus annehmen, dass die *Mikroflora* im Darm am immunologischen Prozess der strukturellen Veränderung beteiligt ist. Gerade auch die oft zu beobachtende rheumatisch-entzündliche Reaktion der Wirbelsäule lässt diesen Zusammenhang vermuten, als Teil der Stressregulation im langjährigen Verlauf, wie es im **Stoffwechselmuster** beschrieben wird. Bandscheiben und Wirbelknochen werden möglicherweise auch schon bei Reizdarm „mürbe" wie bei Karies, und im längeren Verlauf über einige Jahre ist es dann die Regel.

Der Stress im Oberbauch durch das Überwiegen *sympathischer Erregung* im Stress schafft zusätzliche mechanische Hebelkräfte zwischen steifem Oberkörper und Becken in der unteren Wirbelsäule. Die steife Brustwirbelsäule hebelt durch die Lasteinleitung über die Arme auf ihrer anderen Seite gegen den schweren Kopf über die Halswirbelsäule und belastet dort die Bandscheiben. Die affektive Körperantwort im Stress als Dissoziation wie beim **Asymmetrie**- und **Traumamuster** bewirkt mit einem Drehmoment der geschalteten Halbseitenschwäche die notwendige Rotation.

Kompression und Drehmoment führen zu Scherkräften im Bewegungssegment von Bandscheibe und Wirbelkörpern. Der umhüllende Faserring der Bandscheibe bekommt Risse, und schließlich wird der Kern in den Nervenkanal gequetscht und gibt dort den

214 Grampositives, anaerobes Bakterium; Teil der Hautflora, an der Entstehung von Akne beteiligt. Auch bei Eiteransammlungen (Abszesse), Blutvergiftung (Sepsis) und Herzentzündung (Endokarditis) können sie nachgewiesen werden.

Druck an Rückenmark[215] und Nervenwurzeln weiter. In der MRT wird dann eine Vorwölbung (Protrusion) oder ein Vorfall (Prolaps) der *Bandscheibe* beschrieben.

Die drei Komponenten Stoffwechselstörung („Karies"), Kompression und Drehmoment sind die vorauszusetzenden und ausreichenden Bedingungen für Schmerzempfindungen der menschlichen Wirbelsäule! Mit ihnen entstehen die Bandscheibenschäden und nicht umgekehrt. Die Variabilität ist groß: Wenn man sie sucht, dann findet man sie immer alle drei. Es gibt demnach nicht „die" Therapie, nicht „das" Medikament oder „das" Heilverfahren, „die" Operation, „die" Krankengymnastik, Chiropraktik oder Osteopathie. Die **psychologische Körperanalyse** geht *immer vom Einzelfall* aus! Was für den einen Patienten richtig ist, kann für den anderen fatal sein, auch wenn die gleiche Bandscheibe L5/S1 einen Vorfall in der MRT aufweist. Bei dem einen versteckt sich hinter der Empfindung im Rücken und/oder am Bein ein Magengeschwür, ein anderer hat eine Arthrose der Hüfte und einem dritten ist der Lebenspartner verstorben.

6.2 Das Halswirbelsäulensyndrom

Ein Beispiel: Das Halswirbelsäulensyndrom (HWS) ist eine sehr unangenehme Erfahrung: Es sitze dem Patienten „im Nacken", schon ganz lange und immer wieder, klagt er gleich, als er zu mir in die Orthopädie kommt. Er brauche mal wieder dringend Massage oder „Manuelle" oder beides. Ibuprofen helfe nicht, sein Heilpraktiker habe schon geschröpft, was aber nur für kurze Zeit geholfen hätte. Überhaupt sei sein Osteopath bislang der Einzige, der ihn wirklich verstehe. Auf ihn könne er nicht verzichten; wenigsten einmal im Monat sei ein Besuch notwendig, sonst ginge wahrscheinlich gar nichts mehr! Ob es denn „die Bandscheibe" sei, fragt er, wo doch alles blockiert sei. Aufwachen mit Kopfschmerzen sei fast der Normalfall, und nachmittags sei es kaum mehr auszuhalten. Der Alltag verginge wie im Film: so viele Aufgaben, im Beruf, dann die Kinder, die Schwiegermutter und dann noch die Herzerkrankung der Frau, die ihm besonders Angst mache und Sorgen bereite …

Mit einer solchen Geschichte müsste nahezu jeder Therapeut in der normalen Sprechstunde überfordert sein. Ich spüre schon bei der rasanten Beschreibung, dass jede vorschnelle Deutung die Spannung bis ins Unendliche steigern müsste. „Versuchen Sie es

215 In der Hals- und Brustwirbelsäule sowie der oberen Lendenwirbelsäule können Rückenmark und Nervenwurzeln jeweils oder auch (selten) zusammen von vorgefallenen Bandscheiben gequetscht und damit geschädigt werden. Die Kompression von Rückenmark (Myelon) führt zu „spastischen" Zeichen der Beine. Die Eigenreflexe sind betont und Pyramidenbahnzeichen können eintreten. Babinski-, Gordon- und Oppenheim-Reflex sind Lehrbuchzeichen. In der Praxis geht es vor allem aber um eine subtile Spannungsverstärkung der Beine, Wadenmuskelspannungen und Seitendifferenzen, die im Lehrbuchbefund der Neurologie nicht beschrieben werden. Auch hier kann „Es" variieren, selbst in der Untersuchung die Seite und Intensität wechseln und damit den affektiven Bezug anzeigen. Die „Lehrbuchreflexe" werden mehr bei lange bestehenden und ziemlich definierten Strukturschäden im Gehirn wie nach einem Schlaganfall angetroffen.

doch mal mit Yoga!", kommt jetzt überhaupt nicht in Frage. Die Abwehr mit „Schnellschüssen" wäre die Regel. Im schlechten Fall hätte der Patient Yoga schon einmal probiert und schnell wieder aufgegeben, weil zum einen die anderen alles besser konnten und zum anderen die ungewohnte Ruhe auf der Matte quälte und viel zu lange anhielt. Mit Druck kann man ja auch überhaupt nicht richtig entspannen. „Manuelle" oder wenigstens „Massage" – das ist, was der Patient fertig vorformuliert hat.

Wie für die anderen Wirbelsäulenabschnitte gilt auch hier die Trias von Stoffwechsel, Kompression und Drehmoment. Das Besondere der Halswirbelsäule ist aber ihr mechanischer und psychologischer Bezug zum täglichen Lebenskampf. Sie ist der beweglichste Teil der Wirbelsäule und stellt die mechanische Verbindung zwischen dem (schweren) Kopf, den Armen und dem relativ starren Brustkorb her.

Eine Last „springt" ja nicht einfach in den Nacken. Vielmehr wird die Kraft über die Arme in die Wirbelsäule eingeleitet, wenn wir im Alltag und Beruf heben und tragen, schrauben und zufassen, halten, bewegen, montieren, betten und umlagern. Unter Zeitdruck, im Akkord, mit Sorgen und Ärger, Kummer und Trauer vermixt, erreichen viele Menschen schon „vorgespannt wie ein Flitzebogen" den Arbeitsplatz. Oder sie verharren in demselben Zustand allein in ihrer Wohnung, beim zu pflegenden Angehörigen, einsam oder im Dauerstreit mit einem Lebenspartner, den Kindern oder Eltern. „Ich mache mir immer zu viele Gedanken und ich weiß einfach nicht, wie ich sie abstellen soll", bekommt der Arzt häufig zu hören.

Anspannen, Verdrehen, Einengen erdrücken den Menschen und sperren ihn in sein eigenes Gefängnis, in dem er scheinbar vor äußeren Gefahren geschützt ist. Die Illusion ist aber nur kurze Zeit möglich. Der Energieaufwand im Einsatz vor der fantasierten Gefahr ist viel zu groß und muss erschöpfen. Die Schuldigen (Nerven und ihre Messfühler in den Geweben) sitzen im Schultergürtel, den Wirbelgelenken und Nerven des Halses und sie liefern dem Menschen den Eindruck, als würden sie „schreien" vor Spannung und Schmerzen. Diese *körperlich* ausgedrückte Spannung aufgrund innerer Erregung (auch „Angst" genannt) sitzt nun im Nacken und gehört zur biologischen Alarmschaltung des Menschen. Sie ist keinesfalls immer nur ein harmloses Krankheitszeichen „neurotischer Verspannung" eines lösbaren Lebenskonfliktes. Hinter ihren Symptomen verbergen sich im längeren Verlauf, zumal bei schwerer körperlicher Arbeit, auch Bandscheibenschäden, Herzkrankheiten, Durchblutungsstörungen des Halses und auch des Gehirns und selten auch mal eine bösartige Erkrankung. Sie sind eben nicht einfach nur wieder „einzurenken".

Neben den mechanischen Ursachen, die vor allem mit einer schweren körperlichen Belastung eintritt, sind Angst und Anspannung oft Ursachen von Nacken-Hals-Beschwerden. Ihre Therapie wird in der Gegenwart auch schon mal konfrontativ geführt – aber damit ist nicht gemeint: „Reiß dich zusammen! Straff dich! Entspann doch mal! Komm mal runter!" Es geht nicht um einfache Anweisungen oder Deutungen. Um auf eine häufige Spur der Angst zu kommen, nähern wir uns dem zentralen Beziehungskonflikt mit dem folgenden Fragen:

Was ist mein eigentlicher (Herzens-)Wunsch? Wie würden meine Bezugspersonen damit umgehen, wenn ich mich offenbarte? Würden sie ärgerlich oder traurig sein? Würde es ihnen sogar Angst machen? Würden sie mich endlich einmal beachten und meine Leistung würdigen? Oder müsste ich immer wieder betteln, nachlaufen, noch mehr Leistung bringen, um mir selbst und ihnen zu genügen? Und schließlich: *Was macht es mit mir*, wenn ich ihre Reaktion spüre?

Der Therapeut mag sich darüber hinaus fragen, über welche Ressourcen der Patient verfügt und was er tunlichst in seiner Vorstellung verschweigt?

Für viele Körpertherapeuten (Ärzte, Physiotherapeuten, Osteopathen, Chiropraktiker u. a.) steht die körperliche Deutung im Vordergrund. Sie unterstützen damit bewusst und oft auch unbewusst und in ihrer guten Absicht das „Somatisieren".[216] Mit ihrem Eingriff in die Beziehung wird manchmal sogar eine Verbesserung der Kontrollüberzeugung[217] und der Selbstwirksamkeit[218] des Patienten unterdrückt.

Nach alledem gibt es immer noch den Verschleiß der kleinen Wirbelgelenke, die sich knackend bei jeder Bewegung in Szene setzen, Schulter-Armschmerzen, Kopfschmerzen, Schwindel, eingeschlafene Arme, Kribbeln der Hände morgens und am Tag unter Belastung. Zur Aufklärung der materiellen Struktur steht viel medizinische Technik zur Verfügung. Der Abbau der Struktur als Bandscheibenschaden geschieht wie in den anderen Bereichen der Wirbelsäule auch. Die Halsbandscheiben sind nur kleiner als in den darunter gelegenen Abschnitten und eingeklemmte Nerven sind einfach auch „nervig", da doch der Kopf immer getragen werden muss und eine dreidimensionale Beweglichkeit verlangt. Alle Muster der **PKA** sind anzusehen: Das **Herzmuster** sollte Beachtung finden, wenn Angst beteiligt sein könnte, also immer. Da die 3D-Beweglichkeit eine große Rolle spielt, sind Drehmomente wichtig und das **Asymmetriemuster** nahezu immer mit beteiligt.

216 Konflikte und damit verbundene Affekte und Gefühle „verkörperlichen".

217 Die sichere Überzeugung, dass der eigene Körper den gegenwärtigen Lebensaufgaben auch mit Handicaps genügen kann.

218 Die bewusste und auch unbewusste Sicherheit in der eigenen Wirkung in einer Beziehung, sodass kein erheblicher Zweifel an den eigenen Handlungen und Motivationen besteht. Der wechselseitige Austausch auf allen Beziehungsebenen findet gleichwertig und auf Augenhöhe statt und kann gut ausgehalten werden.

Es ist nicht so einfach, sich aus dem Nichts über Nacht daran gewöhnen zu müssen, dass der Hals ab jetzt nicht mehr gut funktionieren will und andauernd zu spüren ist – drückend und brennend, zwischen den Schulterblättern und trotz der Massage oder der manuellen Therapie. Die Schmerzen erzwingen ohne Zweifel ein unangenehmes Erleben des eigenen Körpers. Muss diese Erfahrung aber auch eine unendliche Geschichte werden?

6.3 Syndrome der Gelenke, Muskeln und Sehnen

6.3.1 Schulter – Impingement, PHS-Syndrom[219]

Der Facharzt für Orthopädie spricht von einer „Kalkschulter", von Enge-Syndrom, eingefrorener Schulter (Frozen Shoulder), Riss der Bizepssehne und der Muskelsehnenhaube der Schulter (Rotatorenhaube). Abzugrenzen sind Unfallverletzungen wie Schultereckgelenksprengungen[220], regionale chronische Schmerzsyndrome, Einengung der Nerven am Schulterblatt oder angeborene Anomalien der Halswirbelsäule und Schultergelenke.

Das Häufigste ist oft auch das Schwierigste – der Bezug der Funktionen der Schultergelenke zum Körper: Die Schultergelenke haben vergleichbar mit den Hüftgelenken die Aufgabe, Lasteinleitungen zwischen den Armen und dem Körper zu vermitteln. Sie sind aufgrund der vielfältigen Greiffunktionen der Arme mit einem großen, über die Muskulatur und das Gelenk geführten Bewegungsumfang ausgestattet. Alle Kraft geht von der Mitte aus – so die Grundregel des Menschen –, und das meint die energetische Mitte des Rumpfes. Hinten ist es der Brust-Lenden-Übergang und vorn sind es die Oberbauchorgane. Es gelten für die Schultergelenke und Arme die gleichen Bedingungen wie für die Bandscheiben der Wirbelsäule. Ohne eine allgemeine Harmonie[221] zwischen allen psychologischen und körperlichen Strukturen funktionieren sie nicht und verändern selbst ihre Struktur. In der Regel werden sie von der wissenschaftlichen Medizin als

219 Engl.: Zusammenstoß. Gemeint ist nach Ansicht der wissenschaftlichen Medizin die Störung des harmonischen Eintauchens des Oberarmkopfes unter die Schulterblatthöhe beim Abspreizen des Armes mit Quetschung der dafür verantwortlichen und steuernden Muskeln der Muskelsehnenhaube (Rotatorenhaube) des Schultergelenks. Beim „Zusammenstoß" werden die Weichteile (Rotatorenhaube) zwischen Oberarmkopf und Schulterblatthöhe gequetscht. PHS ist die Abkürzung des früheren unspezifischen Begriffs einer Periarthropathia humeroscapularis (Gelenkumgebungserkrankung Oberarmkopf-Schulterblatthöhe) und wird auch bei einer steifen Schulter verwandt.

220 Verletzung des Gelenks zwischen Schlüsselbein und Schulterblatt z. B. bei einem Sturz auf den Arm.

221 Man könnte auch von einer „Artenvielfalt" sprechen, mit der sich gute und schlechte Impulse die Waage halten – auch wir sind innerlich wie der „Regenwald" angelegt, behandeln ihn aber oft genauso schlecht wie den im Makrokosmos dieser Welt. Wir unterscheiden nur noch wenige Grautöne, greifen innerlich an, laufen weg oder erstarren. Die Vielfalt zwischen richtigem Weinen und richtigem Lachen schmilzt ein wie die letzten Gletscher der äußeren Welt.

eigenständig und nicht im System erkrankt aufgefasst. Bei Beschwerden werden deshalb Therapien an Knochen, Knorpelflächen und Sehnen vorgenommen.

Typisch geraten die Schultergelenke unter Druck, wenn die Wirbelsäule bocksteif wird. Schultern signalisieren dann oft sogar noch vor dem Rücken, dass es ihnen „schlecht geht". Sie schmerzen oft auch in der Nacht und verwehren das Liegen auf der jeweiligen Seite. Unter Belastung kann die Empfindung sogar auch mal geringer werden; öfter sind aber Beweglichkeit und mechanische Nutzung unangenehm schmerzhaft eingeschränkt.

Rechts besteht ein besonderer Bezug zum Oberbauch. Die Nervenversorgung vom Zwerchfell und Oberbauch kommt über einen der „Schluckaufnerven" (Nervus phrenicus/Vagus) aus den Halssegmenten 3–5 des Rückenmarks (Nervus phrenicus), die auch die Schultergelenke versorgen. Auf beiden Körperseiten kann *psychischer Stress* unterschiedlich Einfluss nehmen: Rechts wirkt er typisch über die Leberseite, sodass Wut und Ärger, gerade auch zurückgehaltene oder nicht ausdrückbare Wut, zur Schultersteife führen können (Merke: Rechte Schulter – Leberschulter).

Ich erinnere mich an eine Mutter, deren jugendliche Tochter die von der Familie für sie gewünschte Drogenentzugsbehandlung einfach abgebrochen hatte. „Ich könnte sie dafür erschlagen, aber es ist doch meine Tochter! Natürlich darf ich das nicht", formulierte sie ihre eigene Hilflosigkeit. Ihr „Es" entsprach dem Konflikt zwischen Gewissen und Affekt, während ihr „Ich" im Handeln erstarrte. Ihr Körper drückte es auf seine Weise in der steifen Schulter drastisch aus.

Nicht weniger dramatisch und unangenehm sind Herz- und Oberbauchfunktionen an der Empfindung und körperlichen Reaktion im linken Schultergürtel beteiligt. Bei Herzerkrankungen und Reizdarm finden sich oft auch Beschwerden der Schultergelenke; sie sind nicht immer einfach von Nervenquetschungen bei Halsbandscheibenschäden abzugrenzen. Die Faustregel besagt, dass Schmerzen vor dem Kapuzenmuskel (Musculus trapezius) mehr der Schulter, dahinter, brennend und bohrend zwischen den Schulterblättern gefühlt (Schulterblattheber/Musculus levator Scapulae), mehr der Halswirbelsäule zuzurechnen sind (Merke: Linke Schulter ist Herz- und Darmschulter).

Für den Prozess ist wie immer die Spannungsverteilung am ganzen Körper anzusehen. Auch hier kann ein **Herzmuster** überraschen, zumal auf der rechten Seite. Auch ein Schulterschmerz kann das Zeichen einer Durchblutungsstörung des Herzens sein. Es gibt typische Bezüge der Unterkiefer (Zähne 4/6 und 3/6) auch ohne Eiterung der Wurzeln, wenn mit den Kiefergelenken asymmetrisch (kindliches Muster, frühe Störung, oft bei

Stress) verbissen wird (CMD[222]). Dann kann der Spannungsschmerz im Nacken, der die Schultern meist einseitig einbezieht, oft erst nach einer zahnärztlichen Behandlung geringer und aushaltbarer werden.

Der Prozess, die Beziehungsebenen, ihre Schatten und Verknüpfungen, traumatische Erfahrungen und ihre Reinszenierungen können kompliziert, langwierig, mitunter und durchaus nicht selten „unlösbar" sein. Dann sind Kompromisse am Körper und Geist auszuhandeln, um bleibende Handicaps wenigstens aushaltbar zu machen und zu integrieren. Oft geht es nicht ohne Physiotherapie, manchmal nicht ohne Psychotherapie, wenn die Schultergelenke nur ein kleiner und vordergründiger Teil eines übergeordneten *Prozesses* sind. Übende Verfahren wie eine Yogapraxis sind im chronischen Verlauf immer wertvoll und wirksam, wenn sie denn vom Patienten angenommen werden.

6.3.2 Sehnenschmerzen

Sehnenschmerzen entstehen nach einer Muskelverletzung an deren Ursprüngen und Ansätzen. Muskeln verletzen ohne direktes Trauma („Pferdekuss") bei Überlastung, wenn sie unter Anspannung plötzlich oder bei schwacher, nicht gut trainierter Muskulatur oder immer wieder erschöpfend überdehnt werden. Dann kann der Muskel entweder einreißen (Muskelfaserriss) oder im chronischen Verlauf einer Überlastung entsteht die Reizung an seinem Ursprung oder Ansatz. Muskeln arbeiten in funktionell verknüpften Ketten am Körper. Ein „Tennisellenbogen" entsteht, wenn dem zugreifenden Arm die rumpfmuskuläre Unterstützung fehlt, was häufig bei einem strukturellen Schaden wie der Bandscheiben oder Fehlfunktionen der Lendenwirbelsäule der Fall ist. Dann kann eine wiederholte Dehnung des gespannten Muskels zur Reizung am Ursprung, am äußeren Gelenkknorren des Oberarmkopfes am Ellenbogen führen.

Der Therapeut sollte sich im *chronischen Verlauf* von „Tennisellenbogen" immer die Funktionen und ggf. die Struktur der Lendenwirbelsäule ansehen. Die Schmerzoperation ist „out"; Injektionen mit Cortison oder Stoßwelle sind lokale Schmerztherapien, nicht ursächlich, aber den Schmerz behandelnd. Später kommt der Patient dann wegen „Rücken" wieder – für viele Therapeuten und die Medizin der Neuzeit scheinbar eine weitere *nicht verbundene Erkrankung*.

222 CMD: Craniomandibuläre Dysfunktion; Funktionsstörung der Kiefergelenke und ihrer Muskeln bei Stress, Angst und vor allem nach den meisten frühen Störungen (siehe dort). Eine Kieferasymmetrie ist auch häufig im Rahmen der Abspaltung („Dissoziation") als Traumafolgestörung anzutreffen.

Am großen Rollhügel, dem hüftnahen, nach außen gerichteten Vorsprung des Oberschenkelknochens, ist es ähnlich: Der Lastarm vom Bein ist erheblich und erreicht ein Mehrfaches des Körpergewichtes. Der Kraftarm ist kurz und mit kräftigen Gesäßmuskeln ausgestattet, die funktionell mit der Lendenwirbelsäule und deren Muskelketten verknüpft sind. Aufrechte Haltung, Stand und Gang, Laufen, Springen und Klettern als Ausführung der bewussten Bewegungsmotivation stellen Rechenanforderungen an den unbewussten Teil des zentralen Nervensystems wie beim Landeanflug eines Flugzeuges. Eine Überlastung unter Anspannung[223] durch Stress mit wirksamen **Asymmetrie-**, **Herz-** und **Lebermuster** ist die Regel. Der Anlass ist aber oft lapidar wie das morgendliche Aufstehen oder das Aussteigen aus dem Auto.

Die Angst vor einer Operation oder vor allem einer schlimmen Erkrankung kann auch mit einer „bewussten Fehldiagnose" wie *Schleimbeutelentzündung* „geheilt" werden. Manchmal funktioniert es tatsächlich, und mich wundert es immer wieder, dass dieser Begriff von den meisten Menschen verstanden wird, obwohl es nicht deren Erfahrung gewesen sein kann. Die Geschichte vom „Schleimbeutel"[224] muss wohl oft in der Medizin herhalten. Bei schwachen und alten Menschen kann eine Röntgenreizbestrahlung am Hüftgelenk helfen, wenn nicht mit einer Krankengymnastik die Funktionen der Wirbelsäule und Hüften zu verbessern sind. Mitunter besteht eine Arthrose im Hüftgelenk, und die Bilanz der Lebenswünsche lässt zum operativen Gelenkersatz raten. In anderen Verläufen kombinieren darüber hinaus eine Stoffwechselstörung und Bandscheibenschäden der Wirbelsäule. Der unangenehme bohrende Schmerz im Gesäßmuskel, den Therapeuten gern tief mit ihren gebeugten Fingergelenken wegmassieren wollen („Friktionsmassage"), ist auch ein Hinweis auf die gestresste Nervenwurzel V der Lendenwirbelsäule.[225]

„Fersensporn", als eine Einzelerkrankung, ist ein häufiges Erklärungsmodell für Fersenschmerzen; und wenn man diesen *Sporn* auch noch im Röntgenbild sieht ...! Die Fußbinnenmuskulatur ist bei den meisten Menschen ausreichend stark und mit ihrer stetigen Nutzung nur bei neurologischen Erkrankungen, arterieller Verschlusserkrankung, zerstörendem Gelenkrheuma oder nach Unfallverletzungen vermindert. Das häufige Symptom tritt aber öfter bei übergewichtigen Menschen ein, die darüber hinaus auch einen Verschleiß der Lendenwirbelsäule, Stoffwechselstörungen und Stauungen der Beine aufweisen. Dann können, mit oder ohne Sporn im Röntgenbild, Fersen- und Fußschmerzen eintreten. Die Füße sind aber doch nicht ganz allein und „unabhängig" vom Körper.

223 Exzentrische Belastung. Zusätzlicher und plötzlicher Zug auf einen bereits vorgespannten Muskel ist der klassische Mechanismus für eine Muskelverletzung.

224 Flüssigkeitsgefüllter Gleitbeutel zwischen hartem Knochen und Muskeln, Sehnen oder der Oberhaut.

225 Friktion: Reibungsmassage in der Gewebetiefe. (Musculus) Piriformis-Syndrom. Therapeuten sollten beachten: Auch mit guter Absicht macht die Körperdosis das „Gift" und ein Patient sollte keine Angst vor dem Wiederholungsbesuch haben!

Grundlegende Therapien sind deshalb immer auch Ernährungs- und Trainingstherapie, Krafttraining für den Rumpf und Yoga. Das wiederum möchte kaum ein Patient akzeptieren: „Es ist doch nur die Ferse!" Vor allem könne man kaum noch laufen, und dies schon mehr als drei Monate. Spritzen hätten nur kurzzeitig geholfen, und die Spezialeinlagen würden drücken.

Nicht wenige Patienten bemerken, dass sie jetzt (50+) von ihrer Kindheit „schmerzhaft eingeholt" werden: überstreckbare Kniegelenke, Einknicken im Rückfuß, was wie beim Plattfuß aussehen kann, eine Großzehe, die nach außen strebt mit einem Knochenwulst am ersten Mittelfußknochen und Hammerzehen sprechen für eine *frühe kindliche Neurologie*. Mit Reizdarm kann zusätzlich ein Vitamin-B12-Mangel eingetreten sein. Auch eine Unterfunktion der Schilddrüse mit Stauungen der Beine kann vorliegen oder sogar eine autoimmune Erkrankung wie bei entzündlicher Schilddrüse (Hashimoto) eingetreten sein. Unter diesen Umständen schlafen die Füße ein, kribbeln in der Nacht, fühlen sich heiß an und man hat „unruhige Beine". Krämpfe der Muskulatur und deren Schwäche begrenzen die täglichen Wegstrecken – der Fersenschmerz ist nur eins von alldem.

Folgt der Therapeut dem Grundmodell, findet er eine Verletzung der Fußbinnenmuskulatur unter Belastung („exzentrische Belastung") und damit den Sehnenansatzschmerz (mit oder ohne Sporn im Röntgenbild). Das **Leber-** und **Stoffwechselmuster** ist immer im längeren Verlauf über mehrere Monate dabei. In der jüngeren Zeit sehe ich in der orthopädischen Praxis immer mal wieder einen Patienten, bei dem es mit „Fersensporn" angefangen hat. Trotz vielerlei Therapie halten die Schmerzen an; Schwellungen der Fußwurzel und der Weichteile des Fußes nehmen zu. An Belastungen des Fußes ist dann nicht mehr zu denken. Schließlich weisen Schichtaufnahmen (MRT) des Fußes auf Ödeme[226] und Umbau der Knochen, nicht nur der Ferse. Was tun? Oft sind Männer in mechanisch anfordernden Berufen, meistens mit mittelschwerer und schwerer körperlicher Arbeit, betroffen. Häufig kombinieren ein schlechter Zahnstatus, Nikotinkonsum (>20 Zigaretten am Tag), Fastfood-Ernährung[227] und eine „Apfelform" des Übergewichts am Rumpf. Am Fuß ist es dann manchmal wie beim „Charcot-Fuß"[228], einer primären Erkrankung des Diabetikers. Nervenschaden und Durchblutungsstörung führen zu einem Abbau der Knochen- und bindegewebigen Struktur. Fußschmerzen aller Art sollten immer auch nach **Stoffwechsel-** und **Lebermuster**, Konsumgewohnheiten, Ernährungs- und Trainingszustand schauen lassen.

226 Flüssigkeitseinlagerung im Gewebe und am Knochen, ein Zeichen des Abbaus.

227 Bspw. auf Montage von Mo–Fr: Frühstück mit Weißbrot, Wurst und Cola, Mittag das Gleiche und am Abend Aufbackpizza oder Dosenravioli, später Kekse und Schokoladenprodukte. Ein Klischee? Ich beobachte seit Jahren, was Menschen an der Kasse vor mir auf das Förderband legen!

228 Benannt nach Jean-Martin Charcot, französischer Neurologe. Als neurologische Gelenkerkrankung (Neuroarthropathie) auch von Herbert William Page, englischer Arzt, beschrieben.

6.3.3 Knieschmerzen

Die Kniescheibe verbindet als Sesambein den Sehnenansatz am Schienbein mit der vorderen Oberschenkelmuskulatur. Mit ihrer Lage vor der Knieachse verbessert sie die Hebelwirkung der Streckmuskulatur. Die Hauptaufgabe der Streckmuskulatur der Beine ist die kontrollierte Bremsbewegung für das harmonische Gehen. Sie dehnt sich dabei unter Anspannung (exzentrisch). Die Fortbewegung im aufrechten Gang, beim Klettern, Springen, Laufen – barfuß und in dicken Winterstiefeln –wird im *zentralen Nervensystem* koordiniert. Wie für jede Aktion des Körpers im Wachzustand gilt auch hier die enge Verbindung von Wahrnehmung, Motivation, Affekt und Handlung. Zurückgegriffen wird dabei auf ein reichhaltiges Arsenal gespeicherter Bewegungsabläufe in den verschiedensten Lebenssituationen. Manches wurde unter dramatischen Umständen erlernt, z. B. auf der Flucht vor Gefahr, anderes wiederum ist mit Lust und Freude verbunden, wie bspw. ausgelassenes Tanzen. Diese komplexen Beziehungen bleiben auch bei Fehlfunktionen, nach Unfällen oder Operationen und im Alter mit allgemeiner Schwäche erhalten.

Klagt ein Patient über Kniescheibenschmerzen, können über die lokale Erscheinung hinaus alle Umstände untersucht werden, mit denen die Empfindung eintritt. In der fachorthopädischen Sprechstunde wird dabei viel Wert auf eine korrekte Anatomie gelegt. Die Röntgenaufnahme zeigt oft eine Dysplasie[229], eine Abweichung von einer idealen anatomischen Lage oder Form des Knochens.

Als vordergründiges Symptom treten die Beschwerden vor allem bei *jungen Frauen* in der Adoleszenz ein. Schon die altvorderen Orthopäden noch vor der Zeit minimalinvasiver Operationstechniken wussten über den Zusammenhang dieser Reifungs- und Wachstumsphase mit ihren schmerzhaften Empfindungen – Chondropathie („knorpelkrank") genannt. In der Regel findet der Arzt hier weder auf der normalen Röntgenabbildung noch im MRT-Bild einen anatomischen Schaden. Insoweit passiert es nicht selten, dass er die Kniescheibe selbst aufs Korn nimmt: Sie stehe etwa zu hoch oder es fehle auch Gelenkschmiere. Die Altvorderen haben vielleicht auch so gedacht, aber aus ihrer Zeit kommt noch eine erstaunliche weitere Deutung: „Knieschmerzen" bei jungen Frauen in der Adoleszenz hätten nämlich etwas mit der Liebe zu tun. Also Finger weg vom jungen Schmerzknie, und vor allem nicht hineinspritzen oder mit einem persönlichen ärztlichen Erklärungsmodell operieren!

229 „Dysplasie" ist Originalton Arzt, in der Regel falsch und ein persönliches Erklärungsmodell des Therapeuten. Nur wenn die Kniescheibe immer wieder herausspringt („luxiert"), ist die Röntgenannahme auch in der Patientenrealität angekommen.

Sofern allerdings die Kniescheiben immer wieder herausspringt (*luxiert*), kann dennoch eine Operation erforderlich werden.

Ein Beispiel: Lisa ist 15 Jahre alt. Seit einem Jahr klagt sie immer wieder über Schmerzen der Kniegelenke. Zuerst war nach einem Sportunfall bei einem Volleyballspiel das rechte Knie betroffen. Der Chirurg hat geröntgt, mit einer Bandage versorgt, Physiotherapie und Ibuprofen verschrieben und vom Sport freigestellt. Mehr als drei Monate hielten die Beschwerden an, dann zeigt die MRT ein nahezu unauffälliges Gelenk. Über eine Operation wird nicht diskutiert, und irgendwann sind schließlich auch die Beschwerden weg. Aber „wie über Nacht", ohne Unfall und noch in der Zeit der Sportbefreiung schmerzt plötzlich das andere (linke!) Knie – vor allem die Kniescheibe. Zwischenzeitlich werden sogar Unterarmgehstützen notwendig, um die Schule zu erreichen. An Sport ist nicht mehr zu denken, und wieder liegt die junge Patientin nachts wach mit Schmerzen. Die medizinische Diagnostik mit Röntgen und Schichtaufnahme (MRT) ergibt wie am rechten Kniegelenk keinen krankhaften Befund. Es ist wie verhext!

Lisa ist verzweifelt, die Eltern sind ratlos. Die Ärzte ebenso. *Physiotherapie* ist die vorläufige Rettung, außerdem wird ein Beckenschiefstand ausgeglichen, Einlagen für die Füße werden verordnet, die Fehlhaltung der Wirbelsäule wird immer wieder korrigiert. Solange die Physiotherapie anhält, sei alles gut, bestätigt Lisa, als sie schließlich mit ihrer Mutter bei mir in der Sprechstunde landet, aber nach deren Abschluss träten die Beschwerden wieder auf. Außerdem beklagt sie nun auch Kopfschmerzen und Schlafstörungen, Armspannungen und „Nacken-Hals". Die Mutter ist besorgt, aber auch ratlos und fragt nach einem „Kniespezialisten", vielleicht in einer Universitätsklinik? Lisa schweigt beim Vortrag der Mutter, sieht sogar auf ihr Handy, wirkt fast gelangweilt. Auf ihre Schmerzen angesprochen, meint sie, es habe sich überhaupt nichts verbessert. Im Gegenteil, alles sei noch viel schlimmer geworden! Ob es nicht stärkere Schmerzmedikamente gäbe, fragt sie genervt und betont gleich energisch, dass sie sich aber keinesfalls operieren lassen wolle.

Exkurs: Der *leicht aggressive Impuls*, der im Verhalten von Jugendlichen beim Arzt ausgelöst werden kann, ist ein wichtiges Signal, zwar sorgfältig, aber behutsam zu untersuchen. Die Adoleszenz ist ein fragiler Lebensabschnitt: Ganz viel Erleben drückt sich im Körper aus; von der Gelassenheit eines Erwachsenen ist man noch weit entfernt. Der subjektiven Not und Verzweiflung stehen überstarke Bedürfnisse und Forderungen gegenüber, manchmal im schnellen situativen Wechsel. Da können Mutter und Arzt schon mal „abgewatscht" werden, und im nächsten Moment „switcht" man dann doch wieder in ein kindlich regressives Muster der Bedürftigkeit nach Zuwendung. Das Verhalten erscheint aber nicht beliebig, auch nicht nach Plan inszeniert, obwohl man es annehmen könnte. Die „Ich"-Funktion zeigt sich vor allem in der *sprachlichen Kommunikation*; wird sie in der schweigend vorgenommen körperlichen Untersuchung unterbunden, kann über die Körpersprache der Zugang zur grundsätzlichen Steuerung aufgesucht werden.

Gerade für Teenies ist es äußerst unangenehm, sich ausziehen zu müssen; die Schamgrenzen sind unbedingt zu beachten! Weder vor noch nach der Adoleszenz ist das Setting der *körperlichen Untersuchung* so vorsichtig abzuwägen. Die Körpermuster der **PKA** verlangen auch nicht unbedingt das Entkleiden bis auf die Unterwäsche. Bewegungsprüfung und Spannungsverteilung können auch mit Hose und Shirt erfolgen. Ein Kopftuch kann aufbehalten werden, mitunter sollte aber das Ohr einsehbar sein. Für Bauch und Rücken ist das Shirt anzuheben oder die Kleidung zu verschieben. Die Hüfte und die Knie sind auch mit Leggins gut auf Kapselmuster zu prüfen. Die Füße ohne Strümpfe verraten auch die neurologische Steuerung der Beine, und die Sprunggelenke und ihre Umgebung zeigen ggf. Stauungen an.

Die Finger sind immer wichtig, ebenso die Streckseite der Ellenbogen. Trockene Haut über den Streckseiten der Ellenbogen ist ein immunologisches Hautzeichen; nach der Beobachtung über Jahre erscheint sogar eine Korrelation zu einer gestörten Cortisol-Regulation des Stressstoffwechsels möglich. Finden sich derartige Hauterscheinungen, ist es angeraten, auch nach Zeichen für Reizdarm, Druck der Kiefergelenke, Spannungsverteilung der Angst (Herzangst) und die Reflexaktivität zu untersuchen. In der Regel werden Störungen entdeckt. Die Fingergelenke sind ein ebensolcher Seismograf – auch beim Jugendlichen und jungen Erwachsenen – für eine entzündliche Aktivität und Anspannung im Körper. Später, beim Erwachsenen, kombinieren diese Erscheinungen auch mit einer Ansammlung von Körperflüssigkeit als Stauung in Händen, am Unterschenkel und an den Füßen.

Zugegeben: Es mag mühsam klingen, diesen klinischen Indizien nachzugehen. Sie legen aber die Fährte, sind die Mosaiksteine, mit denen das momentane Bild, aber auch der Prozess kenntlich wird. Wie einfach aber auch oft nichtssagend sind hingegen Blutbild und Ultraschalluntersuchung des Bauches oder der Gelenke. „Mein Blut, der Blutdruck und der Ultraschall vom Bauch sind in Ordnung. Es ist alles gut, sagt mein Hausarzt." Der klinische Befund kann aber eine völlig andere Sprache sprechen.

Lisas Jeanshose ist „destroyed"; das Loch am Knie ist auch so groß, dass ich gut an das Knie herankomme, ohne dass die Hose ausgezogen werden muss. Der Schultergürtel ist „verspannt", asymmetrisch unterscheiden sich rechte und linke Körperseite in der Muskelaktivität und dem Reflexverhalten. Die Zunge ist gestaut mit Zahneindrücken, die Kibler-Falte der Rückenhaut auf beiden Seiten und betont in der Leberzone nicht schmerzfrei zu bewegen. Der Oberbauch ist über dem Sonnengeflecht (Solarplexus) gespannt schmerzhaft.

Mit dieser vegetativen Steuerung werden Wirbelsäule und Gelenke in die Spannungsmuster einbezogen. Spannungsmuster des Körpers haben immer eine Verbindung zur Affektregulation, sind auch situativ, nicht zufällig, oft auch systematisch, aber eben keine konstanten Phänomene. Besteht ein bewusster oder unbewusster Konflikt aber schon über einen längeren Zeitraum, passt sich die Gewebestruktur an. Werden die normalen Lebensaufgaben des Jugendlichen – die überwiegend mit Sitzen in der Schule, Sitzen an den Hausaufgaben, Sitzen mit dem Smartphone, Sitzen abends vor der Serie im Fernsehen verbunden sind – plötzlich unterbrochen mit Schulsport, Fitnesstraining, Sprint zum Bus oder Tanzen am Wochenende, dann antwortet der Körper oft ziemlich ungehalten mit *Reizreaktionen*, die üblich einem Gelenk oder der Wirbelsäule in die Schuhe geschoben wird, wo mehr oder weniger zufällig ein Spannungsmaximum eingetreten ist. Die ausbleibende „Spontanheilung" führt dann in die Medizin.

Beileibe sind nicht alle Jugendlichen hoch empfindlich – eher im Gegenteil, zeigt die Beobachtung. Der Körper ist ja noch ziemlich „neu", es besteht quasi noch Garantie, und so kann er auch viel aushalten. Vieles verschwindet von allein, wie es gekommen ist. Bei Lisa scheint aber der Bogen überspannt, und das lässt mich aufhorchen. Die überraschte Mutter gibt ihre Einwilligung, selbst auch untersucht zu werden. Sie hat im Mutter-Tochter-Bezug wie erwartet die gleichen Spannungsmuster und damit auch Stress- und Reizdarmzeichen. Bei ihr werde allerdings schon seit zwei Jahren eine Unterfunktion der Schilddrüse behandelt. Auch ihre Mutter habe schon eine Unterfunktion der Schilddrüse gehabt.

Lisas Mutter ist 44 Jahre alt und sonst eigentlich gesund. Ihr 22-jähriger Sohn, Lisas großer Bruder, mache ihr allerdings schon lange *Sorgen*: Er habe das Gymnasium „geschmissen" und jetzt schon seine dritte Lehrstelle angefangen. Er rauche zu viel und lasse sich nichts mehr sagen. Außerdem habe sie oft Angst, wenn er mit seinem Motorrad unterwegs sei. Ein Freund von ihm sei im letzten Jahr schwer verunglückt und immer noch in Behandlung. Ihr Mann sei kaum zu Hause, habe Stress am Arbeitsplatz und schon länger Bluthochdruck. Es komme häufiger zu *Streitereien*, auch über die Kinder. Die Überforderung beginne da, wo sie sich zusätzlich um die eigenen Eltern kümmern müsse. Inzwischen mit diversen „Problemchen" wie Arthrosen der Kniegelenke, Schilddrüse und vor allem beginnender Demenz – bei Vater und Mutter – belastet, komme es auch dort häufiger zum Streit, den sie dann schlichten müsse.

Was hat das nun alles mit Lisa zu tun? Sie ist Teil eines komplexen familiären und sozialen Gefüges, in dem der „normale" Wahnsinn des Lebens wie in einer Vorabend-Fernsehserie abläuft. Ihren *adoleszenten Aufgaben* der Reifung, wie selbstständig zu werden, Gefühle und Affekte ordnen zu lernen, Selbstwert zu entwickeln („Ich"- und „Selbst"-Funktionen), ist das Mädchen durchaus gewachsen. Es besteht keine psychische Erkrankung. Konflikte in der Schule, erste sexuelle Kontakte, Konflikte und Sorgen, Angst und Aggressionen in der Familie gilt es aber obendrein zu integrieren. Es sind komplexe Aufgaben, für die ja auch mehrere Jahre des Lebens zur Verfügung stehen. Lisas Körpersymptome spiegeln ihre Beanspruchung des Stoffwechsels, vor allem im Bauch, und die Verspannungen der Muskulatur in enger Verbindung zu ihrer *emotionalen Konstitution*. Vielfältige Lern- und Anpassungsprozesse wollen erfahren und integriert werden, sodass ihre Erinnerung als Werkzeug für Lebensaufgaben zur Verfügung steht.

Trotz vielfältiger Symptome, die am Körper auf Störungen weisen, muss aber an keiner Stelle zwingend interveniert werden. Im Dreiergespräch wird die Anspannung markiert, die Mutter und Tochter miteinander teilen. Sie sitzen quasi in demselben Boot, haben aber völlig unterschiedliche Bilder im Kopf und auch ganz andere Lebensaufgaben. Für Lisas Symptome reicht zunächst das Gespräch, meine *Zeugenschaft* als Arzt für die tatsächliche körperliche und psychische Betroffenheit – und die Erkenntnis, dass auch ihre Mutter leidet. Darüber haben beide bisher noch niemals sprechen können; Lisa fühlte sich bislang allein in der „Opferrolle".

Ein paar Monate später haben sich neue Gleichgewichte eingestellt: Lisa nimmt am Sport teil und nutzt die Kniebandage. Ihr neuer Freund will sie auch zum „Bouldern" verführen. Ein paarmal sei sie schon mit ihm da gewesen und es mache ihr „total" viel Spaß. Von den Kniegelenken erzählt sie nicht, und deshalb frage ich auch nicht nach. Ein bisschen kann man auch für die Liebe aushalten. Über körperliche Nachteile erzählen zu müssen, verletzt auch Schamgrenzen, die unsere Außendarstellung absichern hilft. Der Körper wird es schon selbst erzählen, wenn er es nicht mehr aushalten kann. Lisas Ernährung enthalte jetzt jedenfalls weniger FODMAP[230]-Inhalte, und sie müsse sich nicht mehr mit so viel mit Zuckerwaren belohnen wie zuvor, erzählt sie. Die Spannungskopfschmerzen seien deshalb wohl auch seltener geworden. Die Spannungen am Bewegungsapparat sind moderat, wie am Abschluss der schnellen Wachstumsphase zu erwarten. (Frauen wachsen etwa vom Eintritt der ersten Regelblutung an noch für ca. zwei bis drei Jahre. Danach sind Schiefhaltungen und Spannungen nicht mehr auf das schnelle Wachstum zu beziehen.)

230 Fermentierbare Oligosaccharide, Disaccharide, Monosaccharide und Polyole (Zuckervarianten!).

Was wird nun mit den Kniegelenken? Wir lassen es mal offen; gegenwärtig muss die Medizin nicht eingreifen. Es ist alles besprochen: Der Prozess ist charakterisiert und enthält genügend klinisches Material und zum Teil auch etwas Sprengstoff für den weiteren Verlauf. Als Therapeut bin ich gut beraten, nicht „böse Fee" zu sein und negative Bilder zu malen.

6.3.4 Fußschmerzen

Kinder haben Knickfüße, Senkfüße, manche Hohlfüße und wieder andere Knick-Senk-Spreizfüße. Die Fußformen bilden wie die angeborene Konstitution die *zivilisatorische Anpassung* des Menschen ab. Ob 20 oder nur 2 Kilometer am Tag zu Fuß gegangen werden, drückt sich am ganzen Körper aus. Wie die Hände sind die Füße nicht unabhängig vom Körper und dessen Funktionen, auch wenn Fußschmerzen als eigenständige Erkrankungen gedeutet werden können.

Anders verhält es sich bei angeborenen schweren Verformungen wie dem Klumpfuß. Die medizinische Therapie ist mit der Diagnose sofort nach der Geburt notwendig. Sichelfüße[231] korrigieren sich oft von allein, sind aber wie der Klumpfuß auch ein Hinweis auf eine frühkindliche neurologische Störung. Meistens ist die Nervenversorgung der Beine reduziert. Die Muskeln erhalten nicht genügend fördernde Impulse und die Gewebe werden nicht ausreichend ernährt; eine wichtige und oft vergessene Funktion der Nerven und vor allem auch des vegetativen Nervensystems. Wer mal die Gelegenheit hat, eine Extremität mit einer Lähmung anzusehen oder gar anzufassen, wird den Unterschied zu seinem eigenen normalen Bein schnell bemerken: Das gelähmte Bein ist nicht nur dünn, Haut und Unterhaut sind es auch. Die Durchblutung scheint eingeschränkt, manchmal werden mehr Haare ausgebildet und die Oberfläche ist rau und nicht weich wie eine gesunde Haut. Mitunter schwillt auch das Bein an, dann finden sich eindrückbare Schwellungen der Unterhaut. Extremformen sind immer einfach zu erkennen, nur nicht einfach zu behandeln. Die medizinische Therapie richtet sich darauf, das Handicap erträglicher zu machen und die Extremität auch mit Hilfsmitteln wie Einlagen in der Funktion zu verbessern.

Häufiger verstecken sich grundlegende Schwächen der Konstitution und neurologische Störungen hinter scheinbarer Normalität: Können die Kniegelenke weit überstreckt werden – nach vorn durchgebogen werden –, ist oft eine neurologische Beeinträchtigung vorhanden, die mit einer verstärkten oder verminderten Muskelspannung der Beine ein-

231 Vorfuß nach innen gerichtet (Adduktion, Pes adductus), Ferse nach innen gekippt (valgus).

hergeht. Manchmal ist die Fußsteuerung schlaff, dann scheint der Fuß im Stand innenseitig völlig auf dem Boden aufzuliegen, oder beide Beine fühlen sich wie „Gummibeine“ an: dünne muskelschwache „Baumelbeinchen“.

In jedem Fall handelt es sich um eine oft schon in den ersten beiden Lebensjahren zu beobachtende *neurologische Schwäche*. Die meisten Menschen kommen mit ihr zeitlebens aber ausreichend zurecht! Da es ohnehin in leichten Verläufen keine medizinische Therapie gibt, arrangieren sich Eltern und ohnehin das Kind. In den Untersuchungen beim Kinderarzt fallen sie auch kaum auf. Also alles gut? Nicht immer. Einlagen wären ein einfacher Kompromiss; die Eltern kämen zweimal pro Jahr in der Wachstumsphase, um sie anpassen zu lassen.

Grundsätzlich ist eine Einlagenversorgung nur dann sinnvoll und notwendig, wenn Fußschmerzen oder Schwielen durch Fehlbelastung eintreten. Dann wird der Schuh innenseitig abgelaufen. Man kann, muss aber nicht Einlagen verordnen: *Barfußlaufen* ist auch eine Option, und oft bleibt abzuwarten, wie sich alles entwickelt. Einlagen können eine krankhafte Fehlentwicklung der Beine in der Achse oder der Form des Fußes auch nicht verhindern. Sie unterstützen nur eine Schwäche des Beines und Fußes. In der Regel sind sie beim sonst gesunden Kind nicht notwendig! Liegt aber eine frühe neurologische Störung vor, die mit weit überstreckbaren Kniegelenken, Störungen der Bein- und Fußkoordination und mit einer nach außen drängenden Großzehe (Hallux valgus) einhergeht, muss dem Fuß geholfen werden. Gerade jetzt ist es wichtig, dass der Arzt mehr als nur den Fuß untersucht. Die grundlegende neurologische Störung sollte unbedingt *am ganzen Körper* Beachtung finden!

Irgendwann in der Pubertät wollen die Jugendlichen keine Einlagen mehr, weil sie zu „uncool“ sind und einen „Behindertenstatus“ kennzeichnen. Scham spielt eine entscheidende Rolle, aber auch die Abwehr scheinbarer Bevormundung von Eltern und Ärzten. Dem wird meist nachgegeben; letztlich muss ja auch der Jugendliche entscheiden, ob er sie trägt oder nicht. Was später übrig bleibt, können aber, meistens bei Frauen, Fehlstellungen der Großzehen sein. Man findet „Hallux valgus“ schon in der Adoleszenz und später häufiger ab dem 40. Lebensjahr. Oft sind bei Großmutter und Mutter ähnliche Fehlstellungen vorhanden. Die *operativen Möglichkeiten* sind allerdings in der modernen Orthopädie viel besser geworden. Die Resultate entsprechen zwar nicht immer den Erwartungen, aber die klinischen Ergebnisse sind viel, viel besser als noch vor 20 Jahren

Das grundsätzliche Problem ändert aber auch die moderne Fußchirurgie nicht. Sie kümmert sich in der Regel nicht um die Ursache und versucht, ein kosmetisch wie funktionell besseres Ergebnis zu erzielen als vor der Operation. Mehrere Umstände treffen bei Schmerzen, Fehlstellungen und Funktionsstörungen der Füße oft zusammen. Ohne ein *regelmäßiges Training* „verkümmern" die Füße nicht zuletzt wegen ständigen Sitzens: Die Lebensaufgabe der Beine ist nach wie vor das *Gehen zu Fuß*, aber genau das wird immer weniger gebraucht, wenn alle Welt nur vor dem Bildschirm sitzt. Im Vergleich: In der vorindustriellen Zeit sind die Menschen häufig 30 Kilometer und mehr am Tag gelaufen – heute sind es, wenn überhaupt, oft nur ein oder zwei Kilometer. 10.000 Schritte am Tag sind aus Sicht des Körpers beim noch Gesunden angemessen. Außerdem hat das durchschnittliche *Körpergewicht* zugenommen. Hygiene und Nahrungsfülle verlängern das Leben, aber der Körper ist immer weniger gut trainiert, oft sitzend und im Stress, fährt im Auto oder mit der Bahn, und die Nerven- und Muskelspannungen sowie Stauungen der Beine nehmen zu. Ein dicker Bauch, aber auch ein dünner mit Reizdarm, behindert den Blutrückstrom.

Die wissenschaftliche Medizin hat für Schmerzen am Bein verschiedene Namen und Ursachen. An der Schienbeinkante heißen sie Schienbeinkantenschmerz, der bei Sportläufern besonders „beliebt" ist. An der Ferse ist es der Fersensporn, der scheinbar den „Stachel ins Fleisch" drückt. An Fußwurzel und Mittelfuß sind es Stauungen und Reizungen der vielen kleinen Gelenke der Fußwurzel; besonders häufig betrifft es den Raum zwischen den Mittelfußknochen II/III mit Mittelfußschmerz (Metatarsalgie). Der Orthopäde setzt eine Erhöhung in der Einlage knapp vor die Reihe der Mittelfußknochenköpfchen, oder in der Schuhsohle wird der mittlere Bereich unter ihnen entfernt und seitliche Schienen des Schuhbodens[232] geformt.

Unangenehm ist allen gemeinsam, dass *empfindliche Nerven* einbezogen sind. Die Knochenhaut der Schienbeinkante ist ebenso sensibel wie die Fußbinnenmuskulatur, deren Überlastung zum Sehnenansatzschmerz innen an der Ferse führt. Der Fersenspornschmerz ist tatsächlich so etwas wie ein „Tennisellenbogen" an der Fußsohle. Fersensporn, Mittelfußschmerz, Einsinken der Fußgewölbe, breiter werdende Füße und „schwere Beine" sind auch die Fußerkrankungen der Wechseljahre bei Frauen. Sie stehen den Kniebeschwerden kaum nach, oder beide treten zusammen auf. Ihr dritter Partner im Bunde ist der Rückenschmerz. Später wird der spinale Nervenkanal in der Wirbelsäule etwas enger und der Neurologe nennt es „Neuropathie" (nervenkrank), wenn stumpfförmige Missempfindungen der Unterschenkel hinzutreten und die Eigenreflexe an den Beinen nicht mehr auslösbar sind.

232 Schuhzurichtung bei Mittelfußknochenschmerz.

Ist das alles pauschal eine Folge der Zivilisation und von zu wenig Zu-Fuß-Gehen? Nein, nicht alles: Der Bauch ist auch zu dick, weil zu viel energiereiche Nahrung im Verhältnis zum Verbrauch aufgenommen wird. Der Stress führt häufig zu einer reduzierten Verdauungsleistung mit Stauungen in den Beinen. Über die Wege vom Stress in den Körper und seine Folgen im Körper ist genügend in den Kapiteln über die Körpermuster gesagt worden.

Ein Trainingsmangel, sprich: Bewegungsmangel, und reduzierte Kraft des Körpers, mangelnde Ausdauer und Geschicklichkeit machen sich auch an den Beinen bemerkbar. Haben demnach Mann, Frau oder Divers Fersensporn, Mittelfußschmerz, Fehlstellung der Zehen, zu denen mit Beugesehnenverkürzung auch Hammerzehen zählen, ist regelmäßiges *Gehen* Pflicht! Ob Schuhe mit Einlagen oder wenn möglich auch Barfußschuhe – um tägliche Bewegung kommt man nicht herum.

In Barfußschuhen gilt es, den Boden aktiv mit den Zehen zu „greifen". Walkingstöcke sollten genutzt werden, weil sie beim Gehen die schraubige Drehbewegung am Brust-Lenden-Übergang unterstützen und damit der relativen Einengung des spinalen Nervenkanals vorbeugen oder deren Symptome sogar reduzieren können. Wer alles richtig machen will, kann beim „Walken" Intervalle von mindestens elf Minuten einhalten, in denen bewusst die Konzentration auf die Atmung gelegt wird: Vier Sekunden einatmen und sieben Sekunden ausatmen beruhigt den Stress im Oberbauch und fördert die Vagus-Funktion.

Die Frage nach dem Übergewicht kommt hinzu: „Abspecken" heißt es heute nicht mehr, eher geht es überhaupt um eine gesunde, entlastende *Ernährung*, Zucker, Weißmehl, Wurstwaren, Milch und Milchprodukte so lange einsparen, bis sich Bauch und Beine besser anfühlen, das Normal- bzw. „Wohlfühl"-Gewicht erreicht ist und die Füße wieder ihren Dienst verrichten.

Für die Patienten allerdings, die nicht um eine Operation der Füße herumkommen, sind tägliche Fußwegstrecken und richtige Ernährung ein wichtiger Garant für den Operationserfolg.

Leber- und **Stoffwechselmuster** sind bei Bein- und Fußbeschwerden von Erwachsenen immer mit anzuschauen. Auch eine frühkindliche Neurologie mit **Asymmetrie**- und sogar auch **Traumamuster** kann ebenso verbunden sein.

6.4 Syndrome der Nerven

6.4.1 Das Karpaltunnelsyndrom als „Engpass-Syndrom“

Das Karpaltunnelsyndrom ist das häufigste Engpass-Syndrom eines Nervens außerhalb des zentralen Nervensystems am Körper. Der Röhrentunnel verbindet Unterarm und Hand und in ihm verlaufen die Beugesehnen der Finger und der Nervus medianus. Boden und Seitenwände sind Teil des knöchernen Handskeletts und das Dach bildet ein breites Band (Retinaculum flexorum). Wie bei anderen Nervenengen stehen zunächst regionale Krankheitszeichen im Vordergrund: Sie entstehen mit einer Schwellung der Handgelenkschleimhaut. Gefäße wachsen ein und führen zu einer Druckerhöhung im Nerventunnel. Der Druck quetscht Blutgefäße ein, die das Nervengewebe durch die Enge begleiten. Es kommt zu einer Mangelversorgung des Nervs in der Röhre; sein Aufquellen führt zum *Nervenschaden*. Das Ausmaß der Nervenschädigung ist abhängig von Stärke und Dauer der Kompression. Im Verlauf einer Schwangerschaft, Rheumaerkrankung und von Diabetes mellitus kann das Syndrom eines vieler weiterer Symptome sein. Die lokale Empfindung des Patienten mit Taubheit und oft nächtlichen Schmerzen der Hohlhand sowie die Messung der Nervenleitung bilden die Basis der klinischen Bewertung.

Frauen sind häufiger betroffen als Männer, Übergewichtige mehr als Normalgewichtige, und das Syndrom tritt häufiger bei körperlicher Arbeit als bei nicht körperlichen Anforderungen im Beruf ein. Die meisten Betroffenen erkranken zwischen dem 40. und 70. Lebensjahr. Das Syndrom tritt häufig beidseits auf mit einer Prävalenz[233] von 80 Prozent (Schuh, A. et al. und Höpfner, J.-I. et al.).

Dem Patienten wird geraten, mechanische Belastungen einzuschränken. Eine Nachtlagerungsschiene kann die unangenehmen nächtlichen Schmerzen reduzieren und es können entzündungshemmende Medikamente eingesetzt werden. Hat der Facharzt für Neurologie aber bereits einen Nervenschaden gemessen, ist die operative Therapie kaum noch zu umgehen. Das Grundprinzip der operativen Therapie ist einfach, auch wenn sie hoch spezialisiert und mit filigraner Technik von gut ausgebildeten Ärzten durchgeführt wird: „Ist die Talsperre vollgelaufen, wird die Staumauer gesprengt!“ Der Chirurg durchtrennt demnach das bindegewebige Dach des Tunnels.

Was ist aber der Prozess, der die „Talsperre“ füllt? Wer organisiert es und wie ist es zu untersuchen?

233 Häufigkeit einer Erkrankung oder eines Symptoms zu einer bestimmten Zeit.

Engpass-Syndrome sind nach meiner eigenen klinischen Erfahrung immer kombinierte Ereignisse im Körper. Sie setzen eine höhere Spannung im Nervensystem voraus, die klinisch untersuchbar ist (**Asymmetriemuster**, neurologischer Befund). Nerven sind nämlich keine Drahtseile, sondern „Röhren" mit einem eigenen Stofftransport. Darüber hinaus sind sie von der Ernährung der umgebenden Gewebe abhängig.

Der bedeutsamere Umstand ist aber die Stauung von Gewebeflüssigkeit wie Blut und Lymphe im Rahmen einer Stoffwechselstörung (**Stoffwechselmuster**, auch ggf. **Herzmuster)**. Der Chirurg sieht dieses Phänomen mitunter als Eindruck im aufgetriebenen Nerv am Ort der Enge.

Die Häufigkeitsverteilung und Betonung des weiblichen Geschlechts bei Karpaltunnelsyndrom und Fußschmerzen (speziell Mittelfußknochenschmerz) zeigen einen geschlechtsspezifischen Unterschied, wie er z. B. auch den Störungen der Schilddrüsenfunktion entsprechen kann. Stoffwechselstörung und Stauung sind oft unspezifisch, sie gehören aber zum Prozess, der dann an anatomisch disponierter Stelle mit weiteren Bedingungen zu Symptomen führt. Auch eine leichte Unterfunktion der Schilddrüse und schon mit Hormon substituierte Störungen der Funktionen gehen mit Stauungen der Arme und Beine einher. Das gilt insbesondere, wenn sich ein Reizdarm mit einer unspezifischen Einschränkung der Verdauungsleistung und oft Unverträglichkeiten von Nahrungsmitteln (Gluten, Lactose, Fruktose usw.) entwickelt hat.

Alle *entzündlichen Darmerkrankungen* enthalten das Potenzial für diese Erscheinungen: Stress, Anspannung und depressive Reaktionen haben Hochkonjunktur. Reduzierte Atemtiefe, ein mangelnder Trainingszustand mit Rundrücken und eine schwache Rumpfmuskulatur führen allgemein schon zu anhaltenden Störungen der Funktionen am Bewegungsapparat. Der Brust-Lenden-Übergang ist bei chronischen Reizungen im Oberbauch auch insbesondere als psychosomatischer Ausdruck (Magenschleimhautreizung, Leberschwäche usw.) in der Regel „rheumatisch steif". Mit der mangelnden aktiven Aufrichtung der Brustwirbelsäule degeneriert nicht nur die untere Halswirbelsäule schneller, sondern werden auch die Gefäßnervenbahnen am Brust-Hals-Übergang eingeengt. Auch das Herz ist an nahezu jedem energetischen Prozess des Körpers beteiligt. Nach der Beobachtung durch dänische Ärzte weisen Patienten mit Karpaltunnelsyndrom ein um die Hälfte erhöhtes Risiko auf, eine *Herzschwäche*(-Insuffizienz) zu entwickeln (Fosbol, E. L. et al.).

Der Facharzt für Orthopädie beobachtet dann auch ein Engpass-Syndrom der Schulter (Periarthropathie). Er erweitert operativ durch Wegnahme von Gewebe den Raum zwischen Oberarmkopf und Schulterblatthöhe. Die Ursachen halten aber oft an und führen wiederholt zu Beschwerden. Deshalb wird auch der Sinn derartiger Schulteroperationen in der gegenwärtigen wissenschaftlichen Diskussion hinterfragt.

Mittelfußknochenschmerzen und Engpass-Syndrome der Füße wie auch Sehnenansatzschmerzen (Fersensporn) gehen oft mit einer „gestressten" Fußbinnenmuskulatur einher. Sowohl Stauungen der Füße wie auch Quetschungen der Nerven, vor allem im Brust-Lenden-Übergang der Wirbelsäule haben einen Zusammenhang mit Stress im Bauch (**Lebermuster**). Aber welcher Patient spricht schon gegenüber dem Orthopäden, Neurologen oder Neurochirurgen über die schambehafteten *Magen-Darm-Funktionen*? Darüber hinaus endet das Laienverständnis vom Stoffwechsel häufig beim Stuhlgang! Wenn dann schon der Therapeut keinen Bezug zwischen Darm und Arm herstellt, wie sollte ein Patient mit quälenden Symptomen darauf kommen? Dennoch ist so mancher Patient motiviert, wenn auch „nur" aus Angst vor der Operation – was über das Symptom „Armschmerz in der Nacht" konkretisiert wird, das eigene Lebenskonzept zu ändern. Es wird eine Trennung vollzogen, die Ernährung umgestellt, Sport getrieben. Das tägliche Zähneputzen macht wieder Spaß und eines Tages ist der Armschmerz weg, als ob er niemals dagewesen wäre.

Wer war das? Wer hat das gemacht? Die motivierende Basis besteht womöglich schon eine Weile; es läuft schon lange etwas „neben der Spur": Der schmerzliche Abstand zur eigenen Bestimmung oder Berufung ist unbewusst von Jahr zu Jahr größer geworden. Meistens sind es Frauen, die scheinbar plötzlich durch persönliche Entscheidungen und Handlungen eine „Lebensenge" sprengen, um wieder auf ihre ursprüngliche Spur zu kommen. Es kommt zwar nicht so häufig vor, nichtsdestotrotz bewundere ich sie für ihren Mut zur Entscheidung und ihre Konsequenz im Handeln. Das muss auch mal ausgesprochen werden (Zeugenschaft). In der **psychologischen Körperanalyse** gilt jedenfalls immer, neben dem Inhalt auch den *Prozess* zu erkunden, der ursächlich (in der Regel mit vielen Ursachen) neben dem *lokalen Syndrom* erkannt werden kann.

Findet man an einer Stelle eine Stauung wie beim Karpaltunnelsyndrom, dann sind klinische Zeichen auch in anderen Abschnitten des Köpers vorhanden, also nicht nur dort, wo der Patient seinen Schmerz vorzeigt. Die hohen Operationszahlen der Enge-Syndrome sprechen allerdings gegenwärtig nicht für eine fachübergreifende Sichtweise!

Deshalb stellen sich Fragen an alle versorgenden Ärzte: Ist es dem Patienten und Arzt zumutbar, bei einem „eindeutigen" Syndrom und augenscheinlichem Reparaturauftrag des Patienten, neben dem Arm und der Hand auch noch den restlichen Körper und seine Funktionen klinisch zu untersuchen? Sollten Stress, Angst, Anspannung, Trainings-, Stoffwechsel- und Ernährungszustand erkannt, besprochen und ggf. auch einer spezifischen Therapie zugeführt werden? Infrage kämen nach einer ausführlichen Diagnostik der *Inneren Medizin* einschließlich der *hormonellen Regulationen*: Ernährungstherapie, falls notwendig Psychotherapie zur Konfliktbearbeitung (**Leber-**, **Herz-** oder **Stoffwechselmuster**) und das Erlernen übender Verfahren zur Entspannung (bspw. Yoga).

Welche Zeiträume sind für zumutbare *Mitwirkungen des Patienten* am Trainings- und Ernährungszustand einzuräumen, und wer bezahlt den Aufwand für dessen Coaching? Sollten didaktische Krankheitskonzepte für Therapeuten den *Prozesscharakter* von bislang definierten, scheinbar fest umrissenen Erkrankungen, gerade bei häufiger Betroffenheit (z. B. Karpaltunnelsyndrom) beinhalten? Einfache klinische Untersuchungen wie der Kibler-Falte der Rückenhaut, der Zungenstauung und der Flüssigkeits- und Spannungsverteilung der Gewebe könnten wieder eingeübt werden. Auch die feinfühlige Untersuchung des Nervensystems und eine verfeinerte Funktionsprüfung des Bewegungsapparates könnten viel über den Patienten und seine Beschwerden aussagen. Der Patient steht vor dem Arzt als einzelner „Baum“ mit seinen spezifischen und ureigenen Bedingungen; ihm ist es in der Regel ziemlich egal, wie es dem „Wald“ geht.

Patienten mit Post-Covid-Syndrom erinnern mit ihrer Luftnot, der Einsteifung des Körpers mit einer schmerzhaften Wirbelsäule, der Kraftlosigkeit und ihrer eingeschränkten Verdauungsleistung an den Säugling, der „mit jeder Zelle schreit“. Die Behandlung dieser manchmal schwer betroffenen Menschen eröffnet in der modernen Medizin die einmalige Chance, fachübergreifend die Prozesse der Zusammenarbeit im Körper zu berücksichtigen. Sie sind nicht allein psychisch oder körperlich, vielmehr repräsentieren sie beide Seiten in enger Verzahnung. Die üblichen digitalen Diagnosen sind macht- und kraftlos und können den Prozess nicht charakterisieren.

6.4.2 Nervensystem, Stoffwechsel und Immunsystem

Migräne, Morbus Parkinson, Multiple Sklerose, Schlaganfall, Epilepsie, Restless Legs und Nervenkompressionssyndrome sind häufige Erkrankungen, die dem *Nervensystem* zugerechnet werden. Zittern, Ohrgeräusche (Tinnitus), Krämpfe, Missempfindungen, Störungen des Gleichgewichts, der Geschicklichkeit und Sehstörungen sind ebenfalls Symptome, die mit dem Nervensystem zusammenhängen können, aber mit ihrem Organbezug zu unterschiedlichen Fachgebieten führen. Hat ein Arzt eine von den aufgeführten Diagnosen gestellt und gilt sie nach typischen Krankheitszeichen und klinischer Diagnostik als nachgewiesen, folgt oft die ebenfalls wissenschaftlich erprobte Therapie. Diese Diagnosen sind aber so mächtig, dass sie den Patienten fortan wie mit einem

Stempel versehen charakterisieren. Patient und Arzt „leben" dann diese Diagnose. Sie kann so dominierend werden, dass neben ihnen andere Beobachtungen verblassen.

Eltern, die ihre Kinder nach ihrem Selbstbild zu ebensolchen (Selbst-)Objekten erziehen, stören deren emotionale Entwicklung immens. Kinder müssen dann den unbewussten Bedürfnissen ihrer Eltern genügen, während ihre eigenen nicht ausreichend genug wahrgenommen werden, um die Entwicklung stabiler „Ich"- und „Selbst"-Funktionen zu ermöglichen. Es entstehen mithin ein „falsches Ich" und ein „falsches Selbst". „Parentifizierung" ist der psychologische Begriff für diese unbewusste und gleichwohl unangemessene Übergriffigkeit in krankhaften familiären Beziehungsstrukturen. In der Arzt-Patient-Beziehung könnte man es „Patientifizierung" nennen, wenn „das Objekt" Patient, mit einer Diagnose versehen, sich in der unbewussten Erwartung des Arztes nach dieser ihm fremden Vorstellung verhalten soll: *„Wenn Sie Ihre Tabletten, die ich Ihnen verordnet habe, nicht einnehmen, dann trennen sich hier unsere Wege!"* Auch Therapeuten bestrafen mit „Liebesentzug", und wahrscheinlich umso mehr, je stärker sie ihn selbst in ihrem Leben erfahren haben.

Migräne, welcher Art auch immer, anfallartig oder einschleichend, wöchentlich oder monatlich, mit oder ohne Einfluss der Regelblutung, mit oder ohne Aura, halbseitig oder mehr am Hinterhaupt, mit Sehstörung oder ohne, nur Spannungskopfschmerz oder familiär schon bekannt in der zweiten Generation usw. – diese Diagnose hat immer einen Bezug zu Funktionen und Stoffwechsel im Bauch, geregelt über eine feine Abstimmung im vegetativen Nervensystem. Das vegetative Nervensystem hat sein Befehlszentrum im Stammhirn mit einer Verbindung zu allen wichtigen Zentren unterhalb der Bewusstseinsschwelle. „Es" ist autonom, macht sein eigenes Ding; bewusst werden nur die Symptome wahrgenommen und in der Regel als unangenehm bewertet.

Wer mag schon Kopfschmerzen? Unangenehme Symptome werden zusammen mit Ereignissen, die sie auslösen können, und dem eigenen Gefühl dazu zu einer Erfahrung. Egal, mit welcher genetischen, ernährungs- oder stressbedingten aktuellen Ursache Migräne oder ein anderer Kopfschmerz eingetreten ist, zieht er weitere Kreise im Körper. Es gibt keine isolierte Migräne oder genau den einen Spannungskopfschmerz. Migräne, als Beispiel, ist immer nur eine bedingte Erkrankung. Sie ist nicht aus sich selbst heraus existent, sondern erscheint nur *in Beziehung* mit anderen Organ-, Stoffwechselfunktionen und der affektiven Regulation!

Auch der *Morbus Parkinson* gilt als das Symptom eines Mangels der Überträgersubstanz Dopamin in den Stammganglien des Gehirns, die u. a. für die motorischen Feineinstellungen der Körperbewegung zuständig sind. Stress und Stoffwechselstörungen gehören auch bei dieser Erkrankung zu vermuteten Ursachen. Auf die Darm-Hirn-Achse (Hasler, G. und Annahazi, A.; Schemann, M. und Shah, S. M. et al.) habe ich wiederholt hingewiesen. Sie legt nahe, dass der Morbus Parkinson sowohl den Darm als auch das Gehirn und weitere Organe mit einem besonderen Bezug zum vegetativen Nervensystem betrifft. Das Herz sitzt demnach immer mit im Boot! Die Veränderung der körperlichen Struktur geschieht indessen unbewusst. Die Folgen werden aber bewusst als Einschränkung der Beweglichkeit, Zittern und Spannung der Muskulatur, koordinative[234], emotionale und affektive Störung wahrgenommen. Auch wenn es dem Patienten selbst verschlossen bleiben kann, merken wenigsten die Menschen seiner unmittelbaren Lebensumgebung, dass sich auch die Persönlichkeit verändern kann. Selbst wenn eine erfolgreiche medikamentöse Behandlung nach den Richtlinien erfolgt, bleibt der Patient überwiegend ein „Morbus Parkinson". Es halten ja auch Krankheitszeichen an, die sich eben nicht gut medikamentös behandeln lassen. Die vormals vorhandene Leistungsfähigkeit, die Stimmungen und die Fähigkeit, sich zu entspannen, zu konzentrieren, zu arbeiten, zu lieben und sich um andere zu kümmern, kann mitunter erheblich eingeschränkt bleiben und dominieren das Krankheitsgefühl. (Arzt- „Ansicht" und Patienten- „Einsicht" können dabei erheblich voneinander abweichen.) Auch ein Morbus Parkinson ist nicht aus sich selbst heraus existent und bildet keine abgegrenzte Einheit. Seine Bedeutung erreicht er *in Beziehung* mit weiteren Organ- und Stoffwechselfunktionen und der emotionalen und affektiven Regulation.

Die „unruhigen Beine" (*Restless Legs*) werden oft mit Parkinson-Medikamenten behandelt und sind vor allem bei Patienten mit Angst-, Stress- und Stoffwechselstörungen sowie mit Reizdarmzeichen und Durchblutungsstörungen anzutreffen. *Multiple Sklerose*, als Autoimmunerkrankung, die mit einer Entzündung im Nervensystem einhergeht und zum Abbau der Nervenstruktur führt. Stoffwechselstörungen, Nahrungsmittelunverträglichkeiten, oft glutenhaltiger Getreide und vieler Zuckerzusätze zur Ernährung, sind häufig ebenso mit dieser Diagnose verbunden. Nach dem körperlichen Ausdruck sind oft Traumafolgen, Angst und Zwänge und auch Depression eingetreten.

Stoffwechsel-, **Asymmetrie-** und **Traumamuster** geben Hinweise für die aktuelle Regulation und die körperlichen Erfahrungen aus der Biografie. Oft verweist erst der körperliche Befund auf eine *psychische Strukturstörung* mit andauernder Aktivierung der Stresssysteme, die ganz erheblich das Leiden verstärken können. Keinesfalls behaupte ich aber, dass Multiple Sklerose oder Schlaganfallfolgen mit einer Psychotherapie ursächlich behandelt werden können. Es geht nur darum, zu wiederholen, dass jegliche bedeutsame Körperfehlfunktion eine Verbindung zu Gefühlen und Affekten und damit

234 Geschicklichkeit, Gleichgewicht und Multitasking der Sinnesfunktionen.

zur Stress- und Stoffwechselregulation aufweist. Dieses Wissen kann für die Therapie genutzt werden und die **psychologische Körperanalyse** liefert ziemlich einfach Hinweise für einen derartigen Zusammenhang.

Ein Beispiel: Mechthild kam vor 25 Jahren das erste Mal in die orthopädische Praxis, im Alter von 45 Jahren. Zu diesem Zeitpunkt wurde sie bereits seit zehn Jahren wegen Multiple Sklerose vom Neurologen behandelt. In der Familie war die Erkrankung niemals zuvor aufgetreten; bei ihr selbst trat etwa ein Jahr nach dem Unfalltot ihres Ehemannes eine Störung der Schilddrüsenfunktion ein. Beim ersten Kontakt sprachen wir auch über die Ernährung bei autoimmunen Erkrankungen – zu ihnen rechnet auch die entzündliche Veränderung der Schilddrüse (Hashimoto); mit den klinischen Zeichen eines Reizdarmes geht immer eine Störung der Verdauungsleistung einher.

Mechthild hat dunkle, lange schwarze Haare, eine schlanke Statur, helle und wache Augen und kleidet sich sportlich-elegant. Sie hat ihren Stil, ist diszipliniert, aber nicht zwanghaft, humorvoll und genügend kritisch, um sich selbst gut einzuschätzen. Der medizinischen Therapie mit immun-modulierenden Medikamenten einschließlich Cortison stand sie immer reserviert gegenüber. Sie besuchte dennoch den Neurologen, der mit technischer und klinischer Untersuchung den Krankheitsverlauf begleitete. Krankengymnastik geschah regelmäßig, darüber hinaus ging sie zweimal pro Woche in ein Fitnessstudio und profitierte sehr von dem Muskeltraining.

Seit damals kommt sie vielleicht alle 4–5 Jahre in meine orthopädische Praxis. Wir sprechen miteinander, sehen gemeinsam den körperlichen Befund an und haben, den physiologischen Alterungsprozesses eingeschlossen, keine erhebliche Verschlimmerung der neurologischen Symptomatik festgestellt. Jetzt, in der aktuellen Konsultation, hat sich das Bild deutlich gewandelt: Die Neurologen befürchten einen *Schub der entzündlichen Erkrankung*. Schon seit drei Monaten treten schleichend aber deutlich mehr Bein- und sogar Armschwächen, Störungen der Wahrnehmung und vor allem auch des Gehvermögens ein. Sie wird deshalb von ihrer älteren Tochter aus erster Ehe zur Untersuchung gebracht.

Tatsächlich sind die neurologischen Grundmuster der Multiplen Sklerose mit Beinspastik vorhanden, aber die Arme sind nicht typisch in der Funktion gestört und die Sprache bleibt klar und deutlich wie immer schon. Die Haare sind nun grau, aber dicht und fest wie früher. Mechthild scheint etwas Gewicht verloren zu haben. Die Konturen des Gesichts sind betont, die Haut straff und nicht sehr faltig. Sie lächelt nur kurz, dann fällt das Gesicht zurück in eine leichte *Starre*. Die Starrheit wird auch an der Wirbelsäule und den Gelenken deutlich. Der Schultergürtel ist steifgehalten, die Arme sind angespannt und die Fingermittelgelenke leicht aufgetrieben, rechts mehr als links. Beinspannungen bestehen auf beiden Seiten, und leicht überlagert eine Halbseitenschwäche links. Die Eigenreflexe sind betont und der Clonus[235] der Wadenmuskulatur krankhaft verstärkt. Der Oberbauch ist angespannt, die Zunge gestaut mit Zahneindrücken.

Ein paar Symptome sind typisch für Multiple Sklerose, andere sind es nicht. Als autoimmune Erkrankung, die nach einem Schicksalsschlag eingetreten ist, gibt es einen Zusammenhang zur *Affektregulation*. Schub oder nicht, die gegenwärtige Medizin fragt nicht nach Ursachen, sondern behandelt das Krankheitsbild. Es liegt dennoch nahe, nach besonderen Bedingungen in den Beziehungen zu fragen: Fünf Jahre nach dem Verlust des ersten Ehemannes lernte Mechthild einen Witwer kennen, mit dem sie ihr Schicksal teilen konnte. Eine Patchworkfamilie entstand, allerdings kamen die Kinder nicht gut miteinander aus. An Jahrestagen und Feiertagen wurden die Konflikte offensichtlich; als Mechthilds Stiefsohn heiratete, wurden ihre Kinder nicht eingeladen und ihr mehr oder weniger offen signalisiert, dass sie nicht erwünscht wäre. Ihr Mann bekannte nicht Farbe und die bislang gute Beziehung bekam Risse.

Es gibt natürlich keine salomonische Lösung – zumal nicht in der ärztlichen Praxis. Erwachsene Menschen gehen erstaunlich oft unwürdig miteinander um; die dunkle Seite im Menschen ist überaus mächtig, was wohl schon jeder mal erfahren hat. Mechthild kann aber geholfen werden: Ihr Köper spiegelt ja ihre existenzielle Angst drohenden Verlustes und nicht einfach den neurotischen Konflikt des Patchworks. Menschen mit einer *neurologischen Grunderkrankung* können im Rahmen ihrer Störungen viel empfindlicher auf *emotionale Belastungen* reagieren. Es stellt sich hier nahezu ein traumatisches Niveau ein. Mechthild kann nicht fliehen, weglaufen, kämpfen oder nachgeben. Trotzdem sie „alles gegeben hat", läuft scheinbar alles gegen sie. Die Stressregulation erschöpft, das Immunsystem wird überstimuliert. Die körperlichen Folgen ähneln dem entzündlichen Schub einer Multiplen Sklerose mehr in der körperlichen Schwäche und den Störungen der Funktionen als in den Laborwerten einer Entzündung. Die Deutung des bekannten Konfliktes mit seinem unbewussten körperlichen Ausdruck ist für Mechthild eine große Erleichterung – sie hat jetzt eine *Geschichte* und versteht den *Sinn* der körperlichen *Zeichen*. Sechs Wochen später berichtet sie stolz, ihr Zustand sei in etwa wie vor dem Ausbruch der aktuellen Erkrankung! In der Familie habe sich der Sturm etwas gelegt, der Wind gedreht, wehe aber noch unvermittelt und manches Mal stark aus allen Richtungen. Ihr Schutzschild halte es jetzt aber aus. Medikamente habe sie nicht mehr nehmen müssen.

235 Betonte Reflexantwort auf eine schnell herbeigeführte Dehnung der Wadenmuskulatur als Zeichen einer Störung oder Schädigung im zentralen Nervensystem und Rückenmark.

6.5 Die Haut

Die Haut ist das größte Organ des Menschen. Vergleichbar der inneren Oberfläche des Darmes und der Luftwege einschließlich der Nase, Mittelohr und Lunge hat sie vielfältige Funktionen, bspw. die „Grenzen" zu schützen und zu verteidigen, d. h., das einzulassen, was guttut oder mindestens nicht schadet. In diesem Bild stellt das Immunsystem die „Polizei", die Stützpunkte in den Organen unterhält. Immunsystem, Stoffwechsel und Affektregulation kommunizieren verbunden über das vegetative Nervensystem und stimmen sich aufeinander ab. Sofern eine Organfunktion wie die der Haut oder des Darmes gestört wird, „wissen" es alle anderen Organe und stellen sich darauf ein. Über das eine System kann auch therapeutisch Zugriff auf das andere genommen werden, vorausgesetzt der Therapeut hat sie alle untersucht und eine Idee der *Regulation*. (TCM und Ayurveda arbeiten auf dieser Grundannahme mit einem sehr komplexen Ideensystem zur Regulation.)

Neurodermitis[236] zeigt sich meist schon früh in der Kindheit. Nicht selten ist auch die Mutter betroffen oder es sind Unverträglichkeiten von Nahrungsmitteln bekannt. „Milchschorf" ist auch ein typischer Bezug. Allergie ist allumfassend. Unverträglichkeiten sind dosisabhängiger als die immunzellvermittelten Allergien und wirken auch toxisch. (Die Übersetzung „Nerven-Hautentzündung" bildet bereits das Wissen über die Verbindung zum Nervensystem ab.) Oft trifft der Therapeut auf körperliche und psychische Zeichen der Angst, vor allem auch in der Familie oder Lebensumgebung. Nach meiner langjährigen Beobachtung verschwindet das „Wissen" des Immunsystems und der unbewussten Affektregulation nicht einfach, auch wenn vorübergehende Symptome mit Ernährungstherapie, Medikamenten, Klimatherapie, Psychotherapie usw. verschwinden können. Nicht selten findet man sie später im Leben wieder, als Asthma, COPD[237], ggf. mit Reizdarm verbunden, auch als entzündliche Schilddrüse (Hashimoto) oder rheumatische Erkrankung.

Menschen mit einer Unverträglichkeit von Kuhmilch neigen etwas mehr zu Schuppenflechte, Akne, auch bakteriellen Entzündungen und Dickdarmerkrankungen. Werden Getreide nicht so gut vertragen, stehen trockene Ekzeme der Haut im Vordergrund. Die Trockenheit prägt im Erwachsenenalter vor allem auch die Gesichtshaut. Über den Streckseiten von Ellenbogen und Knie zeigen sich trockene ekzematöse Areale, die Ge-

236 Wie atopisches Ekzem, „dem Ort nach nicht ursächlich zuzuordnende" chronische Hautentzündung mit typischen trockenen, schuppenden und juckenden Hautarealen.

237 Chronisch obstruktive Lungenerkrankung. Ursachen heute: Nikotin noch vor Umweltschäden, nachrangig Disposition. Der Patient ist nicht selbst schuld, aber bleibt verantwortlich!

lenke neigen mehr zu rheumatischen Entzündungen, der Oberbauch ist gereizt und der Dünndarm entzündet.

Asymmetrie-, **Stoffwechsel-** und **Traumamuster** sind häufig anzutreffen; mit vielen Pickeln im Gesicht und auf der sonstigen Haut ist immer auch das **Lebermuster** anzusehen.

6.6 Syndrome der Inneren Medizin

Das Kapitel über die Syndrome der Inneren Medizin könnte allein das ganze Buch füllen. Seit dem Altertum ist der „richtige" Arzt ein Internist! Alle anderen Fachgebiete haben sich aus der Mitte des Körpers heraus wie satellitenartige Disziplinen entwickelt, bleiben aber Teil des inneren Systems. Das vegetative Nervensystem vermittelt und informiert über die inneren und äußeren Wahrnehmungen die unbewussten Zentren des Stammhirns. Die Muster der **psychologischen Körperanalyse** beinhalten sowohl die klinischen Zeichen der vegetativen Nerven wie auch der inneren Organe. Deshalb wird die Innere Medizin in den Mustern der **PKA** ausreichend repräsentiert und dieses Kapital kann sich kurzfassen.

Die grundlegende Krankheitslehre der Inneren Medizin umfasst alle inneren Organe und Systeme wie Blut- und Lymphgefäße, das Immunsystem, die Endokrinologie, Binde- und Stützgewebe (Rheuma), die Onkologie, Toxikologie und Infektionserkrankungen. Sie sind alle komplex aufeinander bezogen und vernetzt über das *vegetative Nervensystem*. Ähnlich wie bei Symptomen der Neurologie und Dermatologie können Leiterkrankungen wie z. B. eine koronare Herzerkrankung mit einem Herzinfarkt dazu führen, dass der Patient mit einem Stempel versehen ist. Damit werden Sichtweisen und Erwartungen teilweise bewusst, aber viel mehr unbewusst von Patienten und Arzt allein auf diese *Organdiagnose* bezogen.

Interessant am unbewussten Umgang mit einer Organdiagnose ist der ausschließliche Bezug der Patientenperspektive auf die mit dieser Erkrankung verbundenen „Erinnerung". Der Patient folgt mit seinem Verhalten unbewusst seinem „alten" Schema und kommt darüber nicht hinaus, solange es dem Therapeuten auch nicht gelingt, einen übergeordneten achtsamen Bezug herzustellen bzw. überhaupt in Erwägung zu ziehen.

Insbesondere die koronare Herzerkrankung steht zur oberen Brustwirbelsäule in Beziehung der Funktionen, ursächlich überwiegend mit chronischer Entzündung und Störungen im Stoffwechsel, häufig auch mit einer Fettstoffwechselstörung. Stoffwechselstörung und Verkalkungen der Blutgefäße gehen oft einher mit entzündlichen, rheumatischen Reizreaktionen der Wirbelsäule, die im Befund der Einsteifung an den Morbus Bechterew erinnert. Dieser wiederum, als rheumatische Erkrankung, lässt seinen klinischen Symptomen zufolge auch an eine Traumafolgestörung denken (Tot-Stellen und Einfrieren der Wirbelsäule).

Den Patienten führt jedoch zunächst der Kontrollwunsch seiner koronaren Herzerkrankung in die Hausarztpraxis. In seinem körperlichen und seelischen Ausdruck dominiert aber möglicherweise die Erinnerung und damit verbunden der rheumatische Anteil seiner Erkrankung, das Einfrieren, das zumeist von einer aktuellen Lebenssituation angestoßen wurde. In der *aktuellen Reaktion* greift er unbewusst auf gespeicherte ungünstige Erfahrungen zurück, auf das, was ihm schon einmal geholfen hat, zu überleben. Wenn der Arzt das nicht erkennt, wird er das Herz für „in Ordnung" halten, den Blutdruck normal finden, den Patienten aber wegen der Wirbelsäule möglicherweise zum Facharzt für Orthopädie überweisen.

Bei mir in der Praxis erkenne ich dann die ausgeprägte „Rückensteife". Ich könnte den Mann sofort zum Physiotherapeuten weiterschicken, der ganz sicher verschiedene Übungsüberlegungen anstellt und das Beste für ihn findet, damit es ihm bald wieder gut geht. Möglicherweise finde ich aber mehr dahinter beim achtsamen Untersuchen mit der **psychologischen Körperanalyse**: Der Bauch reagiert wie bei Reizdarm, im längeren Verlauf ist bereits ein Vitamin-B12-Mangel eingetreten, eine relative Unterfunktion der Schilddrüse besteht oder Angst hat sich „verkörpert".

Nur wenn von vornherein der gesamte körperliche Ausdruck und sein Pendant vorherrschender Emotionen und Affekte zusammen angesehen werden, kann zwischen einer vorbekannten Basisdiagnose und neu eingetretenen Störungen und Symptomen ausreichend unterschieden werden.

Für alle Erkrankungen der Inneren Medizin werden in der **PKA** mindestens **Stoffwechsel-** und **Lebermuster** angeschaut. Die Deutung von Rückenschmerzen als Wirbelsäulenerkrankung ist erst sinnvoll, wenn die Innere Medizin ausreichend reguliert ist oder der Therapeut eigenhändig klinische Zeichen am Achsenskelett erkannt hat. Dass Beschwerden eines Patienten oft nicht seine Erkrankungen sind, kann für Patient und Therapeut immer wieder eine herausfordernde Lernerfahrung sein.

7. Klinische Beispiele

7.1 Asymmetrie

Berit ist ein Wunschkind. Ihre Mutter ist bei der Geburt 37 Jahre alt, ihr Vater 45; sie haben als Paar sehr lange und viel versuchen müssen, um überhaupt schwanger zu werden. Der Verlauf scheint zunächst normal, Zwischenblutungen zwingen aber zur langen Bettruhe, was die Mutter nicht gut verträgt, wie sie später in meiner Praxis schildert. Aufgrund ihrer Schwäche raten die Ärzte zu einer operativen Entbindung des Mädchens.

Berit kommt sichtlich behindert zur Welt. Zwar ist sie überwiegend vital, so sagen die Ärzte in der Klinik, aber der Körper ist verformt. Neben einer *Schädelasymmetrie* ist die Wirbelsäule schief und der Schultergürtel erscheint verwachsen. Später bestätigen die Röntgenaufnahmen vielfache angeborene *Fehlbildungen der Wirbelsäule*. Wirbel sind irregulär miteinander verbunden, nicht alle komplett angelegt, aber die großen Gelenke der Extremitäten sind in Ordnung. Das gilt auch für die inneren Organe, sodass keine Operationen vorgenommen werden müssen. Im Alter von acht Wochen hat das Mädchen gut zugenommen und das Wachstum ist fast normal, doch die Störungen der Gelenkfunktionen betreffen fast die ganze Wirbelsäule.

Das Wichtigste ist aber, dass die Eltern ihr Kind *lieben*: Der Augenkontakt ist innig und es besteht eine im Raum spürbare enge Verbindung zwischen den beiden Eltern und ihrem Baby. So sind auch nicht viele medizinische Therapien notwendig. Die Entwicklung der Wirbelsäule geschieht trotz ihrer Seitausbiegung harmonisch mit großen Schwüngen. Nur der linke Arm ist, mehr als der rechte, relativ steifgehalten, aber die linke Hand lernt fest zuzugreifen. Die ganze *linke Körperseite* scheint gegenüber der rechten leicht verkümmert und bleibt auch im Wachstum etwas zurück. Die Asymmetrie betrifft auch die *linke Gesichtshälfte* und das *linke Auge*. Die Sehfähigkeit wird später mäßig korrigiert und das Auge ist nach einer Schielbehandlung ohne Operation ausreichend leistungsfähig.

Berit lernt mit einem Jahr zu laufen und die Sprache entwickelt sich normal. Erst zur Einschulung fordert die Schulärztin eine orthopädische Untersuchung: Es besteht eine harmonische *S-Skoliose* der Wirbelsäule. Der Schultergürtel ist links betont steifer als rechts, sodass die Schulterbewegung eingeschränkt bleibt. Am linken Arm ist die Muskulatur deutlicher geringer (Rechtshänderin) und auch das linke Bein ist schmächtiger.

Zwischenzeitlich ist immer mal wieder Physiotherapie angewandt worden, ohne dass die Eltern eine Veränderung am Kind bemerken. Berit spricht gut, kann laufen und spielen. Sie sieht „schräg" aus, aber Probleme habe es im Kindergarten nicht gegeben und würden auch für die Schule nicht erwartet.

Ich sehe Berit wieder, als sie 12 Jahr alt ist: Das pubertäre Wachstum der Jugendlichen führt zur *Verstärkung der Fehlhaltung* und die Spannungen der Wirbelsäule auch zu Schmerzen, die sich mit Sport und Physiotherapie gut beherrschen lassen. Es fällt mir auf, dass Berit zur Vorstellung beim Arzt immer von Mutter und Vater begleitet wird. Die eingangs schon beschriebene liebevolle Harmonie weicht von anderen Fällen deutlich ab, wo die Jugendlichen nur von einem Elternteil oder gar nicht mehr begleitet werden.

Mit 16 Jahren geht es für Berit um eine Lehrstelle in einem technischen Beruf. Dem Betriebsarzt ist die Verformung des Körpers nicht geheuer und er verlangt einen orthopädischen Befund. Es gelingt, ihn so zu formulieren, dass die erkennbaren Handicaps der Wirbelsäule und des linken Armes deutlich gegenüber der sozialen Reife und Intelligenz nachstehen. Bis dahin sind tatsächlich auch keine erheblichen psychosomatischen Störungen zu behandeln, die viele andere Jugendliche bei den adoleszenten Aufgaben durchaus begleiten. Berit macht ihre Sache gut!

Mit 24 Jahren kommt sie wieder in die Praxis, weil Kopfschmerzen, Schwindel, Störungen der Konzentration und Schmerzen der Wirbelsäule seit fast einem Jahr immer wieder eintreten. Nach der Lehre habe sie im Abendstudium das Abitur nachgeholt, in einem sozialen Fach studiert und eine Anstellung bei einer Krankenkasse erhalten. Sie sei verlobt und plane neben der Hochzeit auch schon einen Wohnungskauf. Viele an sich normale Aufgaben einer Erwachsenen stehen an. Der Körper antwortet nach dem klinischen Befund mit einer *erheblichen Verstärkung* seiner Asymmetrie: Fast wie beim Neugeborenen finden sich Funktionsstörungen der Wirbelsäule von den Kopfgelenken der Halswirbelsäule bis zum Becken. Die linke Körperseite ist „spastisch" mit heftigen Eigenreflexen, die rechte nur einfach angespannt gehalten. Der Oberbauch rebelliert. Ohnehin zeitlebens sehr schlank, wird die Nahrungsaufnahme durch Übelkeit und Reizung der Magenschleimhaut mühsam.

Natürlich ist es aufregend, sein Leben zu verändern, eine Familie zu gründen, sich zu verschulden, Karriere zu machen, sich an einen anderen Menschen vertraglich zu binden und Risiko, Ungewissheit und widersprechende innere Stimmen auszuhalten. In Berit „kocht alles heißer" als bei anderen Erwachsenen beim vergleichbaren Start in ein selbstverantwortliches Leben. Angreifen oder Weglaufen, Belohnt- oder Bestraft-Werden sind die einfachen „Schwarz-Weiß"-Einstellungen *primitiver Stressregulation*: Alles oder nichts! Das integrierende „Sowohl-als-Auch" muss sie immer wieder neu lernen, wenn eigentlich normale Anpassungen freiwillig oder unfreiwillig notwendig werden. Das gelingt ihr auch: Mit Gesprächen, Techniken der Selbstberuhigung mit Atmung und Yoga sowie Physiotherapie ist nach ein paar Wochen eine *Balance der Asymmetrie* auf einem neuen Niveau eingestellt.

Ein paar Jahre später treten aber wieder heftige Symptome wie vegetative Störungen, Schlafstörung, Schwindel, Schmerzen wie bei Nervenkompression durch Bandscheibenvorfall und rheumatische Einsteifung der Wirbelsäule mit Schwellung der Grundgelenke der rechten mehr als der linken Hand auf. Der Hausarzt überweist folgerichtig zum Rheumatologen und später auch noch zum Neurologen. Es finden sich aber weder erhebliche Entzündungen im Blut, noch stellt die Schichtaufnahme (MRT) des Schädels und der Hals- und Lendenwirbelsäule, bis auf die leichte S-förmige Seitausbiegung und die bekannten angeborenen Anomalien, erhebliche krankhaft-entzündliche Veränderungen dar. Demnach wird eine *psychosomatische Erkrankung* angenommen und der Psychiater konsultiert, der eine depressive Störung erkennt und eine Behandlung mit Psychopharmaka vorschlägt.

Zunächst vermindern sich auch die Störungen der vegetativen Funktionen und der Schlaf gelingt besser. Mittlerweile besteht aber schon eine Arbeitsunfähigkeit von neun Wochen, und Berit fühlt sich nicht in der Lage, ihre Arbeit in einer Führungsposition zu verrichten. Sie wird zwar mit den Medikamenten ruhiger, aber die Schmerzen am Körper nehmen sogar noch zu. „Alles" fühlt sich angespannt an und die Konzentration ist erheblich vermindert. Berit hat immer mal Wutanfälle zu Hause, fühlt sich nutzlos und die Ehe kommt allmählich in Schwierigkeiten. An Kinder ist so nicht denken! In diesem etwas verzweifelten und mutlosen Zustand sucht sie meine orthopädische Praxis auf. Wie ich aus ihrer Vorgeschichte vermute, muss es Anlässe geben, die Berits *Stresssystem* wieder auf ein existenzielles Niveau gesetzt haben. Wenn sie mit dieser erheblichen inneren Anspannung ihren normalen Lebensalltag leisten muss, zu dem auch die gute Pflege der persönlichen Beziehungen gehört, gibt sie ganz viel „Gas im Leerlauf", *verbraucht zu viel Energie*.

In der Stressachse führt die Erschöpfung zum relativen Mangel des u. a. gegen Entzündungen im Körper gerichteten Cortisols der Nebenniere. Zusammen mit einer hohen Anspannung im Oberbauch durch die gestörte steuernde Funktion des Vagusnervs treten Oberbauchbeschwerden, Blähungen und Reizdarm ein. Im Zusammenhang mit der Steuerung der Gefühle und Affekte greift der Körper in seiner Not auf eine mit dem Körper eng verbundenen Alarmreaktion des zentralen Nervensystems zurück, einer asymmetrischen Steuerungsstörung nach der frühkindlichen Fehlbildung. Es kommt mithin zu einer „regressiven Resomatisierung“ (Mentzos, S.). [238]

Die *asymmetrische Einsteifung* der Wirbelsäule und die Spannungen der Gelenke folgen dem frühkindlichen Reflex des Tot-Stellens. Der „Arbeitsspeicher“ (Kurzzeitgedächtnis) ist von den vielen unangenehmen Empfindungen und gleichzeitig von der Abwehr dieser Gefühle ausgefüllt. „Multitasking“ ist nicht mehr möglich, vor allem aber erlahmt die Fähigkeit zu reifen Emotionen wie bspw. Empathie und Liebe, aber auch die Fähigkeit, die eigenen Bedürfnisse und die Bedürfnisse anderer Menschen wahrzunehmen, sich selbst zu beruhigen, kohärent zu denken und Handlungsimpulse mit dem freien Willen zu verfolgen oder abzulehnen. Es verwundert nicht, dass die Fachgebiete Rheumatologie, Neurologie und Psychiatrie in ähnlichen Verläufen einbezogen werden.

Nach dem klinischen Befund gilt die Kernfrage den *gegenwärtigen Ursachen*, die Berits Körper und psychische Funktionen in eine Situation gebracht haben, in der sie auf frühkindlich notwendige existenzielle Erfahrungen zurückgreifen *müssen. Wie beim „Tatort“ kann es sich eigentlich nur um einen oder mehrere wesentliche zentrale Konflikte* im Beziehungsgeschehen handeln; sie können sich in die unbewusste subkortikale Befehlsebene[239] einschleichen. Nur die äußerlichen Umstände der Beziehungen bleiben bewusst und können auch abgefragt werden: Berits Partner sei gesund, er verbinde Familie und Beruf gut. Er sei beruflich erfolgreich, momentan allerdings besorgt! Nach meiner Beobachtung ist er aber nicht affektiv krankhaft mit Berit verknüpft; ihre Beschreibung von ihm würde sich sonst anders „anfühlen“. Sie würde ihn mit Emotionen belegen (projizieren), ihre Beziehung womöglich erst gar nicht erwähnen oder mindestens angespannt darüber berichten und sehr zurückhaltend oder fulminanter schildern. Ihren Lebenspartner beschreibt sie stattdessen als einfühlsam, liebevoll und zugewandt, und ihre Worte fühlen sich für mich gut an. Der sachliche Inhalt muss zurücktreten!

„Vermintes Gelände“ können in jedem Lebensalter auch die Beziehungen zu den eigenen Kindern oder Eltern sein. Kinder gibt es noch nicht, also erkundige ich mich nach den Eltern. Dem Vater gehe es gut, alles sei in Ordnung. Dann entsteht eine Pause. „Und die Mutter?“, hake ich nach. Jetzt bricht es aus Berit heraus: Sie weint, kann zunächst nicht reden und erzählt dann unter Tränen von der Krebserkrankung ihrer Mutter. Zwar habe sie die Darmoperation und Chemotherapie gut überstanden, sie sei aber noch sehr

238 Hier aufgefasst als Rückgriff auf die frühkindliche existenzielle Überlebenserfahrung. „Regressiv“, weil Berit das Bedürfnis nach Liebe, Nähe, Schutz und Versorgung unbewusst anfordert. „Resomatisierung“, weil die frühe Asymmetrie, affektiv verknüpft, in der Kindesentwicklung die Integration des Affekts unabhängig von Körperfunktion durch die anteilige Fehlbildung der Gewebe verhindert. Der Rückgriff (die Regression) wiederholt im körperlichen Ausdruck affektiv verknüpft das frühkindliche asymmetrische Muster in den Lebensaufgaben der Erwachsenen in der Gegenwart.

239 Siehe auch: Stoffwechselmuster

schwach. Nach einer weiteren Pause fügt sie leise hinzu, die Mutter wolle letztlich aber so nicht mehr leben. Jetzt ist es heraus! Es besteht ein nicht lösbarer *existenzieller Konflikt*. An sich gehört es zu den normalen Lebensaufgaben der Erwachsenen, das Sterben der Eltern und deren endgültigen Verlust im Tod auszuhalten. Diese menschliche Aufgabe ist zugegeben immer schwer, und es gibt für niemanden ausgetretene Pfade der Bewältigung. Das Kind im Erwachsenen ist mit sich und dieser Aufgabe immer allein, auch wenn es Geschwister und Angehörige gibt. Allein ist solches Leid aber kaum zu bewältigen. Erst eine soziale Gruppe, nicht nur die Familie, lässt die grundsätzlich bewusste und schließlich auch konkrete Endlichkeit im Sterben der Eltern aushalten.

Mit dem drohenden Verlust der Mutter, die ihr in ihrer nicht bewussten engen Bindung vielfach das „frühe Leben" gerettet hat, droht ein wichtiger Pfeiler in Berits Existenz wegzubrechen, ohne dass sie es verhindern könnte. Für sie kann sich die daran geknüpfte Hilflosigkeit und Verzweiflung traumatisch anfühlen, zumal sie sich aus eigener Kraft daraus auch nicht lösen kann. Für die unbewusste Stressregulation ihres Körpers fühlt es sich jedenfalls wie Trauma an. Es gibt auch keine einfache Lösung, keinen beherzten Ratschlag. Die Situation endet allerdings sehr menschlich, mit heilsamen und schmerzhaften Erfahrungen und ohne „Happy End".

7.2 Frühe Störung

Die Eltern stellen Leon (8 Monate) gemeinsam vor, weil er unruhig ist, nicht gedeihen „will" und zu viel schreit. Mit den drei anderen Kindern der Patchworkfamilie, zwei väterlicher- und eins mütterlicherseits eingebracht, gibt es keine Probleme. Leon ist nun das erste gemeinsame Kind. Nach Befragen erfahre ich, die Geburt sei langwierig und mühsam gewesen. In der Schwangerschaft seien aber keine Erkrankungen der Mutter und der Familie eingetreten. Den anderen Kindern ginge es gut. Nur der Vater arbeite viel, sodass die Mutter sich oft überfordert fühle.

Leons Mutter ist eine Frau mit gesunder und kräftiger Konstitution, die im Leben auch schon Schicksalsschläge gut „verdaut" hat. Während sie erzählt, nimmt der kleine Junge den Kopf nicht hoch; auch das Geräusch der Spieluhr interessiert ihn nicht. Er hängt in den Armen der Mutter. Im Befund der achtsamen körperlichen Untersuchung ist er eigentümlich steif und angespannt. Die Gelenke von Armen und Beinen bewegen normal, mit etwas verstärkter Beinspannung auf beiden Seiten. Der Schädel ist nicht verformt. In der Rückenlage gelingt es nicht, Augenkontakt aufzunehmen; er scheint in unbestimmte Ferne zu sehen, fixiert nicht und ist auch nicht zu erschrecken, scheint in sich zurückgezogen zu sein.

Ein derartiger Befund ist immer ein Alarmzeichen, weil die scheinbare *Teilnahmslosigkeit* eine *vitale Störung*, zumal der *neurologischen Funktionen* des Körpers, ausdrücken kann. Relativiert werden meine Bedenken zunächst dadurch, dass Leon von der Kinderklinik und vom Kinderarzt wiederholt untersucht wurde und im Ergebnis keine krankhaften Befunde im Untersuchungsheft eingetragen sind.

Der Kontakt zu Leon gelingt nach wechselseitigem Beklopfen seiner rechten und linken Hand mit einer Frequenz von ca. 60/min. Diese Taktung liefert im Seitenwechsel eine unspezifische Stimulation der rechten und linken Hirnhälfte. Die Wechselstimulation wiederhole ich auch am Rumpf und ergänze mit einer Stimulation am Oberbauch (wiederholte vorsichtige Massage mit dem Daumen von außen nach innen, vom rechten Rippenbogen zur Bauchmitte). Stimuliert wird anschließend die Rückenhaut mit einer Massage und der Bewegung der Kibler-Falte, die gleichzeitig ein grobes Maß für die Verdauungsleistung ist. Der *Oberbauch* ist leicht angespannt und die Kibler-Falte in der *Leberzone* am Rücken leicht gereizt. Eine wesentliche Störung kann ich jedoch nicht feststellen. Da die Mutter ihr Kind stillt, scheint auch bei ihr der Bauch in Ordnung zu sein. (Die Funktionen im Bauch der Mutter werden in der Regel vom Kind „gespiegelt“, sogar wenn sie nicht stillen sollte; Toilettengemeinschaft.)

In der speziellen orthopädischen Untersuchung zeigten sich aber Störungen der Funktionen der *Wirbelsäule*; sie werden hauptsächlich in den Übergangsbereichen angetroffen. Besondere Bedeutung haben die obere Halswirbelsäule zum Kopf, der Übergang der Brust- zur Lendenwirbelsäule und der Übergang zum Becken mit den Kreuzdarmbeingelenken. Die Wirbelsäule ist zwar niemals eine einfache Ursache, auch nicht der Atlas oder ein Kreuzdarmbeingelenk, doch wie beim späteren Erwachsenen drücken die Funktionen der Gelenke schon hier beim Neugeborenen die Spannungsverteilung des Körpers aus. Mit der manuellen Therapie ist eine sanfte Stimulation des Körpers über die Korrektur von Fehlfunktionen der Gelenke möglich. Nach der vorsichtigen Behandlung gehören auch Bewegungen der Wirbelsäulensegmente und der Gelenke der oberen und unteren Extremitäten zur Diagnostik – und sind auch schon „etwas Therapie“.

Doch was wird eigentlich therapiert? Liegt überhaupt eine Erkrankung vor? Muss überhaupt in den Prozess von außen eingegriffen werden, nur weil die Eltern mit ihrer Einschätzung und den beobachteten „Beschwerden“ zum Arzt gekommen sind? Ist das nicht alles noch normal, zumal im Krankenhaus und beim Kinderarzt keine Erkrankung festgestellt wurde? Diese wichtigen Fragen können nur mithilfe von Achtsamkeit beantwortet werden: Aktuell wird Leon untersucht, und die Vorgeschichte passt noch nicht recht zum klinischen Befund. In der Regel bildet die Mutter auch die Spannung des Kindes ab, also wende ich mich ihr zu. Mit ihrer Erlaubnis kann in einem einfachen klinischen Befund eine Anspannung, wie beim Kind, und **Asymmetriemuster** festgestellt werden.

Solche Analogien sind immer wieder ganz erstaunlich! Die Biologie scheint Stress im Ausdruck der Anspannung des Körpers in der weiteren Entwicklung nicht mehr zu verändern. Das an anderer Stelle auch als „Dissoziation" bezeichnete Spannungsverhalten charakterisiert nach meiner Erfahrung zeitlebens das unbewusste *posttraumatische Stressverhalten* des Menschen. Konfrontiert mit diesem klinischen Befund bricht es aus der Mutter heraus: Ihr Mann sei im sechsten Monat der Schwangerschaft mit seinen Freunden auf Motorrädern zu einer Nordlandtour aufgebrochen. Zwar mache er jedes Jahr eine Tour, aber in der fortgeschrittenen Schwangerschaft habe er sie mit der großen Familie „allein gelassen" – und dann einen Unfall gehabt! Er nimmt es offensichtlich gelassen: „Nicht so schlimm", sagt er rasch, „kann mal passieren". Doch der Unterschenkelbruch musste genagelt werden und acht Wochen war das Bein nicht belastbar. Neben den Kindern und der Schwangerschaft musste seine Frau ihn mehr oder weniger mitversorgen.

Leons Mutter hat diese Belastung in der Schwangerschaft, vor allem auch die Angst und die Wut, nach der Geburt noch nicht vergessen. Immer noch sei der Alltag für sie mit *hoher Anspannung* verbunden: Einerseits fühle sie sich schuldig gegenüber Leon, andererseits sollen die anderen Kinder auch nicht alles mitbekommen, was in der Beziehung der Erwachsenen eingetreten ist. Der Ehemann sitzt fast teilnahmslos dabei, blickt zu Boden und sagt nichts, während es aus seiner Frau nur so heraussprudelt. Abrupt schaltet sie immer wieder auf „Beherrschung" um, weint dann aber, weil sie die Unruhe, Schwäche und Teilnahmslosigkeit ihres Kindes zusammen mit ihrem Mann verantworten zu müssen glaubt.

Aus dieser Situation gibt es keinen einfachen Ausweg. Es ist ein Erwachsenen-Drama wie in einer Vorabendserie im Fernsehen. Das sollten Erwachsene eigentlich aushalten; in früheren Generationen gab es viel existenziellere Gefahren wie unberechenbare Epidemien, Willkür, Gewalterfahrung und Erkrankungen, an denen heute nicht mehr zwangsläufig gestorben wird. Die Beobachtung der Praxis zeigt aber, dass für Erwachsene existenzbedrohende Aufgaben mit typischen Konflikten einhergehen können. Verluste, wie sie der Tod von Lebenspartnern, Freunden und nahen Angehörigen sowie Trennung und Scheidung mit sich bringen können, finden wie ein Trauma im Stresssystem seinen Ausdruck[240]. Das gilt auch dann noch für Unfallfolgen, die wie hier glimpflich ausgegangen sind. Die Mutter greift unbewusst auf eigene Erfahrungen des Verlustes zurück. Der

240 Das Traumamuster kombiniert Asymmetrie- und Stoffwechselmuster.

Grad dessen, was die infrage gestellte Beziehung zum Partner oder zur Lebensgemeinschaft ausmacht, bestimmt das Ausmaß der persönlichen Erfahrung – wie bei einem Trauma auch der Mutter. Dieses innere Erleben der Mutter wird nach der Erfahrung in der Praxis auf das Kind übertragen. Die Stressantworten auf Reize werden schon *im Mutterleib programmiert*, und eine langwierige Geburt wie mit „Kristeller-Handgriff" und Dammschnitt bspw. kann wie eine *weitere traumatische Erfahrung* wirken.

7.3 Erkrankung der Mutter

Bei Lea tun die Füße weh. Nicht nur am Tag, wenn sie in den Kindergarten geht, sondern auch in der Nacht kribbeln die Beine. Die Massage der Füße und Beine ist nach Abschluss aller Untersuchungen des Kinderarztes, des Neurologen, des Orthopäden und Rheumatologen die einzig wirksame Therapie geblieben. Im klinischen Befund werden Angst und Anspannung asymmetrisch am Körper ausgedrückt. Klinische Reizdarmzeichen des Bauches kombinieren mit einer Beinspastik auf beiden Seiten deutlich[241].

Fast noch mehr als in der Erhebung eines körperlichen Befundes beim Erwachsenen ist es beim Kind wichtig, dass der untersuchende Arzt achtsamer „Messfühler" bleibt. Er darf nicht durch eigene Muskelanspannung in das Gewebe des Patienten „hineinrufen". Jedes Kind reagiert dann mit ängstlicher Abwehr, verspannt sich, und die wertvolle körperliche Untersuchung wäre weder auszuwerten noch die Spannungsmuster zu differenzieren. Die begleitenden Eltern (oder wenigstens einer von ihnen) dürfen dabei keinesfalls zu Komplizen des Arztes werden, in dem sie scheinbar willfährig – es soll ja schnell gehen! – das Kind zur Ordnung rufen und eindringlich über Wortwahl, Intonation oder sogar Festhalten zur Mitarbeit auffordern.

Es kostet dann erst recht Zeit, weil es lange dauert, wieder Vertrauen zu bilden und Ruhe einkehren zu lassen. Mitunter ist die Chance sogar an diesem Termin vertan und die Untersuchung muss neu vereinbart werden. Dennoch gehören die Eltern immer mit in das Boot.

Bei der Mutter von Lea besteht langjährig eine Entzündung der Schilddrüse, deren relative Unterfunktion mit einem Hormonpräparat behandelt wird. Im klinischen Befund der kleinen Patientin fällt die starke Muskelspannung der Beine auf, die mit einer Betonung

241 Kibler-Falte, gestaute Zunge, asymmetrische Kieferbewegung, leicht geblähtes Abdomen mit Spannungen vor allem im Oberbauch, Beinspannungen und Betonung der Beinstrecker mit erschöpfbarem Pseudoklonus als Zeichen zentral-nervöser Schwäche.

der Streckmuskulatur und Verstärkung der Eigenreflexe einhergeht. Besteht eine solche Spannung schon nach der Geburt, werden die Kniegelenke in der weiteren Entwicklung überstreckt, da mit zunehmendem Körpergewicht auch ein Laufen auf den Zehenspitzen irgendwann nachlässt. Die Kniegelenke müssen überstrecken, damit der Fuß plan aufliegen kann; sie tragen die Schwäche der *neurologischen Beinsteuerung* aus. Aus dem Fuß wird oft später erst ein Knickfuß[242], dann auch oft ein Senkfuß.

Zur frühen kindlichen neurologischen Störung gehört demnach in der Regel später in der weiteren Entwicklung die Überstreckbarkeit der Kniegelenke. Das Kind kann die Kniekehle nach hinten durchbiegen, was ganz scheußlich aussehen kann, aber im Alltag, außer im Stand vor der Eisbude, nicht weiter auffallen muss. Zur Steuerungsschwäche der Beine und vor allem der Unterschenkel gehört auch, dass die Innenseite vom Fuß (barfuß) auf dem Boden aufzuliegen scheint, jedenfalls beim Stehen. In der Bewegung geschieht es dann nicht mehr auffällig, es kann aber zum innenseitigen Ablaufen der Schuhe führen. Es ist in der Regel kein Plattfuß, sondern ein Einknicken im Rückfuß. Im Zehenstand ist der Spuk vorbei und die Längsgewölbestruktur des Fußes wird erkannt. Bei stärkerer Schwäche der neurologischen Beinsteuerung wird die Muskulatur des Fußes einbezogen und führt zu einer nach außen gerichtete Großzehe.

Barfußlaufen auf einer Wegstrecke von 8–10 Kilometern am Tag wäre eigentlich für ein Schulkind wie für den Erwachsenen notwendig. Die Verordnung von Einlagen und später die Korrekturoperation sind aber die in unserer Medizinkultur häufigsten Antworten. Dazu gibt es eine ganze „Hilfsmittelindustrie" mit Versorgungsverträgen. Der nächtliche Schmerz in der Wachstumsphase kann vorübergehend auch nahezu normal oder gering sein. Dann helfen auch mal Salben und Rituale. Immerhin sind es Empfindungen des Nervensystems, die sehr unangenehm sein können. Die grundsätzlichen Probleme sind aber nicht einfach zu lösen und vielschichtig; so werden oft viele Fachgebiete abgefragt.

Auch Lea erhält Einlagen; hinzu kommt bei Reizdarm eine Änderung der Ernährung in der Familie. (In der Toilettengemeinschaft wird ja auch Stress und damit Angst übertragen.) Der Blick fällt auch auf die Eltern, insbesondere die Mutter, weil die Schilddrüsenentzündung (Hashimoto) fast als Synonym für Angst, auch als Angststörung aufgefasst werden kann, woran die wesentlichen Stressachsen beteiligt sind (**Stoffwechselmuster**). Nach den biologischen Grundsätzen ist es unwahrscheinlich, dass die Betroffenheit der Mutter keine Wirkungen auf die übrigen Mitglieder der Toilettengemeinschaft hat. Bei Lea, als das Kind der Familie, welches vorstellig wird, werden die zurzeit auffälligen Sym-

242 Einknicken des Fußes im Rückfuß. Das Fersenbein und die innere Fußwurzel nähern sich dem Boden und das Längsgewölbe des Fußes vermindert sich.

ptome erkennbar. Bei den anderen Mitgliedern, die sich als Erwachsene möglicherweise schon längst daran gewöhnt haben, könnte ich als Therapeut ebenfalls nachfragen und ggf. untersuchen. Es besteht ja ein Interesse an einer *systemischen Sicht*, allerdings muss ich mir dafür Zeit nehmen, und die scheinbar „symptomlosen" Mitglieder von Leas Familie müssten dem zustimmen.

Schmerzen der Füße können fast in jedem Lebensalter eintreten; Lea ist als Fünfjährige noch in einem Grenzbereich, wo es ungewöhnlich ist. Deshalb gibt es zwar zunächst Erklärungen, aber vielleicht müssen doch das *Nervensystem*, *innere Funktionen* und die *Struktur der Wirbelsäule* überprüft werden. Auch wenn Einlagen verordnet werden, sind die Ursachen wahrscheinlich nicht am Ort der Symptome, also an den Füßen, zu finden. Muskeln, Sehnen, Gefäße und Nerven sind bis zum Ursprung zu verfolgen. Der *Stoffwechsel* des Bauchraumes, der endokrinen Organe, das Anspannungsverhalten, der Trainingszustand, die Lebensweise, die Beziehungen sind ggf. einzubeziehen. Die ärztliche Kunst besteht ja nicht in der Formulierung eines Syndroms; vielmehr ist der Zusammenhang der Funktionen aufzuklären, wenn z. B. der spontane Verlauf von Störungen nach einer scheinbaren Überlastung über Monate überschritten wird. Typisch für frühe Störungen sind der neurologische Befund der verstärkten reflexartigen Anspannung der Streckmuskulatur der Beine, Angst als Asymmetrie im körperlichen Ausdruck, Stoffwechselzeichen wie Reizdarm und eingeschränkte oder wechselhafte Fähigkeiten, Beziehungen stabil zu gestalten.

Die Schilddrüsenerkrankung der Mutter hatte in jedem Fall schon Einfluss auf Lea im Mutterleib und nach der Geburt. Mit einer Störung im Stoffwechsel der Schilddrüse besteht in der Regel eine *Einschränkung der Verdauungsleistung* der Mutter, auch wenn sie es selbst nicht merkt. Seit Jahren ist vielleicht etwas mehr Luft im Bauch nach dem Essen, oder sie verträgt nicht mehr alles so gut: Kuchen, Vollkornbrot oder einfache Brötchen führen zum Druck im Oberbauch. Mitunter wechselt der Stuhlgang von flüssig zu fest, ohne erkennbares Schema. Blut und Ultraschall sind in Ordnung. Allein ein Grenzwert der Schilddrüsenwerte im Blut führte zur Kontrolle mit Vergabe des Hormonpräparates. Aber auch ohne erkennbare Krankheit besteht häufig eine Störung im Stoffwechsel. Es gibt eigentümlich anmutende Zusammenhänge, bspw. ein niedriger Vitamin-D-Spiegel im Blut der Mutter, der später bei einigen Kindern mit einer Störung der Stressverarbeitung einhergeht. Der genaue Zusammenhang ist nicht bekannt; der Blutspiegel des Vitamin D ist aber ein guter Seismograph für die Verdauungsleistung, vergleichbar der Escherichia coli-Keime zur Beurteilung der Qualität von Trinkwasser. Körperlicher und psychischer Stress nehmen immer Einfluss auf die Funktionen im Bauch, und die hormonelle körperliche Antwort der Mutter auf Stress erreicht somit auch immer das ungeborene Kind. Bei ihm werden die Stresssysteme bereits vor dem Start ins Leben in der

Außenwelt so eingestellt, wie es das Leben im Mutterbauch erfährt! Nach der Geburt besteht dieses „Infotainment“ auf vielfältige Weise weiter.

7.4 Entwicklung und Wachstum

Kevin ist elf Jahre alt. Anlass der Vorstellung beim Orthopäden sind die fast immer gleichen Fragen bei Kindern in diesem Lebensalter: nach dem Zusammenhang der Funktionen der Wirbelsäule und Gelenke mit Symptomen wie Kopf- oder Rückenschmerzen, auch vegetativen Störungen mit Magenbeschwerden und mangelnder Konzentration in der Schule. (Nicht selten verknüpfen Eltern ihre magischen Vorstellungen und Hoffnungen mit dem Besuch beim Arzt. Magisch erscheint die Hoffnung, dass z. B. „nur“ eine Blockade der Wirbelsäule vorliegt; wenn die nur richtig eingerenkt würde, sei alles wieder gut.)

„Alles“ erscheint aber bei der Vielzahl an Symptomen, die darüber hinaus auch noch wechseln können, nicht leicht zu fassen. Es gibt in der Medizin, auch Osteopathie, Physiotherapie und Heilpraxis, allerdings Therapeuten, die bestimmte Behandlungen, bspw. des ersten Halswirbels (Atlas), zu ihrem „Geschäftsmodell“ gemacht haben. Der Inhalt ist zwar der Zugriff am Hals, aber im „Setting“ sind vielfältige *kommunikative Elemente* enthalten, sodass eben nicht nur die in der Regel privat zu bezahlende „Atlastherapie“ zur Wirkung beiträgt.

Angst und Anspannung kennzeichnen seinen körperlichen Ausdruck. In der Familie ist für ihn die Trennung der Eltern in seinem dritten Lebensjahr trotz des regelmäßigen Kontakts zum Vater eine wichtige Beziehungserfahrung. Nach dem Wochenendkontakt sei er aber immer sehr aufgedreht und unruhig, berichtet Kevins Mutter. Letztlich sei bereits die Diagnose *„Störung der Aufmerksamkeit“* gestellt worden und eine medikamentöse Behandlung laufe.

Im klinischen Befund bei mir besteht eine Schwäche der linken Körperseite (**Asymmetriemuster**) und eine Störung der zentralen Koordination – trotz des Medikaments zur zentralen Beruhigung. Kevin wächst ja noch, und das Wachstum erklärt auch einen Anteil an der normalen Körperspannung. Seine Körperspannungen gehen aber weit über die Normalität hinaus, so wie ich sie aktuell antreffe. Er ist übrigens auch in kieferorthopädischer Behandlung, was in der Regel auch mit einer erhöhten *asymmetrischen Körperspannung* einhergeht. Dem Jugendlichen wird es zugemutet, allerdings sind weder er noch seine Eltern über diese Nebenwirkung aufgeklärt. („Es muss eben sein!“) Die Wissenschaft diskutiert nicht grundlos über die häufig vorgenommenen Zahnkorrekturen bei Jugendlichen und ihre Nachhaltigkeit. Der „Preis" des Jugendlichen für die Spezialbehandlung kann erheblich sein: Schwindel, Kopfschmerzen, Gliederschmerzen, rheumatische Reizerscheinungen der Gelenke sind nach meiner Beobachtung nicht selten. Der bei Jugendlichen und jungen Erwachsenen nach einer solchen Behandlung oft weiter einliegende Titandraht muss ebenfalls nicht harmlos sein. Der Unterschied zwischen mit und ohne „Fremdkörper" wird im klinischen Befund vor allem im **Asymmetriemuster** erkannt!

Kevin wächst physiologisch in der Pubertät. Mit Übungen zur Konzentration auf die Atmung und vorsichtigen Massagen am Oberbauch gelingt eine relative Entspannung, damit entspannen auch sofort die Beine und der Schultergürtel. Es besteht sowohl eine *Wachstumsspannung* als auch ein über die gegenwärtigen Lebensaufgaben hinausgehende Anspannung im *vegetativen Nervensystem*, die sich klinisch im Oberbauch ausdrückt. Der Befund erklärt auch die Kopfschmerzen und Magenbeschwerden, die kinderärztlich bereits untersucht sind, aber ohne jeden krankhaften Befund.

Die betonten Eigenreflexe und weitere klinischen Zeichen früher kindlicher Neurologie sind mit der angetroffenen Fähigkeit zur Entspannung, zur Selbstberuhigung und zu stabilen Beziehungen zu beiden Eltern nicht als behandlungsbedürftige Fehlfunktion aufzufassen. Für die vegetativen Störungen werden Rituale besprochen.

7.5 Traumatische Geburt

Die Geburt unter Einsatz einer Saugglocke ist für den jetzt achtjährigen Marten – wie für alle Säuglinge – eine traumatische Erfahrung. Der Dammschnitt bei seiner Mutter wird für sie zusätzlich auf traumatischem Niveau erlebt. Da in der Austreibungsphase der Bauch tief gedrückt werden muss („Kristeller-Handgriff"), sind Mutter und Kind noch mehr erschöpft nach diesem Kraftakt – „alles oder nichts!"

Ohne Zweifel hat der schwierige Ablauf dieser Geburt eine große Bedeutung. Eventuell hat das dramatische Geburtserleben die Zeit davor, die Schwangerschaft, in der direkten Erinnerung der Mutter verstellt. Die Information der Stresssysteme wurde aber bereits im Mutterleib auf das Kind übertragen, und vor allem werden Erfahrungen auch noch über Generationen hinweg übertragen, egal ob aktuell nur das Geburtserleben hervorgehoben wird.

Traumatische Erfahrungen drücken sich am Körper ziemlich uniform im **Asymmetriemuster** aus. Bei Marten treffe ich bei der achtsamen Körperuntersuchung auf eine unbewusste unterschiedliche Seitensteuerung des Körpers. Mit seiner *Schädelasymmetrie rechts* geht eine relative *Schwäche der linken Körperseite* einher. Sie bleibt mit dem Affekt der frühen traumatischen Erfahrung verknüpft, auch wenn die weitere Entwicklung in der intakten Familie „normal" verläuft, wie Martens Mutter bestätigt, zumal im Untersuchungsheft auch keine Störungen dokumentiert sind. Marten besuche die Regelschule, und er sei „nur" in seiner Konzentrationsfähigkeit beeinträchtigt. In der gutartigen Betrachtung der Eltern wird er „verspielt" genannt, in der kritischen Beobachtung wurden die Eltern aber vom Lehrer aufgefordert, eine medizinische Stellungnahme einzuholen.

Die Annahme einer schwerwiegenden Entwicklungsstörung setzte allerdings viel schwerere Schäden der Stressregulation im Gehirn voraus. Nach meiner eigenen klinischen Erfahrung ist allerdings ein *frühes Trauma* durchaus in der Lage, die grundlegende Regulation der endokrinen und affektiven Stresssysteme zeitlebens auf *ein empfindlicheres Niveau* einzustellen. Oft besteht wie bei Marten ja ein ausreichender Allgemeinzustand; bis auf übliche Kindererkrankungen und eine besondere Empfindlichkeit gegenüber Impfungen sind keine schweren Erkrankungen eingetreten. Allerdings ist schon im zweiten Lebensjahr eine Trockenheit der Haut über Ellenbogen und Kniegelenken aufgefallen. Sie wird heutzutage allerdings bei vielen Kindern und Jugendlichen angetroffen, und es bestehen vielfältige Zusammenhänge zu Lebensweise, Gewohnheiten der Lebensgemeinschaft, Stresssystemen und Inhalten der Ernährung.

Manchmal werden Veränderungen der Haut bei Kindern auch „Neurodermitis" genannt und einer frühen Unverträglichkeit oder Allergie zugeordnet. Der Hinweis auf angeborene Eigenheiten fehlt selten; die Genetik wird häufig als „Totschlagargument" eingesetzt. Als Laie geht man dann davon aus, dass genetisch „nichts zu ändern" sei. Wie falsch diese Annahme sein kann, zeigen die vielen aufgeführten Beispiele im Buch. Letztlich ist alles irgendwie genetisch; woher sollte sonst das „Wissen" der Zellen kommen, wenn nicht aus ihrer innewohnenden „Bibliothek"? Die epigenetische Forschung kann aber zeigen, dass die abgerufenen Informationen nicht zufällig sind, also quasi ausgewürfelt werden. Es gilt demnach, für jeden Einzelfall und mit den Möglichkeiten der familiären und eigenen Vorgeschichte sowie dem klinischen Befund die vorausgegangenen und aktuellen Auslöser für den „Gang ins Archiv" herauszufinden. Als relativ einfache Faustregel für die Praxis ist eine Zuordnung in einer „Rotationsdiät oder der 6er Regel"[243] möglich: Wird ein mehr mit Rötung und Feuchtigkeit verbundenes Ekzem in den Beugen der Gelenke angetroffen, spielen Milch und Milchprodukte sicher eine Rolle. Steht hingegen

243 Rotationsdiät: Systematisches vorübergehendes Weglassen von Nahrungsmitteln wie Milch und Milchprodukten, Getreide und Zucker usw., mit einer Beobachtung der Wirkung auf Symptome wie z. B. Blähung, Durchfall, Hautreizungen, Gelenkentzündungen. Bei der 6er Regel geht es vergleichbar um eine „Challenge": Für 6 Wochen auf Zucker, gebackene Getreide, tierische Nahrung, Rohkost und Alkohol verzichten und 3 x am Tag ausschließlich warmes Essen. Auch hier geht es um die bewusste Selbsterfahrung der Nahrungsmittelzufuhr und ihrer Wirkungen. (Siehe: Oonk-Fabisiak, M.; Fabisiak, R.)

die Trockenheit mit rauer Oberfläche über den Streckseiten der Ellenbogen und Kniegelenke, aber auch am Handrücken im Vordergrund, geht der Bezug mehr zu Getreiden.

Bei Marten ist infolge seiner frühen Störung der „innere Thermostat" verstellt und er reagiert empfindlicher in seinem Spannungsverhalten, Stoffwechsel, Immunsystem und in der Fähigkeit, Leben überhaupt auszuhalten. Kommt es in seinem weiteren Leben zu Schicksalsschlägen und Stressbelastungen z. B. durch den Verlust wichtiger Bindungspartner wie den Eltern, Geschwistern und Großeltern, wird er körperlich mit seiner Stressregulation auf den vorsprachlichen existenziellen Konflikt zurückgreifen.

Seine Mutter nimmt viel mehr als „normal" unbewusst für beide die Rolle der „Lebensretterin" ein, die für seine Existenz garantiert. Mit einer eigenen Erkrankung und dramatisch einem frühen Tod wird sie unbewusst auch dem älteren Kind und Jugendlichen signalisieren, dass die Bindung nicht mehr sicher oder sogar verloren ist. Dann schaltet „Es" bei Marten nicht selten dauerhaft auf Alarmstufe rot. Schon als Kind und später als Jugendlicher und oft noch als Erwachsener drückt Martens Körper Kampfbereitschaft aus. Sie ist als Asymmetrie unbewusster Abspaltung nicht ausgehaltener Empfindungen (Dissoziation) mit einer höheren Spannung der rechten Körperseite, Spannung im Oberbauch, aber auch einer Schwäche der linken Körperseite verbunden. Wut und Ärger können bei ihm unvermittelt hereinbrechen, Forderungen gestellt und deren Abwehr ebenfalls mit aggressiven Impulsen begegnet werden (**Lebermuster**).

Grundsätzlich gehören Auseinandersetzungen zwischen Marten und seinen Eltern zu seinen normalen adoleszenten Aufgaben. Autonomie zu erreichen ist für Marten aber ein besonderer Kraftakt und für die ganze Familie mitunter nicht gut auszuhalten, schmerzhaft und hinterlässt auch Spuren bei den Beteiligten. Für Marten, mit seinem frühen existenziellen Erleben, sind die Lenkausschläge normaler Lebensaufgaben oft weit heftiger nach innen und nach außen, was nicht selten die Psychologie und Psychiatrie auf den Plan rufen lässt.

Im Kontakt zu Marten wird deutlich, dass eine hohe Empfindsamkeit vorliegt, deren Meldungen zeitlebens bewusst oder unbewusst mit einer Bildung von Körpersymptomen abgewehrt werden muss. Die in der frühkindlichen Zeit als Schutzfunktion erworbene Fähigkeit, „Gedanken zu lesen", Emotionen und Affekte in den Beziehungen zu spüren und sich ggf. tot zu stellen, bleibt zeitlebens als Abwehrfunktion erhalten.

Die vermehrte Empfindsamkeit für alle möglichen Sinneserfahrungen wird auch als „hochsensitiv“ oder „hochsensibel“ beschrieben.[244] Eine Anpassung an diese Charaktereigenschaft und ihrer persönlichen Bedürfnisse kann aber erlernt werden. Ihre kompetente Nutzung auf der anderen Seite führt betroffene Menschen wie Marten – mit hoher Empathie – nicht selten in therapeutische Berufe oder Lebensaufgaben, die einen hohen Grad an Altruismus verlangen. Der Segen kann den Fluch des frühen Schicksals durchaus weit überflügeln. Die Abwehrleistung kostet jedoch Martens Lebensenergie und erreicht deshalb auf der körperlichen Seite immer den Stoffwechsel mit seinen endokrinen und immunologischen Funktionen (**Stoffwechselmuster**). Spätestens im Erwachsenenalter sollte Marten gelernt haben, wie er selbst „tickt“ und welche Umstände des Lebens nicht ausgehalten werden können.

Die aktuelle wissenschaftliche Medizin hat dafür keine umfassenden Antworten und gibt auch nicht immer die passenden Ratschläge. Gefährdungen können durch (Psycho-) Pharmaka und invasive Therapien wie Operationen eintreten, wenn die grundlegenden Muster dieser Patienten auch bei „normalen“ Erkrankungen nicht beachtet werden.

Mit Marten und seiner Mutter wird der körperliche Ausdruck besprochen. Marten ist nicht behindert, aber eine grundlegende Reparatur ist auch nicht möglich. Vor allem geht es darum, mit den vorhandenen Fähigkeiten, die wie bei jedem Menschen gute und weniger gute Seiten umfassen, sorgsam umzugehen.

7.6 Angeborene Leiden

Jana kommt gesund, aber acht Wochen zu früh zur Welt. In der Säuglingsuntersuchung der Hüftgelenke erkenne ich eine Fehlbildung (Hüftdysplasie) des linken Hüftgelenkes. Die Behandlung mit der „Hüftbeugeschiene“ ist erfolgreich und wird nach drei Monaten abgeschlossen.

Elf Jahre später kommt sie wieder in meine Praxis; Wirbelsäule und Füße sollen angesehen werden. Die Eltern tragen vor, das Mädchen halte sich bei Stress schief. Sie würden sie öfter auffordern, die linke Schulter „nicht immer so hochzuziehen“. Alles andere sei gut, aber zugegebenermaßen gebe es für sie als Eltern viel Stress im Beruf, außerdem sei der Großvater ein Jahr zuvor verstorben.

244 Merkmale der sehr feinen Wahrnehmung werden oft abgelehnt oder sogar als krankhaft angenommen und nicht selten gehen sie mit klinischen Zeichen der Angst und/oder Depression einher.

Im klinischen Befund der achtsamen Untersuchung steht die linke (mehr als die rechte) Großzehe in einer Fehlstellung (Hallux valgus) und bedrängt schon den Platz der zweiten Zehe. Der Rückfuß knickt links mehr als rechts ein. Hüpfen und Springen seien aber ebenso wie der Sport in der Schule und das Reiten nicht eingeschränkt, sagen die besorgten Eltern. Trotzdem: Janas *Haltung* ist nicht „in Ordnung". Tatsächlich scheint sie etwas „eingefroren" in der steifgehaltenen Brust und Halswirbelsäule. Die Beinspannungen auf beiden Seiten, links etwas mehr als rechts, weisen auf die grundlegende *Spannung im Nervensystem*, die aber auch durch das adoleszente Wachstum zum Teil erklärt werden kann. In dieser Phase des Lebens ist keine Wirbelsäule gerade; sie steht unter *Wachstumsspannung*. Deshalb biegt sich auch die Lendenwirbelsäule in der Rumpfbeuge etwas nach rechts (man sieht von hinten den Lendenwulst der rotierenden Querfortsätze und die umgebende Muskulatur) und die leichte linksseitige und großbogige Seitausbiegung der Brustwirbelsäule. Die übergeordnete Nervenspannung entspricht einer *Asymmetrie*, vom Schädel ausgehend, auch im Gesicht, über die Wirbelsäule bis zu den Großzehen. Der Oberbauch ist leicht angespannt, die Zunge leicht gestaut mit Zahneindrücken und die Kieferfunktion mit etwas mehr Anspannung und leicht asymmetrisch.

Die frühkindliche Störung der Hüftentwicklung fasse ich mittlerweile auch als frühe neurologische Störung auf. Der ganze Körper, seine Entwicklung und die Verknüpfung mit den Stresssystemen und damit den Affekten, ist beteiligt. Es gibt viele Ursachen, und oft können keine einfachen Bezüge dazu gefunden werden. „Es" geschieht *pränatal* und die Asymmetrie in ihrer genetischen wie auch affektiven Verknüpfung entgeht bislang der medizinischen ursächlichen Erklärung und Einflussnahme. Die *Hüftdysplasie* ist bei Jana als Teil einer frühen Störung und Symptom der gestörten Entwicklungsneurologie aufzufassen. Nicht zufällig, sondern in einer stürmischen Phase des Lebens, werden die frühen Überlebensstrategien wieder „ausgegraben". Die Adoleszenz mit Wachstum und dynamischer Veränderung und Anpassung in allen Organen des Körpers kann so ein Sturm sein und sie zu Tage bringen – verbunden mit der *Affektregulation* als eigentlicher Macht über die vegetativen und emotionalen Funktionen des Körpers.

Vor diesem Hintergrund kann es von Bedeutung sein, wenn ein naher Angehöriger stirbt: Der Verlust in der Familie knüpft unbewusst an die als existenziell empfundene Angst der frühen Störung an. Das gilt gleichermaßen, wenn Stress in der Familie herrscht und wichtige Bedürfnisse der Bindung nicht befriedigt werden können – wie es in Janas Umfeld gerade der Fall ist. Die hohe Anspannung in ihrem körperlichen Ausdruck, ihre Asymmetrie und die erst mit der Adoleszenz beginnende *Formveränderung der Füße* sind Ausdruck ihres (Über-)Lebenskampfes entsprechend der frühen Prägung (Frühgeburt). Betroffen sind demnach nicht nur ihre Füße, sondern der ganze Körper wie auch die Gefühle und Gedanken.

Eine frühe Störung geht nicht selten mit einer *Hochsensibilität* einher, und eine Seitausbiegung der Wirbelsäule (Skoliose) kann sich fulminant entwickeln. Die Affektregulation ist immer eingebunden, was nicht krankhaft sein muss. Jana gehört aber zu den Menschen, die wie Marten im vorausgehenden Beispiel auf völlig normale Lebensaufgaben wahrscheinlich zeitlebens mit einem Maß höherer innerer Erregung und in ihrer Eigenart der Asymmetrie reagieren werden – Fluch und Segen. Der Segen ist die ungeheure Potenz, die in einem großen Reichtum *innerer Wahrnehmung*, bildhafter Vorstellung und altruistisch-empathischer Fähigkeiten liegt. Der Fluch wird sich dann auf nahezu traumatischem Niveau entfalten, wenn das Lebensschicksal zu frühen Verlusten wichtiger Bezugspersonen oder Verletzungen des Körpers führt. Dann sind alle Muster der **PKA** anzutreffen und leiten zur Therapie.

7.7 Unfall in der Kinderzeit

Gina kommt gesund zur Welt. Im Alter von vier Jahren ertrinkt sie fasst im Schwimmbecken des Nachbarn, aber sie wird vom Notarzt reanimiert und es folgen viele Klinikaufenthalte und eine stationäre Rehabilitation. Ihre Mutter wird in dieser Zeit ihr „ein und alles"; sie begleitet Gina auf Schritt und Tritt. Der Gehirnschaden bleibt Gott sei Dank begrenzt: In der rechten Gehirnhälfte führt die Mangelversorgung mit Sauerstoff zu einem Gewebeschaden, der sich klinisch wie bei einem Schlaganfall auswirkt. Die Umstände des Unfalls, die vielen medizinischen Behandlungen von Gina und die wohl niemals vollständig zu klärende Frage nach der Schuld, oder besser: Verantwortung der Eltern, führen zum Scheitern der Ehe. Die Mutter erzieht Gina fortan allein. Das Mädchen gedeiht, kann den Kindergarten ebenso wie die Schule besuchen. Es bleibt aber beim Handicap *spastischer Halbseitenlähmung*, wie es die wissenschaftliche Medizin ausdrückt.

Gina wird in der schnellen Wachstumsphase der Pubertät in der Orthopädie vorgestellt. Es bestehe eine massive Angst vor einer schiefen Wirbelsäule. In den letzten Jahren seien weder Verordnungen erfolgt noch Medikamente notwendig gewesen, allerdings sei Gina wegen ihrer Angst- und Panikattacken in einer Kinder-Jugend-Psychotherapie, die auch gut anspräche. Die Adoleszenz hat trotz schmächtiger Figur normal begonnen. Die Monatsblutung ist regelmäßig und die weibliche Brust wächst. Gina berichtet lebhaft aus ihrem Alltag in der Schule; sie könne sogar am Sport teilnehmen, wenn auch mit Einschränkungen. Bei der achtsamen Untersuchung weist ihr körperlicher Ausdruck zunächst auf einen leicht *depressiven Modus* mit schwach gestauter Zunge und Spannungen im Oberbauch. Der Befund ist aber nahezu normal, d.h., es ist keine Traumafolgestörung zu erkennen. Aber im weiteren klinischen Beobachten fällt auf, dass Gina mit ihrer *linken Körperseite* „spricht": Das linke Auge und die mimische Muskulatur der linken Gesichtshälfte sind betroffen; am deutlichsten zeigt es sich, wenn sie mit Begeisterung von einem neuen Spiel auf dem Smartphone berichtet.

Dann der Test: Auf der Doppelwaage wird geprüft, ob es einen Gewichtsunterschied der Fußauflage der Körperseiten gibt. Erst kann Gina das ungewohnte Gleichgewicht nicht halten und die Zeiger schwanken hin und her. (Die Mutter erzählte eingangs mit knappen Worten, sie sei Yogalehrerin und ihre Tochter habe aufgrund täglichen Übens irgendwann auf die Krankengymnastik verzichten können. Gina beherrsche vor allem auch das *richtige Atmen* (Pranayama), was ihr sehr helfe, ihren unruhigen, manchmal leicht panischen Geist zu zentrieren.) Dazu aufgefordert, sich vollständig auf die Atmung zu konzentrieren, geschieht ein kleines Wunder: Zwischen der rechten und linken Körperseite wird nur ein Belastungsunterschied von etwa 500g angezeigt.

Gina drückt mit ihrer spastischen Lähmung, viel mehr, als nach einer frühen kindlichen Asymmetrie, ihre emotionalen und affektiven Belastungen normaler kindlicher, jugendlicher und später erwachsener Lebensaufgaben in ihrem Handicap aus. Geht es ihr schlecht, erleidet sie Verluste, gibt es Stress, dann nimmt die Spastik zu – das ist die Regel. Die Steuerungsstörung des Körpers kann letztlich nicht mit medizinischen Mitteln behoben werden. Gina ist aber durch die Yogapraxis in der Lage, ihr Handicap selbst zu begrenzen. Sie kann vor allem mit der disziplinierten Atmung einen günstigen Einfluss auf die *vegetative Mitreaktion* ihres Körpers nehmen. Äußerlich gesehen scheint dann nicht viel zu passieren. Innerlich unterscheidet sich Ginas Situation aber ganz erheblich allein durch die Fähigkeit, sich selbst beruhigen zu können, von den meisten anderen Menschen mit einem ähnlichen Körperschaden.

7.8 Familiensprechstunde

Pauline ist drei Jahre alt und wird mit der Frage nach Einlagen wegen Knickfüßen auf einer Überweisung vom Kinderarzt vorgestellt. Die Atmosphäre ist gelassen, der junge Vater (31) steht im Hintergrund, die Tochter sitzt auf dem Schoß der Mutter (27), und beide haben ihren Spaß mit der kleinen Puppe, die Pauline in den Händen hält und mir entgegenstreckt. Die Puppe sei krank und gestern hingefallen, ist das erste Beziehungsangebot von Pauline. Darauf nicht einzugehen, störte sofort das noch nicht vorhandene Vertrauen, und so wird erst die Puppe untersucht, gelobt und ärztlich bescheinigt, dass heute wieder alles gut sei: Danach ist Pauline dran. Sie läuft barfuß durch den Raum, dreht das linke Bein etwas nach innen, kann schon auf einem Bein hüpfen, und nur im Stand knickt der linke mehr als der rechte Rückfuß ein, sodass, zumal ohne Schwielen,

Schmerzen oder innenseitig abgelaufenen Schuhen, keine Einlagen notwendig sind. Das ist schnell geklärt und die Konsultation eigentlich abgeschlossen.

Die Eltern zögern aber, denn da sei noch etwas „Seltsames". Wenn Pauline irgendwie aufgeregt ist, würde sie sich in die Unterhose greifen und die Scheide reiben. Die äußere und innere Schleimhaut sei schon wiederholt entzündet gewesen und eine Salbenbehandlung durch den Kinderarzt notwendig geworden. Der Kinderarzt hielte Paulines Verhalten für normal und ein vorübergehendes Phänomen. Der kinderärztlichen Ansicht stimme ich vollständig zu, denn genitales Lusterleben bei Kleinkindern ist zwar tabuisiert, zählt aber zur normalen Entwicklung. Der Drang, sich ein körperliches Lusterleben zu schaffen, dem Erwachsene nicht anders unterliegen als Kinder, kann aber auch den *Grad einer Störung* erreichen.

Auf Nachfragen berichtet Paulines Mutter, die Schwangerschaft sei normal verlaufen. Allerdings sei ihre Mutter, zu der sie im Übrigen sonst keinen guten Kontakt habe, in diesem Zeitraum an Brustkrebs erkrankt und ihr Vater, zu dem sie wiederum eine besonders enge Beziehung pflege, sei damals sehr besorgt gewesen. Dann sei Pauline mit *Kaiserschnitt* zur Welt gekommen, weil ein Personalengpass in der Klinik die Entbindung zum Termin verlangte. Die üblichen Vorsorgeuntersuchungen seien normal bewertet worden.

Pauline weist in der **PKA**-Untersuchung im körperlichen Spannungsausdruck ein asymmetrisches *Spannungsmuster* auf. Die Kibler-Falte der Rückenhaut ist rechts in der Leberzone nur schmerzhaft zu bewegen. Deshalb demonstriere ich die Untersuchung für Pauline zum Beobachten am Rücken ihrer Mutter. Anschließend vorsichtig und nur zur Diagnostik bewege ich die Hautfalte am Rücken bei Pauline. Den Eltern zeige ich die Technik einer einfachen „Tuina"-Massage[245], (das könnten auch Hebammen den Müttern beibringen), damit sie selbst eine Möglichkeit haben, ihr Kind zu beruhigen.

Bei Pauline finde ich eine verstärkt asymmetrische Anspannung und ein **Lebermuster**, beides klassische unspezifische Zeichen für *Angst* – ein ungerichtet aktiver Bereitschaftszustand des Körpers in der unbewussten Erwartung, entweder angreifen oder weglaufen zu müssen. Die Anspannung wird durch die körperliche Untersuchung zum Teil erheblich verstärkt und sagt damit auch aus, dass diese Muster alles andere als zufällig auftreten. Sie sind schon zur Erfahrung geworden und in der Ausprägung dysfunktional. Wegen der eindeutigen Zeichen bitte ich darum, auch die Mutter untersuchen zu dürfen, und wie zu erwarten ist, besteht ein vergleichbares Spannungsmuster. Auch äußerlich sieht

245 Massagetechnik der TCM, auch insbesondere zur Beruhigung bei Schlafstörungen: Leberzone vorn am Bauch ausstreichen vom Rippenbogen rechts in die Mitte, dann leichte Massage zwischen Nabel und Brustbein („Alarmzone Magen") und dann auch am Rücken.

man die Ähnlichkeit: hellblonde Haare, blaue Augen, helle Haut mit trockenen Arealen über den Streckseiten der Ellenbogen und etwas mehr Trockenheit in der Hohlhand.

Das **Lebermuster** geht bei der Mutter mit einer Stauung der Zunge einher. Die Kibler-Falte der Rückenhaut ist an der ganzen Lendenwirbelsäule nur mühsam zu bewegen, aber es kommt kein Ton des Schmerzes – ein wichtiges Zeichen! Menschen mit einem *depressiven Modus* lernen sehr früh, sich zusammenzureißen. (Sie können so lange gut Schmerzen und Leid ertragen, bis sie die depressive Erschöpfung energetisch in ein Loch fallen lässt. Dann „tut der ganze Körper weh" und sie werden schmerzkrank. So weit ist es bei Paulines Mutter natürlich längst nicht.) Weiter liegt bei ihr klinisch ein Reizdarm[246] mit einem geblähten Bauch als Hinweis für eine unspezifische Einschränkung der *Verdauungsleistung* vor und es besteht wie bei Pauline eine asymmetrische Anspannung; es ist auch das *Nervensystem* in der Funktion gestört. Die Eigenreflexe sind betont, es besteht eine leichte Halbseitenschwäche links, ihre Kieferfunktion ist asymmetrisch, die Zähne aber sonst gut in Ordnung.

Während bei Pauline bis auf das Spannungsverhalten keine Krankheiten zu beschreiben sind, ist ihre Mutter das eigentliche „Sorgenkind". Bei Pauline muss gegenwärtig keine medizinische Handlung erfolgen. Sie ist im wissenschaftlichen Sinn nicht krank und Einlagen sind nicht notwendig.

Ohnehin kontrolliert der Kinderarzt die weitere Entwicklung und wird ggf. wieder eine Überweisung ausstellen. Im Arztbrief werden die Beobachtungen mitgeteilt und wegen der Geburt mit Kaiserschnitt auf mögliche Störungen der vegetativen und affektiven Funktionen (Stressachsen 1 und 2) besonders in den Wachstumsphasen zum Schulalter und in der Adoleszenz hingewiesen. Die Untersuchung der Mutter wird auf einen späteren Zeitpunkt verschoben.

Das Ergebnis der **Körperanalyse** führt im Folgetermin bei Paulines Mutter Sarah zu einem ersten Schritt: Sie greift für ihre erwachsenen Lebensaufgaben der Gegenwart im Niveau der angetroffenen Körperregulation sowohl des Stoffwechsels als auch der Anspannung auf *vergangene ungünstige Erfahrungen* zurück. Dieser Modus muss sich auch im gegenwärtigen Leben zeigen, bspw. in der Sexualität mit ihrem Mann. Ich spiele diesen Ball ins Feld, weil Sexualität ein guter Seismograf für Beziehungen sein kann.

246 Reizdarm ist ein Sammelsurium klinischer Zeichen eingeschränkter Verdauungsleistung mit Störungen der vegetativen Funktionen im Bauchraum, immunologisch entzündlichen wie auch erworbenen oder genetisch angeborenen Unverträglichkeiten von Nahrungsmitteln. Klinische Zeichen sind Blähbauch, Kibler-Falte, Zungenbefund oft als Stauung, Bein-Arm-Ödeme, endokrine Störungen, vor allem der Schilddrüse.

Sarah zögert einen Moment, fängt aber den ermutigenden Blick von ihrem Mann auf und beginnt zu erzählen: Ihres Wissens nach sei sie niemals sexuell missbraucht worden, stellt sie vorab fest. Seit ihrer Pubertät habe sie sich aber vor einer sexuellen Einlassung auf einen Mann immer wieder erst selbst befriedigen müssen. Paulines Verhalten mache ihr deshalb ja auch sehr viel Angst. Sie glaube dem Kinderarzt nicht, dass es harmlos und normal sei. Sarah schwenkt noch mal zurück: Ihr sei eine „normale" und erfüllende Sexualität mit ihrem Mann möglich, zumal sie ihren Mann sehr liebe. Nach der Geburt von Pauline habe sich jedoch der Drang, sich durch eine genitale Stimulation zu befriedigen, erheblich verstärkt, sodass sie sogar schon an eine Therapie gedacht habe.

Die Summe Sarahs energetischer Regulationen, mit der sie ihr gegenwärtiges Leben besteht, erreicht dem körperlichen Ausdruck nach ein *traumatisches Niveau*. Der körperliche Ausdruck von Trauma ist mit der Aktivität der Stressachsen 1 und 2, wie vielfach in diesem Buch dargestellt, eine regelhafte asymmetrische Anspannung kombiniert mit anhaltenden Störungen der vegetativen Funktionen im Bauchraum und verbundenen Stoffwechselstörungen.

Ihre Art und Weise, Gefühle, Affekte und Körperlichkeit lustvoll oder abwehrend wahrzunehmen, überhaupt sich selbst wahrzunehmen, ist erheblich in der Funktion gestört. Sarah war der Schmerz der Bewegung ihrer Kibler-Falte ja nicht einmal aufgefallen! So gehe es ihr auch mit anderen Schmerzen, bspw. wenn sie es im „Rücken oder Nacken" habe – außer Spannungskopfschmerzen oder migräneähnliche *Kopfschmerzen*, die würden sie mitunter mehrere Tage ernsthaft quälen. An diesen Tagen ginge sie zwar noch halbtags zur Arbeit ins Büro, aber den Nachmittag mit der Tochter nach dem Kindergarten hielte sie kaum noch durch. Ibuprofen vertrage sie wegen des Magens nicht, und so ließe sie sich immer wieder von einer Heilpraktikerin osteopathisch und mit Homöopathie erfolgreich behandeln. Seit der Geburt von Pauline haben sich jedoch die Beschwerden verschlimmert. Mitunter würden die Finger anschwellen, die Arme nachts einschlafen, Wadenkrämpfe in der Nacht stören. Und dann diese *innere Unruhe*, die immer wieder zur Selbstbefriedigung führt. Sie möge sich selbst nicht mehr leiden und könne das Leben so auch nicht weiter ertragen! Sie weint und lässt sich von ihrem Mann in die Arme nehmen.

Es gibt keine einfache Lösung! Der Abbau der inneren Erregung, einer unspezifischen Angst, durch *sexuelle Manipulation* ist normal wirksam, aber in dem bei Sarah vorliegenden notwendigen Grad ist sie eine krankhafte Abhängigkeit und dysfunktional; sie weist auf eine strukturelle Störung oder eine traumatische Erfahrung: Selbst wenn es keinerlei bewusste Erinnerung daran gibt, kann sie körperlich unbewusst verknüpft sein und unspezifisch verstärkt werden wie bei einer Fehlerstromschaltung des Hauses, wenn körperliche und affektive Anforderungen gestellt werden. Mit der Geburt von Pauline ist offensichtlich das *endokrine Stresssystem* und die Affektregulation in einer Art Dosis-Wirkungskurve aus einem schon bestehenden Niveau der Störung in eine neue Dimension katapultiert worden (Zusammenhänge im Kapitel **„Stoffwechselmuster"**).

Die verhängnisvolle Kopplung notwendiger genitaler Erregung mit existenzieller Angst weist vielleicht auf ein frühkindliches, vielleicht vorsprachliches und oft nicht erinnerbares Erleben in der Herkunftsfamilie oder eine durchaus unbewusste Trauma-Erfahrung, die abgespalten werden musste. Mit der Dissoziation kann sie als Erinnerung auch nicht einfach „abgerufen" werden: Das Trauma-Erleben selbst kann unbewusst weiterhin präsent sein, wird vielleicht auch erfolgreich verdrängt, bleibt aber mit den abgespaltenen Affekten *körperdynamisch wirksam.* Auf ganz normale Ereignisse und Lebensaufgaben folgt mitunter völlig unerwartet eine starke *innerliche Erregung*. Sie tritt plötzlich in den Vordergrund des körperlichen Erlebens und bewirkt im Agieren Körpersymptome und Störungen der Orientierung, der Aufmerksamkeit und allgemeinen intellektuellen Leistungsfähigkeit.

Bei Sarah drückt sich vorrangig „Dumpfheit" in ihrer reduzierten Körperwahrnehmung aus. Sie spürt gar nicht, wie angespannt und ausgepowert sie eigentlich ist. Weder beklagt sie die Blähung des Bauches nach dem Essen noch die Schlafstörung in der Nacht, nicht die Beinkrämpfe oder den Schwindel und auch nicht das Einschlafen der Arme. Es wechselt ja alles und keines der Symptome sei andauernd spürbar. Außerdem „sieht sie gut aus", oder mit anderen Worten: Mann, Arzt, Freunde und Eltern, Kollegen im Büro sehen es ihr überhaupt nicht an. So habe sie schon immer funktioniert, nur für Pauline ist sie „ein offenes Buch". Kinder haben ein besonderes Gespür für die Emotionen ihrer Bezugspersonen und spiegeln mit ihrer eigenen Sicht und nach ihrer eigenen Konstitution die Angst des nächsten Angehörigen, in der Regel der Mutter.

Dumpfheit oder sich nicht richtig zu spüren, meint auch, dass überschwellige Reize mitunter notwendig sind, um eine Befriedigung zu erlangen. Ekstase setzte aber viel mehr Freiraum voraus. *Eingeengt zwischen Angst und Aggression* im **Muster** der **Asymmetrie**, der **Leber** und mittlerweile auch des **Stoffwechsels** erinnert Sarahs zwanghafte, mechanische sexuelle Befriedigung an eine „männliche" kurze Masturbation, die im pubertären Lebensalter für Jugendliche fast beliebig wiederholbar ist.

Störungen der Funktionen im Oberbauch im Zusammenhang von Stress und Anspannung und, wie hier, mit Reizdarmsymptomen führen immer zu weiteren Körpersymptomen. Oft werden Beschwerden wie beim Karpaltunnelsyndrom, Krämpfe der Beinmuskulatur, Rücken- und Nackenschmerzen, Migräne, Spannungskopfschmerzen und rheumatische Reizungen der Gelenke geschildert. Mit diesen körperlichen Voraussetzungen ist es nicht selten, dass an den Fingersehnen Verdickungen[247] eintreten, Mittelgelenke der Finger schwellen und zum Rheumatologen führen, Kniegelenke schmerzen und am Meniskus operiert wird oder sogar Bandscheibenschäden[248] eintreten.

Sarah ist präsent und kontrolliert. Sie meint auch, sich gut an alle wichtigen Ereignisse ihres Lebens erinnern zu können. Als Kleinkind habe sie einmal im Krankenhaus gelegen; über die Ursache sei sie jedoch niemals informiert worden. Das Ereignis liege wie ein Geheimnis auf der Familie. Träume, in denen sie sich verfolgt glaubt, bringe sie mit „Krankenhaus" in Verbindung, im Übrigen sei sie niemals im Krankenhaus gewesen, außer damals und dann später zur Entbindung von ihrer Tochter. In der Gegenübertragung (Patient/Therapeut) wechseln nun Trauer und Kummer mit einem Gefühl der Müdigkeit, wenn Sarah von sich erzählt.

Soweit die **Körperanalyse**, aber was hat sie nun gebracht? Zusammenhänge sind herzustellen zwischen körperlichem und seelischem Erleben. Die Stoffwechselfunktionen sind zu untersuchen (**Stoffwechselmuster**); sie haben immer auch Bedeutung in der „Toilettengemeinschaft". Meine Erfahrung zeigt außerdem, dass „Reizdarm" in der Familie übertragen wird. Für Angst, Agieren, innere Unruhe und vegetative Störungen benötigt Sarah eine praktische Anleitung, damit sie sich selbst zu beruhigen lernt. Geeignet sind bspw. übende Verfahren wie „Atmen", Achtsamkeit, Yoga, Pilates und Muskelentspannung. Eine positive sinnliche Körperwahrnehmung kann mit Tanz und Musik, bspw. in einer Biodanza[249]-Gruppe erfahren werden. Für eine Psychotherapie ist reichlich klinisches Material notiert: Mögliches frühes, nicht erinnerbares Trauma, das in Affekten und Körperausdruck erfahren wird. Später, durchaus erinnerbar, aber dissoziiert (bspw. als sexueller Missbrauch), re-inszeniert in Schwangerschaft und Geburt des Kindes. Existenzielle Angst im Kontext zur Herkunftsfamilie, nicht bewusster Einfluss väterlich-männlicher und mütterlich-weiblicher Ideale und deren Handlungsanweisungen in der Gegenwart sind weiter anzuschauen. Ein zwanghaftes, abhängiges Handeln neben einem *depressiven Modus* mit *aggressiven Impulsen* auch in der Körperwahrnehmung, nicht nur im Oberbauch oder als Migräne, sondern auch den Genitalien sind Symptome.

247 Tendovaginitis stenosans.

248 Kompression im Oberbauch, Drehmoment durch Halbseitenschwäche und Stoffwechsel wie bei Reizdarm; „Karies an der Wirbelsäule" entsteht.

249 Griech.: bios (Leben) und Span.: danza (Volkstanz). Tanztherapie in einer Gruppe. Vor allem ist es für Menschen eine positive sinnliche Gruppenerfahrung, keinem Anspruch und niemandem genügen zu müssen und ganz der Lebensfreude und dem Genuss zu folgen.

Sarah und ihr Mann arrangieren sich weiter, wie sie es bereits getan haben. Pauline bleibt ein empfindlicher Seismograf für ihre Mutter und auch umgekehrt. Sie bedingen einander, was aber nicht krankhaft sein bzw. werden muss. Wenn doch, wäre auch diese Beziehung zu untersuchen; sie schwingt im Erleben beider zeitlebens mit. Ihr Ehepartner bleibt nach einer ebenfalls an ihm erfolgten Untersuchung der **Körperanalyse** typisch als Mann etwas außen vor. Er hat ein eigenes Erleben und muss die guten wie die mit Leid verknüpften Lebensumstände ebenso in Beziehung aushalten wie Sarah und Pauline. Er hat aber den üblichen Vorteil der Männer, etwas unabhängiger zu sein. Sofern er in seiner Herkunftsfamilie nicht traumatisiert wurde – das meiste spricht dafür –, hat er die überaus wichtige Funktion, als „Normalo" mit männlicher Lebenskraft, Empathie und Fürsorge das Familienschicksal mit zu meistern.

7.9 Unfallfolgen

Ben kommt eines Morgens als Notfall in die Praxis, weil der Rücken und das rechte Bein schmerzen. Er ist ein fröhlicher junger Mann von 35 Jahren, der seine Betroffenheit nicht recht in Worte zu kleiden weiß. Ich frage nach der persönlichen Biografie, den Eltern, der Familie und den Kindern, dann erst nach dem Arbeitsplatz. Die Geburt sei normal gewesen, aber sein Vater habe sich bald nach der Geburt von der Mutter getrennt. Zu ihm bestehe seit Jahren kein Kontakt. Die Mutter habe wieder geheiratet, und mit dem Stiefvater sei er gut zurechtgekommen. Nach einer kaufmännischen Lehre habe er es im Büro nicht lange ausgehalten und arbeite jetzt seit zehn Jahren in einer Versandfirma. In seiner Aufsichtsfunktion könne er eben den Platz im Büro auch oft mit der Pakethalle tauschen und dort körperlich zupacken.

Sieben Jahre zuvor: Ben hat gerade geheiratet und das erste Kind ist auf dem Weg, als er Opfer eines *schweren Verkehrsunfalles* wird. Er erleidet eine Rippenserienfraktur auf der rechten Seite mit einer Verletzung der Lunge und landet auf der Intensivstation, sodass es nach seinem Empfinden „um Leben und Tod" geht. Schließlich heilt die Verletzung aus und hinterlässt Narben der Lunge, am Brustkorb und im rechten Oberbauch.

Zwei Jahre zuvor: Ben hat *Rückenschmerzen*, die aber während der hausärztlichen Behandlung abklingen. Die aktuellen Schmerzen, im Vortrag bei mir, sind nach einer übergroßen Arbeitsbelastung acht Wochen zuvor eingetreten. Das stört inzwischen den eher unruhigen Nachtschlaf, und am Tag kann er sich mitunter nicht gut bewegen.

Bei der achtsamen Körperuntersuchung treffe ich eine *Asymmetrie* mit einer Schwäche der linken Körperseite, Fehlfunktion der Kiefergelenke mit Knirschen in der Nacht, Zähne mit vielen sekundären Zahnbehandlungen und Metallfüllungen, trockene Stellen der Haut und ein Körperübergewicht an. Der Schultergürtel, Hals- und Lendenwirbelsäule sind asymmetrisch verspannt. Vorn lädt der Bauch aus, kombiniert durch Fett und Luftfülle im Darm, was die Lendenwirbelsäule leicht in das Hohlkreuz zwingt. Die Kibler-Falte der Rückenhaut ist nicht ausreichend zu verschieben und sehr schmerzhaft am rechten Brust-Lenden-Übergang. Reizlose Narben betreffen den rechten mittleren und unteren Brustkorb mit leichter Formabweichung und Bewegungsstörung als Unfallfolgen. Der *rechte Oberbauch* wird gespannt gehalten.

Die Anleitung zur langsamen Nasenatmung in den Oberbauch mit einer bewussten Zwerchfellbewegung ohne Anspannung der Rumpfmuskulatur entspannt den Bauch. Dann kann meine tastende flache Hand vorsichtig unten den Rippenbogen eindringen, auch in Linksseitlage. Aktive Einatmung und Gegendruck der untersuchenden Hand wechseln. Vom rechten zum linken Rippenbogen verfahre ich vorsichtig so, danach ist der Bauch deutlich entspannt. Zuvor haben auch beide Beine, vor allem das rechte, sehr unter Spannung gestanden und Ben konnte sie kaum hochheben. Nach der Übung sind die Zeichen der *Nervenspannung der Beine* fast normal.

Ein Wunder? Keinesfalls! Mit der Technik der Atmung ebenso wie durch die „unangenehme“ Zuwendung des Untersuchers wird für kurze Zeit Achtsamkeit erzwungen. Es wird für Ben im Moment körperlich erfahrbar, dass es Zusammenhänge der vegetativen Funktionen im Oberbauch und mit diesen auch zum Hirnstamm gibt, die für die untere Lendenwirbelsäule und damit das Schmerzsymptom des Rückens bedeutsam sind. Er folgt in der Beschreibung seines Körpers den unangenehmen Empfindungen und nennt es „Schmerz“ mit einem örtlichen Bezug. Viele Einstellungen seines Körpers merkt er aber auch nicht; sie bleiben unbewusst.

Im längeren Verlauf von Schmerzen und Störungen der Funktionen des Körpers führen Anspannung, Einsteifung, auch „Einfrieren“ wie als Traumafolge mit asymmetrischer Spannungsverteilung eher zu einer *dumpfen Empfindung*. Das differenzierte Lage- und Tastempfinden stumpft ab, aber die Empfindlichkeit, z. B. für Akupunkturnadeln, kann sogar erheblich zunehmen. Ben fühlt den Schmerz einerseits dumpf und schwer, andererseits überempfindlich, dazu lokal begrenzt mit *Schmerzfokus auf einer Hauptschmerzbahn* im Hüft-Lendenbereich rechts. Vermittelt werden all diese Empfindungen nicht über das, was er mir sagt, sondern über seine Muskulatur und die unharmonischen Gelenkfunktionen der Wirbelsäule. In anderen Fällen gehören direktes Quetschen eines Nervs im Wirbelkanal oder der Austritt aus der Wirbelsäule in Verbindung mit Bandscheibenschäden dazu.

Bei Ben zeigt die Röntgenaufnahme der Lendenwirbelsäule in zwei Ebenen im Stehen, dem Leben nachgestellt, eine Minderung aller Bandscheibenetagen der Lendenwirbelsäule mit einem kleinen Versatz der Wirbelkörper 4 und 5 gegeneinander. Hier kann der spinale Nervenkanal eingeengt werden. Mit der Aufnahme im Stehen wird erkannt, dass der grundsätzliche Prozess des Abbaus der Struktur der Lendenwirbelsäule schon vor einigen Jahren begonnen hat; wir sprechen über „Karies an der Wirbelsäule", wobei viele Segmente und nicht nur eines betroffen sind (**Stoffwechselmuster**).

Eine Schichtaufnahme (MRT) würde ich erst anfordern, wenn sie die Therapie lenkte, mit einer Lähmung oder Spinalkanalenge an eine operative Schmerztherapie gedacht werden müsste. Die Hüftgelenke werden oft in die Störungen der Funktionen der unteren Lendenwirbelsäule einbezogen, haben aber keine typischen „Kapselmuster" der Arthrose. Mit dem angetroffenen Befund der Wirbelsäule können an den Kniegelenken innen und außen und in der Kniekehle Schmerzempfindungen eintreten, ohne dass sie tatsächlich erkrankt sind. Bei Ben wurde im 22. Lebensjahr schon mal am Meniskus des rechten Kniegelenks operiert! Im aktuellen Befund ist die Funktion aber ebenso im Regelbereich wie an den Sprunggelenken und Füßen und oben an Ellenbogen-, Hand- und Fingergelenken.

Was tun? Der Rückenschmerz hat einen möglichen Bezug zur Bandscheibe der unteren Lendenwirbelsäule. Was aber ist der Prozess? Welche Umstände stören die *spontane Heilung*? Was ist bislang vielleicht nicht zur Sprache gekommen, nimmt aber offensichtlich erheblich Einfluss auf die körperliche und psychische Regulation? Dieses Wissen würde Therapie und Prognose entscheidend mitbestimmen können.

Die **psychologische Körperanalyse** stellt vor allem **Herz-** (Angst und Anspannung), **Leber-** und **Stoffwechselmuster** fest. Die Halbseitenbetonung der Spannungsverteilung ist, wie bei einer Dissoziation (**Asymmetriemuster**), der Hinweis für die körperliche Auswirkung aktuellen Rückgriffs auf die Stressinformation einer traumatischen Erfahrung. Die organischen Veränderungen weisen auf einen schon langjährigen Abbau der Bandscheibengewebe, Karies an den Zähnen und eine allgemeine Erschöpfung. Die Gesamtschau der Leiden erfordert eine multimodal ambulante oder stationäre Rehabilitation, weil die Erwerbsfähigkeit erheblich gefährdet ist und auch Alltagsaufgaben des Erwachsenen nicht mehr gut bewältigt werden können.

7.10 Alterung

Gaby ist verheiratet, 48 Jahre alt, hat vor 22 Jahren Zwillinge geboren und arbeitet als Erzieherin. Fußschmerzen mehr links als rechts führen zur Vorstellung in der Orthopädie. Da die MRT schon deutliche arthrotische Veränderungen der Gelenke der Fußwurzel und beginnend im Großzehengrundgelenk nachweist, wird sie mit Einlagen und einer Schuhzurichtung als Abrollhilfe versorgt. Jetzt fragt sie, was die Medizin und sie selbst noch tun können, damit sie wieder joggen kann. Bis vor zwei Jahren sei es noch möglich gewesen; das Laufen im Wald hätte sie immer so gut entspannt. Den Zwillingen gehe es gut; die beiden Jungen seien schon „auf eigenen Füßen" unterwegs und es bestehe ein guter Kontakt.

Gabys Mutter sei drei Jahre zuvor verstorben, ihr Vater bereits in dem Jahr, als die Zwillinge zur Welt kamen. Beide Eltern habe sie in guter Erinnerung – gute Eltern, die sie immer unterstützt hätten. Ihre beiden Kinder seien außer Haus, der Kontakt eng und herzlich und sie kämen gut in ihren Leben zurecht. Es gebe noch einen etwas jüngeren Bruder, mit dem sie ebenfalls herzlich verbunden sei. Er wohne aber nicht mehr in Deutschland, sodass sie sich nur ab und zu per Skype „träfen". Sie wünsche sich schon lange, ihn in Neuseeland zu besuchen. Die Bemerkung führt zu Gabys Ehemann: Er ist in der Geschäftsführung eines mittelständischen Autozulieferers tätig. Einen Urlaub in Neuseeland wünsche er sich wohl auch, aber die wirtschaftliche Lage seines Unternehmens sei aktuell nicht gut. Vier Wochen Urlaub seien ihm da nicht möglich, außerdem fliege er nur sehr ungern lange Strecken. Er habe aber auch nichts dagegen, wenn sie die Reise allein unternehmen würde.

Die klinische Untersuchung zeigt nicht nur an den *Füßen* eine leichte Schwellung im Rückfuß mit eingeschränkter Beweglichkeit und einer steifen Bewegung, auch die *Finger* sind schon verhärtet und geschwollen. Vor allem die Mittelgelenke der Finger II–IV sind leicht aufgetrieben und können nicht mehr vollständig gestreckt werden. Die Patientin unterbricht die Untersuchung der Wirbelsäule mit dem Hinweis, dass sie ja auch wegen der andauernden *Nacken*-Hals-Beschwerden gekommen sei. Beim letzten Orthopäden habe sie aber den Hinweis erhalten, dass immer nur eine „Sache" pro Konsultation untersucht werden könne. Sie fragt, ob sie noch mal wiederkommen solle im nächsten Quartal. Natürlich nicht, denn die Halswirbelsäule ist aus meiner Sicht kein Modul, sondern gehört zur Ganzheit des Körpers.

Mit der **PKA** werden das **Asymmetriemuster** mit Angstanspannung und Stoffwechsel- sowie **Lebermuster** erkannt. Das Drehmoment der asymmetrischen zentralneurologischen Anspannung und die Störungen der Funktionen im Oberbauch (Stressachse

2) kombinieren, wie so oft, mit der Erschöpfung der hormonellen Stressachse 1. Die klinischen Zeichen leichter und schon länger andauernder Entzündung, wie in den Finger- und Fußgelenken, sind aus dem ganzen Körper nachvollziehbar und eben nicht ein eigenständiges Krankheitsbild.

Neben der Begleitung der vordergründigen Symptome bleibt demnach viel mehr zu regulieren. Der Therapeut ist erst einmal Zeuge, dass Gaby nicht schwer krank sein muss und zeigt ihr Möglichkeiten auf, um die erkannten Handicaps besser auszuhalten. Übende Verfahren wie Yoga, Feldenkrais und ein allgemeines körperliches Training in einer Gruppe sind geeignet, die Funktionen erheblich zu verbessern. Der Hausarzt wird die Stoffwechselfunktionen kontrollieren und ohne Zweifel besteht ein weiterer Informations- und Gesprächsbedarf in der therapeutischen Begleitung. Sofern sich der körperliche Ausdruck der Angst nicht mit den Mitteln der Selbstregulation (z. B. übende Verfahren) reduziert, ist auch die Notwendigkeit einer Psychotherapie in einem Erstgespräch zu überprüfen. Der „Erwachsenenstress", charakterisiert meist durch den Umgang mit beruflichen Bedingungen, finanziellen Möglichkeiten und derzeitigen Beziehungsaufgaben, wie zum gestressten Lebenspartner, kann zur Erschöpfung führen und der Körper gerät langsam und fast unbemerkt in eine immer tiefergehende „Schieflage".

Vielen Patientinnen geht es wie Gaby, bei der offensichtlich mehrere Symptome und Beschwerden kombiniert zu beobachten sind: Füße, Finger und „steife" Wirbelsäule, Nacken, Reizungen an Gelenken und Haut, im Oberbauch und, hinzukommend, eine Stress- und Konfliktlage in der Familie. Die wissenschaftliche Medizin will aber stets in Sektoren aufteilen und der Patient scheinbar nur wissen, „was er denn habe". Für die wissenschaftliche Medizin ist die Antwort einfach: Gaby hat Arthrose an Füßen und Händen, Syndrome der Hals- und Lendenwirbelsäule, vielleicht auch einen Bandscheibenschaden. *Hinter* diese Symptome zu schauen, Zeuge, Helfer und Warner zu sein und auch eine bösartige Erkrankung nicht zu übersehen, auch wenn es „immer" nur Psyche, Nacken, Rücken, Bauch oder die Hände sind, wäre hingegen eine echte therapeutische Herausforderung.

7.11 Späte Traumafolgen

Der 54-jährigen Petra geht es mit der frauenärztlich empfohlenen Östrogenersatztherapie schlechter als vorher. Entgegen ihrer Erwartung verstärken sich die Schmerzen am ganzen Körper. Die Konzentration lässt nach, der Bauch bläht nach jeder Mahlzeit auf und die steifen, leicht geschwollenen Füße schmerzen bei jedem Schritt. Das morgendliche Einlaufen ist schmerzhaft und mühsam, die Wirbelsäule steif. Sie fühlt sich wie

„Achtzig“! Sie geht brav zum Rehasport, doch der verstärkt den Schmerz und schließlich verweigert sie die weitere Teilnahme. Die Ärzte finden aber keine körperliche Erklärung und letztlich halten sie es für eine „Depression“. Mit dem Einsatz der Psychopharmaka gehen nun zusätzlich noch Schwindel, Missempfindungen am ganzen Körper und Anfälle von Herzrasen einher.

Die ärztlichen Deutungen folgen auch dem Befund der MRT-Untersuchung und die Schmerzen werden auf Bandscheibenschäden der Hals- und Lendenwirbelsäule bezogen. Die Physiotherapie lindert die Spannungen und Schmerzen dann nur am Behandlungstag. Schon in der Nacht wälzt sich Petra angespannt von einer zur anderen Seite, bis die Erschöpfung zu einem kurzen, nicht erholsamen Schlaf führt. Eine medikamentöse Schmerztherapie mit Morphin u. a. macht müde und handlungsarm, lindert aber nicht die Anspannung und damit auch nicht die Schmerzen. Die Arme „schlafen“ weiterhin ein. Die Hände werden mitunter taub wie mit Handschuhen. Morgens wacht sie mit Rückenschmerzen auf, kommt nur mühsam aus dem Bett, und auf den ersten Laufmetern sind die Füße so schmerzhaft. Sie hat Angst vor dem Zubettgehen wie vor dem Aufstehen. Was soll nun werden?

Schließlich wird eine operative Schmerztherapie mit einer Versteifung der Halswirbelsäule in zwei unteren Segmenten diskutiert. Sehnenschmerzen der Hände wie ein „schnellender Daumen“ und eine Tendovaginitis stenosans[250] am Ringfinger wurden schon operiert. Ein Karpaltunnelsyndrom erscheint im Bereich des Möglichen; die vom Neurologen gemessenen Werte sind aber grenzwertig, sodass der Chirurg mit der Operation noch abwarten will. Er bezieht alle Beschwerden auf Bandscheibenvorfälle der unteren Halswirbelsäule, die den spinalen Nervenkanal und die Nervenaustritte einengen würden. Der Nuklearmediziner hat zehn Jahre zuvor eine entzündliche Erkrankung der Schilddrüse (Hashimoto) vermutet; Petra hat deswegen auch schon Hormone eingenommen. Die Blutwerte beim Hausarztbesuch im letzten Jahr sind normal gewesen.

Der Rheumatologe nennt es „Fibromyalgie“, schließt aber eine rheumatische Erkrankung nicht aus. Er berät über eine Basistherapie mit Quensyl[251]. Seine Vermutung ist eine „seronegative chronische Polyarthritis“ wegen der Reizreaktionen der Finger, Füße, Kniegelenke mit Schmerzen und der steifen Wirbelsäule.

250 Knötchenförmige Auftreibung der Beugesehne eines Fingers mit schmerzhaftem und sprunghaftem Sehnengleiten („schnellender Finger“) durch das Ringband. Spannungs- und Verletzungsfolge auch als Überlastung bei mechanischer Anforderung. Muskeln und Sehnen gehören zum Funktionskreis „Leber“ (Lebermuster und Stress).

251 Hydroxychloroquinsulfat. Früheres Medikament gegen Malaria, wird zur Basistherapie chronischer rheumatischer Erkrankungen eingesetzt und hat ein weltweit umstrittenes Comeback mit Covid-19 erfahren.

Nach dieser Odyssee weist der körperliche Befund in der orthopädischen Praxis auf eine *deutliche Erschöpfung* – kein Wunder! Dazu gehören auch die Rundrückenhaltung, „flügellahme" Bewegung der Schultern, der angespannte und aufgeblähte Bauch, die rheumatisch steife Brust- und Lendenwirbelsäule, die gestauten Arme und Beine. Die Halbseitenschwäche links und eine hohe Spannung im Oberbauch sind klinische Zeichen der *Stressregulation*. Im längeren Verlauf, hier über viele Jahre, ist das endokrine Stresssystem erschöpft und es besteht wahrscheinlich auch eine Störung der Cortisolregulation bis zur Resistenz (s. a. Stoffwechselmuster). Daran knüpfen sich unspezifische rheumatische Reizerscheinungen und Überreaktionen des Immunsystems. Der Hautarzt habe aber keine Allergie im Test gefunden, auch für den Hals-Nasen-Ohren-Arzt sei alles in Ordnung. Doch den Schwindel, das linksseitige Ohrgeräusch und oft Druck auf den Ohren könne Petra sich nicht erklären. Überhaupt zähle sie inzwischen nicht mehr mit, bei wie vielen Ärzten und Spezialisten sie in den letzten zwanzig Jahren gewesen sei.

Jeder Therapeut hat sicher alles gegeben, was der jeweilige Fachbereich erlaubte – nur „an einem Strang" haben sie nicht gezogen. Es fehlt der rote Faden; ohnehin wäre er auch nur schwer zu erkennen. Vielleicht sind es ja auch mehrere rote Fäden? Schriftliche Dokumentationen liegen darüber hinaus nur lückenhaft vor. Petra wäre zu wünschen, ihre Ärzte dächten wie ein Kriminalkommissariat im Tatort: Das Team heftet alle Beteiligten, Verdächtigen, Tatorte, Fluchtfahrzeuge und Aussagen von Zeugen zusammen an die Wand. Alle Details werden im Team diskutiert und weiterverfolgt, bis einer das fehlende Puzzleteil findet. Am Ende ist alles nachvollziehbar und logisch.

Das gegenwärtige medizinische System kann nicht so gut wie im „Tatort" ermitteln. Wie geht es weiter? Der *energetische Zustand* von Petras Körper wird in der achtsamen Untersuchung der **PKA** so angetroffen, als würde ein Trauma in der Gegenwart immer wiederkehren. Normale Lebensaufgaben eines Erwachsenen werden von Petra deshalb mitunter als äußerst gefährlich und existenziell bedrohlich erlebt. In der Anamnese frage ich nach den Beziehungen:

Zwei Jahre zuvor hat sich ihr Mann vor ihr getrennt. Ohne Zweifel kann die Trennung von einem Partner als Verlust traumatisch erlebt werden; Trennungen sind manches Mal unvermeidlich. Solche Verluste auszuhalten, zu betrauern und damit auch letztlich zu integrieren, ggf. daraus sogar zu lernen und daran zu wachsen, ist eine normale erwachsene Lebensaufgabe. Die Krankengeschichte von Petra ist so mit dieser schicksalhaften Erfahrung allein nicht zu erklären. Die Störungen im Stoffwechsel wie der Schilddrüse, die vielen vegetativen Störungen wie z. B. die Ohrgeräusche, die fortgeschrittenen Bandscheibenschäden und die chronische Entzündung im Körper weisen auf einen langjährigen Prozess.

Die **Asymmetrie** der Körperspannung mit einer Halbseitenschwäche, die steife, eingefrorene Wirbelsäule, die Spannungen im Bauch wie bei Reizdarm und im Oberbauch mit einem **Lebermuster** weisen auf immer wiederholende existenzielle Konflikte, bspw. durch frühe traumatische Erfahrung, angefangen bei einer frühen Störung im Mutterleib oder als Geburtsfolge, später MMV und schließlich in der Beziehung zum Ehepartner.

Erlittene Traumen, Gewalt oder sexuelle Übergriffe können, müssen aber nicht erinnert werden. Die Kindheit sei doch gut gewesen, sagt Petra. Ihr älterer Bruder sei zwar geistig behindert gewesen und schon ein paar Jahre zuvor verstorben, aber die Eltern hätten sich auch um sie immer gekümmert. In ihrem 13. Lebensjahr trennte sich allerdings der Vater von der Familie. Sie habe dann mehr Aufgaben im Haushalt und auch die Betreuung des Bruders übernommen. Der persönliche Kontakt zum Vater sei seitdem nur noch selten möglich, zumal er weiter weggezogen sei und in einer neuen Familie lebe.

Der körperliche Befund weist auf die Stoffwechselstörung mit einer relativen Schwäche der hormonellen Stressachse („Entzündung") und kombiniert mit körperlichen Zeichen der Halbseitenschwäche und den Störungen im vegetativen Nervensystem, die Ausdruck einer Abspaltung nicht ausgehaltener Erfahrung sein können. Im **Traumamuster** wird diese körperliche Reaktionsweise auch als körperlicher Ausdruck einer dissoziativen Störung beschrieben.

In der physiotherapeutischen Körperarbeit lernt Petra, ihre hohe innere Anspannung am Körper wahrzunehmen. Die osteopathische Behandlung im Oberbauchbereich zusammen mit einer Atemübung entspannt sie in wenigen Minuten. Petra ist in der Lage, sich zu beruhigen, d. h., die Gegenwart zur erreichen, in der es noch keine Erfahrung gibt.

Menschen wie Petra, die viel in ihrem Leben erfahren haben und sehr sensibel sind, vielleicht seit der Kindheit ums „Überleben" kämpfen mussten, haben oft *viele Beziehungsnarben*. Mit ihnen ist ein großes „Beziehungswissen" entstanden, vor allem nicht bewusstes, intuitives Wissen. Petra sitzt lebendig vor mir in der Praxis. Sie hat auf ihre Weise strategische Mittel erworben, die im Spiel des Lebens sehr wertvoll sind. Meine ärztliche Reflextherapie kann aber nur deshalb sofort den körperlichen Ausdruck günstig beeinflussen, weil die affektiven und emotionalen Anteile der körperlichen Reaktion, weit mehr als die strukturellen Veränderungen wie der Bandscheiben, Macht ergriffen haben.

Die Muster der **psychologischen Körperanalyse** liefern vor allem eine Ordnung und Übersicht, damit Arzt und Patientin sich das Ganze mal mit Abstand „an der Wand aufgehängt" wie Kriminalkommissare ansehen können. Es ist wesentlich, dieser Betrachtung Raum zu geben. Für Petra reicht es vielleicht, ihre eigene Geschichte neu zu sehen. Die Inhalte kennt sie ja; sie sind ihr bewusst und sie kann sich erinnern. Neu in ihrem „Narrativ" sind aber deren komplexe Beziehungen. Offensichtlich bestehen aktuelle Bedürfnisse, deren Erfüllung nicht gelingen will. Sie sind jedenfalls virulent, an die Oberfläche gespült und nicht mehr zu ignorieren. Zu ihnen zählen wie bei allen Menschen eine sichere Partnerschaft, körperliche Nähe und die Fähigkeit, befriedigende Sexualität überhaupt auszuhalten und zu genießen.

Die eigene Bedeutung in der Beziehung im Auge des Partners intuitiv zu erkennen, sich „gesehen" zu fühlen, sicher zu sein und sich beschützt zu wissen, sind wichtige Bausteine von Beziehungen in jedem Lebensalter. Natürlich entstehen nach der Trennung vom langjährigen Partner wieder soziale und körperliche Bedürfnisse neu. Petras Körper hat es mit seinen Symptomen ziemlich deutlich gemacht: Die Macht *dysfunktionaler Affektregulation* ist ohne Zweifel erheblich. Der Bezug zur Leiblichkeit soll nicht einer invasiven körperlichen oder pharmakologischen Einflussnahme das Wort reden. Im Gegenteil, je mehr der Körper auf vergangene „Kriegserfahrung" zurückgreifen muss, desto eingefrorener, angespannter und verzweifelter ist er. Aktuell am Knie, an der Schulter oder Wirbelsäule zu operieren, weil Petra momentan dort Schmerz fühlt und vorträgt, wäre fatal.

In solcher Krise braucht die Patientin keine Tricks und keine Technik, allenfalls etwas „Magie" im zwischenmenschlichen Kontakt, Empathie, Vertrauen und möglichst eine soziale Gruppe – sozusagen eine Medizin in der Körpersprache menschlicher Existenz. Erst nachdem eine relative Sicherheit vorläge, könnte langsam mit einer Versorgung der noch lange nicht ausgeheilten Wunden begonnen werden. Die Betonung liegt auf langsam! Als Endpunkt einer erfolgreichen Begleitung ständen für Petra die Ankunft in der Gegenwart und die Akzeptanz ihres Schicksals. Mehr ist vermutlich gegenwärtig auch nicht möglich.

7.12 Alles tut weh!

Olivia leidet seit Jahren unter Schmerzen am ganzen Körper. Sie hat schon alles hinter sich: unzählige Arztkontakte, Blutuntersuchungen, Röntgen- und Schichtaufnahmen (MRT) der Wirbelsäule und nicht zuletzt auch Operationen – kleinere galten den Sehnen der Finger, Karpaltunnelsyndrom und Arthroskopien der Kniegelenke, die größeren dem Bauch. Aktuell wird ein Knoten in der Schilddrüse diskutiert. In der Inneren Medizin wird versucht, die Funktion der Schilddrüse, den Bluthochdruck und den Zucker immer wieder einzustellen. Ihr Leben bewege sich insoweit zwischen der Arbeit als Reinigungskraft in der Schule, dem Haushalt, ihrem Mann, drei jugendlichen Kindern und den Arztbesuchen und Klinikaufenthalten, erzählt sie, abends sei sie erschöpft und könne dann trotzdem meist nicht gut schlafen. Ihre Vorstellung in der Orthopädie folgt der Routine bei Rückenschmerzen und ist ein Teil der jährlichen „Facharztrunde“. Rheumatologie und Neurologie stehen aktuell noch aus.

Olivia ist kräftig, drückt die Hand fest bei der Begrüßung und hält Augenkontakt. Ihre Geschichte scheint schon oft erzählt; die Kindheit sei aus ihrer Sicht „nicht romantisch“ gewesen. Mit den vielen Geschwistern habe sie sich vertragen, auch weil die Eltern ein hartes Regiment geführt hätten: Schon kleinste Vergehen seien unbarmherzig und oft mit körperlicher Züchtigung bestraft worden. Es habe sie früh aus dem Elternhaus getrieben, und sie sei auch schon vor dem 20. Lebensjahr schwanger geworden. Mit der Ehe habe sie zwar die Angst vor Strafen nicht verloren, aber zum ersten Mal im Leben sei es ihr gut gegangen. Sie habe den Lehrberuf zur Fachverkäuferin nicht abschließen können; ohnehin sei sie dann für ihre Kinder dagewesen. Ihren Mann schildert sie als braven und herzensguten Handwerker. Wegen Rückenschmerzen könne er aber nicht mehr „voll“ arbeiten, und deshalb habe sie eine Stelle als Reinigungskraft in der Schule angenommen. Es sei ein guter, auch gut bezahlter, aber für sie sehr anstrengender Job.

Chronische Schmerzen führen Olivia auch in die Psychiatrie, und dort hört ihr zum ersten Mal überhaupt jemand richtig gut zu. Sie kann über ihre Sorgen sprechen und erhält auch Ratschläge, wie sie mit der *Angst* vor scheinbarer Autorität und ihrem eigenen Gefühl der Wertlosigkeit besser umgehen könnte. Diese Hinweise helfen ihr sehr, doch die Schmerzen bleiben „überall“ im Körper, die Schlafstörungen und ihr Bauch spielen immer wieder „verrückt“.

Da es in diesem Verlauf nicht so sehr auf Körpermuster und ihre Ausgestaltung ankommt, werden sie nur kurz skizziert: Angst, Traumafolge, Stoffwechselstörungen, rheumatische Einstellung der Wirbelsäule werden angetroffen und die bildgebende Diagnostik zeigt auch Verschleißveränderungen der Hals- und Lendenwirbelsäule. Übliche Hinweise erfolgen zur Ernährung, übenden Trainings der Selbstberuhigung. Physiotherapie und Funktionstraining für zwei Jahre werden verschrieben sowie ein Arztbrief verfasst, der an die behandelnden Ärzte weitergereicht werden kann und den orthopädischen Befund und die Diagnosen darstellt.

Zwei Jahre später stellt sich Olivia wieder vor. Es gehe ihr viel besser, und vor allem habe sie jetzt eine Diagnose, die in der letzten Konsultation gestellt worden sei. Sowohl der Rheumatologe wie auch ihr Psychiater hätten die Diagnose bestätigt. Das habe ihr ganz viel Sicherheit gegeben. Sie hätte sich doch die Schmerzen nicht eingebildet! Auch habe sie immer angenommen, dass ihre Familie ihre Beschwerden nicht erst genommen und teilweise sogar als Simulation aufgefasst hätte. In der Arbeit lasse sie sich natürlich nichts anmerken; die Kollegen sollen denken, sie sei „voll fit". An dieser Stelle könnte ich zwar einhaken, um die „kindlichen" Projektionen und ihre unbewusste Angstwehr in der Familie zu untersuchen, aber darum geht es ja nicht.

Olivia versichert, sie habe jetzt das, was sie bräuchte, um gezielt weiterzumachen: ihre *Diagnose*! Sie könne inzwischen sogar das Verhalten ihrer Eltern „verstehen", zu denen sie auch wieder einen besseren Kontakt hätte. Sie hätten ja selbst strenge Eltern gehabt und als Nachkriegskinder auch wenig zu lachen. Schlafen könne sie auch besser, mit einem Medikament für diese Diagnose vom Psychiater, den sie alle paar Monate aufsuche. Er ist vielleicht eine Art guter Vater für sie geworden – so mein Gefühl, wenn sie über die Konsultationen bei ihm spricht.

Zusammenfassend ist zu bemerken, dass es hier nicht um eine differenzierte Therapie der vielfältigen Betroffenheit mit komplizierten Erklärungen der Muster geht. Es reicht, auf medizinischer Ebene eine *psychosomatische Diagnose* zu kommunizieren. Sie sollte einen Einklang zwischen der Patientin, ihren wichtigen Bezugspersonen und „Wahrheit" versichernden Ärzten herstellen. Letztlich wirkt die „Magie des ärztlichen Wortes", gekleidet in eine Diagnose, gemäß der Wertigkeit, die sie von der Patientin selbst erhält. Für den Arzt mag sie sich eher sogar zweitrangig anfühlen, aber um den Arzt geht es ja auch nicht. Alles Weitere sind dann natürlich auch Lebensbegleitung, Absicherung und Intervention bei akuten Störungen der Funktion des Bewegungsapparates.

7.13 Sexuelle Orientierung

Den 56-jährigen Andrew führen Kopf- und Rückenbeschwerden, eine Schwäche der linken Körperseite und Fingerschwellungen zum Arzt. Insbesondere den linken Arm könne er nicht bewegen. Er sei aber nur 14 Tage in Deutschland und lebe und arbeite überwiegend in einem Ferienhotel in Spanien. Dort sei er „Mädchen für alles". Viele Untersuchungen beim Neurologen, Rheumatologen, Internisten usw. seien schon in Spanien vorgenommen worden. Die Symptome störten ihn seit knapp über einem Jahr und eine Verbesserung sei nicht eingetreten. Mal ginge es allerdings ein paar Tage besser, dann wiederum schlechter, und er könne so nicht mehr gut arbeiten.

Im klinischen Befund besteht ein **Lebermuster** mit einer charakteristischen Spannung der rechten Körperseite. Andrews Zunge ist gestaut mit deutlichen Zahneindrücken, die Kieferfunktion ist asymmetrisch, und es sind schon viele Zahnbehandlungen, Überkronungen und Füllungen, zum Teil noch mit Metall, notwendig gewesen. Der Oberbauch ist angespannt und die Bewegung der Kibler-Falte der Rückenhaut sei „nicht auszuhalten". Beim Testen stößt Andrew sogar einen lauten Schrei aus.

Die Variabilität der Muster, die mit dem Stoffwechsel im Oberbauch, der Vagusfunktion und damit auch den Funktionen im Hirnstamm affektiv verknüpft sind, ist normal. Wahrscheinlich steht dahinter kein systematisches Leiden, keine organische Leber- oder Gallenerkrankung, Magenleiden oder eine wesentliche Beeinträchtigung der Funktion der Bauchspeicheldrüse. Sie wären ja auch bereits in Spanien durch klinische und technische Diagnostik erkannt worden. Ähnliches gilt für den Neurologen, der die Schwäche des linken Armes nicht erklären kann; er führt sie auf eine Erkrankung der Wirbelsäule zurück, ohne jedoch einen Befund der Wirbelsäule zu erheben. Wie in der wissenschaftlichen Medizin üblich, schiebt es der eine dem anderen zu, aber keiner möchte selbst „über den Zaun fressen"!

Andrews Konstitution ist gut, und der weitere Befund zeigt Störungen der Funktionen der Wirbelsäule am Übergangsbereich der Brust-zur Lendenwirbelsäule. Sein Oberbauch ist gespannt, die Leberzone und das Magenareal einschließlich des Sonnengeflecht-Bereiches in der Oberbauchmitte sind sehr druckempfindlich. Die Beinspannungen sind auf beiden Seiten verstärkt, und im übergeordneten asymmetrischen Muster ist die linke Körperseite schwächer angesteuert als die rechte. Dazu passt die vorgetragene Schwäche des linken Armes.

Das **Lebermuster** führt zur Spannung der rechten Seite, als wahrscheinlicher Ausdruck eines aggressiven Impulses im notwendigen, aber verstärkten (Über-)Lebenskampf. Jede derartige Aktivität muss ja auf die energetischen Zentren im Oberbauch, das Herz und die Befehlshaber im Stammhirn und limbischen System zurückgreifen. Angehörige oder Arbeitsumgebung bemerken entsprechende Stimmungslagen, die Einschränkung des „Arbeitsspeichers" mit begrenzter Multitasking-Fähigkeit und eventuelles schnelles Aufbrausen mit unpassender Reflexion in der Beziehung. Oft spielt Gewohnheit eine Rolle, oder man nimmt denjenigen so, wie er ist, ohne sich damit weiter auseinanderzusetzen. Andrew jedenfalls scheint auch sehr darauf bedacht, sich „nichts anmerken zu lassen".

Im längeren Verlauf verwischen sich zum Teil die Muster, sind aber grundsätzlich, wenn man sie einzeln nachspürt, im subtilen Befund gut zu erkennen. Auch die Eigenreflexe der Beine mit einem leichten Pseudoklonus links mehr als rechts sprechen die Stress-Körpersprache. Zu ihr gehören charakteristisch die *asymmetrische Muskelspannung*, das **Lebermuster** und mit ihm die *Stoffwechselstörung* mit einer typischen *stressbedingten Einschränkung der Verdauungsleistung* im Oberbauch und eine *innere hohe Anspannung*. Am Bewegungsapparat selbst weist die technische Diagnostik, die mitgeführt wird, nicht auf einen wesentlichen Verschleiß. Mit der Struktur der Wirbelsäule ist der Befund nicht ausreichend zu erklären. Ohne Zweifel bestehen aber Störungen der Funktionen der Wirbelsäule. Sie sind in der Regel eine Folge und nicht Ursache einer Erkrankung.

Aufgrund der angetroffenen Störungen der Funktionen werden Akupunkturnadeln gesetzt, um die zentrale Stressanspannung zu reduzieren. Die manuelle Therapie löst Spannungen im Übergang der Brust- zur Lendenwirbelsäule. Danach sind die Spannungsmuster am Bewegungsapparat weitgehend reduziert. Andrew fühlt sich sofort befreit! Es wird besprochen, dass er sich nach einer Woche wieder vorstellt, um den Verlauf beobachten zu können.

Tatsächlich kommt er nach einer Woche wieder in die Praxis, was bei psychosomatischen Patienten nicht selbstverständlich ist. Offensichtlich ist etwas in ihm „zum Schwingen" gekommen; der Arzt muss aber nicht der Auslöser sein. „Es" ist komplex; vielleicht hat ihm eine medizinische Fachangestellte nur besonders freundlich zugelächelt, oder es gab eine besondere Begegnung im Wartezimmer, oder er musste entgegen seiner Befürchtung nicht lange warten. Jedenfalls kommt Andrew in die Sprechstunde und wir haben etwas mehr Zeit, um über die *Bedingungen* zu sprechen, mit denen die Beschwerden eingetreten sind. Er erzählt seine Geschichte:

Die Eltern entstammen dem bürgerlichen Milieu einer mittelgroßen Stadt in Deutschland. Seine Mutter sei Lehrerin und der Vater selbstständiger Anwalt gewesen. Seine ältere Schwester betreibe jenes spanische Ferienhotel, in dem er arbeite. Er sei verheiratet, habe zwei erwachsene Söhne, und seine Familie lebe in Deutschland. Der Kontakt sei so gut wie mit seinem Daueraufenthalt in Spanien eben möglich. Ursprünglich habe er nach dem Abitur Kunst studieren wollen, sei aber von der Mutter mehr oder weniger genötigt worden, ein technisches Studium aufzunehmen, was er jedoch abgebrochen habe. Verschiedene Jobs, auch im künstlerischen Bereich, hätten ihn über Wasser gehalten, bis er schließlich in einer kleineren Firma in Süddeutschland eine Anstellung gefunden habe, die über zwei Jahrzehnte Lohn und Brot bescherte. In dieser Zeit seien auch seine Kinder geboren worden.

Auf die Ehe angesprochen, hält Andrew sie für gut, aber es habe sich eine Veränderung ergeben. Die Auswanderung nach Spanien sei auch deshalb erfolgt, weil er seine sexuelle Orientierung als Erwachsener jetzt auf einen Mann beziehe. Mit ihm könne er die Ekstase erleben, die er sich immer gewünscht habe. Bei der Erwähnung des intimen Kontaktes leuchten seine Augen. Mehr wird darüber nicht gesprochen.

Die Beziehung seiner Eltern wird abgefragt, und Andrew liefert einige wertvolle Hinweise: Die Mutter insbesondere sei sehr streng und dominant gewesen, und dennoch habe er eine sehr innige Beziehung zu ihr entwickelt. Ihm gegenüber habe sie den Vater stets abgewertet und als Schwächling dargestellt. Die Vaterfigur ist ihm tatsächlich nur schwach in der Erinnerung; er sei auch relativ früh gestorben, schon vor 36 Jahren. Die Mutter habe übrigens schon in der Zeit seiner Kindheit und Jugend immer außereheliche Verhältnisse gepflegt, die ihn gekränkt hätten, weil er heftige Eifersucht auf die Liebhaber empfunden habe. Oft habe er abends deshalb am Fenster gestanden und auf ihre Rückkehr gewartet.

In seiner Ehe werde seine Homosexualität offen behandelt, und seine Frau, so seine vorgetragene Ansicht, habe sie ebenso akzeptiert wie seine erwachsenen Söhne. (Ganz ohne Probleme ist eine solche „Kehrtwendung" sicher nicht, und es entwickeln sich oft Schuldgefühle und Spannungen in der Interaktion. Hinter einer gescheiterten Ehe verbirgt sich immer auch ein gescheitertes Lebenskonzept. Es kann ebenfalls als Verlust und Kränkung aufgefasst werden.)

Wichtiger im aktuellen Konflikt mit den körperlichen Symptomen ist wahrscheinlich die Beziehung zu seiner älteren Schwester: Drei Jahre zuvor habe sie ihren Mann bei einem Unfall verloren und jetzt wieder einen Geschäftspartner in Spanien gesucht. Er habe die Gelegenheit ergriffen und geglaubt, mit seinem männlichen Partner in Spanien zu leben und zu arbeiten, sei der ideale Ergänzungsentwurf zu seinem bisherigen Leben. Doch die große Schwester habe seinen künstlerischen Ambitionen, die immer versteckt, jedoch latent als Bedürfnis weitergelebt hätten, Einhalt geboten: Eine Vernissage durfte nicht stattfinden, Kompetenzen wurden beschnitten und die wirtschaftliche nicht immer gute Lage des Hotels verlangte pragmatische Sachentscheidungen, die schon immer „ihr Ding" gewesen wären; in diesem Sinne zöge sie der Mutter gleich.

Bei Andrew kombinieren in der **Asymmetrie** auch *Angst* und *Anspannung* aus der frühen kindlichen Zeit und drücken neben seinem Streben vor allem die Zerrissenheit zwischen Pflicht und Neigung deutlich aus. Aufgrund der mangelnden Bedürfnisbefriedigung, hier möglicherweise auch der künstlerischen Neigung insbesondere, die schon die Mutter nicht förderte, entstehen dann im Bemühen des Erwachsenen aggressive Impulse bei durchaus zumutbaren Lebensaufgaben. Möglicherweise wiederholt die ältere Schwester seine *ambivalente Muttererfahrung*. Dem großen Bedürfnis nach Nähe, Gesehen-Werden und Geschätzt-Sein steht die Abwertung seiner besonderen künstlerischen Fähigkeit und mit ihr verknüpften Leidenschaft entgegen. Seine körperlich deutlich im **Lebermuster** ausgedrückte Aggression wird in der Gegenwart und für ihn nicht bewusst erheblich von seinem Mutterbild geprägt.

Andrews gelebte Homosexualität sei in Spanien überhaupt kein Problem, doch die noch lebende Mutter schätze sie als von ihr schuldhaft in der Erziehung bewirkte Fehlentwicklung ein, und das belaste den Kontakt zu ihr erheblich.

Nach dem ausführlichen Gespräch sind Asymmetrie und Anspannung im Oberbauch deutlich reduziert. Es ist damit aber keine Lösung erreicht, zumal wieder eine Vernissage anstehe und eine erhebliche Unsicherheit darüber ausgedrückt wird, ob andere Menschen die eigene Kunst überhaupt wertschätzen könnten. Eine „Baustelle" reiht sich an die andere, und vieles bleibt offen. Andrew hat aber offensichtlich verstanden, dass sowohl die Schwäche im linken Arm wie auch der Kopfschmerz und die Rückenbeschwerden Teil der unbewussten Erlebniswelt mit ihren Anteilen aus der Biografie und den gegenwärtigen Lebensaufgaben in Beziehung zu Menschen darstellt. Damit ist viel gewonnen!

7.14 Ehekrise

Viola ist 45 Jahre alt. Seit einigen Monaten schmerze das rechte Kniegelenk, klagt sie. Morgens fühlten sich die Füße wie Watte an; sie brauche den ganzen Weg die Treppe nach unten, bis sie sicher gehen könne. Nachts schliefen die Arme ein und auf der rechten Schulter könne sie nicht gut liegen, weil sie dann wegen der Schmerzen aufwachen würde. Ohnehin sei die Schlafqualität nicht mehr so wie früher. So habe sie sich ihr Leben nicht vorgestellt, und jetzt noch die linke Hand! Nach einem Sturz einige Monate zuvor sei das Zugreifen mitunter sehr schmerzhaft. Eigentlich schmerze „alles". Mit dem Rücken habe sie sich nach vielen Therapien irgendwie eingerichtet. Aber das linke Handgelenk wolle nicht ausheilen. „Kaputt" sei es nicht, das habe ihr der Chirurg versichert, und auch die MRT einige Wochen nach dem Unfall habe bis auf ein wenig Arthrose keinen erheblichen krankhaften Befund ergeben.

Viola bietet viele Symptome an, dann engt sie sich wieder auf den Fokus „Handgelenk" ein. Da erscheinen das rechte Knie und der „Alles-Schmerz" vergessen. Wie bei einem Test reicht sie nur „den kleinen Finger". Sie zeigt sich ratlos, aber auch ungehalten. Ob Akupunktur, manuelle Therapie, Bestrahlung oder ein Medikament helfen würde? Aber Medikamente vertrage sie nicht gut; viele führten sofort zur Reizung des Magens. Wie viele andere Patienten möchte sie vor allem über Methoden oder Anwendungen diskutieren. Gleichwohl wertet sie diese fast im gleichen Atemzug ab, lässt mir als Arzt kaum Spielraum. Ich könnte es spiegeln: „Was machen wir beide nun? Da stecken wir wohl in der Sackgasse. Helfen Sie mir mal, da wieder herauszukommen!" Nach meiner Erfahrung hilft es nicht, zu früh auf eine Diskussion über medizinische Verfahren einzugehen –

egal übrigens, welche. Auch die Methoden, für die „mein Herz schlägt", wie Yoga, Meditation, Akupunktur oder manuelle Therapie gehören zu diesem Zeitpunkt nicht in die Beziehung.

Das aktuelle Thema ist das *Erleben der Beziehung*, nicht ein technischer Inhalt. Als Arzt könnte ich immer noch überlegen, würdig auszusteigen. Viola ist kein unbeschriebenes Blatt: Eigentlich ist schon alles oder sehr vieles in der Medizin gelaufen. Da sie aber nicht den Versuch einer Idealisierung im Sinne „einer letzten Rettung" unternimmt, ist der Abbruch der Beziehung mit einer schnellen Verordnung – eigentlich egal, was – nicht gerechtfertigt. Da Idealisierung und Abwertung wie Liebe und Hass eng verknüpft sein können, ist ein *vorsichtiges Herangehen* die einzige Chance. Der „Hass" kann bei Bedarf ja immer noch „scharf" gemacht und die Konsultation beendet werden.

Bei der achtsamen Beobachtung wirkt Viola vor allem auch erschöpft. Ebenso scheint eine Traurigkeit oder sogar Resignation im Raum zu stehen. Wir wissen beide erst einmal nicht weiter und schweigen. Der Druck in unserer Beziehung scheint damit nicht zuzunehmen. Beim *gemeinsamen Schweigen* steht die Zeit still. Als Therapeut kann ich dabei sogar entspannen, wenn ich meinen inneren Raum nutze und einfach nur lausche und atme[252].

„Wie kommt denn Ihre Familie damit zurecht, dass es Ihnen offensichtlich schon längere Zeit nicht so gut geht?", beginne ich neu mit einer Frage. „Mein Mann ist im Vorstand einer großen Handelsgesellschaft und kaum zu Hause", sagt sie wie eingeübt, setzt aber schnell nach: „Die Ehe ist aber gut!" Schnelle Zusätze sollen oft etwas verdecken. Viele Beschwerden und schon ganz lange?! Was ist dann „gut" an der Ehe, was vielleicht nicht, und was soll verdeckt werden? Zum Hinterfragen reicht die Zeit nicht, außerdem lenkt sie auch ab. (Viele Menschen bieten immer mal etwas aus ihren Beziehungen an, der Kern eines Beziehungskonflikts wird in der Regel aber zunächst verschleiert. Violas Bewertung ist ihre subjektiv wahre Geschichte und bleibt auch ihr Terrain.) Sie weicht auf die Kinder aus: Sohn und Tochter seien junge Erwachsene und gerade beim Absprung aus dem elterlichen Haushalt. Die Tochter sei ab dem 16. Lebensjahr allerdings immer wieder in psychotherapeutischer Behandlung gewesen. Stabil sei sie noch nicht, aber sie beginne jetzt, mit 22 Lebensjahren, ihre zweite Ausbildung, nachdem sie die erste abgebrochen habe. Der Sohn mache nur Freude, studiere wohnortnah und schaffe bislang alle Examen. Allerdings sei seit der Kindheit eine Neurodermitis bekannt und er leide unter Heuschnupfen. Nach wiederkehrenden Infekten werde darüber hinaus ein

252 Regel, auch für jede Art von Stresssituation: 4 Sekunden einatmen – 11 Sekunden den Atem anhalten – 7 Sekunden ausatmen, (oder einfach etwas länger aus- als einatmen). Oder auch Kastenatmung: 4sec durch die Nase einatmen, 4 sec Atem halten,4 sec durch den Mund ausatmen, 4 sec. Atem halten und wieder von vorn.

Bronchialasthma u. a. mit Cortison-Spray behandelt. Bei einem Lungenfacharzt sei er in guten Händen.

Die „Baustelle Kinder" ist ebenso eine zu tiefe Grube für diese Phase der Therapeut-Patient-Beziehung. Die *Wahrnehmung mit Augenkontakt* reicht, und die Kinder kommen auf meine „innere Liste". Gefragt nach ihrem Beruf, berichtet Viola, sie selbst habe einen sozialen Beruf studiert, ihn aber nur für kurze Zeit ausgeübt, weil sie für die Kinder da sein wollte. Außerdem habe sie ihrem Mann den Rücken freihalten müssen, plane aber nun doch den beruflichen Wiedereinstieg. Ihr Mann sei zwar dagegen, aber sie wolle doch auch noch *etwas Eigenes* in ihrem Leben anfangen! Für Viola scheint das „Eigene" wie ein Codewort zu sein und sie „schüttet ein wenig Herz aus": Vor allem kritisiere ihr Mann ihre Haushaltsführung; rein gar nichts könne sie ihm recht machen, schon seit Jahren nicht! Mit den Kindern sei es dann noch viel schlimmer geworden, aber sie würde ja von ihrer Tochter mittlerweile gut unterstützt. Ihr eigener Vater sei früh verstorben. Ihre Eltern seien vermögend gewesen, und ihre alte Mutter wolle jetzt das Elternhaus verkaufen und in ein Heim ziehen, um mehr Gesellschaft zu haben. Sie selbst hänge aber sehr an dem Haus und der Gedanke an den Verkauf mache sie sehr traurig.

Im Befund der achtsamen Körperuntersuchung zeigt der Körper eine *erhebliche Anspannung*. Wie oft bei *nicht ausgehaltenen Belastungen* werden die rechte und linke Körperseite unterschiedlich stark angespannt. Das damit verbundene Drehmoment bewirkt Störungen der Funktionen in den Übergangsbereichen der Wirbelsäule (**Asymmetriemuster**). Bei Viola ist vor allem der Brust-Hals-Übergang betroffen. Symptome können dann über Reizungen der kleinen Wirbelgelenke, Muskelspannungen im Nacken und Nervenkompression auch an den Nervenaustrittslöchern der Wirbelsäule mit und auch ohne Schaden der Bandscheiben eintreten.

Die Funktion der Kiefergelenke ist leicht asymmetrisch bei der Mundöffnung. Viele Zähne mussten schon überkront werden. Sie können immer „Störherd" werden, durch bakterielle Entzündung und auch durch nächtlichen Druck, wenn die Kiefergelenke und Zähne beim Knirschen aufeinandergepresst werden. Die Kieferregion und die Zähne in einer körperlichen Untersuchung zu vergessen, ist „fahrlässig". Zähne, Zahnstatus, Zunge und Kieferfunktion erzählen ganz viel über das bisherige Leben.

Die Kieferfunktion ist mit hoher Anspannung und asymmetrischer Bewegung verbunden, und so ist bei Viola auch eine hohe Spannung im Oberbauch anzutreffen. Die vorsichtige „osteopathische Lösung" der Anspannung mit einer Konzentration der Patientin auf ihre Atmung zeigt diese Macht der inneren Funktionen (auch **Lebermuster**). Nach der Entspannung des Bauches sind Schultern und Beine fast frei beweglich. Die Entspannung vom Schultergürtel hat auch ganz erheblich Einfluss auf die Nervenspannungen der Arme und damit die Bewertung der Empfindungen und die Funktionen des linken Handgelenkes. Ist Viola jetzt mit diesem „Trick“ der Entspannung endlich geheilt? Hat sie jetzt „ihren Heiler“ im Orthopäden gefunden? Natürlich nicht! Sie hat aber sehr viel *biografisches Material* in kurzer Zeit geliefert. Ihre wesentlichen „Baustellen“ sind ihr auch bekannt und sie hat bereits Lösungsansätze formuliert. Dazu gehört u. a. die Absicht, wieder berufstätig zu werden. Langjährig eingestellte Gleichgewichte in Beziehungen können für mich, den Außenstehenden, sehr schlimm erscheinen. Ich verzichte aber darauf, schnelle Ratschläge zu geben; es liegt keine Erkrankung vor, die eine Richtlinienpsychotherapie von vornherein begründete. Ein Support ist aber allein schon mit der umfangreichen Materialsammlung durch Viola selbst möglich. Schließlich kann die Macht der unbewussten Körperspannungen mit ihren Wirkungen auf *Bewertung, Selbstwirksamkeit* und *Kontrollüberzeugung* in einfachen Übungen erfahrbar werden.

Die Diskussion um passive medizinische Verfahren, Tricks mehr oder weniger invasiv, wird auf die Ebene der *Eigenverantwortung* mit Anerkennung und Wertschätzung der offensichtlichen Fähigkeiten von Viola verlagert. Medizinischer Support sei möglicherweise weiterhin notwendig, er könne aber gelassen gewährt werden, schließe mitunter eine medikamentöse Behandlung ebenso wie Physiotherapie, Psychotherapie und technische Diagnostik ein. Aus dem vordergründigen Agieren von Patientin und Arzt erscheint nun ein würdiger Ausstieg für uns beide möglich. Der Inhalt, das Symptom der Patientin, ist gegenüber dem Prozess, der in der Interaktion mit dem Therapeuten für Viola fühlbar wird, zurückgetreten. Die Einbettung eines dringlichen Symptoms mit wochenlangem Leiden in einen übergeordneten Zusammenhang ist natürlich nicht immer möglich.

Die meisten Patienten erwarten „Tricks“ vom Therapeuten wie im Fernsehen. Wenn kein medizinischer Notfall vorliegt und die Struktur des Patienten den Weg mitgehen lässt, sollten medizinische Interventionen wenigstens nicht schaden. Je eingreifender, gefährlicher und nachhaltiger eine medizinische Maßnahme ist, desto mehr muss sie auch verständlich erklärt werden. Die Therapeut-Patient-Interaktion und den Körper spüren lernen und damit das Symptom verstehen, ist eine erweiterte Möglichkeit dazu, das Symptom nicht von vornherein chemisch, chirurgisch oder technisch mit individuellem Risiko zu verändern.

7.15 Verlassen und einsam

Ole ist mit seiner Labradorhündin unterwegs. Sechs Monate lebt er jetzt schon allein mit Ronja. Die Scheidung hat ihn doch mehr mitgenommen, als er es sich zugesteht. Seine Frau hat ihn für einen anderen verlassen. Ab und zu kommen die Kinder, aber es ist nicht mehr so wie früher. Die Luft tut gut und er atmet mal richtig durch.

Plötzlich rutscht Ole auf dem nassen Gras mit dem linken Fuß ab, knallt auf den Rücken und mit dem Abwärtsschwung schlägt sein rechtes Bein reflexhaft und angespannt nach oben. Er spürt einen lähmenden, brennenden und dumpfen Schmerz im ganzen rechten Bein; den Aufprall seines Rückens auf den Boden notiert er nur am Rande. Zunächst bleibt er liegen, der Schock sitzt tief, und seine Hündin schnuppert an seiner Nase. Auf dem Rücken liegend nimmt Ole wahr, dass er lebt, atmen kann und der brennende Schmerz einer Schwere im rechten Bein Platz macht. Er glaubt, gelähmt zu sein, und erschreckt ruft er mit dem Handy um Hilfe. Später in der Klinik kann er sich auch noch an fast alles erinnern: Da war der Weg, die Dämmerung, die Stille, die Gedanken an sein gegenwärtiges Leben und diese hässliche Rekapitulation – dann nur noch Schmerz. Jetzt fühlt sich das rechte Bein an, als ob es „abgestorben" wäre.

Die chirurgische Abteilung ruft konsiliarisch den Facharzt für Neurologie herbei und Ole wird von ihm untersucht. Der vermutet einen Bandscheibenvorfall durch den Sturz, darüber hinaus erscheint ihm das Lähmungsmuster auch für einen schon vorhandenen Nervenschaden zu sprechen – er nennt es „Neuropathie". Am linken Bein und den Armen und auch am Rumpf ist alles in Ordnung, aber die veranlasste MRT-Aufnahme der Lendenwirbelsäule weist tatsächlich einen Bandscheibenschaden nach. Die Schmerzen halten auch in der Nacht brennend mit einem Schweregefühl verbunden an.

Das sei nicht das Schlimmste, sagt Ole, der an körperliche Belastung durch seinen Sport im Verein und die Arbeit als Zimmermann gewöhnt ist. Es sei aber so, als ob ihm das Bein „nicht mehr gehöre". Es fühle sich abgeschnitten und eingefroren an, auch in gewisser Weise nutzlos.

Was kann geschehen sein? Die medizinischen Fragen gelten zunächst dem Inhalt und dann dem Prozess. Mit der **psychologischen Körperanalyse** können Zusammenhänge des klinischen Befundes, der psychologischen Voraussetzungen und Reaktionsweisen auch im Hinblick auf eine multimodale medizinische Therapie diskutiert werden. Die Geschichte gibt einen erwachsenen *neurotischen Konflikt* mit Trennungserfahrung vor, desgleichen die Gefühle der Einsamkeit und vielleicht etwas Verbitterung. Da liegt noch etwas „auf der Brust"; es ist eine latente Anspannung vorhanden. Brücken wurden abgebrochen, Türen unwiderruflich zugeschlagen, Verluste sind eingetreten. Allein zu sein, ist weder gewünscht noch erwartet worden. Da ist auch noch Wut, nicht so sehr gegen die Ex-Frau oder den „Neuen", sondern mehr Wut als Kummer und Ärger, dass es überhaupt so gekommen ist, wie es nun ist. Getragen werden Oles Gefühle von einer dumpfen inneren Gewissheit, dass er „aus der Nummer" auch nicht mehr einfach herauskommen wird, sondern dass es so bleibt, wie es eben ist.

Zum Patienten wird Ole allerdings erst mit dem Unfall: Bei der achtsamen Untersuchung, als er schließlich in meiner Praxis vorstellig wird, treffe ich auf **Herz-** und **Lebermuster**, Stoffwechselstörung (**Stoffwechselmuster**) und reduzierte Verdauungsleistung im Bauch, Arm- und Beinspannungen mit wechselnden Reizerscheinungen, die in der wissenschaftlichen Medizin alle Namen erhalten können. Im langjährigen Verlauf finden sich oft Wirkungen von Umwelt, Stress und persönlichen Lebensumständen. Auch Ole kann sich schicksalhaften Fügungen nicht bewusst entziehen; mit der Trennung von seiner langjährigen Partnerin sind bei Ole möglicherweise alte Wunden aufgebrochen und anhaltende Konflikte führen zu einer ebenso andauernden asymmetrischen Verspannung des Körpers, einem Verziehen seines „Chassis".

Dissoziation, die Abspaltung nicht ausgehaltener Gefühle mit ihrem körperlichen Ausdruck einer Halbseitenschwäche links, kombiniert mit der Wut und Anspannung der rechten Körperseite, liegen vor. Bei dem eigentlich fast lapidaren Sturz kam es dann zu einer „Zerrung im Nervensystem". Möglicherweise, wie nicht so selten, war die Bandscheibe ja schon gealtert und vorgewölbt. Dann reichten Drehmoment, Druck im Bauch und der kleine Unfall, wie hier beschrieben, um sie noch ein Stück weiter herauszudrücken.

Der körperliche Schaden heilt irgendwann aus, braucht aber manchmal mehrere Monate, bis das Bein wieder „auftaut" und sich wieder gut anfühlt. Was macht Ole in dieser Zeit? Loslassen üben, Trauern, Beziehungen wieder erneuern. Er könnte ja vor allem den „gesunden Restkörper", der auch für seine Ressourcen steht, trainieren, am besten beim Fitnesstraining mit Freunden. Der Therapeut kontrolliert die neurologischen Funktionen, den Stoffwechsel und die Psychodynamik. Vielleicht ist sonst nichts zu tun und Ole schafft es wieder auf den Deich. Wenn nicht, dann unterstützen Physiotherapie, Freunde, Nachbarn und nicht zuletzt auch die Hündin. Immer geht es um *Würde* und *Verantwortung* für sich selbst, um Hilfe-Holen, Beziehungen-Stärken und -Erneuern.

7.16 Belastungen im Alter

Hans ist Rentner, sein Berufsleben liegt ausreichend lange zurück. Doch die handwerkliche Lebensarbeit nutzt er noch immer, um sich nützlich zu machen – im eigenen Haus, dann auch bei den Nachbarn und bei Freunden sowieso. Seine längst erwachsenen Kinder und inzwischen auch die Enkel bereiten ihm viel Freude, die das Leben ihm „nicht immer geschenkt habe", wie er leise zugibt. Der größere aktuelle Schatten werfe sich als schwere und chronische Erkrankung der Ehefrau auf ihn. Da sei er manchmal froh, auswärtige Aufgaben zu haben. Die Menschen mögen ihn. Er sei immer schon groß und schwer gewesen. Man halte ihn für einen gemütlichen und verlässlichen Mann. Er stehe ja auch stets zu seinem Wort, das sei ihm wichtig.

Ein Arbeitsunfall im 55. Lebensjahr habe ein Handicap zurückgelassen. Seitdem hinke er auf dem rechten Bein. Der Knochen ist zwar verwachsen, aber Hüften und Knie wollen nicht mehr so wie früher, als er noch jung war in seiner Firma und nahezu für zwei arbeiten konnte. Diese Zeiten lägen lange zurück. Das könne er aber alles verkraften, wenn da nur nicht die *Angst* um seine Frau wäre. Nach seinen aktuellen Beschwerden befragt, holt Hans etwas aus, und ich lasse ihm Zeit, zu erzählen: Im letzten Herbst habe er sich eines Morgens wie immer von seiner Frau verabschiedet, die auf seinen langen Wanderungen im Harz schon lange nicht mehr mitkam. Am Nachmittag habe er aber mit ihr einkaufen gehen und danach den Sohn und die Enkel besuchen wollen. Gerade mit den „Kleinen" könne er für Momente seine Sorgen vergessen, die sich immer wieder um die Ungewissheit schon der nahen Zukunft drehten.

Hans habe wie immer den Weg durch den Park und dann den Hügel hinauf bis zu „seiner Bank" genommen. Von dort aus habe man den Blick über die ganze Stadt. Unterwegs habe er aber bemerkt, dass irgendetwas „nicht stimmte". Seine Aufmerksamkeit schien eingeschränkt; er hörte weder Vögel noch Wind oder Blätterrauschen, fühlte *Dumpfheit* in den Ohren. Auch das Licht habe merkwürdig gewirkt, er könne es aber nicht näher beschreiben. Der Aufstieg sei fast immer ohne Mühe gelungen, aber diesmal sei ihm „die Luft knapp" geworden. Doch langsam zu gehen, sei für ihn nie eine Option gewesen. An der Bank angelangt und hingesetzt, habe er eigentlich Ruhe erwartet, aber es schien sogar noch schlimmer zu werden. Die Augen wollten plötzlich nicht mehr; mal war das Bild in der Ferne klar und dann plötzlich wieder verschwommen. Ihm sei so schwindelig geworden, dass er sich mit den Händen auf der Bank abstützen musste. Sich schließlich hinzulegen, sei das Letzte, woran sich Hans erinnern könne, dann sei es ihm „schwarz vor den Augen" geworden.

Hans war bewusstlos, was dann geschah, wurde ihm später erzählt. Seine Erinnerung beginnt erst wieder im Notfallraum der Klinik. Zwei Wanderer hatten ihn bemerkt und auf der Bank „umfallen" sehen. Sie setzten eine Herzdruckmassage ein und benachrichtigen mit dem Handy den Notarzt. In der Klinik kam eine „Kardioversion mit einem Defibrillator"[253] notwendig zum Einsatz. Hans hatte einen *Herzinfarkt* erlitten, und es sei „ein Wunder", dass er noch lebe, weiß er aktuell zu berichten.

Es folgen die heute üblichen Therapien der Inneren Medizin; zwei Herzkranzgefäße werden mit einem „Stent" versorgt. Die Heilung geht gut voran, und Hans übersteht einen milden Winter. So könne er inzwischen auch wieder allein wandern gehen, allerdings mit Walkingstöcken und langsamer! Viele Medikamente sind verordnet; sie helfen aber nicht gegen hartnäckige *Nacken-Hals-Schmerzen*, als ob der Hals und die Brustwirbelsäule „eingefroren" seien. Deshalb sei er ja aktuell hier, in der orthopädischen Praxis.

Hans' Rückenschmerzen sind bereits vom Arzt mit Verschleiß und Bandscheibenveränderungen erklärt, die in der MRT auch nachgewiesen werden. Der *spinale Nervenkanal* ist darüber hinaus eingeengt, was neben den Rückenschmerzen vor allem auch die „reduzierte Wegstrecke" erklären kann. Die Krankengymnastik habe nicht viel lindern können, sagt Hans nur ein bisschen klagend, aber vor allem bliebe es auch bei dem „steinharten Nacken". Der Masseur habe sich bei dem Versuch der Lockerung der Muskulatur „fast die Finger gebrochen". Jetzt können wir beide zum ersten Mal lachen.

Im Befund der achtsamen Untersuchung treffe ich ein charakteristisches **Herzmuster** als „sympathischer Spannungszustand" im Schultergürtel an. Die Haltung ist auch Teil der Konstitution mit Rundrücken im Altersumbau. Es ist vor allem aber eine unbewusste Schaltung des Mittel- und Zwischenhirns und Hirnstamms mit einem vegetativen Bezug zum Herz. Die noch nicht lange zurückliegende Erfahrung „Herz" und der Reanimation ist hier wie bei einem Trauma abgespeichert und wird mit der durchaus normalen Alltagserfahrung wieder nach oben gespült. Ein „Einfrieren" der Wirbelsäule ist die Folge. Diese *Stressanspannung* (totstellen) führt zusammen mit der *Spannung im Oberbauch* zu einer noch *stärkeren Versteifung*. Sie ist ohnehin durch Lebensarbeit, Verschleiß und Konstitution vorhanden, aber das war bis zum „Tag X" im Herbst noch gut auszuhalten!

253 Medizinisches Gerät, mit dem ein gezielter Stromfluss durch das Herz zur Notfallbehandlung schwerer Rhythmusstörungen bewirkt wird.

Typisch führt die anhaltende Anspannung zu einer leichten Halbseitenschwäche im neurologischen Befund. Die dramatische Vorgeschichte und die klinischen Befunde der Einsteifung, des Einfrierens und der Halbseitenschwäche links („Dissoziation") lassen eine Traumafolgestörung im Zusammenhang mit einer *existenziellen Erfahrung* und tatsächlich auch *organisch geschädigtem Herz* annehmen. Die angeleitete Konzentration auf die Atembewegung in den Oberbauch[254] gelingt gut. Hans ist jetzt genügend gegenwärtig, die Atmung mit seiner Anspannung im Oberbauch zu verbinden. Er merkt sofort, dass er mit der bewussten Atemkontrolle „ein Mittel" hat, um sich selbst zu beruhigen. Unterstützend zu dieser Übung setze ich eine Ohrakupunktur[255]. Mit der *Entspannung* werden für Hans nachverfolgbar die Affekte mit körperlichem Bezug reduziert, und der Körper kann endlich entspannen!

Die Akupunktur ist aber keine vollständige Therapie, sondern eine Reflextherapie, deren Wirkung hier auf die Fährte des *inneren Prozesses* führt. Zum emphatischen Kontakt gehörte es vorsichtig anzufragen, wie es denn für Hans gewesen sei, sich so hilflos, mit Schmerzen, voll von Vernichtungsangst, verletzt und allein zu erleben. Jetzt ist er in der Lage, Worte zu finden und darüber zu reden. Ohne die dysfunktionale Körperanspannung gelingt eine bessere Konzentration der Gedanken und er wirkt nicht mehr zurückgezogen und verzweifelt.

Nach einer Anleitung gelingen kurze Serien schneller Augenbewegungen von links nach rechts und umgekehrt für etwa 30 Sekunden. Sie haben das Ziel, den *abgespaltenen Affekt* existenzieller Angst (Vernichtungsangst), der unbewusst körperlich ausgedrückt wird, von der wiederholenden Erinnerung nach dem Trauma zu entkoppeln. Die Übung schneller Augenbewegungen[256] im Kontext zum erinnerten Erleben erlaubt ein aktualisiertes Körpergefühl in der Gegenwart. Die *Erfahrung der Gegenwart* muss dann nicht mehr auf die unbewusst erinnerte existenzielle und körperlich ausgedrückte Angst zurückgreifen.

Mit dem Abklingen des **Herzmusters**, das auch den abgespaltenen Affekt des Traumas beinhaltet, wird die Integration der bislang *verleugneten Gefühle* möglich. Der aggressive Überlebensimpuls kann reduziert werden. Es gibt keinen objektiven Grund mehr, den „Kampf" (alles oder nichts!) fortzusetzen.

---

254 Regel: 4 Sekunden einatmen – 7 Sekunden ausatmen.

255 Ohrakupunkturpunkt Herz 4 links am sensiblen Herz (Literatur: Bahr, F.; Strittmatter, B.), bluten lassen und zum Ausgleich der asymmetrischen Anspannung „Oberkiefer links – Unterkiefer rechts".

256 Die Übung von Augenbewegungen wird auch im Yoga gelehrt. Die amerikanische Psychotherapeutin Francine Shapiro entwickelte eine Methode zur Behandlung von posttraumatischem Stress: EDMR: Eye Movement Desensitization an Reprocessing (Desensibilisierung und Aufarbeitung durch Augenbewegungen). Die schnellen Bewegungen der Augen ähneln der Augenbewegung im Traumschlaf.

Unter Tränen kann Hans jetzt erzählen, dass er sich bei seinen Rettern habe bedanken können. Bislang sei es ihm aber noch nicht gelungen, irgendjemandem von den Gefühlen der Verzweiflung, der Vernichtungsangst und der Hoffnungslosigkeit nach seinem „Unfall" *zu erzählen*, (damit sie *bezeugt* würden). Schon als Kind habe er immer stark sein müssen – und jetzt eben wieder, um seiner kranken Frau beizustehen. Für ihn und aus seiner Sicht auch für sie habe „alles auf dem Spiel gestanden"! Nach seiner Erzählung lastet spontan kein Gewicht mehr auf seinem Nacken; fast ungläubig kann er den Kopf zur linken Seite wenden, was schon lange nicht mehr gelungen sei.

8. Körperpsychologische Therapie

Körperpsychologische Therapie ist formal eine auf Gegenübertragung fokussierende Körpertherapie (GüfK). Das Vorgehen ist eine der vielen Möglichkeiten, um mit den Erkenntnissen der **psychologischen Körperanalyse** zu arbeiten. Den Fokus auf die *Beziehung zwischen Therapeut und Patient* zu legen, ist dabei nicht neu: Der Therapeut nimmt in der Interaktion mit dem Patienten bewusst seine eigenen körperlichen und psychischen Reaktionen wahr und setzt sie mit dem körperlichen Untersuchungsbefund in Beziehung. Der Kontakt in der Beziehung enthält zusätzlich einen körperlichen Bezug.

Dem Untersucher ist dabei bewusst, dass er mit der körperlichen Berührung seiner tastenden Hand, bspw. am Oberbauch, eine „Stichprobe" nimmt. Für sich allein lässt sie noch keine Deutung zu. Er kann den Widerstand der Gewebe im Oberbauch, eine Luftfülle, die Anspannung und Gegenspannung und die Atembewegung tasten und gleichzeitig in sich selbst Wut, Kummer, Trauer oder Ärger spüren, die *nicht seine eigenen Emotionen* sind. Sobald diese Gefühle eintreten, hält er bewusst den Druck mit seiner Hand, während der Patient seine langsame Atmung in den Bauch fortsetzt. Er kann auch zentrierter mit einer Regel auf die Atembewegung fokussieren, z. B. vier Sekunden einatmen – sieben Sekunden ausatmen. Wichtig ist, dabei nicht oder kaum zu reden. Hinweise zur Atemtiefe vom Therapeuten oder eine Schmerzäußerung des Patienten über eine nicht auszuhaltende Reizung fallen natürlich nicht unter die Maßgabe, möglichst zu schweigen.

Es geht in der GüfK vor allem nicht um Konzepte, also um das, was einmal war oder jetzt erwartet wird. Der Kontakt erfolgt stets in *Echtzeit* – im aktuellen Moment der Gegenwart. Für dieses Jetzt-Geschehen wird die Reaktion sowohl körperlich als auch in der Gegenübertragung notiert. Erinnerungen des Patienten an frühere Erfahrungen (bspw. mit dem Bauch) sind sofort auf ihre Bedeutung für den gegenwärtigen Affekt im körperlichen Ausdruck zu überprüfen. Das gilt z. B. auch für Narben oder angeborene und erworbene Handicaps. Sofern die spontane Bemerkung des Patienten als *unbewusste Abwehr*, wie als Ablenkungsmanöver, aufgefasst werden muss, lenkt der Therapeut vorsichtig auf den gegenwärtigen Untersuchungsmoment zurück. Dazu kann er u. a. eine Atemübung wie im Yoga nutzen. Er variiert die Untersuchung, wechselt den Ort, um dann von anderer Seite wieder zurückzugehen. Von Zeit zu Zeit ist die Atemübung auch Erholung für Therapeut und Patient, wenn beide erschöpfen.

Der Therapeut nutzt eine bewusste und konzentrierte „Spaltung“ seiner „Ich“-Funktion: Ein „Ich“-Teil in ihm ist der Beobachter der eigenen körperlichen und psychischen Funktionen, und der andere „Ich“-Teil ist der Therapeut, der in Beziehung zum Patienten agiert. „Agieren“ ist in der Körpertherapie neben der Interaktion auch das Ausüben einer physikalischen Wirkung auf den *Patientenkörper*. Diese Wirkung kann bereits therapeutisch sein, bspw. wenn mit ihr Transportstörungen im Oberbauch reduziert, Muskelspannungen gelöst und Narben weicher und verschiebbarer gemacht werden. Das *körperpsychologische Agieren* in der GüfK ist aber keine einfache passive Therapie wie bspw. eine Nackenmassage, bei der der passive Patientenkörper entspannt wird.

Es ist vielmehr das In-Beziehung-Sein über die nichtsprachlichen Mittel der psychischen Präsenz und eines physikalischen Kontaktes mit dem Körpergewebe des Patienten.

Patient und Therapeut sollten *Augenkontakt* halten, der beiden schwerfallen kann und deshalb ggf. immer wieder neu aufzunehmen ist. Indem sich Patient und Therapeut in die Augen sehen, während der Therapeut einen fokussierten „Ort“ (bspw. im Oberbauch oder eine Narbe) untersucht, öffnen beide ihre „Firewall“.

Es kommt zum unmittelbaren und wechselseitigen Austausch, wie ihn die Empathie charakterisiert; es ist aber auch ein energetischer Austausch.

Dem Therapeuten kann mitunter, bspw. bei viel „Destruktion“, in der Gegenübertragung „schwindelig“ werden. Er muss sich dann zurückziehen, ggf. über die Sprache intervenieren, was aber den „Zauber der Vereinigung“ zentral nervöser Funktionen zwischen ihm und dem Patienten unterbricht. Sofern ein Augenkontakt nicht gegeben ist, bspw. wenn der Rücken des Patienten untersucht wird, nimmt der Therapeut möglichst viele der vorhandenen *Sinnesempfindungen* wahr.

Auch dem Patienten kann es durch eine Intervention des Therapeuten, bspw. an einer Narbe oder im Oberbauch, sehr schlecht gehen: Er empfindet einzelne oder sogar nahezu alle Schmerzen, die er im Lebensverlauf in sich „gesammelt“ hat, z. B. die ganze Wut, tiefe Enttäuschung, Gefühle des Allein-gelassen-Werdens, überwältigende Einsamkeit und große Qualen. Ihm bricht der Angstschweiß aus, sein Herz „rast“ oder Schwindel tritt ein. Diese zentral-nervösen (vegetativen) Reaktionen sind unbewusste affektive Verknüpfungen mit der *Erinnerung des Patienten*.

In der Regel hat die „Abwehr" des Patienten bis zu dem Zeitpunkt der Intervention des Therapeuten standgehalten. Der Preis dafür, Körpersymptome und abnorme Empfindungen, hat ihn allerdings zum Therapeuten geführt. Dann bricht plötzlich sein innerer „Staudamm", weil er vielleicht nach langer Zeit erstmalig wieder im *beschützenden Kontakt* zu einem anderen Menschen ist und seine unbewusste Abwehr aufgeben kann! Insoweit ist die Körpertherapie immer ein Wagnis für Therapeut und Patient. Das „Eins-Sein", die Erleichterung, Entspannung und das Vertrauen des kurzen Momentes gilt es für beide, Patient und Therapeut, zu markieren.

In diesem Moment – wenn der eine in Bedrängnis ist, der andere im Mitgefühl und beide auf Augenhöhe verbunden sind – liegt der „Zauber"[257] der Therapeut-Patienten-Beziehung wie auch jeder anderen zwischenmenschlichen Beziehung.

Eine mögliche Ergänzung bildet die Übung der *schnellen Augenbewegung*: Es erfolgt der Hinweis auf die Erinnerung an bspw. den Unfallmoment, das Gefühl danach, den Schmerz und die besondere Beziehung mit einem traumatischen Ereignis (sogar einem fantasierten). Die Augen sollen dann horizontal über ca. 30 Sekunden schnell wechselnd (links-rechts-links-…) bewegt werden. Danach erfolgt eine Erholung mit tiefer Bauchatmung. Im Effekt vermindert sich meistens die bis dahin bestandene Körperspannung unter anhaltender Affektbelastung. Man kann diese Übung auch als eine Art „Immunisierung" (Unempfindlicher-Machen) auffassen, die der Patient in der Konzentration auf nicht ausgehaltene Stimmungen immer wieder für sich wiederholen kann.

In der GüfK wird der Therapeut durch Empathie mit Gegenübertragung und Tastsinn, als eine Art Navigator, zum „Ort" der Anspannung geführt. Mit den schnellen Augenbewegungen kann dieser „Ort" am Körper vorübergehend „entzaubert" werden, d. h., ihm wird seine Macht über die Affektregulation genommen.

Diese Macht hat er aber nicht als bestimmtes Organ oder als Narbe; sie entstammt der Verknüpfung mit einer zentral-nervösen Gedächtnisfunktion. Wird diese Kopplung von Organ (äußeres Objekt), Affekt/Gefühl und ggf. zeitlichem Ereignisbezug (Beziehungskontext) verringert, reduziert sich nach der klinischen Erfahrung auch die Intensität der zentral-nervösen Stressregulation. Unter vergleichbaren Umständen spannt der Körper in Beziehung weniger an. Die Körpermuster müssen nicht mehr entstehen, Unlust und negative Empfindungen, wie Patienten „ihren Schmerz" nennen, werden weniger gespürt.

257 Im Gegensatz zum äußerlichen Schein einer beziehungslosen Therapie.

Obwohl äußerlich nicht in der Struktur verändert, können zeitlicher und örtlicher Bezug zu Verletzungen, Erinnerungen, Belastungen, Traumen, Trennungen usw. mit viel weniger Körperreaktionen verbunden werden. Noch wertvoller ist allerdings die bewusste „seismografische" Beziehung, die ein Patient so erlernen kann.

Ein zentraler Konflikt in der Beziehung kann bspw. mit Schmerzen der Brust und einer Narbe nach einer Herzoperation verbunden sein. Vor der Herzoperation war bereits ein *Prozess der Stresssysteme* in Gang gekommen: („Was geschieht mit mir?"/ „Ich mache mir Sorgen."/ „Vielleicht überlebe ich das nicht."/ „Ich bin allein."/ „Keiner kann mir helfen." usw.) Mit der Operation ist ein Erleben wie bei einem Trauma verbunden, was danach bei guter Behandlung wieder abklingt. Abgespeichert bleibt es aber als Trauma in aller Regel (**Herzmuster**). Wenn sich aktuell ein erwachsener Lebenskonflikt einstellt, wie bei einer Trennungserfahrung, der Erkrankung des Partners oder eines Kindes, greifen die Stresssysteme mitunter auf die „Operationserfahrung" zurück. **Asymmetrie**- und **Stoffwechselmuster** sind die körperlichen Folgen.

Eine Gürtelrose[258] im Brustbereich kann z. B. ein äußerliches Zeichen sein. Im Hintergrund besteht aber ein besonders tief gehender Beziehungskonflikt in der Familie, der überhaupt nicht bewusst sein muss. Erst durch die *Befunderhebung am Körper* mit einer typischen Spannungsverteilung, ggf. auch im Bauch, am Herz und an den Beinen, gelingt es, den *Prozess zu charakterisieren*. Die GüfK hat in diesem Fall vor allem eine *diagnostische Bedeutung*. Die Behandlung des Körpers und seiner akuten Erkrankung erfolgt nach den Richtlinien der Inneren Medizin mit einer medikamentösen Therapie, die auch immer eine Schmerztherapie einbezieht. Sofern die Ausheilung der Schmerzen verzögert bleibt, ist die GüfK wiedereinzusetzen, vor allem im *chronischen Verlauf von Schmerzen*.

Die GüfK-Methode ist niemals dazu geeignet, Deutungen des Therapeuten gegenüber dem Patienten als sichere Erklärungsmodelle seiner Symptome abzubilden, bspw. in der Form: Der Ärger, die Angst entsteht aus Ihrer problematischen Mutterbeziehung, weil sie Ihnen „über die Leber läuft". Darum würde es letztlich auch gar nicht gehen.

258 Zoster, Re-Infektion mit charakteristischer segmentaler Hautentzündung.

Ziel ist es ausschließlich, einen wechselseitigen Bezug zweier Menschen auf einem psychischen und körperlichen Niveau herzustellen. Die Wahrnehmungen beider können sprachlich formuliert ausgetauscht werden. Stück für Stück kann ein Patient so die „Fremdsprache" seines Körpers von einem geübten Lehrer erfahren und erlernen. Das ist das eigentliche Ziel dieser Lehreinheit, die man in diesem Sinn auch nicht unbedingt „Therapie" nennen muss.

Zum Abschluss ein Warnhinweis: Die Auflösung einer erheblichen Anspannung gelingt mit diesem Verfahren manchmal so machtvoll (intensiv), dass unbedingt eine Ruhephase, Neuorientierung und Zentrierung, bspw. bei einem Spaziergang, notwendig wird. Mitunter kommt auch viel Dickdarminhalt in Bewegung, sodass eine Toilette in der Nähe sein muss. Der Patient sollte sich nach der Sitzung nicht bspw. gleich in sein Auto setzen und losfahren!

9. Die atmende Physiotherapie

Mit einer bewussten Atmung können sich Therapeut und Patient aufeinander „einschwingen" und in eine wechselseitige Beziehung setzen. Nähe und Distanz werden ebenso wie Autonomie und Abhängigkeit variabel, aktiv und gegenseitig gestaltet und vor allem auch bewusst. Beider Atemfluss findet Beachtung. Eine derartige Interaktion geht weit über die Anleitung einer Atemtechnik wie im Yoga oder einer therapeutischen Einflussnahme am Brustkorb, der Atemhilfsmuskulatur oder im Oberbauch und am Zwerchfell hinaus.

Zunächst steht aber die Behandlung der Empfindungen eines Patienten unabhängig von einer wissenschaftlichen ICD-Diagnose im Vordergrund. Sie, Er oder Divers nennen es in der Regel „Schmerz", was an sich selbst empfunden wird. Es ist und bleibt gleichwertig, ob das Empfinden („Es") objektiv begründet oder subjektiv wahrgenommen wird. Die aktuelle Bedeutung augenscheinlich „objektiver Diagnosen", wie z.B. ein Bandscheibenvorfall in der Schichtaufnahme der Wirbelsäule, sollte im therapeutischen Prozess immer wieder hinterfragt werden.

Ein Zusammenhang zum Schmerzvortrag erschließt sich oft erst im Verlauf und das Vorgehen ist anzupassen. Therapeut und Patient nehmen sich zunächst selbst und in ihrer Verbindung wahr! Nach der Begrüßung und dem ersten Augenkontakt ist beiderseits nicht einfach weiterzusprechen; dieser ruhige Anfangsmoment ist wichtig und kann auch das nachfolgende Geschehen günstig im Gewahrsein beider leiten. Noch in der körperlichen Distanz werden Funktionen, wie die Beweglichkeit der Wirbelsäule, der allgemeinen Geschicklichkeit und Lebenskraft, wahrgenommen.

Ehe der Therapeut berührt, in das angebotene schmerzhafte Gewebe drückt, Blockierungen der Wirbelgelenke oder Verklebungen der Faszien löst, wird er einen aufgetriebenen Bauch, körperlich ausgedrückte Angst und Störungen der Wahrnehmung des Patienten in das therapeutische Konzept einbeziehen.

Die Körpersprache eines Patienten wird nach außen vor allem vom vegetativen Nervensystem bestimmt. Es hat eigene Regeln und folgt nicht einfach der äußerlich anzufassenden Körperstruktur und schon gar nicht dem subjektiven Empfinden eines Patienten, über den „Es" schier hereingebrochen zu sein scheint. Der Therapeut untersucht vor seiner Einflussnahme die Haltung, die Atembewegungen sowie Anspannungen im Schultergürtel, der Beine und auch die unwillkürliche Muskelantwort, z. B. im neurologischen Befund der Beine (bspw. Pseudoklonus).

Das Epizentrum für nahezu jedwede „Verspannung", wie es Patienten gern nennen, und die Schmerzempfindung ist der Oberbauch mit dem Sonnengeflecht (Solarplexus) und mit ihm der Austritt des Sympathikus in den Grenzstrang am Übergang der Brust- zur Lendenwirbelsäule (siehe auch **Stoffwechselmuster**).

Raum, Zeit und ein langsames Vorgehen beruhigen am besten die innere Spannung eines anderen Menschen. Es erinnert an die alte Regel für den Kameramann: Ein bewegtes Objekt wird mit ruhiger Kamera verfolgt und ein ruhendes Objekt wird mit bewegter Kamera aus verschiedenen Perspektiven aufgenommen.

Die entspannte Rückenlage ist in der Regel geeignet, außer ein Schwindel nähme dann zu. Heftige Beinschmerzen, wie beim Ischias, erfordern manchmal eine Unterlage der Kniegelenke oder Beine, um die Nervenspannung zu mildern.

Am besten gelingt eine mitfühlende Körpertherapie im Schweigen, das nur durch kurze Hinweise des Therapeuten unterbrochen wird. Sprechen Therapeut und Patient unentwegt, empfinden sie viel weniger, als sie könnten. Körpersprache ist Affektsprache und ist nur *mit (Ge-)* Fühlen zu hören.

Zunächst übt der Therapeut mit dem Patienten die Atmung in den Oberbauch, langsam 3 Sekunden einatmen, 3 Sekunden ausatmen (Yoga-Atmung), für Fortgeschrittene 4 Sekunden einatmen, 7 Sekunden ausatmen. (Hausaufgabe: „4/7-11"; 11 = Minuten).

Der Therapeut kann im Oberbauch über dem Solarplexus die Bewegung des Zwerchfells und die Entspannung der Oberbauchorgane fühlen. Mit einer gleitenden und durchaus spürbaren Druckauflage der flachen Hand und streichender Bewegung von rechts nach links über die Leber in Richtung der Dickdarmbewegung bis zum linken Rippenbogen entspannt der Oberbauch. Mit der mehrfachen langsamen Wiederholung reduzieren sympathischer Stress und Schmerz. Der Darm arbeitet hörbar mit der Entspannung, und dem eingangs geblähten „Luftballon" im Bauch folgt ein sanftes entspannendes Geräusch des wasser- und luftgefüllten Darmschlauchs.

Sofort sind auch der Übergang der Brust- zur Lendenwirbelsäule und damit auch die Nervenspannung (Neurodynamik) im Bein und Arm weniger unangenehm. Der Patient sollte unbedingt auf den Zusammenhang seiner Stressreaktion und deren körperliche Wirkung hingewiesen werden, damit er sich später daran erinnern und nur so auch immer besser selbst helfen kann.

Ist der Patient ungeduldig ob dieses scheinbaren „Nicht-Tuns" an seinem Symptom, verfängt sich der Therapeut möglichst nicht auch noch in der angebotenen und unbewusst übertragenen Aggression. Er bleibt ruhig oder tritt zurück, um sich dann langsam wieder zu nähern. Seine Haltung ist aufrecht und würdig und bleibt es auch.[259]

Im anderen Extrem überhäuft der Patient den Therapeuten mit Lobgesang, Annahme von Einzigartigkeit und offener Zuneigung, nicht selten, um ihn unbewusst an sich zu binden. Gerade in Corona-Zeiten mangelt es vielen Menschen an körperlicher Berührung; die Einsamkeit, ob tatsächlich oder nur empfunden, kann oft nicht mehr ausgehalten werden. Dieses kindliche Muster, eine „unbewusste Regression" mit dem Wunsch, zu verschmelzen und nicht mehr loszulassen (siehe auch Melanie Klein, „gute Brust" und „böse Brust"), gilt es ebenso, wahrnehmend und in bewusstem Wechsel von angemessener Nähe und Distanz, zu regulieren.

Diesen Zugang des Therapeuten zum Patienten mit einer wechselseitigen Wahrnehmung und Kontaktaufnahme bezeichne ich als **„Atmende Physiotherapie".**

Erst nach der Entspannung im Oberbauch wird folgend aktiv auch aus der Bauchlage, sofern möglich, in die Aufrichtung der Wirbelsäule geübt. Passiv darf der Therapeut mit einem Gegenhalt am Brust-Lenden-Übergang und zwischen den äußeren Wadenmuskeln[260] (ideale Stelle für die neurodynamische Spannung) äußeren Widerstand gegen die aktive Aufrichtung des Patienten geben. So mobilisiert sich der Patient selbst aus der krankhaften Krümmung nach vorn (Kyphose) in die physiologische Krümmung nach hinten (Lordose); alles nach seiner Möglichkeit und der zuvor erkundeten materiellen Struktur und Substanz der Wirbelsäule.

259 Ich habe diese aufrechte und würdige Haltung, die es im Patientenkontakt immer mal achtsam einzunehmen gilt, niemals bislang treffender dargestellt gefunden als von den würdig schreitenden Benediktinermönchen in einer beeindruckenden Videoanimation im Benediktinerstift Marienberg oberhalb von Burgeis-Mals (Obervinschgau /Italien).

260 Etwa in der Mitte der Rückseite des Unterschenkels zwischen den inneren und äußeren Wadenmuskelwülsten (Musculus gastrocnemius); entspricht auch dem Akupunkturpunkt 57 (Chengshan) des Blasenmeridians, der überregional u. a. auch gegen Schmerzen in der Nierenregion und Verdauungsstörungen gestochen wird (s. a. Bahr, F. et al.) – passt damit zur Mobilisation am Brust-Lendenübergang auch in der übertragenen Bedeutung der TCM.

Alle Übungen sind aktiv, der Therapeut unterstützt passiv, führt aber nur wenige direkte Mobilisationen der Wirbelsäule durch. Wichtiger und nachhaltiger ist immer, was der Patient selbst an sich zu empfinden und aktiv zu beeinflussen lernt. Im Schmerzprozess hat er in der Regel die Wahrnehmung seines Körpers nahezu abgeschaltet. Jetzt gilt es, seine Sinne für sich selbst zu schulen. Im Idealfall gelingt es Therapeut und Patient immer besser, sich ihrer Atmung bewusst zu sein und mit ihr aufeinander einzuschwingen.

Alles Weitere nach diesen Grundübungen ist Angelegenheit der Symptome, der Erfahrung und jeglicher Methode des Therapeuten und der Anleitung des Patienten für ein selbstständiges Programm. Dazu gehören u. a. langsames Walking mit Stöcken, bei Rückenschmerzpatienten 10.000 Schritte am Tag. Sitzen wird in den Hintergrund gedrängt. Der Patient sollte lernen, sich selbst im Alltag und in der Bedrängnis zu helfen und vor allem, sich selbst zu beruhigen.

Im Ansatz einer „Physiotherapie 2.0" ist ein Therapeut mehr Lehrer:in als „Handwerker:in" in der Begleitung des therapeutischen Prozesses. Es ist deshalb nahezu gleichgültig, ob eingangs die Halswirbelsäule, Schulter-Nacken, die Hüftgelenke, die Wirbelsäule, die Kniegelenke oder Reizdarm, Folgen nach Covid-19, Herzoperation oder gar einer Krebsbehandlung im Vordergrund standen. Die Basisübung gilt dem energetischen Zentrum des Körpers mit Atmung, Beruhigung der sympathischen Stressaktivität und Förderung des Parasympathikus. Schließlich gilt sie auch als Anleitung des Patienten zur maßvollen Übernahme der eigenen Verantwortung, selbstständig weiter zu üben (bspw. Yoga[261]). Ein Therapeut müsste sich demnach nicht mehr körperlich übermäßig anstrengen und kann Handgelenke und Finger schonen. Die seelische Belastung stiege allerdings und benötigte viel mehr als heute üblich den Rückhalt und die Supervision im Team.

261 Yoga ist auch die Verbindung eines alten und kranken Körpers mit einem noch wachen und zur Handlung fähigen Geist!

10. Reflexion und Ausblick

Eingangs stellte ich die Annahme vorab, dass weder die *psychosomatische Medizin* noch die *Organmedizin* in ihrer Krankheitstheorie und ihren Handlungskonzepten ausreichend die *Einheit von k*örperlichen und *psychischen Funktionen* beachten. Sie berücksichtigen nach meinem Eindruck nicht, dass körperlicher und psychischer Zustand in jedem Moment „just in time" informiert, reguliert und aufeinander in variabler Kopplung bezogen sind. Problematisch ist es allemal, dass es um völlig unbewusste, sehr schnelle, wechselnde und durchaus normale[262] Reaktionsweisen geht. Angehalten und im Sinne der **psychologischen Körperanalyse** tastend fühlbar und mit den Sinnen wahrnehmbar werden sie ja erst mit ihren Symptomen beim Erkrankten, der um Hilfe bittet. Je stärker er körperlich oder psychisch belastet wird, desto enger und unbewusster wird die Verknüpfung von Körper und psychischen Funktionen gesteuert. Im Extrem einer Trauma-Erfahrung kommt es sogar zu einer rückwärts auf den kindlichen Existenzkampf (regressiv) bezogenen Wiederverkörperung (Resomatisierung). Dann „schreit" auch der Erwachsene „mit jeder Zelle"!

Wären „Es" und seine psychischen Funktionen ausbildungsbasiertes Allgemeinwissen jedes Therapeuten, könnten Krankheitszeichen nicht entweder psychisch oder körperlich, sondern vielmehr und von vornherein sowohl psychisch als auch körperlich angesehen und behandelt werden. Das Wissen käme insbesondere dann zum Tragen, wenn der Körper („Soma") vor allem den Geist („Psyche") dominierte. Dann nämlich säßen wir Menschen in der Falle unserer unbewussten inneren Mächte und wären Spielball körperlicher „Es"-Funktionen vom Lebensanfang bis zum Schluss der Existenz. Das „Ich" mit seinem Wissen und hohen Anspruch wäre nur ein „Papiertiger", ein Don Quichotte und Blender im verzweifelten (Über-)Lebenskampf.

„Systems Engineering" heißt der eingangs erwähnte interdisziplinäre Ansatz in der Industrie. In der wissenschaftlichen Medizin würde er z. B. „Systems Pathology[263] and Therapy" genannt werden und die gemeinsame Entwicklung von Ursache, Diagnose- und Heilbehandlung in ihrer gegenseitigen Einflussnahme von körperlichen und psychischen Strukturen von vornherein einbeziehen. Jedwede Krankheitsursache und Körpertherapie schlössen die **Analyse** der psychischen Antwort und umgekehrt ein. Fachübergreifend

262 Im Sinne der Körperphysiologie angepasstes (adaptives) Verhalten auf innere und äußere Erfahrungen, auch Stresserfahrungen.

263 Lehre von den Erkrankungen (griech. Pathos, Lehre von den Leiden).

würde dann die gemeinsame Ursachenforschung den therapeutischen Prozess begleiten, dokumentieren und aus ihm lernen. „Es" würde immer besser verstanden.

Die Praxis der **psychologischen Körperanalyse** bezeugt mit dem Wissen der modernen Stress- und Traumaforschung, wie Herkunft, Schicksal und Trauma die menschliche Struktur verändern. Ihre Anwendung zeigt, dass eine integrierte und individuelle Medizin weder aufwendig noch teuer ist und vor allem keine Utopie bleiben muss.

Natürlich haben Kultur, Bildung, technischer Fortschritt und medizinisches und psychologisches Wissen noch zu keiner Epoche der Menschheit eine derart gewaltige Fülle erreicht wie heute: Der konkrete Lebensalltag, Krankheitsstatistiken, die täglichen Inhalte der Nachrichten und das Erleben wirtschaftlicher und sozialer Umbrüche mit Pandemien, Klimawandel, Kriegshandlungen und „Völkerwanderungen" in der Neuzeit geben aber den individuellen Stresssystemen genügend Futter. Die vorgestellten **Muster** der **psychologischen Köperanalyse** haben gerade diesbezüglich den Vorteil, mit einfachen Mitteln eine Übersicht des gerade noch nicht und auch des jetzt schon erkrankten Menschen zu schaffen. Insoweit liefert sie ein Wissen zur *Prävention* wie auch ein Wissen zum ökonomischen Einsatz der medizinischen und technischen Ressourcen.

Sie nimmt aber auch den Patienten in die Pflicht: Er bleibt verantwortlich für alle Entscheidungen seines Lebens. Der Therapeut begleitet ihn auf dem Weg und greift ein, wenn ein professionelles Handeln erforderlich ist.

Die vorgestellten fünf **Körpermuster** der **psychologischen Körperanalyse** bilden den Prozess allerdings nur mit einem Verfallsdatum ab. Ich will vor allem klar ausdrücken, dass auch eine wissenschaftliche ICD-Diagnose keine Krankheit ist. *Krankheit ist immer ein biologischer Prozess*, der im Fluss eine stetige Anpassung von Patient und Therapeut erfordert. Insoweit können die **Muster** der **PKA** den Prozess sicherer charakterisieren und sind für die *Verlaufskontrolle* besser geeignet. (Bspw. laufen manche Patienten der orthopädischen Praxis mit ihrem unsichtbaren Stempel „Bandscheibenvorfall" schon ein paar Jahre herum und wollen seinetwegen auch immer wieder vom Physiotherapeuten behandelt werden.)

Alle **Muster** der **PKA** können kombinieren und variieren; entsprechend der Gegebenheiten in den biologischen Systemen der Patienten. Wer vor allem mit der ängstlich betonten Frage „Was habe ich denn nun?" zu mir kommt, braucht in jedem Fall darauf eine Antwort, die er auch verstehen kann, (ohne dabei etwas erfinden oder vorenthalten zu müssen). Ein anderer, vielleicht ein intellektueller Mensch, mag sich vor allem dafür interessieren, was er denn selbst tun könnte, um zu gesunden. Ihm werde ich dann eher Aufgaben für sich und seine Lebensweise übertragen. Ein Handwerker braucht in der Regel mehr „Kümmern", weil sein Lebensumfeld, der Grad seiner körperlichen Voralterung und damit seine berufliche Existenz die Begleitung für längere Zeit erfordern kann. Aber alle drei Genannten können traumatisiert sein; der eine über Herkunftsfamilie, der andere über persönliche Schicksalsschläge und der dritte durch Arbeitsbelastungen, die nicht oder nicht mehr zur körperlichen Belastbarkeit passen. (Wenn Voralterung und Lebensschicksal zusammentreffen, bleibt für einen Schlosser bspw. oft nur der unsichere Weg zur vorzeitigen Versichertenrente.)

Im klinischen Befund können bei verschiedenen Patienten Asymmetrie und Stoffwechselstörung und im Röntgenbild der Wirbelsäule erhebliche Zerstörungen wie nach Trauma-Erfahrungen angetroffen werden. Die sozialmedizinischen Konsequenzen bedeuten für den einen vielleicht SGB II-Bedarfsgemeinschaft (Hartz IV) und für den anderen Frühpensionierung! Die *körperliche Sicht auf psychische Funktionen* weicht „harte" digitale Diagnosen auf. Ein gutes Beispiel ist die Abspaltung (Dissoziation), die zum einen nahezu als Persönlichkeitsstörung aufgefasst werden kann, zum anderen oft eine nicht integrierte Traumafolge charakterisiert, und deren Schaltung im Lebensalltag zu den normalen Grundfähigkeiten eines jeden Menschen gehört.

Mit den **Mustern** der **psychologischen Körperanalyse** entstehen demnach viel mehr „Grautöne", und der *Prozess im Menschen* kann besser verfolgt werden. Die Vertiefung des therapeutischen Einsatzes ist ja jederzeit möglich!

Für die Zukunft möchte ich nicht ausschließen, dass noch *weitere* Körpermuster zu beschreiben sind, bspw. das **„Darm-Hirn-Muster"** (Hasler, G. und Knudsen, K. und Annahazi, A.). Vielleicht sind auch Vorschläge der psychologischen Wissenschaften zum **„ZNS[264]-Affekt-Somatik[265]-Muster"** fällig. Für alle weiteren **Muster** gilt dabei wie bisher, dass sie möglichst ohne zu viele Voraussetzungen erkannt und für eine breite Anwendung durch Therapeuten geeignet sein sollten.

Es gibt bislang auch noch keinen *Fragenkatalog*, mit dem ein Patient die Wahrscheinlichkeit für ein **Muster** oder seine Kombinationen ohne die Außenwahrnehmung und körperliche Untersuchung eines Therapeuten bestimmen könnte. („Ich habe immer alles nur links" würde vielleicht auf eine **Asymmetrie** hinweisen. „Nachts wache ich immer zwischen 1 und 3 Uhr auf" zeigt ziemlich sicher auf ein **Lebermuster**. Dagegen ist das

264 Zentrales Nervensystem.
265 Wortneuschöpfung mit implizitem Aufforderungscharakter zur eigenen Kreativität.

Stoffwechselmuster oft nur mit der körperlichen Untersuchung einzugrenzen, weil Laborwerte und andere technische Diagnostik sogar bei heftigen Symptomen immer noch „normal" sein können.)

Das **Traumamuster** nimmt den größten Umfang im Text ein; ihm kommt aus meiner Sicht eine besondere Bedeutung zu, die zu erwähnen ist: Die tief angelegte Messlatte gründet sich auf das überraschende Ergebnis *häufiger Betroffenheit* der Patienten in meiner orthopädischen Praxis. Bei ihnen geht es meistens eben nicht um eine typische posttraumatische Belastungsstörung nach der Annahme der psychologischen Wissenschaften und in der Psychiatrie. Als Facharzt für Orthopädie habe ich mich mit dem Patienten in Beziehung jeweils vom aktuell technisch und klinisch messbar gestörten Patientenkörper einfach nur immer weiter rückwärts (im Lebensverlauf) bewegt. Die *„Schaltstellen der Macht"* sind mit etwas Übung am Körper ausreichend gut festzustellen – der Körper vergisst ja nicht!

Bei diesen Patienten werden wie mit einer posttraumatischen Belastungsstörung auch eine Dissoziation im **Asymmetriemuster** und Stoffwechselstörungen (**Stoffwechselmuster**) angetroffen. Ebenso ist die *psychische Regulation* durch fortlaufende Stresseinflüsse regelhaft verändert. Angststörung, Depression, Anpassungsstörung, Somatisierung und Somatisierungsstörung sind geläufige Begleitdiagnosen dieser Patienten. Bislang werden aber in der Regel alle einzelnen ICD-Diagnosen unabhängig, nebeneinander und nicht von schriftlich oder sprachlich miteinander kommunizierenden Therapeuten behandelt. Jeder Therapeut arbeitet nach seinem besten Wissen und Gewissen, aber eben nicht am *gemeinsamen Subjekt*, dem ganzen einzelnen Menschen.

Viele Fragen müssen offenbleiben. Vielleicht haben wir zusammen gelernt, dass der erkrankte Mensch mit „jeder seiner Zellen schreien" kann. Die strikte Unterscheidung zwischen körperlicher und psychischer Erkrankung folgt gegenwärtig aber nicht dem „Es"-Prozess, der Biologie des Menschen, sondern dem jeweiligen Fokus der sektorenhaft gegliederten wissenschaftlichen Medizin der Neuzeit. Die Neurowissenschaft stellt dabei im Übrigen immer genauer nach, wie schon auch die Menschen der früheren Zeit – Yogis, Heilige, Religionsgründer, antike Ärzte und Heiler, Schamanen, Alchemisten, Heilkundige und Naturheilkundler – gedacht und nach eigener Weisheit gehandelt haben. Deren Wissen und damit auch das der ganzen Menschheitsgeschichte könnte mit den aktuellen Erkenntnissen und den verfügbaren Techniken der Neuzeit zusammen noch wesentlich besser oder überhaupt gemeinsam aufbereitet und angewandt werden. Weit gedacht, sind möglicherweise „Es" und „Geist" zusammen mit unseren gesamten medizinischen Fakten in eine fortzuschreibende „künstliche Intelligenz" einzubringen. Die Zusammenführung des Wissens wird umso notwendiger, je mehr die zu erwartenden Umbrüche durch lang andauernde Krisen wie Pandemien, Klimawandel und Völkermord tiefe Risse durch menschliche Gesellschaften ziehen werden!

Ich habe dieses Buch bewusst nicht zusätzlich als „Therapieanweisung" konzipiert. Die meisten Menschen und auch Wissenschaftler neigen dann dazu, sofort die Diskussion um Methoden bewertend zu führen, ohne den eigentlichen Prozess verstanden zu haben. Manchmal geht es ja auch um viel Geld, wenn eine scheinbar „neue Anwendung" das eigene Geschäftsmodell stören könnte. Ich bin aber zuversichtlich, dass die von mir vorgestellte und neutrale Sicht auf den ganzen Menschen den Einsatz vieler bewährter Methoden neben der Entwicklung kreativer und komplexer Zugangsweisen zum menschlichen Leiden erlauben wird.

Ich selbst will auch weiter an der klinischen Erprobung der **PKA** arbeiten und natürlich liegt es deshalb nahe, das „Handbuch zur psychologischen Körpertherapie" in Aussicht zu stellen.

Eine Quintessenz des aktuellen Buches ist die Beobachtung, dass beim Erkranken die körperliche und psychische Verbindung stets sehr eng ist. Eine Erklärung ist die Entwicklung der „Ich"- und „Selbst"-Funktionen aus einer körperlichen Matrix. Unter Bedrängnis greift der Mensch auf die Ursprungsmuster des Überlebenskampfes, vielleicht sogar auf sein Ur-Trauma zurück. Konsequent gedacht, kann der Mensch seiner Herkunft nicht entrinnen, auch wenn Umwelt und Lebensweise Einfluss nehmen. Alles zusammen bestimmt über seinen Charakter, seine Motivation und seine Handlungen. Der Weg zu einem „freien Willen" setzt demnach die willkürliche Entkopplung von geistigen und körperlichen Funktionen voraus – anderenfalls werden körperliche Wahrnehmungen die vegetativen und biomechanischen Funktionen ohne willentliche Kontrolle dominieren und damit auch die Motivation zu Handlungen. Wenn die „Instinkte und Triebe" die Macht über den Menschen ergreifen und Gier und Hass „aus dem Bauch" seine Handlungen bestimmen, dann zerstört der Mensch sich selbst und andere.

Meditation[266], Achtsamkeit[267] und Yoga[268] (Atem) erfüllen alle Voraussetzungen, um körperliche Funktionen, gedankliche Motive und mit ihnen verbundene Handlungen bewusst wahrzunehmen und Einfluss auf sie zu gewinnen. Auf ihrer Basis lassen sich unzählige Therapien entwickeln, die sowohl den Erkenntnissen der modernen wissenschaftlichen Medizin als auch der Ganzheit des Menschen Rechnung tragen. Die **Körpermuster** der **psychologischen Körperanalyse** sind wie ein Malbuch mit einerseits vorgegebenen Formen und andererseits mit weißen, leeren Seiten zu verstehen. Die formulierte Matrix integriert die wissenschaftliche Medizin, und mit Kreativität kombiniert sie mit der Erfahrungsheilkunde der Menschheit. Insbesondere das **Stoffwechselmuster** verlangt im Übrigen, neben der wissenschaftlichen Diagnostik und ggf. medikamentösen Therapie, immer auch eine Ernährungstherapie (Oonk-Fabisiak, M.; Fabisiak, R.)[269], die genauso preiswert wie erfolgreich ist.

Die auf Gegenübertragung fokussierte Körpertherapie hat sich in meiner täglichen orthopädischen Praxis gerade in der Akutbehandlung von Schmerzen sehr gut bewährt. Mit ihr kann die Stressachse 2 rasch beruhigt werden. Der Druck z. B. auf die Nervenwurzel lässt sofort nach! **Vor allem gewahrt der Patienten seinen ureigenen Prozess!** Damit bekommt sein individuelles Körpersymptom einen „Sinn" und wird zum Seismografen für seine weitere Motivation und seine Handlungen.

Meine Hoffnung geht dahin, dass die praktische Anwendung der **psychologischen Körperanalyse** viele Anstöße in Praxis und Forschung geben wird. Die enge Verknüpfung vor allem der Biologie mit der Medizin und Psychologie ließe die „Artenvielfalt" gesunder ökologischer Systeme zum Vorbild werden. Sie stände ebenso *gegen* ökologisch begrenzte, aber wirtschaftlich erfolgreiche Vorstellungen von der Lebenswelt im Makrokosmos wie *für* die individualisierte Medizin im Mikrokosmos. Beide müssten sich nicht mehr widersprechen und immer wieder Kämpfe um Macht und natürliche Ressourcen entfachen.

266 Meditation kann Selbst-Psychotherapie sein, wenn sie als Selbsterfahrung geschieht. (Siehe auch: Fabisiak, R.)

267 Die achtsame Körperwahrnehmung und das achtsame Ausführen von Alltagsaufgaben helfen im bewussten Umgang mit Krankheiten und reduzieren Stress. (Siehe Kabat-Zinn, J. „Gesund durch Meditation: Das vollständige Grundlagenwerk zu MBSR".)

268 Ich habe selbst eine Ausbildung als Yogalehrer der Sivananda-Tradition und praktiziere vor allem das Hatha- Yoga. Prinzipiell halte ich aber alle Yogaformen für geeignet. Meine Patienten weise ich auf die zertifizierten Yogalehrer/innen hin, die in der Liste für Präventionsleistungen der gesetzlichen Krankenversicherung aufgeführt sind.

269 Erweiterung des Rheuma-Reizdarm-Konzeptes: die „6er-Regel".

Dank

Bedanken will ich mich vor allem bei meiner Frau Marleen Oonk-Fabisiak, die sich als Physiotherapeutin, Heilpraktikerin und Yogalehrerin kritisch mit meinen Ideen auseinandersetzt. Ihre Berufserfahrung bringt sie vor allem für unsere gemeinsamen physiotherapeutischen Kolleginnen und Kollegen und Yogalehrer/innen ein.

Bedanken will ich mich bei allen Lehrenden und meinen Mitstudentinnen und -studenten des Lou Andreas-Salomé-Instituts in Göttingen. In meiner körperorientierten Ausrichtung als Facharzt für Orthopädie fühlte ich mich stets warmherzig, auf Augenhöhe und tolerant angenommen. Ihnen verdanke ich wichtige Hinweise vor allem zur frühen Störung des Menschen. Das Verständnis destruktiven Ausdrucks gestörter psychischer Struktur konnte ich mit dem Wissen der Tiefenpsychologie und meiner Körpererfahrung viel besser aufeinander beziehen.

Ich bedanke mich bei meinen ärztlichen und psychotherapeutischen Kolleginnen und Kollegen in der Selbsterfahrung in Braunschweig. Uns gelangen erstaunlich offene Gespräche und mit schicksalhaften Erfahrungen der Teilnehmer verbundene tiefe emotionale, ich will fast sagen intime Berührungen unseres psychischen Erlebens in einer Beziehung.

Das im Buch niedergelegte Wissen ist aber nicht allein aus der Selbsterfahrung oder der psychologischen Theorie entstanden. Erst mit all den Patientenkontakten, überraschenden Siegen und bitteren Niederlagen gelingt das Wagnis einer individualisierenden Medizin mit dem reflektierenden Blick auf das ärztliche Handeln. Deshalb gilt mein Dank vor allem allen Patienten, die ich begleiten durfte.

Meiner Lektorin Ina Kleinod danke ich ganz besonders für die zahlreichen kreativen und gleichwohl einfühlsamen Vorschläge und die aktive Textgestaltung komplexer Sachverhalte. Unser gemeinsames Ringen um unterschiedliche Sichtweisen war für mich Ansporn und Lehre zugleich.

Anhang

Kurzübersicht der Körpermuster der PKA

Asymmetriemuster

Die Formen der Natur erscheinen uns im „Goldenen Schnitt" ästhetisch, bizarr und unbeweglich. Verknüpft mit dem Lebendigen wirken sie jedoch bewegt und asymmetrisch. Im dialektischen Prozess entsteht der „ewige Fluss" des Lebens. Wir können in Gedanken „sündigen"; mit Gedanken beginnt eine Handlung, vor allem, wenn mit Absicht oder „fahrlässig" eine Verbindung vom „Ich" (der ich mir bewusst bin) mit Informationen aus dem Gedächtnispool herbeigeführt wird. Gedanklich verursachte Manifestationen, z. B. im gesprochenen Wort, der Mimik, Gestik und in der Körperhaltung haben unbewusste Vorläufer in den Kognitionen (Wahrnehmungen und deren Bewertung), den Affekten und Emotionen. Verantwortliches Handeln entsteht, wenn mit der *Konzentration auf den gegenwärtigen Moment* der „freie Wille" zum Ausdruck gebracht wird. „Unachtsamkeit" dagegen begleitet das Motiv einer asymmetrische „Verspannung", deren Intensität vom Affekt bestimmt wird.

Je früher im Leben der Aufbau und die Funktionen der körperlichen Struktur, einer Organfunktion oder eines Organsystems gestört wird, desto existenzieller ist die *Körperantwort in Asymmetrie (Stressachse 2)* und hormoneller Stressreaktion (Stressachse 1), wenn es eine spätere Lebensaufgabe verlangt. Im bildhaften Ausdruck stellt sich der Körper „tot" und erstarrt in embryonaler Haltung – eingedreht, gekrümmt, die Arme vor dem Brustkorb gekreuzt, die Finger halb zur Faust gekrümmt und steif, die Beine steif gestreckt.

Für das Schreikind mit schiefem Kopf und C-Bogen der Wirbelsäule nach traumatischer Geburt, Trauma der Mutter in der Schwangerschaft oder einer Mangelversorgung ist es eine Überlebenserfahrung. Sie wird sich auch später im jugendlichen oder erwachsenen Konflikt, wie schon beim Baby geschehen, wiederholen.[270] Die Reaktion folgt unbewusst dem auslösenden Affekt oder der berührenden Emotion. Anspannungen werden asymmetrisch am Körper deutlich.

270 Regressiv resomatisieren – „wie im frühkindlichen Körper wiederholen".

Zeigt ein Kind etwa ab dem dritten Lebensjahr immer wieder eine asymmetrische Anspannung, sind nicht Krankengymnastik, Osteopathie, Atlastherapie oder irgendeine andere Methode anzuwenden, sondern vor allem eine kinderärztliche Diagnostik und ein Blick in die Herkunftsfamilie notwendig. Die andauernde asymmetrische Körperspannung ist eines der verlässlichsten Zeichen für körperlich ausgedrückte Angst und Anspannung. Als „Red Flag" kann es Zeichen für MMV sein und sogar, eher als die Labordiagnostik oder bildgebende Verfahren, auf eine innere Erkrankung hinweisen.

„Ich habe immer alles nur links", so sagt dann der Patient. Angeborene Gehirnschäden führen zudem zu extremen *Formen asymmetrischen Wachstums*. Eine Skoliose der Wirbelsäule und Kontrakturen[271] der Gelenke folgen auch hier der Seitendominanz mit hoher Aktivität der Stresshormone.

Die affektiv gespeicherte Kopplung zur Körperstruktur erlaubt die Affektregulation u. a. über eine Physiotherapie, was die Einflussnahme von Autoimmun- und Stoffwechselerkrankungen wie beim **Traumamuster** einschließen kann. Die frühe Asymmetrie des Säuglings führt später oft nur zur leichten Skoliose, Kiefer- und Gesichtsasymmetrie. Zeitlebens drückt eine Gesichtshälfte die Gefühle mehr aus als die andere. Dramatisch ist die *fulminant ausbrechende adoleszente Asymmetrie*, weil sie zu einer erheblichen Verformung der Wirbelsäule (Skoliose) in einer schnellen Wachstumsphase führt.

In jedem Fall einer angeborenen Behinderung besteht eine affektive Kopplung der betroffenen äußerlichen Struktur wie bspw. einem Klumpfuß zum unbewussten subkortikalen zentralen Nervensystem. Im späteren Konflikt, z. B. in der Familie oder bei weiterer Trauma-Erfahrung kann das betroffene Bein, und vor allem der Fuß, das frühkindliche Niveau der Stressregulation erreichen. Zur grundsätzlichen Körperreaktion, die auch auf die Spur führt, gehören immer seitenunterschiedliche Körperspannung („Abspaltung/*Dissoziation*") und ein Stress*stoffwechsel, der sich vor allem als Störung vegetativer körperlicher Funktionen ausdrückt*. Sie lassen zusammen mit der Symptomstärke des Handicaps die Betroffenheit des Menschen ziemlich gut einschätzen. Der fehlgebildete Fuß bleibt demnach zeitlebens ein „Seismograf" für körperliche und psychische Belastungen in für andere völlig normalen Lebensaufgaben. Seine Markierung und Programmierung sind in einer Zeit des Lebens erfolgt, in der es „um alles ging" – Leben oder Sterben. Das vergisst der Körper nicht!

271 Gelenksteife.

Grundsätzlich können alle Erkrankungen, die die körperliche Struktur verändern, eine derartige *Repräsentanz* im unbewussten subkortikalen zentralen Nervensystem bilden. Je früher die Schädigung im Leben eingetreten ist, desto dramatischer und existenzieller können die Symptome bei einer weiteren Verletzung des Körpers wieder einsetzen. Beispiele im Erwachsenenleben sind Folgen nach Hirnschlag mit halbseitiger Lähmung und viele Operations- und Behandlungsfolgen wie Unfall oder bösartige Erkrankungen.

Stoffwechselmuster

Zur charakteristischen Trias des **Stoffwechselmusters** gehören die klinischen Zeichen der Entzündung, Stauung und ein Abbau der Körpersubstanz (Zerstörung). Gestört ist insbesondere die Regulation der hormonellen Stressachse 1. Im chronischen Stress und mit Traumafolgen führt vor allem die Störung der Cortisolregulation zur chronischen Entzündung. Schwellungen und Ödeme der inneren und äußeren Organe und Gliedmaßen sind ebenso klinische Folgen wie die Zerstörung der Körpersubstanz. Auch die Überprüfung der Funktion der Schilddrüse gehört obligat zur Stoffwechselkontrolle, wenn Reizdarmzeichen über einen längeren Zeitraum angetroffen werden. Ist der stressbedingte Cortisolspiegel zunächst leicht erhöht und im längeren Verlauf relativ unwirksam, findet schon der Kinderarzt Neurodermitis, der Jugendarzt ggf. eine leichte Unterfunktion der Schilddrüse, ggf. auch eine Entzündung der Schilddrüse (Hashimoto).

Beim Erwachsenen treffen die Ärzte auch z. B. auf eine Unterfunktion der Schilddrüse, auch Hashimoto, auf Bandscheibenschäden („Karies" an der Wirbelsäule bei Reizdarm und oft schlechtem Zahnstatus), Nahrungsmittelunverträglichkeiten seit Jahrzehnten, auch in der Familie, Depression, Reizdarm, autoimmune Darmentzündungen (Colitis ulcerosa, Morbus Crohn), Magenschleimhautentzündungen und Refluxerkrankung. Überdies rechnet ein Bluthochdruck, dessen komplexe Ursachen von den meisten Patienten und ihren Therapeuten nicht hinterfragt wird, zu den *Stresszeichen* des Stoffwechsels und Wirkungen der Stressachsen 1/2.

Folgen chronischer Entzündung können frühzeitige Arthrosen der Gelenke, Verkalkungen der Muskel-Sehnenhauben der Schultern, Tennisellenbogen, Karpaltunnelsyndrom, Mittelfußschmerzen, Taubheit der Beine, unruhige Beine (Restless Legs), auch als Zeichen schon leichter Gehirnentzündung, sein, (oft bei Hashimoto, der autoimmunen Variante der Unterfunktion der Schilddrüse).

Innere Organe und Wirbelsäule sind über die Nerven vernetzt. Besteht eine andauernde Spannung im Oberbauch durch Angst und aus der Stressachse II (Dominanz Sympathikus, Dysfunktion Nervus vagus), tritt oft neben der Magenschleimhautentzündung auch ein Gewebeschaden im Brust-Lenden-Übergang der Wirbelsäule ein. Schmerzen werden allerdings häufiger in den typischen Bandscheibenetagen der unteren Lenden- und Halswirbelsäule empfunden und behandelt.

Negative Emotionen, Stress, *Belastungen* (Zähne, Umwelt), Nikotin und *Fehlernährung* mit zu viel tierischem Fett, Zucker und Weißmehl „kränken" die Bauchorgane, vermindern die Vielfalt der Darmbakterien, führen zur chronischen Darmwandentzündung mit geringerer Verdauungsleistung und Intoleranzen (Lactose, viele weitere Zucker und Alkohole). Auch der Darm selbst ist Stressorgan. Er meldet über den Vagusnerv dem Gehirn, was sich im Bauch abspielt. *Angst* und Stress führen immer auch im Darm zu Veränderung der Funktionen. Der Tastbefund des Bauches, die schmerzhafte Kibler-Falte der Rückenhaut und auch Stauungen der Beine sind Zeichen einer *gestörten Darmfunktion*.

Empfindliche Menschen mit einem *trockenen Ekzem* über den Streckseiten der Ellenbogen- und Kniegelenke sollten nur wenig Zucker und verbackbare Getreide essen. Eine *rheumatische Entzündung* mit Einsteifung, Knochen- und Bandscheibenschäden wie bei „Karies an der Wirbelsäule" weist immer auf eine chronische Fehlfunktion der Bauch- und Stressorgane. Oft werden sie von Schwindel und Kopfschmerzen begleitet.

Die Schilddrüse ist das „Stressorgan" und ein wichtiger „Motor" der Verdauungsleistung. Halten nach einer traumatischen Erfahrung *emotionale Störungen* an, dann erschöpft der Körper. Ein relativer Cortisol-Mangel führt zu Reizungen u. a. der Brustwirbelsäule, Fußwurzel und Fingermittelgelenke vor allem wie auch der Schilddrüse (Hashimoto).

Ein aufgeblähtes Abdomen als Zeichen reduzierter Verdauungsleistung, schmerzhafte Kibler-Falte und Rücken-Beinschmerz mit einer „spastischen" Reflexbetonung und erschöpfbarem Pseudoklonus sind weitere klinische Zeichen. In der Ohrakupunkturdiagnostik werden der Hirnstamm und die obere Halswirbelsäule wie bei einer leichten Gehirnentzündung als aktive „Störherde" gefunden. *Störungen der Konzentration und Unruhe* sind die subjektiven Folgen des Patienten.

Zu wichtigen Zeichen gestörter Bauchfunktionen gehören auch Stauungen der Beine, Mittelfußschmerzen, „Einschlafen" der Arme, Karpaltunnelsyndrom, „dicke" Finger, Muskelkrämpfe, Schlafstörungen (Leberzeit!), Depression und chronische Schmerzen wie bei „Fibromyalgie".

Je nach Konstitution und Ausprägung angeborener Defekte (z.B. Fettstoffwechselstörung, Diabetes mellitus) kann eine spangenbildende Verknöcherung (Syndesmophyten) vor allem in der Brustwirbelsäule (immer ein Hinweis auch auf das Herz! Patienten nach einer Bypass-Operation wegen koronarer Herzkrankheit weisen oft diese Veränderungen der Brustwirbelsäule auf) als rheumatische Verformung und Einsteifung schmerzhaft eintreten.

Veränderungen vor dem 40. Lebensjahr müssen nicht im Röntgenbild oder der MRT erkannt werden; auch Blutwerte können völlig normal sein! Der klinische Befund „eingefrorener" und steifer Wirbelsäule, häufig verbunden mit **Stoffwechsel**- und **Asymmetriemuster**, verlangen eine umfassende Sichtweise des Therapeuten. Nicht selten weist die Kombination auf eine Trauma-Erfahrung. Die Biografie solcher Patienten ist immer nach dieser besonderen Anregung des „Es" und seiner begleitenden psychischen Funktionen zu untersuchen. Jedenfalls ist die Annahme als *Traumafolgestörung* immer eine Arbeitsüberlegung wert. Auch wenn keine aktive Trauma-Erinnerung besteht, leitet die Kombination der Muster zu einer umfassenderen Sicht und ebensolchen therapeutischen Chancen.

Die Kreuzdarmbeingelenke sind beim Morbus Bechterew charakteristisch entzündlich verändert und teilweise knöchern verwachsen. Der tiefe untere Rückenschmerz treibt die Erkrankten schon frühmorgens aus dem Bett. Die weiteren Symptome werden beim Morbus Bechterew ebenso angetroffen wie im **Traumamuster** oder einer angeborenen Fettstoffwechselstörung. Dazu gehören das charakteristische „Einfrieren" wie beim Tot-Stellen aufgrund existenzieller Angst. Kombiniert werden auch **Herz-** und **Lebermuster** mit Reizdarmsymptomen angetroffen. Die Wirbelkörper sind im individuellen Umfang mit Knochenspangen verbunden, die entlang der Bänder zwischen den Wirbelkörpern wachsen, bis eine dem Bambusstab ähnliche Wirbelsäule im Röntgenbild erkannt werden kann.

Klinisch vergleichbar kombinieren Angststörung, Reizdarm und Schilddrüsendysfunktion als *komplexe Störungen von Stoffwechsel und psychischer Regulation*, bei früher Störung oft mit einer charakteristischen Kieferasymmetrie.

Traumamuster

Traumen sind Ereignisse, die durch körperliche oder seelische Gewalt in einem Zustand der Wehrlosigkeit auf einen Menschen einwirken. Je nach Ausgangslage und Umgang kann es für den Organismus notwendig werden, die unvermittelt hereingebrochenen Empfindungen unabhängig vom erinnerbaren Ablauf abgespalten (Dissoziation) zu speichern.

Gewalterfahrung an sich führt zur Stressreaktion im **asymmetrischen Muster** einer relativen Halbseitenschwäche und typischen vegetativen Regulationen wie Ausschüttung von Stresshormonen, Blutdruckanstieg, flacher und schneller Atmung sowie verminderter Verdauung. Ist die unmittelbare Einwirkung vorbei und sind die strukturellen Schäden mit oder ohne Dauerschaden „vernarbt", wird oft die normale Funktion wieder erreicht. Mit der Erinnerung können in aktuellen Lebenssituationen aber immer wieder *Stressreaktionen wie im Trauma* ausgelöst werden.

Ohne Verarbeitung des Traumas als vorübergehendes und vergangenes Ereignis (u. a. Trauer) kann die Stressreaktion generalisieren. Sie wird nicht nur im konkreten Kontakt mit einer Problemperson ausgelöst, sondern auch z. B. unbewusst durch den aktuellen Lebenspartner, der ohne böse Absicht in Wortwahl, Stimmung, Geruch oder Haltung scheinbar wie der „Peiniger" wirkt.

Ein überliefertes Schicksal (transgenerational) oder schwere Belastungen der Mutter lassen schon im Mutterleib *Genaktivitäten beim Ungeborenen* verstärken, die der Stressregulation zugerechnet werden. Verstärkt werden diese biochemischen Reaktionen auch durch eine traumatische Geburt und Mangelversorgung im Mutterleib und nach der Geburt (frühe Störung, vorsprachlich). Beim Baby entstehen daraufhin **asymmetrische Muster** körperlich ausgedrückter Dissoziation mit Störungen des Gedeihens (**Stoffwechselmuster**) und der Bindungen an Eltern, später der sozialen Gruppe.

Ein früher existenzieller Konflikt, der zu überleben hilft, hinterlässt nicht selten *Hochsensibilität*, auch als zeitlebens notwendige Abwehrbereitschaft und aktiviert das *Immunsystem* (früh Neurodermitis, später Asthma, Darmentzündung, Rheuma, Hashimoto und Konzentrationsstörungen und beim Erwachsenen bis zur späteren Multiinfarktdemenz als Folge chronischer entzündlicher Gefäßerkrankung auch im Gehirn).

Weitere Symptome treten im *systemischen Bezug* und den Lebenserfahrungen als Störungen der Affektregulation, als vegetative Dysregulation (z. B. Migräne) und Angst ein. Nach Verkehrsunfällen bspw. geht das „Schleudertrauma" oft mit einer asymmetrischen

Anspannung (Blockierung) der oberen Halswirbelsäule, Symptomen des Hirnstamms wie Schwindel und Blutdruckschwankungen, Muskelverspannungen und eingeschränkter Orientierung einher.

Je später nach einem scheinbar „kleinen" Trauma die spontane Heilung eintritt, desto mehr müssen *Disposition und Vorgeschichte* untersucht und in der Therapie berücksichtigt werden. Traumatische Erfahrungen wirken immer destruktiv; nicht selten macht erst die *körperliche Zerstörung* auf traumatische Erfahrungen aufmerksam. *Chronische Schmerzen* somatoformer Störung sind oft Traumafolgen; sie weisen erst den Weg zum Trauma!

Traumafolgen können zu allen Mustern führen. Insbesondere frühe Störungen sind in diesem Sinn immer stoffwechselaktiv, weil Angst und Abwehr, auch als Dissoziation, viel Lebensenergie kosten. Leber- und Stoffwechselmuster sind stets zu überprüfen.

Lebermuster

Der Oberbauch des Menschen ist sein „Industriegebiet" und voller chemischer Produktionsstätten. Tastbefund, Zungeninspektion (Stauung, Zahneindrücke, Belag) sowie die Verschiebbarkeit der Rückenhaut in der Head-Zone der *Oberbauchorgane* sind einfache klinische Zeichen, um einen schnellen Einblick in die Funktionen zu erhalten.

Die Müdigkeit ist der „Schmerz der Leber", zeigt aber auch auf gestörte Funktionen des Darmes mit einer Einschränkung der Verdauungsleistung und oft einer Dysbiose[272]. Aufwachen in der Leberzeit (1–3 Uhr nachts) und kribbelnde Beine, eingeschlafene Arme, gestaute, schmerzende Finger und Mittelfüße vor allem weisen auf diesen Funktionskreis.

Die häufigste Ursache innerer Erkrankungen sind emotionale Belastungen! Zur Potenz der „Leber" gehören mitunter unvermittelt ausbrechende Erregungen wie u. a. Ärger, Wut und Zorn, aber auch Kummer und Trauer und deshalb die jeweiligen *familiären und sozialen Beziehungen* und deren Projektionen: So scheint uns z. B. der Hausmeister „mit den Augen" unserer Mutter anzusehen und damit zu erschrecken. Menschen wecken durch Mimik, Gestik, Geruch, Wortwahl, vor allem aber *Kränkung Zorn* und Ärger in

272 Störungen in der Zusammensetzung der Darmflora (Biom) oft durch Diätfehler.

uns. Sofort stellt der Oberbauch „auf Bedrohung" um, spannt an, die Atemtiefe wird geringer, das Herz schneller, und das Blut steigt zum Kopf („rote Augen des Ärgers").

Mit *Achtsamkeit* und tiefer *Atmung* vergeht die negative Emotion und Erregung schon nach 20–30 Sekunden, ohne bleibt sie lange wirksam! Der folgende vermehrte Gallerückfluss zum Magen greift ihn „quer" an, er produziert mehr Säure und entzündet „gereizt". Die Spannung im Oberbauch fixiert den Brust-Lenden-Übergang der Wirbelsäule, was Beinspannungen bis zur Spastik[273] bewirken kann. Zusammen mit einer *asymmetrischen Anspannung* führt das Drehmoment in der unteren Wirbelsäule zur Scherbelastung der Bandscheiben, Drehstörung der Hüftgelenke und Krämpfe der Beinmuskulatur oft mit Wassereinlagerung (Ödem) im Bein, mehr rechts als links.

Die auch auf den Oberbauch hinweisenden Schulterschmerzen werden oft als lokales „Syndrom" gedeutet. *Chronischer* Ärger und Kummer u. a. führen zu Bandscheibenschäden durch Scherung, asymmetrischem Drehmoment, Einsteifung, rheumatischer Reizung der Brustwirbelsäule vor allem mit ihren mechanischen Wirkungen auf die Hals- und Lendenwirbelsäule, Muskel-Sehnenschmerzen wie Tennisellenbogen, Karpaltunnelsyndrom (Stauung). Die Stimmung ist dann *„sauer"* und *aggressive* Handlungsimpulse folgen.

Der klinische Bezug der Leber ist die rechte Schulter, von Magen, Dickdarm und Herz die linke Schulter. Also niemals nur die Schulter behandeln; sie ist oft nur Symptom! Angst wird immer durch das *Stresssystem* (Sympathikus) im Oberbauch ausgedrückt. Die osteopathische Entspannung mit einer Weichteiltechnik (Atmung und vorsichtiger Druck vom rechten Rippenbogen (Leber) über die Mitte (Magen) bis zum linken Rippenbogen (Dickdarmflexur) kann eine *hohe innere Anspannung* mitunter sofort auflösen.

Herzmuster

Das Herz wird von jeher für viel mehr als nur ein Körperorgan gehalten. Es ist der „Sitz der Liebe" und der Gefühle, es kann von allem „getroffen" werden, rutscht in „die Hose", „klopft stark", „rast" oder „setzt aus". Uns geht „zu Herzen", was uns berührt, was wichtig ist. Die Blutgefäße, der Hirnstamm, die Lunge, die obere Brustwirbelsäule und der Oberbauch haben über das vegetative Nervensystem *Beziehungen zu allen Herzfunktionen*. Herzfrequenz, Blutdruck und die Durchblutung werden komplex im Verbund geregelt.

273 Kompression am Brust-Lenden-Übergang erreicht noch das empfindliche Rückenmark (1. Neuron).

Die „Mutterenergie" des Herzens im Yin-Kreislauf der TCM kommt aber von der Leber! Geschwächte Mutter – geschwächtes Herz! Das „energetische Kind" ist der Oberbauch. Ein schwaches Kind (klinisch: Blähungen) „bedrückt" das Herz. Eine besondere energetische Verbindung besteht auch zur Nierenfunktion, was Beinödeme bei Herzschwäche zeigen. Der Herzalarm des Musters kann *emotional*, affektiv, auch erinnert durch Ärger, Kummer und übergroße Freude ausgelöst werden.

Die koronare Herzerkrankung, Operation mit Stent oder Bypass und eine dramatische Reanimationserfahrung sind zugleich „Es" und psychische Trauma-Erfahrung. Klinisch werden *Anspannungen* in Schultergürtel und Brustwirbelsäule links mehr als rechts und ggf. mit Stauung im linken Arm angetroffen. Diagonal kombinieren Schulteranspannung links und Spannung der rechten Hüfte mit muskulärer Beinspannung rechts. Zeitgleich können *Reizungen* im Oberbauch (Leber), Traumafolge (Dissoziation, ggf. als Disposition früher Asymmetrie) und Stoffwechselstörungen (Reizdarm, Schilddrüse, Nebenniere) eintreten.

Eine Anspannung wie bei einer Halbseitenschwäche des Körpers (Hirnstamm, wie nach Trauma) führt zur Verspannung der Brustwirbelsäule und oberen Lendenwirbelsäule. Patienten beklagen dann oft heftige Beinschmerzen, die durch die Kompression von Rückenmark mit der erzwungenen Rundrückenhaltung verstärken sowie Schulter- und/ oder Hals- und Lendensteife mit Muskelschmerz, Hüftschmerzen oder Taubheit im Arm u. a. Wer denkt bei diesen Symptomen schon an das Herz? Wer vermutet schwelenden Ärger oder unterschwelligen Kummer? Der Patient in der Regel nicht, weil er einmal die Verbindung nicht kennt und dann sich auch mit seinem wachen „Ich" im Einklang fühlt (Ich-Synthon). Er fühlt sich mit seinen *Emotionen* ja im Recht! Und der Therapeut?

Materielle und „geistige" Herzfunktionen trennt nur die jeweilige Sicht, nicht das Lebendige! Die organische Dominanz bspw. als koronare Herzkrankheit ist gefährlich! *Konversion ins Herz* als unbewusste Konfliktverlagerung oder Traumafolge kann ebenso zerstörend wirken und das Herz „brechen" (*Broken-Heart-Syndrom*).

Angst, auch die Angst „vor allem", hemmt charakteristisch auch die Oberbauchfunktion. Eine bewusste tiefe *Atmung in den Bauch*, ein kaltes Tuch auf die Brust und *liebevolle Zuwendung* lösen die Anspannung unmittelbar auf. Auch mitfühlende Worte wie ein Gebet, Hand-Auflegen oder Akupunktur sind geeignete Mittel. Sie kühlen die „Herzhitze", führen zur Entspannung in Brustkorb, Bauch und Wirbelsäule, ruhiger Atmung und motivieren zu übenden Verfahren wie Yoga, Feldenkrais oder autogenem Training.

Das **Herzmuster** fällt durch die diagonale Anspannung von der linken Schulter und Arm zur rechten Hüfte und Bein auf. Dort treten häufig auch die Symptome auf. Erst nach der Spannungsverteilung erschließt sich das **Herzmuster**. Ein Beinschmerz rechts sollte auch zur Überprüfung der linken Schulter führen. **Leber-** und **Stoffwechselmuster** kombinieren häufiger – seltener ist die „reine" Angst.

Quellenverzeichnis

Annahazi, Anita; Schemann, Michael: *The enteric nervous system: A little brain in the gut. Neuroforum 2020(26/1), S. 31–42*

Baghai, Thomas C.; Rupprecht, Rainer: *Dickdarmmikrobiom, Stressregulation, Inflammation und Psyche. Der Neurologe & Psychiater 2015(9)*

Bahr, Frank R.; Wesemann, Christiane T.: *Psychische Verletzungen – seelische Traumen: Wer wirklich unser Leben mit positivem und negativem Qi lenkt. Eigenverlag 2019*

Bahr, Frank R.; Strittmatter, Beate: *Das große Buch der Ohrakupunktur. Hippokrates 2010*

Bahr, Frank R.; Bushe-Centmayer, Karin; Dorfer, Leopold; Jost, Franz; Litscher, Gerhard; Suwanda, Sandi; Zeitler, Hans: *Das große Buch der klassischen Akupunktur – Lehrbuch mit integriertem Atlas. Urban & Fischer 2007*

Bear, Mark F.; Engel, Andreas K.; et al.: *Neurowissenschaften. Ein grundlegendes Lehrbuch für Biologie, Medizin und Psychologie. Springer Spektrum 2018*

Biedermann, Heiner: *KiSS-Kinder: Ursachen, (Spät-) Folgen und manualtherapeutische Behandlungfrühkindlicher Asymmetrie. Thieme 2007*

Bode, Sabine: *Kriegsenkel: Die Erben der vergessenen Generation. Klett-Cotta 2019*

Broschmann, Daniel; Fuchs, Thomas: *Zwischenleiblichkeit in der psychodynamischen Psychotherapie. Ansatz zu einem verkörperten Verständnis von Intersubjektivität. Forum der Psychoanalyse 2020(36), S. 459–475*

Buber, Martin: *Ich und Du, Reclam 2008, S. 3–4*

Buch, Klaus: *Facharzt für Psychotherapeutische Medizin. Aus dem Seminar „Familienaufstellung" 2019. Heiligenfeld-Kliniken, Bad Kissingen.*

Bröker, Barbara; Schütt, Christine; Fleischer, Bernhard: *Grundwissen Immunologie. Springer Spektrum 2019*

Brück, Michael von: *Vom Sterben. 10 Meditationen zur spirituell-palliativen Praxis. C. H. Beck 2020.*

Brückl, Tanja M.; Binder, Elisabeth B.: *Folgen früher Traumatisierung aus neurobiologischer Sicht. Forensische Psychiatrie Psychologie Kriminologie 2017(11), S. 118–132*

Cramer, Friedrich: *Chaos und Ordnung: Die komplexe Struktur des Lebendigen. Insel Verlag 1988*

Dispenza, Joe: *Werde übernatürlich: Wie gewöhnliche Menschen das Ungewöhnliche erreichen. KOHA 2017*

Dix, Martin: *Beziehungserfahrungen und Fantasietätigkeit von Säuglingen in den Theorien von Melanie Klein und Daniel Stern. Forum der Psychoanalyse 2017(4)*

Entringer, Sonja; Buss, Claudia; Helm, Christine: *Frühe Stresserfahrungen und Krankheitsvulnerabilität. Bundesgesundheitsbl. 2016.59:1255–1261*

Ernsberger, Uwe; Rohrer, Herrmann: *Sympathetic tales: subdivision of the autonomic nervous system and the impact of developmental studies. Neural Development (2018) 13:20 https:/doi.org/10.1186/s13064-018-0117-6 (aufgerufen am 29.04.2021)*

Fabisiak, Reinhard: *Meditation als Selbsterfahrung: Ein Reiseführer in ein unbekanntes Land. Tao 2015*

Fosbol, Emil L.; et al.: *Association of carpal tunnel syndrome with amyloidosis, heart failure, an adverse cardiovascular outcome. Journ. Of the American College of Cardiology 2019(74), S. 15–23.*

Friedrichs, Julia: *Working class – Warum wir Arbeit brauchen, von der wir leben können. Berlin Verlag 2021.*

Gibbons, Christopher et al.: *Handbook of Clinical Neurology. Vol 160. Elsevier 2019, S. 407–418*

Ginot, Efrat: *The Neuropsychology of the Unconscious: Integrating Brain and Mind in Psychotherapy. Norton 2015*

Gordon, Noah: *Der Medicus. Heyne 2011*

Grasset, Leslie; et al.: *Relation between 20-year income volatility and brain health in midlife: The Cardia study. Neurology 2019(93/20)*

Grigoriev, Pavel; Scholz, Rembrandt; Shkolnikov, Vladimir M.: *Socioeconomic differences in mortality among 27 million economic active Germans: a cross-sectional analysis of the German Pension Fund data.* https://bmjopen.bmj.com/content/9/10/e028001 *(aufgerufen am 07.01.2021)*

Grimm, Beatrice: *Solange wir einen Körper haben, gibt es keine körperlose Erfahrung. Kontemplation und Mystik. Heft 1/2014*

Groddeck, Georg: *Das Buch vom Es: Psychoanalytische Briefe an eine Freundin. CreateSpace Independent Publishing Platform 2016*

Hasler, Gregor: *Die Darm-Hirn-Connection: Revolutionäres Wissen für unsere psychische und körperliche Gesundheit. Klett-Cotta 2020*

Häuser, Winfried; Schmutzer, Gabriele; Brähler, Elmar; Glaesmer, Heide: *Maltreatment in childhood and adolescence: Results from a survey of a representative sample of the German population. Dtsch Arztebl 2011 Int 108 (17):287–294*

Heinzel, Sebastian: *Der Krieg in mir: Welche Spuren haben die Erfahrungen der Kriegsgeneration in uns hinterlassen? Kamphausen Media 2020*

Hitzler, Melissa; Karabatsiakis, Alexander; Kolassa, Iris-Tatjana: *Biomolekulare Vulnerabilitätsfaktoren psychischer Erkrankungen: Einfluss von chronischem und traumatischem Stress auf Immunsystem, freie Radikale und Mitochondrien. Psychotherapeut 2019(64), S. 329–348*

Höpfner, Jens-Ingmar; Eisenschenk, Andreas; Kim, S. Obladen, A.; Asmus, Ariane: *Begutachtung der neuen Berufserkrankung Karpaltunnelsyndrom BK 2113. Trauma und Berufskrankheit 2016(18), S. 61–76*

Jacobi, Rainer-M. E. (Hrsg.): *Schmerz und Sprache: Zur Medizinischen Anthropologie Viktor von Weizsäckers. Universitätsverlag Winter 2012*

Janus, Ludwig: *Der Seelenraum des Ungeborenen: Pränatale Psychologie und Therapie. Patmos 2011*

Jinpa, Thupten: *Mitgefühl: Offen und empathisch sich selbst und dem Leben neu begegnen. O. W. Barth 2016*

Jung, Carl Gustav: *Praxis der Psychotherapie Verlag/ Jahr, S. 16*

Jung, Carl Gustav: *Die Psychologie des Kundalini-Yoga: Nach Aufzeichnungen des Seminars 1932. Edition C. G. Jung 2020*

Kabat-Zinn, Jon: *Gesund durch Meditation: Das vollständige Grundlagenwerk zu MBSR. O. W. Barth 2011*

Kabat-Zinn, Jon: *108 Momente der Achtsamkeit. Arbor 2009*

Kleine, Bernhard; Rossmanith, Winfrid G.: *Hormone und Hormonsystem – Lehrbuch der Endokrinologie. Springer Spektrum 2021*

Knudsen, Karoline; Borghammer, Per: *Imaging the Autonomic Nervous System in Parkinson's Disease. Current Neurology and Neuroscience Reports 2018(18), S. 79*

Kolbe, Verena; Büttner, Andreas: *Häusliche Gewalt gegen Männer: Prävalenz und Risikofaktoren. Dtsch Arztebl Int 2020(117), 534–41*

Kolk, Bessel van der: *Verkörperter Schrecken: Traumaspuren in Gehirn, Geist und Körper und wie man sie heilen kann. G. P. Probst 2019*

Krähenmann, Rainer; Seifritz, Erich: *Krank durch chronischen Stress: Langzeitfolgen und Behandlung. Der Neurologe & Psychiater 2019 (20/4) S. 38–44*

Kuiper, Piet C.: *Seelenfinsternis: Die Depression eines Psychiaters. Fischer 1995*

Levine, Peter A.: *Sprache ohne Worte: Wie unser Körper Trauma verarbeitet und uns in die innere Balance zurückführt. Kösel 2011*

Matthäusevangelium. *Die Bibel.* **Kapitel 6, Verse 24–34**

Mentzos, Stavros: *Lehrbuch der Psychodynamik: Die Funktion der Dysfunktionalität psychischer Störungen. Vandenhoeck & Ruprecht 2015*

Neraal, Terje: *Ursachen verheerender Gewalt in der Mehrgenerationen-Perspektive. Entwicklung und Motive des Anders Behring Breivik. Forum der Psychoanalyse 2018(34), S. 143–158*

Oonk-Fabisiak, Marleen; Fabisiak, Reinhard: *Stopp Rheuma und Reizdarm: Der natürliche Weg zu einem gesunden Darm und schmerzlosen Gelenken. BoD 2014*

Peters, Meinolf: *Das Trauma von Flucht und Vertreibung: Psychotherapie älterer Menschen und der nachfolgenden Generationen. Klett-Cotta 2018*

Popkirov, Stoyan: *Dissoziative Anfälle erkennen und erklären. NeuroTransmitter 2020; 31 (12).*

Porges, Stephen W.: *The polyvagal theory: New insights into adaptive reactions of the autonomic nerve system. Cleve Clin J Med. 2009 April; 76 (Suppl. 2): S. 86–90. Doi: 10.3949/ccjm.76.s2.17*

Promberger, Markus; Jahn, Kerstin; Schels, Brigitte; Allmendinger, Jutta; Sluth, Stefan: *Existiert ein verfestigtes „Prekariat"? – Prekäre Beschäftigung, ihre Gestalt und Bedeutung im Lebenslauf und die Konsequenzen für die Strukturierung sozialer Un-*

gleichheit. Hans Böckler Stiftung 2018. Working Paper Forschungsförderung, No 85

Shacklock, Michael: *Angewandte Neurodynamik. Elsevier GmbH; Urban & Fischer 2008*

Shah, Samit M.; et al.: *Effects of Psychological Stress on Vascular Physiology: Beyond the Current Imaging Signal. Current Cardiology Reports 2020(22), 156*

Smith, Karen E.; Pollak, Seth D.: *Early life stress and development: potential mechanisms for advers outcome. J of Neurodevelopmental disorders (2020) 12:34*

Schore, Allan N.: *Affektregulation und die Reorganisation des Selbst. Klett-Cotta 2009.*

Schuh, Alexander; et al.: *Karpaltunnelsyndrom: Wann muss der Patient unter das Messer? Der Neurologe & Psychiater 2018(19/1)*

Schwarz, Lindsay A.; Liqun, Luo: *Organization of the Locos Coeruleus-Norepinephrine System. Current Biology 25, R1051–R1056, November 2, 2015*

Solms, Mark: *The Feeling Brain: Selected Papers on Neuropsychoanalysis. Karnac Books 2015.*

Solms, Mark; Kaplan-Solms, Karen: *Neuro-Psychoanalyse: Eine Einführung mit Fallstudien. Klett-Cotta 2003*

Solms, Mark: *The hidden spring. Profil Books Ltd. London 2021*

Spitzer, Carsten; Eckhardt-Henn, Annegret: *Dissoziative Anfälle. Psychotherapeut 2018 (1/63), S. 75–92*

Storck, Timo; Warsitz, Rolf-Peter: *Neue Entwicklungen in der allgemeinen psychoanalytischen Psychosomatik. Psychotherapeut 2016 (61), S. 73–87*

Töth, Ewald: *Das morphogenetische Chi-Feld: Die kraftvolle Energie der Shaolin und wie wir sie therapeutisch nutzen können. Zeitschrift für Akupunktur und Aurikulomedizin 2018 (2), S. 27–37*

Tsongkhapa, Je. In: *Thupten Jinpa: Mitgefühl: Offen und empathisch sich selbst und dem Leben neu begegnen. O. W. Barth 2016*

Vogel, Sarah C.; Brito, Natalie H.; Callaghan, Bridget L: *Early Live Stress and the Development of the Infant Gut Microbiota: Implikations for Mental Health and Neurocognitive Development. Current Psychiatry Reports (2020) 22:61*

Waller, Christine: *(Trans-)Generationale Weitergabe früher Traumatisierung auf das kardiovaskuläre System. Psychotherapeut 2017(62), S. 507–512*

Weizsäcker, Viktor von: *Wikipedia.org: Viktor von Weizsäcker (aufgerufen am 07.03.2020)*

Wettig, Jürgen: *Eltern-Kind-Bindung: Kindheit bestimmt das Leben. Dtsch Arztebl 2006, 103(36), 2298–2301*

Wimbauer, Christine; Motakef, Mona: *Prekäre Arbeit, prekäre Liebe – Über Anerkennung und unsichere Lebensverhältnisse. Campus 2020*

Wippert, Pia-Maria; Block, Andrea; Mansuy, Isabelle M.; Peters, Eva M.J.; Rose, Matthias; Rapp, Michael A.; Huppertz, Alexander; Wuertz-Kozak, Karin: *Alterations in Bone: Homeostasis and Mikrostructure related to Depression and Allostatic Load. Psychotherapy and Psychosomatics 2019 (88/6), S. 383–385*

Wippert, Pia-Maria; Rector, Michael; Kuhn, Gisela; Wuertz-Kozak, Karin: *Stress and Alterations in Bones: An Interdisciplinary Perspective. Frot Endocrinol (Lausanne) 2017 Mai 1; 8(96)*

Wirz-Ridolfi, Andreas: *Präzise Zeitbestimmung eines Psychotraumas. Akupunktur & Aurikulomedizin 2018(44), S. 11–16*

Yalom, Irvin D.: *In die Sonne schauen: Wie man die Angst vor dem Tod überwindet. Btb 2010*

Yalom, Irvin D.: *Existenzielle Psychotherapie. EHP 2010*

Yalom, Irvin D.: *Jeden Tag ein bißchen näher: Eine ungewöhnliche Geschichte. Btb 2014*

Yanduan, Lin; Ziwei, Zhang; Siyu, Wang; Jinyan, Cai; Jiao, Guo: *Hypothalamus-pituary-adrenal Axis in Glucolipid metabolic disorders. Reviews in Endocrine and Metabolic Disorders (2020) 21:421–429*

Stichwortverzeichnis